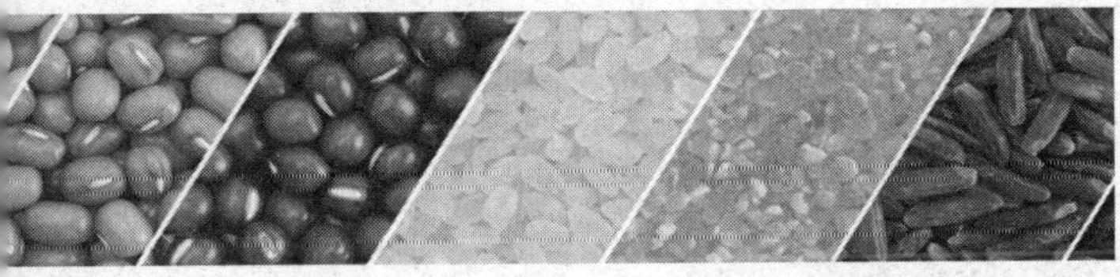

营养配餐与设计

（第2版）

主　编　徐　静　武　杰
副主编　杨剑婷　李维静
　　　　刘　勇

西南交通大学出版社
·成　都·

图书在版编目（CIP）数据

营养配餐与设计 / 徐静，武杰主编. -- 2 版.
成都 ：西南交通大学出版社，2024. 8. -- ISBN 978-7
-5643-9974-0

I. R151.3

中国国家版本馆 CIP 数据核字第 2024SR6770 号

Yingyang Peican yu Sheji（Di 2ban）

营养配餐与设计（第 2 版）

策划编辑 / 杨国喜
责任编辑 / 居碧娟
助理编辑 / 姜远平
封面设计 / 墨创文化

主　编 / 徐　静　武　杰

西南交通大学出版社出版发行
（四川省成都市金牛区二环路北一段 111 号西南交通大学创新大厦 21 楼　610031）
营销部电话：028-87600564　　028-87600533
网址：http://www.xnjdcbs.com
印刷：成都中永印务有限责任公司

成品尺寸　185 mm × 260 mm
印张　25.75　　字数　645 千
版次　2022 年 8 月第 1 版　　　2024 年 8 月第 2 版
印次　2024 年 8 月第 2 次

书号　ISBN 978-7-5643-9974-0
定价　59.00 元

课件咨询电话：028-81435775

第 2 版 前言

本书为“应用型本科教材”，以培养具有较强的实践能力和创新意识的应用型人才为目的，结合“学生中心、成果导向、持续改进”的OBE 教育理念，立足校本，辨清方向，聚焦问题。以工作过程为导向，以训练学生的职业技能为要求，以培养学生的工作能力为最终目的，注重理论联系实际，突出实用，并结合多年教学经验及安徽京海餐饮管理有限公司合作实践经验，在内容上紧贴国家职业标准，将营养及营养配餐理论与食品科学和技术有机结合，并将现代技术手段—电脑配餐设计与营养分析用于教材编写中，力争教学内容与营养配餐科学的发展同步。书中并注重突出课程思政相关内容，突出职业道德的重要性。

本书分为十四章。第一章绪论，第二章营养与营养素，第三章营养素的来源，第四章植物化合物作用，第五章膳食卫生安全与预防，第六章膳食调查评价与干预，第七章膳食类型与配餐设计，第八章食谱编制，第九章健康人群营养配餐设计，第十章特殊条件下人群的营养与配餐，第十一章各类疾病患者膳食营养与配餐，第十二章营养咨询和教育，第十三章信息化在营养配餐管理中的应用，第十四章营养配餐实训指导。其中第一、二、五、六、十四章由蚌埠学院徐静编写，第三、四、七、八章由安徽粮食工程职业学院武杰编写，第十、十一章由蚌埠学院李维静编写，第十二、十三章由安徽科技学院杨剑婷编写，第九章由安徽科技学院刘勇编写，并由安徽京海餐饮管理有限公司共同完成。

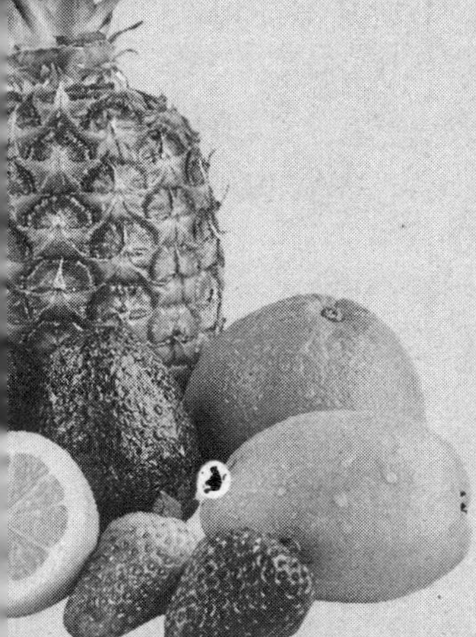

针对正常人群营养配餐与设计，本书从不同人群的生理特点与营养需求着手，制订了不同人群的配餐原则，提出了不同人群食物的选择范围，并在此基础上对目标人群进行营养指导、营养菜点设计、营养食谱设计和营养食谱分析。针对特殊条件下人群和各类疾病患者膳食营养与配餐，本书从特殊条件下人群和各类疾病患者的营养缺乏知识与营养需求着手，制订此类人群的配餐原则，提出了此类人群食物的选择范围。并在此基础上进行营养菜点设计、营养食谱设计和营养食谱分析。

本书在后面三章提出营养咨询和教育、信息化在营养配餐管理中的应用、营养餐设计与制作实践，在结构上力求体现“以工作过程为导向，以职业技能为核心，突出职业能力培养”的特色。

本书为各本科院校食品卫生与营养学专业、食品科学与工程、食品质量与安全、公共卫生等专业的教材，也可作为高职高专、医院、部队、机关营养配餐员、营养保健品销售人员的培训教材，还适用于具有一定的基础文化知识和专业知识的人士自学。

本书在写作过程中得到蚌埠学院、安徽粮食工程职业学院、安徽科技学院的支持、鼓励和帮助，同时得到蚌埠学院食品与生物工程学院食品科学与工程教研室和食品营养与安全教研室的专家和同仁帮助。本书为省级规划教材，得到安徽省质量工程项目“省级教材建设‘营养配餐与设计’项目（项目号：2022jcjs076）”的资助，得到安徽省教育厅项目“农村产权交易市场与绿色食品全产业链协同发展问题研究——以安徽沿淮糯稻优势特色产业集群为例”（项目号：GXXT-2023-056）的支持，安徽京海餐饮管理有限公司董事长、总经理张开纯先生提供了技术指导和实践操作，在此一并表示感谢。同时作者在写作过程中参考了部分资料，并在书后附录了主要参考资料，在此对资料的原作者表示感谢。

由于编写时间仓促，加之作者的水平有限，书中疏漏或错误之处难免，恳请广大读者、同仁及专家批评指正。

编　者

2024 年 3 月

第 1 版 前言

本书为“应用型本科教材”，以培养具有较强的实践能力和创新意识的应用型人才为目的，结合“学生中心、成果导向、持续改进”的 OBE 教育理念，立足校本，辨清方向，聚焦问题。以工作过程为导向，以训练学生的职业技能为要求，以培养学生的工作能力为最终目的，注重理论联系实际，突出实用，并结合多年教学经验及安徽京海餐饮管理有限公司合作实践经验，在内容上紧贴国家职业标准，将营养及营养配餐理论与食品科学和技术有机结合，并将现代技术手段——电脑配餐设计与营养分析用于教材编写中，力争教学内容与营养配餐科学的发展同步。

本书分为十三章，第一章绪论，第二章营养与营养素，第三章营养素的来源，第四章膳食卫生安全与预防，第五章膳食调查评价与干预，第六章膳食类型与配餐设计，第七章食谱编制，第八章健康人群营养配餐设计，第九章特殊条件下人群的营养与配餐，第十章各类疾病患者膳食营养与配餐，第十一章营养咨询和教育，第十二章信息化在营养配餐管理中的应用，第十三章营养配餐实训指导。其中第一、二、四、五、十三章由蚌埠学院徐静编写，第三、六、七章由蚌埠学院武杰编写，第九、十章由蚌埠学院李维静编写，第十一、十二章由安徽科技学院杨剑婷编写，第八章由安徽科技学院刘勇编写，并由安徽京海餐饮管理有限公司合作共同完成。

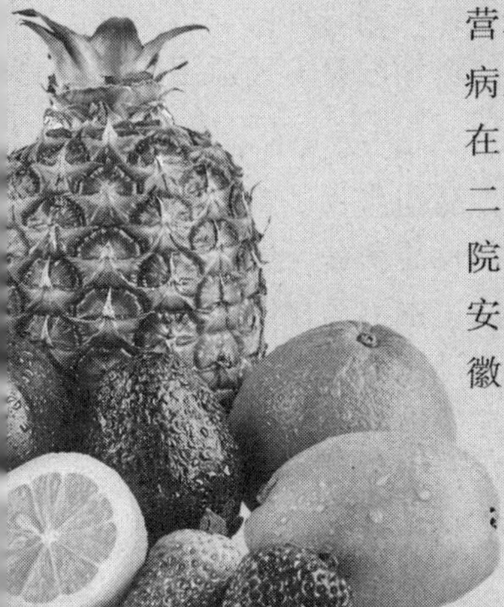

针对正常人群营养配餐与设计，本书从不同人群的生理特点与营养需求着手，制订了不同人群的配餐原则，提出了不同人群食物的选择范围，并在此基础上，对目标人群进行营养指导、营养菜点设计、营养食谱设计和营养食谱分析。针对特殊条件下人群和各类疾病患者膳食营养与配餐，本书从特殊条件下人群和各类疾病患者的营养缺乏知识与营养需求着手，制订此类人群的配餐原则，提出了此类人群食物的选择范围，并在此基础上，进行营养菜点设计、营养食谱设计和营养食谱分析。

本书在后面三章提出营养咨询和教育、信息化在营养配餐管理中的应用、营养餐设计与制作实践，在结构上，力求体现“以工作过程为导向，以职业技能为核心，突出职业能力培养”的特色。

本书为各本科院校食品卫生与营养学专业、食品科学与工程、食品质量与安全、公共卫生等专业教材。也可作为医院、部队、机关营养配餐员的培训教材，营养保健品销售人员的培训教材，还适用于具有一定的基础文化知识和专业知识的人士自学。

本书在写作过程中得到蚌埠学院领导和食品与生物工程学院领导的支持和鼓励，得到食品科学与工程教研室和食品营养与安全教研室的专家和同仁及兄弟院校的专家和同仁的帮助，本书为校级规划教材，得到蚌埠学院校级规划教材《营养配餐与设计》项目资助，安徽京海餐饮管理有限公司董事长、总经理张开纯先生提供了技术指导和实践操作，在此一并表示感谢。同时作者在写作过程中参考了部分资料，并在书后附录了主要参考资料，在此对资料的原作者表示感谢。

由于时间仓促，加之作者的水平有限，疏漏或误解之处恐仍难免，恳请广大读者、同仁及专家提出批评指正。

编　者

2022 年 6 月

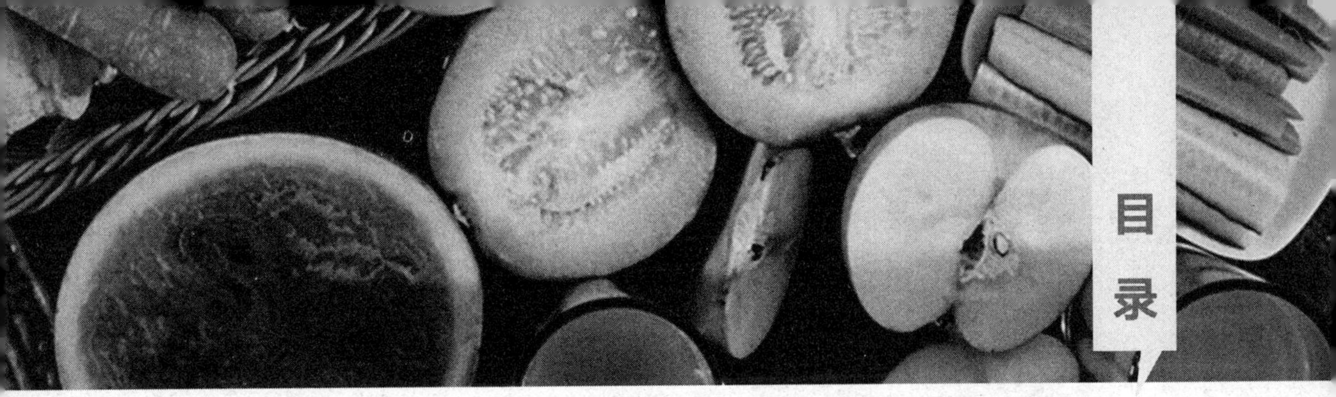

目录

第五章　膳食卫生安全与预防

第六章　膳食调查评价与干预

第七章　膳食类型与配餐设计

第八章　食谱编制

第九章　健康人群营养配餐设计

第一章 绪 论

知识目标

理解营养与健康的基本概念，掌握营养学在维护人体健康中的重要作用。了解我国营养学的发展历程，包括早期营养学雏形的形成、商周时期的饮食养生与治疗思想，以及传统营养学的特点。掌握中国居民膳食指南的核心内容，了解膳食平衡的概念及其对人体健康的影响。熟悉中国传统营养学在医药发展中的重要地位，理解“药食同源”的观念及其在现代营养学中的应用。了解改革开放以来我国营养学领域的发展变化，包括食品安全、营养与健康的社会需求以及营养工作的重要性。

能力目标

能够运用所学知识分析不同膳食结构对人体健康的影响，提出合理的膳食平衡建议。掌握中国传统营养学的基本理论和特点，并能够将其与现代营养学相结合，应用于实际生活中。具备查阅和分析营养学相关文献的能力，能够独立思考和解决营养学领域的问题。能够根据个体需求进行营养配餐设计，提高公众对营养与健康的认识和重视程度。

思政与素质目标

深入了解中国传统营养学早在上古时代于医药的发展中就奠定了理论基础，提出了全面膳食观点。充分体会营养学发展对于我国新时代推动高质量发展、全面建设社会主义现代化国家的重要意义；感受我国营养工作取得的巨大成就；培养爱党、爱国、爱人民、爱集体的思想情怀，增强对党的创新理论的政治认同、思想认同、情感认同，坚定中国特色社会主义道路自信、理论自信、制度自信、文化自信。作为未来的食品行业从业人员，应当具备营养配餐工作者职业素质以及从业道德。

引例：历史悠久、源远流长的药膳食疗

中医药膳发源于我国传统饮食和中医食疗实践和文化，是中国传统的医药学术与烹调技术相结合的产物。最具代表性的是唐代药王孙思邈在《备急千金要方·食治方》“序论第一”中明确提出“夫为医者，当须先洞晓病源，知其所犯，以食治之。食疗不愈，然后命药”的治病法则，把食疗作为医治疾病的首选之策，足见古人对食疗方法和经验的重视。

中华人民共和国成立以后，党和政府制定了一系列保护和发展包括药膳事业在内的中医药事业的法律和政策。特别是国务院办公厅印发的《国民营养计划（2017—2030）》，明确提出“大力发展传统食养服务”，以及“加强传统食养指导”“进一步完善我国既是食品又是中药材的物品名单”“深入调研，筛选一批具有一定使用历史和实证依据的传统食材和配伍”“推进传统食养产品的研发以及产业升级换代”等一系列发展药膳事业的重要举措。如果这些举措切实落地，无疑将对药膳产业和人民健康事业的发展产生积极的促进作用。

第一节 我国营养学的发展

人类摄取食物维持每天生存、生活和生产劳动必要的营养，在漫长的生活实践中，人类对饮食的营养进行了探索，从最初的感性认识到理性认识，出现了营养学的雏形。随着社会的进步和科学技术的发展，人类对饮食营养的认识不断得到提高，因而营养学也在不断地进步和完善。与其他学科一样，中国传统营养学也经历了从无到有、从简单到复杂的发展过程。以中医理论为指导，研究食疗保健、防病治病、促进身体康复，形成了中国传统营养学，其历史悠久，源远流长。

随着经济的发展，人们的膳食结构也在发生变化。我们早已解决温饱问题，由吃得饱、向吃得好发展，营养健康观念越来越受人们重视，人们已充分认识到没有健康，就没有一切！合理的营养搭配与摄入是维持人类生命活动和自身潜能充分释放的必要条件。健康和营养摄入平衡的人群，是对社会发展作出贡献的主体。因此，营养学的建立与推广学习是人类发展进程中的一项关键目标，也是反映一个社会进步的重要标志。

一、我国营养学的起源

（一）早期营养学雏形

中国是四大文明古国之一，营养学的发展历史悠久。人类为了生存和繁衍，需要食物提供营养，以维持身体需要。人们在寻找食物过程中，不断地探索药物和食物的区别，形成了“药食同源”的说法，人们把能充饥饱腹、对身体有益的动物和植物归为食物，把有治疗作用的动物和植物均归为药物。

早在商代，中国传统营养学就已初具雏形。相传商代伊尹精通烹调，善于以各种汤液治疗疾病，其原料中就有既是调料，又能发汗解表、宣通阳气、温胃止呕的佳品姜、桂。据《周礼・天官》记载，在周代，朝廷对饮食养生和治疗问题更加重视，将食医的地位置于疾医、疡医、兽医之上。

小知识 1-1：药食同源

“药食同源”是指许多食物也是药物，两者之间并无绝对的分界线。古代医学家将中药的“四性”“五味”理论运用到食物之中，认为每种食物也具有“四性”“五味”。“药食同源”是说中药与食物是同时起源的，有些食物既可用来饱腹，又可用来治疗疾病。《淮南子・修务训》称：神农“尝百草之滋味，水泉之甘苦，令民知所辟就。当此之时，一日而遇七十毒。”可见神农时代药与食不分，无毒者可就，有毒者当避。

小知识 1-2：伊尹

伊尹，商初大臣。名挚，尹是官名。以其高超之烹调术游说于汤，汤王礼聘之，后为相。伊尹甚明本草药性，古代传说其为汤液之祖，著有《汤液本草》。传说伊尹出身奴隶，生于伊水边，原为有莘之君的近身奴仆，听说商汤“贤德仁义”，而心向往之。商汤与有莘结亲，他作为有莘氏女的陪嫁之臣来到商汤手下，成为汤的“小臣”。他身为庖人（厨师），便乘机用“割烹”作比喻向商汤陈说，要他“伐夏救民”。据《韩非子・难言》载，伊尹曾对汤

“七十说而不受”，可见耐心陈说之情形。后伊尹受汤的赏识，被任以国政，帮助商汤攻灭夏桀，并潜入夏王朝内部以“间夏”。在商汤被夏桀扣押时，伊尹等人又给桀送去大批珍宝，使汤得以释放。

（二）营养学实践及代表著作

中国传统营养学早在上古时代于医药的发展中就奠定了理论基础，提出了全面膳食观点，至商周渐成雏形，设“食医”，积累了丰富的实践与临床经验。早期的营养实践及代表著作主要表现在：

1. 官方医政制度

早在西周时期（约公元前1100—前771年），官方医政制度将医学分为四大类：食医、疾医、疡医和兽医，食医排在四医之首。食医就是专门从事饮食营养的医生，也可以说是世界上最早的营养师。

2. 代表著作

《黄帝内经》，我国现存最早的一部医书，著于春秋战国时期。该书精辟地论述了饮食平衡的概念，清晰地评述了如何从食物中获取营养以维持正常活动，不仅奠定了中医理论基础，而且奠定了中国传统营养学的理论基础。其中《素问·脏气法时论》篇中最早提出了全面膳食的观点，强调“五谷为养，五果为助，五畜为益，五菜为充，气味合而服之，以补精益气”，认为这种膳食结构才符合人体机理的需要。

《神农本草经》，我国现存最早的本草专著，成书于东汉之前，书中共载药物365种，其中有大量是具有药用价值的食物，如薏苡仁、芝麻、芡实、山药、龙眼等。

《金匮要略》，东汉时期医家张仲景著，书中记载有食物治病的方剂，如“百合鸡子黄汤”，主要用于治疗心神失养、精神抑郁。

《肘后备急方》，东晋葛洪所著，该书首次记载用海藻治瘿病（甲状腺肿），用猪胰治消渴病（糖尿病）。

《食疗本草》，唐代孟诜撰写的世界上现存最早的中医食疗学专著，共分三卷，收载食用本草241种，每种食物名下均载有数个处方，其配制合理，使用方便。

《千金要方》，唐代医家孙思邈所著。孙思邈在书卷二十六“食治篇”中提出：“食能排邪而安脏腑，悦神爽志以资血气。若能用食平疴，释情遣疾者，可谓良工。……夫为医者，当须洞晓病源，知其所犯，以食治之。食疗不愈，然后命药。”书中记载有用猪肝治夜盲；海藻、昆布治瘿瘤；谷皮防治脚气病等。孙思邈强调顺应自然，饮食特别要避免“太过”和“不足”的危害，与现代膳食平衡的观点非常接近。该书明确提出了“食疗”概念，就食物功能而言，“用之充饥则谓之食，以其疗病则谓之药。”

《饮膳正要》，元代饮膳太医忽思慧所著，全书共三卷，其中卷一概述养生避忌等各种情况避忌以及聚珍异馔。卷二介绍“诸般汤煎”和“食疗诸病”，卷三是食物本草并附有图谱。书中还首次记载了用蒸馏工艺制药酒。

《本草纲目》，明代医家李时珍所著，共收集本草1892种。该书勤求古训，博采诸家，不仅集成明代以前本草，也是食物本草的总结。全书记载的本草中有许多是具有药食两用的食物，增添了许多以前未记载或记述简略的食物，并对其做全面评述。同时记载了大量的食疗方。

《食经》，北魏人崔浩作。该书记载了我国源远流长的饮食文化，也使得饮食文化在历史上占有了一席之地。在《齐民要术》《太平御览》《北堂书钞》和《农政杂书》等关注民生的著作中，都有涉及《食经》内容的零星记载。据专家学者分析，这些作品中的“藏梅法”“作白醪酒法”“作麦酱法”“作芋子酸法”“蒸熊法”等，都有可能源于崔浩撰写的《食经》一书。据《北史·崔浩传》记载，《食经》原为九篇，后世发展成为九卷；也有史料记载是四卷，应是九卷的重编版。

思政小课堂 1-1：家国情怀、文化自信

《黄帝内经·素问》云：“五谷为养、五果为助、五畜为益、五菜为充”；《黄帝内经·素问·五常政大论篇》曰：“大毒治病，十去其六；常毒治病，十去其七；小毒治病，十去其八；无毒治病，十去其九。谷肉果菜，食养尽之，无使过之，伤其正也。”从这些论述中可体会到我国几千年前的朴素营养学理念及食物调理重于药物治疗的观点。这些观点现在正逐步被现代医学或营养学接受和认可。从中我们可以感受到民族自豪感，坚定文化自信。

小知识 1-3：中医名人

上古：神农、黄帝、岐伯、伊尹、雷公；

春秋战国：医缓、医和、秦越人（扁鹊）；

秦汉：淳于意、张仲景、华佗；

三国两晋、南北朝：王叔和、皇甫谧、葛洪、陶弘景；

隋唐五代：巢元方、孙思邈、王焘、王冰、昝殷；

两宋：林亿、唐慎微、钱乙、朱肱、许叔微；

辽夏金元：金元四大家（刘完素、张从正、李杲、朱震亨）、成无己、张元素、滑寿；

明：汪机、薛己、万全、李时珍、龚廷贤、杨济时、武之望、王肯堂、陈实功、秦昌遇、陈司成、吴有性、张介宾、李中梓；

清前中期：喻昌、傅山、尤怡、张志聪、薛雪、叶天士、徐大椿、黄元御、杨潞玉、李世泰、吴鞠通（吴唐）、梁财信、王清任；

清末、中华民国：郑寿全、唐宗海、张锡纯、丁甘仁、张山雷、恽铁樵、谢观；

近现代：萧龙友、冉雪峰、伍连德、施今墨、孔伯华、陈邦贤、蒲辅周、岳美中、秦伯未。

小知识 1-4：中国饮食习惯与营养观念变迁

传说中，在古代一个叫燧明的国家里有一种神奇的树木叫燧木，猫头鹰如果用嘴去啄这种树木，就会迸发出火花。有一位圣人由此受到启发，他折下了两根燧木枝，试着互相摩擦，果然钻出火来。之后他将火的运用方法教给了当时的人们，让他们用火来将食物烧熟，改变了他们吃生食的习惯。

唐代以前，烹饪用火中只有火齐、火剂的说法，从唐代以来出现了大火、小火、微火、文火、武火、明火、暗火、余火、活火、死火等丰富多彩的烹饪用火技术，使食品的制作具有了多种口味。有了火才有了中国博大精深的饮食文化，而中国人千百年来的饮食习惯与营养观念也包含在其中，受其影响，也左右其变化。

思政小课堂 1-2：世界食疗营养学的鼻祖，出现在 1400 年前的唐朝

1400 年前的唐代，兵强马壮，国力鼎盛，文学和医学都达到空前的繁荣。在这一时期，涌现出一大批杏林高手，其中尤其以药王孙思邈和食疗鼻祖孟诜广为流传。孟诜是汝州（今河南汝州）人，晚年总结前人经验结合自己临床实践，著有《补养方》三卷，后经弟子张鼎增补成为《食疗本草》。

《食疗本草》是世界上现存最早的食疗专著，该书汇集古代食疗之大成，为我国和世界医学、营养学的发展作出极大贡献，后世誉孟诜为世界食疗学的鼻祖。孟诜也是中医历史上系统论述“药食同源”的第一人，其他的古籍有一些相关论述，但都片言只字，或者并非以“食疗”为主题。

后世几乎所有的“本草”类中医古籍，其中或多或少地都有《食疗本草》的影子。其中就包括李时珍的《本草纲目》、陈藏器的《本草拾遗》、吴仪洛的《本草从新》、兰茂的《滇南本草》等。

孟诜晚年辞官归隐于汝州鹿台山，炼方制药，广施乡邻。后因治愈唐睿宗李旦旧疾，睿宗以“孟氏岐黄、余泽百世”之意，赐孟诜中医膳食养生堂号“孟余堂”，由孟氏后人传承至今，已入选河南省及汝州市两级非物质文化遗产。孟余堂的招牌方剂“三宝”和“回春五方”成为中医食治经典，至今仍在造福一方百姓。

二、我国传统营养学的特点

（一）预防为先

预防为主，先治后病。中医学认为“能治未病者，可谓上工”。预防和治疗疾病有两个层次：第一，预防疾病。在疾病发生前，科学饮食，保持膳食平衡全面，做到饮食有节，利用各种“内养外防”的综合调摄措施，防止疾病的发生。第二，防止疾病传变。在已经患病的情况下，考虑到疾病的未来发展趋势，在治疗方法不变的情况下，采取积极有效的治疗措施，防微杜渐，将疾病控制在局部，防止疾病向恶性继续转变。

（二）整体观念

1. 人与自然的整体观

人生活在自然环境中，作为自然的一部分，两者具有相同的对应关系。人体也随着自然界的气候变化而发生变化，因此在饮食上应顺应节气的变化而改变，这样才能更好地保持健康。如在炎热的夏季，多吃西瓜、绿茶、绿豆等清热解暑的食物。另外，不同地区气候差异较大，饮食也应适当改变。例如，气候潮湿的四川、贵州和湖南等地，宜吃辣椒、花椒等辛辣食品；而在气候干燥的北方地区，则不宜多吃辛辣的东西。

2. 人体自身的整体观

中医学认为，人体内的脏腑之间、脏腑与机体之间是有机联系的。如肝胆，主全身筋膜，肝功能正常与否，常表现在眼睛的病变上；肾与人体的骨髓是否强健有直接的关系，耳朵是肾脏的体表门窗。脏腑功能是否正常可反应在体表，与体表器官相互关联。在中医临床辨证治疗过程中，可通过观察分析形体、官窍、色脉等外在异常表现，了解机体状况，推测内在脏腑的病机变化，确定治疗原则。如，老年人经常腰酸、腿软、眼睛模糊和耳聋，考虑到目与肝有关，耳与肾、骨有关，故而推测其可能为肝肾两虚所致。治疗原则应以补益肝肾为主，饮食上宜食枸杞子和核桃仁等。

（三）辨证论治

辨证是认证识证的过程。所谓辨证，就是根据四诊（望、闻、问、切）所收集的资料，通过分析、综合，辨清疾病的病因、性质、部位以及邪正之间的关系，概括、判断为某种性质的证；论治又称施治，是根据辨证的结果，确定相应的治疗方法。辨证和论治是诊治疾病过程中相互联系不可分离的两部分。辨证是决定治疗的前提和依据，论治是治疗的手段和方法。通过论治的效果可以检验辨证的正确与否。辨证论治是认识疾病和解决疾病的过程，是理论与实践相结合的体现，是理法方药在临床上的具体运用，是指导中医临床工作的基本原则。

辨证施养是中医传统营养学的另一特点，是由辨证与施养两个相互联系的部分所组成。食养即“饮食养生”，是在中医药理论指导下，通过辨证，应用食物强身、预防疾病，促进机体健康和延缓衰老的养生方法。例如感冒有寒热的不同，风寒感冒适食葱白粥、姜糖饮等辛温发散解表的饮食，而风热感冒则应予以辛凉发散解表的饮食。中医认为，人的体质具有差异性，即使同一个人在不同时期，其机体指标也有所变化，在进行饮食调治时要充分考虑、区别对待。

（四）饮食宜忌

中医学的理论认为，食物分五味：酸、苦、甘、辛、咸。《本草纲目》有云：“此五味各有所利，四时五脏，病随所宜也。”又有“酸先入肝，苦先入心，甘先入脾，辛先入肺，咸先入肾”（《素问·至真要大论》）之说。在食物的性质方面，又以温、热、寒、凉、平等来分类。食物气味又有厚、薄之分。气厚者浮，气薄者降，味厚者沉，味薄者升，尚有气味俱平者，即兼四气四味的意思。饮食的大致宜忌原则：服药时，肝病禁辛，心病禁咸，脾病禁酸，肾病禁甘，肺病禁苦；阳虚症忌清补，阴虚症忌温补；寒症忌咸寒，宜温性食物；热症忌辛辣，宜清补。为了便于说明食物的宜忌，可把食物分成数类：

第一类，辛辣类，如葱、韭、蒜头、辣椒、胡椒、酒类等。这类食物适宜于“寒底”的人，少量食用有通阳作用，并可健胃。但对于阴虚阳亢，“热底”的人，特别是有血症、咳症、眼病、痔疮、皮肤病及阴虚、便结、口干、唇焦等人则不宜。

第二类，生冷食品类，包括一切瓜果及蔬菜。虚寒者，急性肠胃病者，腹痛多风、胃寒、作呕、易泄泻、口淡、易晕者，应减少或禁止食用此类食物。外感风寒咳嗽的患者应暂停吃水果，以免肺部受寒。以上食品尤以雪藏者为甚。同时虚寒者若要食用水果，尽量不要在早晨或晚间食用，因早上空腹，肠胃易感寒，而晚间则易形成湿气停留或夜尿。“热底”的人，或热症、温病、便秘、喉痛之类病者，则可适量多吃这类食物。

第三类，油腻及坚硬、凝滞的食物，包括一切油炸品、烧烤、牛油、花生、芋头、鱿鱼、牛肉干及一切难消化之物。外感、肝胆病、胃病、大便干结或泻痢者，一切“热底”及脾胃虚弱之人，老人，小孩都不宜食用这类食物。在各类食物中，以这一类最易引致肠胃病及其他热症、积滞、腹泻等症候，一般人都宜尽量少食用。

第四类，海产类食物。近年来海水污染情况严重，海鲜类最易吸收各种有害的金属物质，如汞及其他金属元素，细菌及病毒感染亦相当严重，世界各国对此都有较严格的进口管制。过量食用海产品，尤其是小孩、老人及脾胃虚寒、体弱者特别容易受害，引致肠胃炎、肝炎及重金属中毒等症。即使体魄强壮的人，对这类海产品亦要小心辨认，避免进食。另外，有过敏症者最好不要进食海产品。

三、国外营养学的起源

2000 多年前，西方医学之父希波克拉底提出了饮食的法则：“把你的食物当药物，而不是把你的药物当食物”。提出了平时注重饮食调养、提前预防疾病为主的医学思想。

大约在 1616 年，笛卡儿创立了解析几何，建立了分解的思维方式，于是人类进入了分解的历史，一直到今天。1900 年左右，西方按照笛卡儿的思想把食物进行分解，从中发现了碳水化合物和其他营养成分，从此开始了六大营养素的研究。现代营养学由此起步并逐渐演变为一门专业的学科。

同步训练 1-1：我国早期营养学中有哪些营养实践及代表著作?

同步训练 1-2：简述我国传统营养学的特点。

第二节 营养与健康

我国改革开放以来，社会经济飞速发展，人民生活水平不断提高，我国食品的生产加工水平有了较大提高，人们的营养与健康状况有了较大改善。人们在追求丰富物质生活的同时，越来越注重健康。食品安全、食品营养与健康已成为新的社会需求，营养工作越来越受到重视，人们的膳食结构也随着社会经济的发展而逐渐调整。

一、营养素是维持人体健康的物质基础

营养素对于维持人体组织构成、生理功能、心理健康以及预防疾病具有重要意义，良好的营养能有效维护健康。目前发现维持人体生命所需的七大类 40 余种营养素的功能各不相同，概括起来主要有 3 个方面：①供给能量，以满足人体生理与体力活动对能量的需要；②作为构成和修补机体组织的原料；③调节生理功能，维持体内物质代谢的动态平衡。

小知识 1-5：营养素

营养素（nutrient）为维持机体繁殖、生长发育和生存等一切生命活动和过程，需要从外界环境中摄取的物质。

营养素必须从食物中摄取，能够满足机体的最低需求，即生存。来自食物的营养素种类

繁多，根据其化学性质和生理作用可将营养素分为七大类，即蛋白质、脂类、碳水化合物、矿物质、膳食纤维、维生素和水。根据人体对各种营养素的需要量或体内含量多少，可将营养素分为宏量营养素和微量营养素。

宏量营养素包括碳水化合物、脂类和蛋白质，这三种营养素经体内氧化后均可以释放能量，故又称为产能营养素。人体对宏量营养素的需要量较大，相对宏量营养素而言，人体对微量营养素需要量较少，微量营养素包括矿物质和维生素。根据在体内的含量不同，矿物质又可分为常量元素和微量元素。常量元素是指在体内的含量大于 0.01%的矿物元素，微量元素则是指在体内含量小于 0.01%的矿物元素。维生素则可根据溶解性分为脂溶性维生素和水溶性维生素。

二、不良膳食导致健康损害

人类膳食经过近万年的演变，形成了形形色色的膳食文化与膳食习惯，机体通过膳食获取的物质是否有利于维护与促进机体健康，与这些密切相关。

（一）不良的膳食状况

1. 膳食结构不合理

其原因见于：长期形成的不良的膳食模式（如以动物性食品为主的膳食模式），偏食、挑食等不良饮食习惯，暴食症、神经性厌食症、不健康食品痴迷症等疾病导致的饮食失调，贫穷或食物缺乏导致的营养摄入不足等。

2. 长期食用含有毒有害物质的食品

某些食品在加工、储存过程中使用了有害的化学物质或产生了有毒有害物质。如反式脂肪酸在食品加工业的过量使用；苏丹红、“吊白块”、三聚氰胺、罂粟壳等违法添加到食品中；大量滥用食品添加剂；等等。

3. 地质环境中化学物质含量不达标

含量过少或过多导致膳食中长期缺乏某些必需营养素或某些非必需元素过多。如食品中长期缺碘引起的碘缺乏病，饮水中砷含量过高引起的慢性砷中毒等。

4. 环境污染

环境污染使食品中含有某些有害化学物质。空气、饮水或土壤受到污染后导致食物被污染，引起人体发生急、慢性中毒性疾病及致癌、致畸、致突变损害。如水俣病（慢性汞中毒）、“痛痛病”（镉中毒）等。

（二）不良的膳食状况导致的健康损害

1. 营养性疾病

（1）营养缺乏病：如蛋白质-热能营养不良、维生素 A 缺乏病、维生素 D 缺乏病、维生素 B_6 缺乏病（脚气病）、维生素 C 缺乏病（坏血病）、营养性贫血、碘缺乏病等。

（2）营养过剩或比例失调性疾病：热能、脂肪等摄入过多可致肥胖症、高脂血症、动脉粥样硬化；维生素 A、维生素 D 及某些必需微量元素摄入过多可导致中毒；此外，营养过剩与结肠癌、乳腺癌、胃癌等有明显关系。

2. 食物中毒

如亚硝酸盐中毒、发芽马铃薯中毒、四季豆中毒、毒蕈中毒等。

3. 慢性损害

如反式脂肪酸导致心脏损害，长期高盐和低纤维素膳食可引起高血压，长期高脂饮食引起血脂异常，大量滥用食品添加剂及食品被化学农药、重金属、微生物等污染导致的慢性损害与恶性肿瘤等。

4. 免疫功能降低

营养不良可能造成胸腺和其他淋巴组织等免疫器官发育不全、萎缩，使细胞免疫、体液免疫、补体功能和细胞吞噬作用等受损，从而导致机体免疫功能降低。如缺铁时，淋巴器官功能异常，血中的淋巴细胞数减少，线粒体空泡样变。

5. 感染性疾病

营养不良常与感染同时存在，两者有协同作用。营养缺乏可使非特异性免疫和非免疫性保护机制受损，机体对感染的敏感性增加。

三、中国居民的食物与营养发展中存在的问题

近年来，老百姓餐桌上的消费发生了很多变化，突出表现为动物性食物及脂肪的摄入量增加，谷类和豆类的摄入量减少。由于摄取热量过剩，导致超重与肥胖率、营养失衡有关的慢性病明显上升。食物生产、消费、营养摄取不合理，食物的生产加工结构不能满足营养需要。

同步训练 1-3：为什么说营养素是维持人体健康的物质基础？

第三节 中国居民膳食指南

我国的膳食指南有着 30 多年的历史，1989 年中国营养学会首次颁布了我国居民膳食指南，广受百姓的欢迎。之后，在第一版的基础上，受卫生部的委托和指导，中国营养学会在 1997 年修改发布了第二版，2007 年推出了第三版，2016 年又推出了 2016 年版。目前，我国居民应用的是《中国居民膳食指南（2022 版）》。《中国居民膳食指南》有针对性地提出了改善营养状况的平衡膳食和适量运动的建议，并给出了相应的实践方法，不但宣传了食物、营养和健康的科学知识，而且有利于提高居民的营养和健康素养，是引导居民加强自我健康管理、提升生活质量和促进健康水平的宝典。

一、平衡膳食

平衡膳食是指全面达到个体营养需求的供给量标准膳食，包括要提供足够数量的热能和各种营养素，以满足机体的正常生理活动等的需求，还要保持各种营养素之间的比例平衡。平衡膳食也被称为合理膳食。平衡膳食是各国膳食指南的核心观点，平衡是指人体对食物和营养素需求的平衡，也是能量摄入和消耗的平衡。平衡膳食强调日常饮食中食物种类和品种的多样性，避免油、盐、糖的摄入过量等多项内容。

二、指南建议

（一）谷物为主，饮食多样

平衡膳食是最大限度保持人体营养需求和健康的基础，饮食的多样性是平衡膳食模式的基本原则。日常饮食中应包括谷薯类、蔬果类、畜禽鱼蛋奶类、大豆坚果类以及其他种类的食物。建议平均每天摄入的食物种类≥12 种，每周≥25 种。谷类为主是平衡膳食模式的重要特征，平均每天摄入 250 ~ 400 g 谷薯类食物，其中应包括 50 ~ 150 g 全谷物和杂豆类，50 ~ 100 g 薯类；日常消耗能量的 50%以上应该由膳食中碳水化合物来提供。食物多样、谷类为主是平衡膳食模式的重要特征。

（二）健康体重，吃动平衡

体重是评价人体营养和健康状况的重要指标，保持健康体重的关键在于饮食摄入和运动消耗的平衡。各个年龄阶段的人都应保持日常锻炼、维持能量的摄入与消耗平衡、保持健康体重。过低或过高的体重都易增加患病风险。推荐每周至少应进行 5 天中等强度身体活动，累计 150 min 以上；平均每天主动活动 6 000 步，避免久坐不动。

（三）多吃蔬果、奶制品、豆制品

蔬果、奶类及豆制品是合理膳食的重要组成部分，坚果是膳食的有益补充。蔬菜和水果是维生素、矿物质、膳食纤维等营养物质的重要来源，奶类和大豆制品中含有大量的优质蛋白、B 族维生素和钙元素，对于降低慢性病的发病率发挥着重要作用。建议每天摄入 300 ~ 500 g 蔬菜，其中深色蔬菜应占 50%；每天摄入 200 ~ 350 g 的新鲜水果。保持天天吃水果，餐餐有蔬菜。适量摄入奶制品与豆制品，推荐每天摄入相当于 300 g 液态奶的各种奶制品，相当于 25 g 以上大豆的豆制品，并吃适量坚果。

（四）保持鱼、禽、蛋、瘦肉等的适量摄入

鱼、禽、蛋和瘦肉等食品是人体所需要的优质蛋白质、维生素 A 以及 B 族维生素等的主要来源。鱼和禽类脂肪含量相对较低，其中鱼类中含有较多的不饱和脂肪酸，是首选的动物源食物。蛋类中含有丰富的营养成分。在食用畜肉时应选择脂肪含量较低的瘦肉，减少对烟熏类、腌制类肉制品的摄入，降低肿瘤患病风险。推荐每周摄入 300 ~ 500 g 鱼肉、300 ~ 500 g 畜禽肉、300 ~ 500 g 蛋类，保持每天摄入总量在 120 ~ 200 g。

（五）少盐少油，控糖限酒

高血压、肥胖、心脑血管疾病等慢性病发病率日渐升高的重要因素之一，就是现代人饮食中食盐、糖分、脂肪、酒精等成分含量过多，因此在日常饮食中应当控盐控油、限糖限酒、清淡饮食。推荐成人每日饮食摄入中食盐≤6 g，烹调油 25 ~ 30 g，糖≤50 g。糖摄入过多会导致龋齿和超重风险增加，最好控制在每日 25 g 以下。每日应当保持足量饮水，多饮用白开水或茶水，避免饮用含糖饮料和酒精，推荐每日成人饮水量为 1500~1700 mL（7~8 杯），儿童、孕妇及乳母禁止饮酒。成人饮酒，一天的酒精量男性≤25 g，女性≤15 g。

（六）勤俭节约，杜绝浪费

珍惜食物、杜绝浪费是中华民族的美德。食材按需选购、按需备餐。选择新鲜食材和适宜的烹饪方式，最大程度地保证食物的安全与营养。学会阅读食品标签，合理选择食品。创造和支持文明饮食新风的社会环境和条件，应该从每个人做起，回家吃饭，享受食物和亲情，传承优良饮食文化，树健康饮食新风。

拓展阅读 1-1：中国家庭饮食都存在哪些问题

来源：博禾医生（发布于 2018-04-25 桂林市人民医院营养科谢琪主任医师）

世界卫生组织对 191 个国家的健康生命调查报告显示：尽管我国居民的平均预期寿命已达 71.8 岁，但健康寿命只有 62.3 岁，排在第 81 位，跟排在第一的日本相比整整差了一轮!这意味很多人的最后十年都是在病魔缠身中度过，这其中饮食不健康是主要原因之一。保守估计，我国有超过 60%的家庭膳食搭配不科学、营养不合理，存在以下诸多问题。

1. 三餐搭配不合理，早餐不吃夜加餐

很多家庭的三餐搭配不合理。早餐吃得单调，品种少，甚至顺便在街头买点应付，还有些年轻人和学生不吃早餐；中餐大都买快餐吃盒饭，或是简单做些对付；晚餐往往非常丰盛；还有不少人有吃夜宵的习惯。长此以往，健康一定远离你!

建议：早餐尽量多吃、品种要丰富；中餐荤素各半，要吃饱、足量；晚餐多素少荤、简单且适量。

2. 食不厌精，主食少，不吃粗粮爱细粮

由于喜欢精白米面的细腻口感，很多南方城市居民不愿意吃粗粮、杂粮。还有些人为了控制体重，几乎很少吃主食。其实谷类食物才是人体能量的主要来源。

建议：适当吃些小米、玉米、荞麦、燕麦、薏米、杂豆、薯类等粗杂粮和一些加工精度低的米面，有利于肠道健康，能减少患心血管疾病和癌症的风险。每天最好吃二两以上全谷类粗粮和薯类。

3. 蔬菜水果量不够，奶豆制品消费少

我国居民平均每天只吃半斤蔬菜，并以浅色蔬菜为主，水果每天只吃 1 两左右，离每天 1 斤蔬菜和半斤水果的推荐量还差得远。奶、豆制品的摄入量更是少得可怜，大城市居民每天喝奶不到 100 毫升，吃豆制品不到 20 克。

建议：多吃绿、红、黄、紫等深色蔬菜和叶类菜，每天吃 1~2 种水果，鼓励购买新鲜、本地、应季的食物。每天至少喝半斤奶，多吃豆制品。

4. 烹调重味不科学，油盐摄入均超标

很多家庭做菜都重口味，喜欢用油炸、油煎方式烹调食物。食用油消费平均每天 45 克以上，吃盐超过 10 克，远远高于中国营养学会推荐的每天烹饪油 25~30 克和食盐 6 克的摄入量。摄入过量的油、盐会增加患心脏病和高血压的风险。

建议：烹调多用蒸、煮、炖，少用煎、炸、熏。少吃盐腌制品、酱制品，减少酱油和鸡精等的用量。烹调蔬菜先洗后切、急火快炒，凉拌可放醋，热炒不加碱。

5. 偏爱超市买熟食，喝汤弃渣丢精华

超市里的熟食通常含盐量比较高，不适合长期食用，更不适合孩子吃。如果熟肉呈现粉红色，则可能是加了亚硝酸盐。正规企业的熟食产品可适量食用，但很多熟食是小规模作坊制作，很难准确控制亚硝酸盐的添加量。很多人喜欢煲汤喝，却将食材弃去，实际上汤中的营养成分是很少的，营养的精华还是在汤中的块状食材“渣”里。

建议：尽量少吃市售熟食，或搭配新鲜蔬菜吃。喝汤时也吃渣。

6. 关注食物酸碱性，相信食物会相克

很多人相信酸性体质是“百病之源”，而不敢吃酸性食物。实际上现代医学认为人体的酸碱平衡是受到严格调控的，并不存在所谓的“酸性体质”或“碱性体质”。伪科学“酸碱体质”理论给某些食物包装上“健康”的外衣，实际上吃酸性（或碱性）食物并不能使人体内环境变为酸性（或碱性）。还有很多人相信食物之间会相克。

建议：选择食物不要关注酸碱性，而在于杂而全；食物相克的说法是以讹传讹的无稽之谈。

7. 零食选择欠妥当，酒和饮料受欢迎

很多人喜欢吃油炸、甜、咸和颜色过于鲜艳、香味过于浓郁的零食。休闲聚会时、电脑电视前，许多人常常无意识地吃零食过量；还有些人喜欢含糖、碳酸饮料或者含酒精饮料，习惯于在宴席上大量饮酒。

建议：零食可在正餐之间吃适量，多选奶类、果蔬、坚果等新鲜天然的零食，最好有独立包装。尽量远离口感好得异乎寻常（如特别脆、酥、筋道等）的食品。尽量不喝碳酸饮料，饮酒要限量。

饮食其实很简单，什么都吃，平衡膳食，适可而止。每个人都爱自己温暖的家，都希望家人健康、平安、幸福，就让我们的关爱从饮食开始吧。

同步训练 1-4：什么是平衡膳食？

第四节 课程的学习意义

一、职业前景

（一）开展公共营养服务

针对幼儿、儿童、青少年、青壮年以及老年人等不同人群的生理特征与饮食习惯，开展膳食营养评价，提供营养咨询，调整膳食结构，普及营养知识，指导合理膳食，预防营养不足或营养过剩的健康损害。

（二）促进疾病治疗和康复

临床上根据疾病的诊断、病情及其他有关情况，配合医生提出营养方案，对病人进行膳食营养治疗，以改善代谢紊乱、增强抗病能力，达到促使疾病好转或痊愈的目的。

（三）为居民营养教育提供科学依据

世界上大多数发达国家和部分发展中国家都会有计划地定期开展国民营养调查，借此了解人民的营养状况，并根据调查结果开展营养教育、制定改善国民营养和健康状况的政策和措施。营养调查还可以进一步反映出国家各地区经济和社会发展状况以及卫生保健的水平和国民健康素质。

（四）开展社区营养教育

社区营养教育是指通过有计划、有组织、有系统和有评价的干预活动，向人们普及营养与食品卫生的相关知识，教授必需的营养科学知识和技能，帮助人们培养良好的膳食行为和生活方式。营养教育能提高国民健康素质，培养人们面临营养问题时做出有益于健康的选择能力，具有成本低、覆盖面广、途径多和经济有效等特点，是居民健康教育的重要组成部分。

二、就业去向

（1）为各种类型的幼儿园、学校、中央厨房等食品生产基地进行专业营养配餐指导。

（2）为体校学生、健身房等时尚健身人群进行运动营养指导并具体进行营养配餐与指导。

（3）针对特殊职业人群（如军队，重要矿山、特种行业从业者）因工作环境和体力消耗特殊而引起特殊营养需求进行指导与配餐。

（4）针对包装食品、预包装食品、零食、饮料、快餐等各类食品生产加工企业进行产品的调配、生产、质检、营养成分检测与营养标签标示等，监督、管理生产。

（5）针对高血压、糖尿病等常见慢性病患者群，预防和治疗老年性疾病等各种“文明病”进行食物调理与营养搭配工作。

（6）在社区、养老院、干休所、高收入人群中提供营养咨询服务。

（7）为各个大中型食品企业、食品认证机构、政府机构相关部门、科研院校开展营养研究、营养教学和管理工作。

（8）在各医院、疗养院系统针对入院患者、疗养人群进行营养膳食评价与配餐工作。

（9）以家政服务形式进入有条件的家庭或对家庭成员中的孕产妇、婴幼儿等特殊人群进行营养护理。

（10）在高级酒店、各种饭店、宾馆等餐饮场所从事营养配餐管理。

（11）针对人们营养美容与减肥等要求进行美容营养咨询与调理。

三、职业道德教育

（一）道　德

道德是指在一定社会和一定阶级中调节人与人、人与社会、人与自然之间关系的各种行为规范的总和，并靠社会舆论、传统习惯以及教育和内心信念来维持这种规范。道德涵盖了生活的方方面面，它不仅是人们应当遵守的行为准则，也是评价人们思想和行为的标准。

（二）职业道德

职业道德与人们的职业活动密切相关。它是职业特征所要求的道德规范、道德情操和道德素质的总和，是对从事某职业的人们在职业活动中的一种内在的、非强制性的约束机制。职业道德是社会道德在职业活动中的具体化，是员工在职业活动中的行为规范和要求，是行业对社会的道德责任和义务。

1. 职业道德的特征

职业道德在与社会道德密切相关的同时具有其自身的特点。一是行业性：职业道德明确表达了特定行业的职业义务、职业责任和职业行为的道德标准。二是连续性：职业道德具有一定的历史继承性，在代代相传中不断发展更新。三是实用性和规范性：职业道德会按照具体职业活动，以规章、规范、制度、惯例等形式规定人们在专业活动中的具体行为。四是社会性和现代性：职业道德是某些社会或阶级道德原则和规范的“职业化”，不可脱离阶级或社会道德独立存在。职业道德随时代的变迁不断发展，在一定程度上反映了当时社会道德的总体要求。

2. 职业道德的社会作用

职业道德在专业沟通中，可以调节员工与顾客之间的关系；员工良好的职业道德有助于维护和提高行业声誉；员工的良好责任感和整体素质以及优质的服务是推动行业发展的主要活力，对提高社会道德的水平具有重要作用。

四、社会主义职业道德

社会主义职业道德是社会道德的一部分，是一种新型的职业道德，其形成和发展于社会主义事业的实践，是社会主义职业活动的不断完善和经验的总结。

（一）基本特征

社会主义职业道德是在社会主义道德指导下形成与发展的，建立在以公有制为主体的经济基础之上。其以为社会、为人民、为集体服务为根本要求，不仅是个人谋生的需求。

（二）社会主义职业道德的客观要求

社会主义职业道德应当平衡各职业群体之间的关系，具有广泛的适应性。在保证各行业顺利发展的同时，保持个人利益、职业集体利益及社会利益的基本一致。

（三）基本规范

社会主义职业道德基本规范主要包含了爱岗敬业、诚实守信、办事公道、服务群众和奉献社会这五个方面的内容。

1. 爱岗敬业

爱岗敬业是社会主义职业道德基本规范的基础，是为人民服务和集体主义精神的具体体现。热爱自己的岗位，热爱本职工作是爱岗的具体表现，爱岗是对人们工作态度的一种普遍要求。敬业就是用一种严肃的态度对待自己的工作，忠于职守、尽职尽责。爱岗是敬业的基础，敬业是爱岗的具体表现。

2. 诚实守信

诚实，即忠诚老实，就是忠于事物的本来面貌，不隐瞒自己的真实思想，不掩饰自己的真实感情，不说谎，不作假，不为不可告人的目的而欺瞒别人。守信，就是讲信用，讲信誉，信守承诺，忠实于自己承担的义务，答应了别人的事一定要去做。忠诚地履行自己承担的义务是每一个现代公民应有的职业品质。诚信，是促进社会主义市场经济健康发展的基石，是经商之魂。它不仅对社会的稳定繁荣具有重要作用，而且对加强社会成员的个人道德涵养，提升全民族的文明素质也至关重要。

3. 办事公道

办事公道是指以公正、真理、正直为中心思想办事。对当事双方公平合理、不偏不倚，不论对谁都是按照一个标准办事。从业人员在处理事情时，要站在公正的立场上，不可以权谋私，携职刁难。办事公道要以一定的个人道德修养为基础。

4. 服务群众

服务群众体现了职业与人民群众的关系，要求从业人员要有一定的奉献精神，要依靠群众，为群众着想，急群众所急，忧群众所忧，乐群众所乐。

5. 奉献社会

奉献社会就是全心全意为社会作出贡献，是为人民服务精神的最高体现。对社会的奉献主要强调一种无私的奉献。当一个人关注一项事业时，他关注的是该事业对人类和社会的意义，而不是个人的回报。一个人无论从事什么工作或担任什么职务，都能为社会作出贡献。

五、营养配餐工作者职业守则

营养配餐工作者职业守则是对从事营养配餐职业的人员的职业品德、职业纪律、职业责任、职业义务、专业技术、胜任能力以及与同行、社会关系等方面的要求，是每一个从事营养配餐职业的人员必须遵守和履行的。

（一）遵纪守法，诚实守信，团结协作

营养配餐的工作内容涉及膳食的营养调查和评价，会对居民或团体进行食品消费行为的指导。因此在工作中必须严格遵守国家政府部门的相关法律法规，如《中华人民共和国食品卫生法》《保健食品注册管理办法》等，必须以社会主义职业道德准则规范自己的行为，特别是在涉及食品功能以及食品安全等方面的问题时，应当坚持实事求是，对群众做到诚实守信，履行应承担的责任、义务。在与其他人员协同工作时，应当尊重同事，相互帮助，取长补短，主动协调好各方关系，共同完成工作任务。正确看待和处理有关名利的问题，不得损害他人及协作单位的利益。

（二）忠于职守，爱岗敬业，钻研业务

营养工作关系着广大人民的健康水平和国民综合素质的提高。因此在工作中应当爱岗敬业，以改善我国居民营养状况及身体素质为己任，树立不怕困难、不辞辛劳、勇于奉献的决心，切实为人民群众解决营养问题，为提高国民身体素质和培养国民营养健康观念贡献自己的一份力量。同时，在服务实践的基础上，认清自己的不足，取长补短、刻苦钻研、不断进取，努力提高自己的专业知识和技术水平，更好地为人民服务。

（三）认真负责，服务于民，平等待人

把为人民服务作为工作的核心，时刻想着服务对象，把服务对象的利益放在首位。尊重服务对象，平等对待服务对象。对于发展不平衡，经济、文化发展欠缺，营养观念缺乏的地区，给予更多的关注和耐心。

（四）科学求实，精益求精，开拓创新

严格遵照技术指导或规程，合理开展工作，不断改进业务水平，保证服务质量。主动运用相关学科知识，解决我国居民中已经存在或新发现的膳食营养问题，争取做出创新性的成绩。关注国内外营养科学发展的新趋势，积极参加国内外营养学的专业学术活动，总结和交流从事营养配餐专业活动的体会、经验和成果，及时更新自己的知识储备与专业技能。在工作中切忌不懂装懂、敷衍了事，应一丝不苟地完成任务，不得浮夸和吹嘘自己，不得抄袭、窃取他人的劳动成果。

拓展阅读 1-2：2008 年震惊全国的三鹿集团“三聚氰胺”奶粉污染事件

【起因】三鹿奶粉事件是中国的一起食品安全事件。事件的起因是食用过三鹿集团生产的奶粉的许多婴儿被发现患有肾结石，随后在奶粉中被发现有化工原料“三聚氰胺”。

【处置】2008 年 9 月 13 日，国务院启动国家安全事故一级应急响应处置三鹿奶粉污染

事件。患病婴幼儿实行免费救治，所需费用由财政承担。河北省人民政府决定对三鹿集团立即停产整顿，三鹿集团董事长和总经理田文华被免职，并被刑事拘留。

【下架】2008 年 9 月 16 日国家质量监督检验检疫总局对全国婴幼儿奶粉三聚氰胺含量进行检查，结果显示，有 22 家婴幼儿奶粉生产企业的 69 批次产品检出了含量不同的三聚氰胺，被要求立即下架。

【审判】2009 年 1 月 22 日，河北省石家庄市中级人民法院一审宣判，三鹿集团前董事长田文华被判处无期徒刑。2009 年 2 月 12 日，石家庄市中级人民法院正式宣布三鹿集团破产。

同步训练 1-5：简述营养配餐工作者职业守则。

巩固训练

一、名词解释

1. 营养素；2. 平衡膳食；3. 社区营养教育；4. 职业道德；5. 社会主义职业道德

二、填空题

1. 早在西周时期(公元前约1100—前771年),官方医政制度将医学分为四大类:(　　)、(　　)、(　　)和(　　)，(　　)就排在四医之首。(　　)就是专门从事饮食营养的医生，也可以说是世界上最早的营养师。

2.《黄帝内经》是我国现存最早的一部医书，大约著书于春秋战国时期，该书精辟地论述了(　　)的概念。

3.《素问·脏气法时论》篇中最早提出了全面膳食的观点：“(　　),(　　),(　　),(　　),(　　),(　　)。”

4. 辨证是认证识证的过程。所谓辨证，就是根据四诊所收集的资料，通过分析、综合，辨清疾病的(　　)、(　　)、(　　)，以及邪正之间的关系，概括、判断为某种性质的证；论治又称施治，是根据辨证的结果，确定相应的治疗方法。

5. (　　)是各国膳食指南的核心观点，平衡是指人体对食物和营养素需求的平衡，也是能量摄入和消耗的平衡。

6. 社会主义职业道德基本规范主要包含了(　　)、(　　)、(　　)、(　　)、(　　)五个方面的内容。

三、单项选择题

1.《中国居民膳食指南》中还包括了下列哪些特殊人群？(　　)

A. 运动员　　B. 糖尿病患者
C. 幼儿和学龄前儿童　　D. 高温作业人群

2. 坚持办事公道，要努力做到(　　)。

A. 公私分开　　B. 有求必应
C. 公正公平　　D. 公开办事

3. 职业道德对企业起到(　　)的作用。

A. 决定经济效益　　B. 促进决策科学化
C. 增强竞争力　　D. 滋生员工守业意识

4. 下列正确阐述职业道德与人的事业的关系的选项是(　)。

A. 没有职业道德的人不会获得成功
B. 要取得事业的成功，前提条件是要有职业道德
C. 事业成功的人往往并不需要较高的职业道德
D. 职业道德是人获得成功的重要条件

5. 办事公道是指从业人员在进行职业活动时应做到(　　)。

A. 追求真理，坚持原则　　B. 奉献社会，助人为乐
C. 公私分开，实事求是　　D. 有求必应，服务热情

6. 下列表述职业道德范畴特点不正确的是(　　)。

A. 范围上的有限性　　B. 内容上的稳定性

C. 遵循上的随意性　　D. 形式上的多样性

四、综合题

王女士是一位30岁的上班族，平时工作忙碌，饮食不规律。她喜欢吃某些不健康食品，如汉堡包、零食、饮料等。长期以来，她的体重一直在增加，超过了正常值，最后患上了肥胖症。她感到非常疲惫和不适。请分析一下王女士的肥胖症原因，并帮助她调整膳食习惯。

【本章参考文献】

[1] 周俭. 中国传统营养学的起源和发展[J]. 营养学报，2008（4）：341-344.

[2] 中国就业培训技术指导中心. 公共营养师基础知识[M]. 北京：中国劳动社会保障出版社，2012.

[3] 刘玉兵. 食品营养与卫生[M]. 北京：中国轻工业出版社，2013.

[4] 胡磊. 住院病历中医辨证常见问题浅析[J]. 中国医药指南，2012，10（2）：230-232.

[5] 史信. 中国居民膳食指南（2016）[J]. 中国妇幼健康研究，2016（5）：1.

[6] 程芳. 膝骨性关节炎患者的营养指导与效果评价[D]. 邯郸：河北工程大学，2018.

[7] 边波. 营养过剩也是营养不良[J]. 开卷有益（求医问药），2021（3）：40-41.

[8] 佚名. 公民基本道德规范[J]. 广西市场与价格，2001（12）：1.

第二章 营养与营养素

知识目标

掌握营养、营养素和营养学的基本概念，明确营养作为机体从外界摄取食物以满足自身生理需求的过程，包括摄取、消化、吸收利用、代谢等环节。理解营养素的分类与功能，包括蛋白质、脂类、碳水化合物、矿物质、膳食纤维、维生素和水等七大类营养素在人体内的生理作用。认识营养与营养素之间的关系，了解营养素在食物中的分布、运输及其在机体内的消化、代谢过程。理解营养对人体健康的影响，包括营养缺乏与过剩对生长发育、智力发育、学习及社交能力的影响。

能力目标

能够运用所学知识分析不同营养素的功能与作用,并理解其在维持人体健康中的重要性。掌握营养素缺乏对人体的影响，能够识别营养素缺乏的症状，并了解预防与补充的方法。能够理解膳食营养素参考摄入量四个营养水平指标的含义，能够根据这些指标合理安排个人的膳食结构。具备分析当前儿童营养问题（如超重、肥胖、隐形饥饿等）的能力，并能够提出针对性的营养改善建议。

思政与素质目标

通过学习营养与营养素知识，增强学生对健康饮食重要性的认识，培养科学、合理的饮食习惯。通过分析营养问题与社会经济、文化等因素的关系，引导学生关注社会弱势群体，增强社会责任感。培养学生的批判性思维，能够辨别社会上关于营养问题的错误信息，提高信息筛选和判断能力。提升学生的综合素质，通过营养学知识的应用，培养解决问题的能力，为未来的营养配餐工作打下坚实的理论基础。

引例：儿童营养面临新挑战

一提到营养不良，大家脑海里首先浮现的往往是受饥馑所困的孩子骨瘦如柴的身影。但这已经无法代表如今儿童营养问题的情况了。时至今日，发育迟缓已经在世界上大部分地区都得到了改善（除了非洲等地），反而是儿童肥胖率在大多数地区都以惊人的速度增长。

随之而来的“隐形饥饿”则困扰着世界上一半的五岁以下儿童：哪怕看似个头达标甚至超重，但他们仍缺乏必要的营养元素。这种隐形饥饿不但不容易被发现，还会影响孩子的身体发育和智力发育，继而影响学习、社交能力。

更让人警醒的是，由于营养问题仍与贫困、不平等等紧密相关，发达国家和发展中国家内部的分化也让不同国家的儿童出现了各自的营养问题。在中国，超重、肥胖、隐形饥饿等营养问题越来越影响儿童特别是城市儿童的身体健康和智力发育，并且进一步伤害着他们的学习和社交能力。

第一节　基本概念

一、营　养

营养的原意是谋求养生。从字面意义上讲，“营”的含义是谋求，即从食物中获取身体必需的生物素；“养”的含义是养生之道，养生在我国传统医学中指通过各种方法颐养生命、增强体质、预防疾病，从而达到延年益寿的一种医事活动。现代科学中的“营养”一词是指人类从外界摄取食物以满足自身生理需要的过程，包括摄取、消化、吸收利用、代谢等一系列过程。

不同时代人体对营养的需求是不一样的。在物质贫乏的年代，蛋白质、脂肪和糖类是人体最缺少的，这些就是最好的营养；在现代，人们食物中摄入的蛋白质、脂肪、糖类严重超标，人体现在最缺乏的往往是维生素、矿物质、纤维素等。

小知识 2-1：营养

“营养”不是食物或养料的同义词。社会上许多人对营养一词的理解不够正确，用词不够正确，如“营养丰富”“富有营养”“有无营养”等，正确的是应将其改为“养料丰富”或“营养成分丰富”等。一个人的营养状况是指与营养有关的身体状况，即对食物构成和其中的营养素的利用所表现的健康状况。营养状况有个体与群体之分。一般涉及某种特殊的营养素，有时也有针对全部营养素的综合评价，即全面营养状况，如铁、蛋白质、维生素等。

同步训练 2-1：如何理解营养的概念？

二、营养素（nutrient）

营养素是指从食物中摄取，满足机体生存需求，用以维持机体生理活动、生长发育以及健康的物质。食物中的营养素种类繁多，根据其化学性质和生理作用不同，可将营养素分为蛋白质、脂类、碳水化合物、矿物质、膳食纤维、维生素和水，共七大类。根据来源，可将营养素分为必需营养素和非必需营养素这两类。必需营养素是指必须从食物中获得，人体不能在体内自主合成的营养素；非必需营养素是指不一定需要直接获取，可以在体内由其他营养成分转换生成的营养素。根据人体对各种营养素的需要量或体内含量多少，也可将营养素分为宏量营养素和微量营养素这两类。宏量营养素是指在膳食中所占的比重大，如蛋白质、脂类、碳水化合物等这一类营养素；微量营养素是指在膳食中所占比重小，如矿物质和维生素这一类营养素。矿物质又可分为两种：一是在人体内含量相对较多的常量元素，二是在人体内含量很少的微量元素。此外，膳食纤维、水以及一些其他生物活性物质在人体内也都有重要的生理功能和一定的保健作用。

小知识 2-2：营养素

人体所需要的营养素主要有下列七类：

1. 水：正常成年人体内 70%左右都是水，水参与机体营养物质和废物的运输、排泄，维持血压和体温的稳定。

2. 蛋白质：可为机体提供能量，参与组织器官的生长发育，促进伤口的愈合等。

3. 脂类：包括脂肪、胆固醇、磷脂等，除了为机体供能外，还参与各种生物膜的组成、保护内脏、维持体温等。

4. 糖类：人体65%左右的能量都是靠糖类供应。

5. 维生素：可以辅酶的形式参与调节人体各种物质的代谢过程。

6. 矿物质：如钾、钠、钙、铁、锌等，可维持机体水和电解质的平衡，保持神经肌肉兴奋性的稳定。

7. 纤维素：各种膳食纤维可促进胃肠蠕动，促进粪便排泄、毒物排泄。

同步训练 2-2：请简述营养与营养素的关系。

三、营养学（Nutrition）

营养学是研究食物与机体的相互作用，食物营养成分（包括营养素、非营养素、抗营养素等成分）在机体里分布、运输、消化、代谢等过程，膳食、营养素及其他食物成分对健康影响的一门学科。Nutrition 释义为：生物体吸收、使用食物和液体，来保持正常的功能、生长以及自我维护的有机过程。营养学即是通过研究食物对健康和疾病的影响，寻求营养成分和全部食物的最佳搭配，以达到身体的最佳健康状态。

营养学对社会、家庭、行业、健康、政策具有深远影响。通过对营养学的起源、发展、特征和层次等方面的描述，可以了解营养学的发展脉络。目前营养学研究内容主要包括以下几个方面：

（1）人体对蛋白质、脂类、碳水化合物、矿物质、膳食纤维、维生素、水及其他膳食成分的消化、吸收利用与代谢，以及这些成分对人体健康、疾病的作用；

（2）营养素与营养素之间的平衡，以及相互协同或拮抗等作用；

（3）营养素需求量和膳食营养素参考摄入量；

（4）营养缺乏病及与营养相关慢性病的预防和治疗；

（5）特殊人群和特殊环境下的营养参考摄入量，食物中营养素的保存和营养素的强化吸收等；

（6）植物化学物与保健食品；

（7）营养教育和社区营养管理；

（8）食物营养政策和营养法规等。

四、膳食营养素参考摄入量

随着经济的发展，膳食模式发生了改变，一些慢性疾病的发生率逐年升高。为此，以预防慢性疾病为目标，在推荐的每日膳食营养素供给量（Recommended Dietary Allowances，RDA）基础上发展出了一组每日平均膳食参考营养素摄入量的系列标准，即膳食营养素参考摄入量（Dietary Reference Intakes，DRIs）。

（1）美国推荐膳食营养素供给量 RDA。美国国家研究院（NRC）于 1941 年制定了美国第一个推荐膳食营养素供给量，它是在当时的科学认识基础上提出的，当时正是第二次世界大战期间，其主要目的是预防营养素缺陷病。以后十几年中，在 NRC 食物与营养委员会（FNB）的组织领导下，根据新的科学知识和社会应用方面的需要，曾对 RDA 进行多次修订，美国各版 RDA 成为不同时期美国人群营养素需要方面的指导文件。

（2）中国居民膳食营养素供给量 RDA 及 DRIs。“中国居民最低营养素需要量”是由中华医学会公共卫生委员会组织营养委员会在 1938 年制定提出的，其推荐成人的蛋白质需要量为 1.5 g/kg，并提出注意钙、磷、铁、碘等元素以及 VA、VB、VC、VD 的适量摄入。1952 年，中央卫生研究院营养学系在《食品成分表》一书中的“营养素需要量表（每天膳食中营养素供给标准）”附录中将钙、铁和 5 种维生素的需要量纳入。1955 年，中国医学科学院营养系修改了 1952 年的“营养素需要量表”建议，将其定名为“推荐每日膳食中营养素供给量（RDA）”，并附于修订再版的《食物成分表》。

随着实践的反馈和科研的进展，RDA 的性质和适用范围从 20 世纪 90 年代初期在国际上逐渐展开讨论，一些新的概念和术语被英国、欧洲共同体和北欧诸国等先后使用。美国、加拿大的应用学界进一步扩展了 RDA 的包容范围，将可耐受最高摄入量（UL）纳入体系，形成了比较系统的新概念——膳食营养素参考摄入量（DRIs）。

这些定义及概念传入中国后，中国营养学会进行了系统的学习与研究，为此，中国营养学会成立了“制定中国居民 DRIs 专家委员会”及秘书组，制定中国居民膳食营养素参考摄入量，并于 2000 年正式公布。

世界各国公认的 DRIs 包括 4 项营养水平标准。中国现行的 DRIs，是中国营养学会根据营养调查资料和中国膳食特点，以中国 RDA 为基础，参照国外 DRIs 文件，于 2023 年修订的，包括以下四个营养水平指标：平均需要量（EAR）、推荐摄入量（RNI）、适宜摄入量（AI）、可耐受最高摄入量（UL）。

（一）平均需要量（EAR）

EAR 是根据个体需要量的研究资料制定的。EAR 并不能满足群体中全部个体对某营养素的需要，它是指根据某些指标判断，可以满足某一特定性别、年龄及生理状况群体中 50%个体需要量的摄入水平。EAR 是制定 RDA 的基础。

EAR 也可作为计划或制定人群推荐摄入量的基础。如果个体摄入量呈常态分布，那一个群组的目标摄入量就可以根据 EAR 和摄入量的变异来估计。为了保证摄入量低于 EAR 的个体少于 2% ~ 3%，推荐摄入量的平均值应在 EAR 加两个标准差以上。针对个体，可以检查其摄入量不足的可能性。如某个体的摄入量低于 EAR 减两个标准差，则可以肯定不能达到该个体的需要。

（二）推荐摄入量（RNI）

RNI 是指可以满足某一特定性别、年龄及生理状况群体中绝大多数（97% ~ 98%）个体需要量的摄入水平，相当于传统使用的 RDA。长期遵循 RNI 摄入，可以满足身体对该营养素的需要，保持机体健康的生理活动并具有适当的储备。以 EAR 为基础制定的 RNI 的主要用途是作为个体每日摄入该营养素的目标值。如果已知 EAR 的标准差，则 RNI 定为 EAR 加两个标准差，即 RNI=EAR+2SD。当关于需要量变异的资料不足，SD 无法计算时，一般将 10%设为 EAR 的变异系数，这样 RNI=1.2×EAR。

RNI 在评价个体营养素摄入量方面具有一定局限性。如某个体的摄入量低于 RNI，并不一定表示该个体营养状态不佳；同理，若某个体的摄入量到达或超过 RNI，也不百分之百表明该个体没有摄入不足的危险。事实上，膳食摄入量或其他任何单一指标都不能作为评价个体营养状况的依据，但摄入量经常低于 RNI，可能提示需要进一步用生化试验或临床检查来评价其营养状况。

应当指出，对个别身高、体重超过此参考范围较多的个体，可能需要按每千克体重需要量来调整其 RNI。

（三）适宜摄入量（AI）

AI 是通过观察或实验获得的健康人群某种营养素的摄入指标。其主要用途与 RNI 相似，都可作为个体营养素摄入的目标，如纯母乳喂养的足月产健康婴儿，出生后 4 到 6 个月内，他们的营养素全部来自母乳，母乳中供给的营养素量就是他们的 AI 值。在个体需要量的研究资料不足，无法计算 EAR 和 RNI 时，AI 可用以替代 RNI。但要注意，AI 的准确性远不如 RNI，可能显著高于 RNI，在使用 AI 时要比使用 RNI 更加小心。

（四）可耐受最高摄入量（UL）

UL 是平均每日可以摄入某营养素的最高量。这个量对一般人群中的绝大部分个体的健康都不会造成损害。UL 的制定分为两种情况：一是若某营养素的毒副作用与摄入总量相关，则该营养素依据食物、饮水及补充剂提供的总量而定；若毒副作用仅与强化食物和补充剂有关，则根据这些摄入量来制定。

小知识 2-3：科学膳食：不同人群营养素摄入有新标

中国营养学会发布的《中国居民膳食营养素参考摄入量（2023 版）》距离上一版已有十年，国人营养健康状况发生了很多改变。

十年来，中国居民的膳食营养状况不断改善，以前常见的蛋白质及其他营养素缺乏的情况，如今已得到根本性好转；居民健康意识不断加强，如少用油、盐等，健康烹饪方式也在形成的路上；很多家庭注意到食物多样化，蔬果、奶类、全谷物等在日常膳食中的占比和分量也越来越多。需要注意的是，尽管国民营养健康状况不断改善，但还有部分人群大吃大喝或不吃早餐，膳食纤维、水果、蔬菜和奶类的摄入量仍低于推荐量，从而出现微量营养素缺乏的情况。

“每天要不要补钙、补维生素 D？”“补充剂是否推荐？”“老年人也要补叶酸吗？”这类关于营养素的摄入问题是近年来人们普遍关心的。中国营养学会发布《中国居民膳食营养素参考摄入量（2023 版）》（Dietary Reference Intakes，以下简称 DRIs）引发社会广泛关注。不同人群对同一种营养素的需求是不一样的，需要多少、要不要额外补，取决于你的年龄、生理状况、饮食等因素。过量补充，反而会带来负面效果。

2023 版 DRIs 为第九版，距上一版发布已时隔十年。中国营养学会副理事长常翠青教授介绍，2023 版 DRIs 最大变化之一是营养素推荐摄入量：为了更好地满足不同年龄段需要，设立了 20 个年龄组，如 12 岁之前每一岁就是一个年龄段；另外，膳食成分中预防慢性病的

SPL值（特定建议值），由旧版的6个增加到13个。2023版DRIs还首次纳入了多个具有生理健康作用的植物营养素，增加了具备科学证据的植物营养素新面孔，如甜菜碱、海藻多糖、枸杞多糖等。

"不同人群对于钙、蛋白质、能量等营养素的需要量，不是直接算出来的，2023版在对这些基础数值进行分组分析、综合评估的基础上，提出了更符合国人体质的基础数值。"中国营养学会理事长、中国疾病预防控制中心营养与健康所杨月欣教授表示，2023版DRIs把每种营养素的参考摄入量反映出来，突出以数值为中心，让公众能够更明确地对应个人情况找到一些具体数值。比如多大的儿童吃多少钙和蛋白质，孕妇以及不同年龄段的老人每日的摄入量是多少等。

同步训练2-3：简述膳食营养素参考摄入量四个营养水平指标。

第二节　能量及营养素

碳水化合物、脂类和蛋白质是人体为维持机体正常生命活动而不断从外界食物中获取的三大必需营养素。这三种营养物质经摄入后由消化系统转变成可被人体吸收的小分子营养物质，然后被吸收入血液、流入细胞内，经过进一步的分解代谢或重新组合形成新的物质。

经过分解代谢途径会形成一些代谢产物并释放化学能，维持机体生命活动的各种能量便是由这些化学能转化而来；另一部分小分子物质重新参与反应合成，生成的新物质被机体用于构成机体组成成分或更新衰老的组织。分解代谢是放能反应，而合成代谢是吸能反应，机体在物质代谢中的能量释放、转移和利用构成了整个能量代谢过程，这也是生命活动的基本特征之一。

一、能　量

（一）能量的来源

一切生命活动都需要能量，人体的心脏跳动、血液循环、肺部呼吸、腺体分泌、物质转运、从事体力活动等都需要消耗能量。能量由食物中的碳水化合物、脂肪和蛋白质三大营养素提供。

人体从食物中摄入的能量与体内所消耗的能量应维持一个动态平衡。如果摄入量低于消耗量，机体就会动用自身的能量储备甚至是消耗自身的组织以满足生命活动的需要。因此，人如果长期处于饥饿状态就会导致生长发育减缓或停滞、体重降低、活力减退等，严重的甚至会使生命活动停止而死亡。相反，如果维持能量的长期过量摄入，没有足够的消耗，过剩的能量将会在体内不断储存，储存的形式是脂肪，因此会导致肥胖，并可能由此引发糖尿病、高血压、高脂血症、冠心病等一系列疾病。

能够提供较多能量的食物是谷类食物、根茎类食物、动物性食物、植物油、坚果类、豆类。蔬菜水果所含能量较少。

（二）能量单位

能量是守恒的，既不会凭空消失也不能凭空创造，只能从一种形式转变为另一种形式。因此为了计算上的方便，科学家们为各种形式的“能”制定了一个统一的度量单位——焦耳（J）。卡（calorie）或千卡（kilocalorie，kcal）也是人们在营养学上多年来一直使用的能量单位，1 cal≈4.184 J。

二、营养素

（一）水

对于人体来说，水是重要的组成成分，占机体质量的 60%～70%，在尿液、血液、消化液以及细胞内外液中大量存在。

（二）蛋白质

蛋白质是构成生命的基础物质，没有蛋白质就没有生命。蛋白质参与合成多种生理活性物质，如酶、激素等；参与调节多种生理活动，如血红蛋白输送氧气、免疫蛋白的免疫功能等；参与供能，人体每日所需能量的 10%～15%来自蛋白质，但供能不是蛋白质的主要生理功能。

氨基酸是构成蛋白质的基本单位，约有 20 余种，其中苯丙氨酸、赖氨酸、亮氨酸、缬氨酸、组氨酸、异亮氨酸、蛋氨酸、苏氨酸和色氨酸等 9 种氨基酸因不能在人体内合成，必须从食物中摄取，所以又被称为“必需氨基酸”。必需氨基酸的含量、种类、比例，决定了食物蛋白质的营养价值。根据必需氨基酸成分含量不同，蛋白质可以分为以下三类：

1. 完全蛋白质

这类蛋白质中具有数量充足、种类齐全且比例适当的必需氨基酸，既可用于维持机体的健康，又能促进生长发育，因此也被称为优质蛋白。像大豆中的大豆蛋白，小麦中的麦谷蛋白，玉米中的谷蛋白，肉类中的白蛋白、肌蛋白，蛋类中的卵白蛋白、卵磷蛋白，乳类中的酪蛋白、乳白蛋白等都属于完全蛋白质。

2. 半完全蛋白质

这类蛋白质中同样具有种类齐全的必需氨基酸，但有的数量不足，或比例不适当，可用以维持生命，但不能促进生长发育。如小麦中的麦胶蛋白等。

3. 不完全蛋白质

这类蛋白质只含有部分必需氨基酸，既不能维持生命，也不能促进生长发育，如豌豆中的豆球蛋白，玉米中的玉米胶蛋白，动物结缔组织和肉皮中的胶原蛋白等。虽然这类蛋白质不能提供人体所需的全部必需氨基酸，但它们仍然具有一定的营养价值，可以作为膳食中的蛋白质来源之一。

蛋白质的食物来源有动物性食物，如肉、鱼、蛋、禽、乳、贝类；植物性食物，如豆类、坚果、谷类、薯类、菌藻类。

（三）脂　类

脂类是中性脂肪和类脂的总称。中性脂肪即油脂，日常食用的动、植物油等均属此类。类脂包括磷脂、固醇等化合物。

1. 脂　肪

脂肪又称三脂肪酸甘油酯，是甘油和脂肪酸的化合物。根据构成脂肪的脂肪酸的结构差异，可将其分为饱和脂肪酸和不饱和脂肪酸这两类。按照不饱和键的数量，不饱和脂肪酸又可细分为单不饱和脂肪酸和多不饱和脂肪酸。只含有一个碳-碳双键的脂肪酸就是不饱和脂肪酸，自然界中主要是油酸。含有两个或两个以上碳-碳双键的脂肪酸是多不饱和脂肪酸，如二十二碳六烯酸（DHA）、二十碳五烯酸（EPA）、亚油酸、亚麻酸、花生四烯酸等。通常，动物脂肪中饱和脂肪酸含量较高，而植物脂肪中不饱和脂肪酸含量较高，但动物脂肪中的鱼类脂肪的不饱和脂肪酸含量较高。

不饱和脂肪酸中，有几种是在人体内不能自主合成而必须从食物中摄取的脂肪酸，称为必需脂肪酸。目前一般认为亚油酸和亚麻酸是人体的必需脂肪酸。必需脂肪酸在人体内具有重要的生理功能，它是组织细胞的组成成分，在体内参与磷脂的合成，对胆固醇代谢起着重要作用。婴儿缺乏亚油酸会出现湿疹，长期亚麻酸缺乏对调节注意力和认知过程会有不良影响。

脂肪是人体内能量的储存形式，当机体需要时可被动用。脂肪可以起到隔热保温，支持及保护体内各种脏器和组织、关节的作用。膳食脂肪可促进脂溶性维生素和其他脂溶性物质的吸收，提供必需脂肪酸，可以延长胃的排空，增加饱腹感。

脂肪的食物来源主要是烹调油和食物本身所含有的油脂。如大豆油、花生油、芝麻油、玉米油、橄榄油等各种植物烹调油，核桃、花生、松子等坚果类中的脂肪，肉类、禽类、蛋类、鱼类、奶类等动物性食物中的脂肪。

2. 类　脂

（1）磷脂。磷脂是甘油三酯中的一个或两个脂肪酸被含磷酸的基团取代的一类脂类物质。食物中的磷脂主要是卵磷脂和脑磷脂。卵磷脂消化分解后可产生胆碱，与醋酸反应生成神经递质乙酰胆碱，促进大脑神经细胞的信息传递，提高大脑活力，增强大脑的记忆功能。磷脂的乳化作用，有利于胆固醇溶解和排泄，可以防止脂肪肝的形成，起到降血脂、防止动脉粥样硬化的作用。在降血脂方面，大豆卵磷脂作用更优于动物性食物中的卵磷脂。

（2）固醇。固醇可分为动物固醇和植物固醇。胆固醇就是最重要的动物固醇。人体各组织中都含有胆固醇，它是脑、神经、肝肾、皮肤和血细胞生物膜的重要组成成分，是合成类固醇激素和胆汁酸的必需物质。皮下的7-脱氢胆固醇可转变成维生素D（经紫外线照射），能够促进肠道对钙、磷的吸收作用，预防佝偻病的发生。胆固醇还具有一定的抗癌作用。

胆固醇对人体有许多益处，但如果过多也会带来危害。如果血液中胆固醇过多，会导致高脂血症、动脉粥样硬化等多种心脑血管疾病。“中国居民膳食营养素参考摄入量”建议，成人、老年人胆固醇摄入量不超过300 mg/d。如果是高脂血症患者，则应严格控制，摄入量不超过200 mg/d。

胆固醇广泛分布在动物性食物中，动物内脏尤其是脑中含量丰富，蛋黄和鱼子中含量也较高，再次为蛤贝类、鱼类和奶类，这几类含量也较高。植物固醇主要存在于麦胚油、大豆油、菜籽油等植物油中。植物固醇不易吸收，还有抑制肠道中胆固醇吸收的作用。

（四）碳水化合物

碳水化合物是人体重要供能营养素。根据分子结构不同，碳水化合物可分成单糖、双糖和多糖这三类。常见的单糖有葡萄糖、果糖、半乳糖等；常见的双糖有蔗糖、麦芽糖、乳糖等；常见的多糖有淀粉、糖原、纤维素、半纤维素、果胶类物质等，其中淀粉、糖原为可消化吸收多糖，而纤维素、半纤维素、果胶类物质等为不可消化吸收多糖，因此又被称为“膳食纤维”。

碳水化合物是人体能量最主要的来源，脑神经必须以葡萄糖作为唯一的能量来源，若血中葡萄糖水平降低，出现低血糖，会对大脑产生不利影响。人体内碳水化合物充足时，可以避免脂肪大量氧化产能而产生过多酮体，也可以避免蛋白质大量氧化而造成蛋白质的浪费。葡萄糖以糖原形式储存在肝脏内，而肝脏内的糖原水平对人体的解毒功能具有重要意义。

谷物、薯类等食物是碳水化合物的主要供给来源，果蔬中也含有少量的糖类物质。谷类主要提供淀粉，粗粮除淀粉外还可提供膳食纤维；蔬菜、水果除提供单、双糖外，还可提供大量的膳食纤维。除 2 岁以下的婴幼儿外，碳水化合物供能应占每日总能量的 55% ~ 65%。

（五）维生素

维生素是促进生物生长发育、调节生理功能所必需的一类低分子有机化合物。维生素种类较多，化学性质不同，生理功能各异。按溶解性的不同，通常将其分为两类：一类是脂溶性维生素，包括 VA、VD、VE、VK；另一类是水溶性维生素，包括 B 族维生素和 VC。

VA 是脂溶性维生素，亦称视黄醇、抗干眼病维生素，在体内可储存。具有预防夜盲症和干眼病、避免皮肤发生角质化、促进生长和骨骼发育、增进人体免疫功能的作用。但过量摄取 VA 会引起中毒，表现为恶心、呕吐、嗜睡、食欲不振、毛发脱落等。VA 的供给量一般以视黄醇当量表示。VA 存在于动物性食物中，在动物肝脏、奶油和蛋黄中比较多。植物性食物中含有 VA 原，即能够在体内转换成 VA 的类胡萝卜素。VA 原在深绿色或红黄色蔬菜、水果中含量较多。

VD 又被称为抗佝偻病因子，可促进钙、磷吸收，对骨骼及牙齿的钙化具有重要作用，能保证身体正常生长发育，预防佝偻病。

VE 是所有具有生育酚活性化合物的总称，广泛地分布于食物中，植物油、麦胚、坚果类、蛋黄、豆类和绿色蔬菜中含量丰富。VE 是一种极有效的抗氧化剂，可使 VA、VC、不饱和脂肪酸免受氧化，保护细胞膜免受自由基损害，维持细胞的完整和正常的生理功能。VE 与生殖功能有关，可预防流产。此外，VE 还具有抗动脉粥样硬化和抗癌的功能。我国膳食结构以植物性食物为主，VE 摄入量普遍较高，一般不易缺乏。油脂酸败会加速 VE 的氧化破坏。

VK 又名凝血维生素，具有促进凝血的功能。其广泛存在于动物和植物性食物中，绿叶蔬菜中含量最丰富，动物内脏、肉类、乳类中含量也较多，而水果和谷物中含量则较低。

水溶性维生素具有参与能量代谢、参与神经系统调节、参与造血过程、抗氧化以及参与其他生理功能的作用。

（六）矿物质

人体内除去碳、氢、氧、氮以外的元素称为矿物质，包括无机盐和微量元素。它们本身并不供能，主要在构成人体的物质和调节体内生理、生化功能方面发挥着重要作用。

1. 常量元素

占人体总重量 0.01%以上者称为常量元素，包括钙、磷、镁、钾、钠、氯、硫这 7 种。

2. 微量元素

占体重 0.01%以下者称微量元素。其中必需微量元素包括铁、碘、锌、铜、硒、钼、铬、钴共 8 种，此外，氟属于可能必需的微量元素。其中铁、碘、锌缺乏症是全球最主要的微量营养素缺乏病。

（七）膳食纤维

膳食纤维主要分为两种：不溶性纤维素和水溶性纤维素。包括多糖、海藻、树胶、果胶、纤维素，植物细胞壁中有甲壳素、抗性低聚糖、抗性淀粉、木质素等。主要在主副食、薯类中存在。

营养素生理功能和主要食物来源见表 2-1。

表 2-1 营养素生理功能和主要食物来源一览表

营养素	生理功能	缺乏症	过量与毒性	主要食物来源
蛋白质	1. 构成和修复机体的组织； 2. 构成体内各种重要的生理活性物质； 3. 供给能量，16.7 kJ（4.0 kcal）/g； 4. 机体热能的来源	1. 营养不良； 2. 加西卡病（蛋白质营养不良综合征）：水肿、消瘦等	肾负担过重，骨钙流失	1. 肉类、乳类、蛋类； 2. 大豆、谷类、花生
脂类	1. 组成人体组织细胞的成分； 2. 供给必需脂肪酸； 3. 提供脂溶性维生素； 4. 改善食物的感官性状； 5. 维持体温、保护脏器、滋润皮肤	一般不易缺乏	身体肥胖、脂肪肝、糖尿病、高脂血症	食用油脂、动物性食物、坚果类
必需脂肪酸	1. 组织细胞的组成成分； 2. 和胆固醇的代谢有关； 3. 前列腺素在体内合成的原料； 4. 维持正常视觉功能； 5. 保护皮肤免受射线损伤； 6. 和精细胞发育有关； 7. 调节血脂，减少动脉粥样硬化的发生和发展； 8. 预防心脑血管疾病，改善视力和记忆力	生长迟缓，生殖障碍，皮肤损伤（出现皮疹等）以及肾脏、肝脏、神经和视觉方面的多种疾病。此外对心血管疾病、炎症、肿瘤等多方面也有影响	体内有害的氧化物、过氧化物等增加，产生多种慢性危害	1. 植物油类：棉籽油、大豆油、玉米油、芝麻油； 2. 高脂鱼、鱼油及海洋哺乳动物中含量最高

续表

营养素	生理功能	缺乏症	过量与毒性	主要食物来源
磷脂	1. 细胞膜的重要组成成分； 2. 促进细胞内外物质交换； 3. 作为乳化剂，有利于脂肪的吸收、转运和代谢； 4促进脂类物质的吸收、转运和代谢； 5. 卵磷脂可释放胆碱，与乙酸形成乙酰胆碱——神经递质	造成细胞膜结构受损，毛细血管的脆性和通透性增加，引起水代谢紊乱，产生皮疹		蛋黄、瘦肉、脑、动物内脏、大豆、麦胚、花生
胆固醇	1. 细胞膜的重要成分，可以增强细胞膜的坚韧性； 2. 合成VD、肾上腺素、性激素、胆汁等重要活性物质的原料； 3. 代谢产物胆酸能乳化脂类，促进脂类物质吸收	一般不易缺乏		肉类、内脏、脑、蛋黄、奶油、蟹黄
碳水化合物	1. 供能储能； 2. 构成组织及重要生命物质； 3. 节约蛋白质作用； 4. 抗生酮作用； 5. 保肝解毒功能； 6. 改善感官品质	酮血症、酮尿症		粮谷类、薯类、根茎类、蜂蜜、蔗糖、乳糖等
膳食纤维	1. 增加饱腹感，减肥和控制体重； 2. 降低血糖和血清胆固醇，预防胆结石； 3. 预防糖尿病； 4. 改善肠道菌群，防止肠道病变； 5. 增强肠道功能，有利粪便排出	"富贵病"（糖尿病、肥胖病、高血压、高脂血症等）	腹泻、腹胀、腹痛；肠道内形成纤维粪石引起肠梗阻；影响维生素和微量元素的吸收	谷物、薯类、豆类、水果、蔬菜
水	1. 机体的重要组成部分； 2. 促进体内物质代谢； 3. 调节和维持体温； 4. 润滑作用	1. 细胞外液电解质浓度增加，形成高渗； 2. 细胞内水分外流，引起脱水，使血液黏稠； 3. 机体组织中的蛋白质和脂肪分解加强，氮、钾、钠离子排出增加； 4. 因黏膜干燥而降低对传染病的抵抗力	体内水过量、水中毒；多见于疾病（如肾、肝、心脏疾病）	饮水、食物中所含的水、体内生物氧化所产生的水

续表

营养素	生理功能	缺乏症	过量与毒性	主要食物来源
矿物质				
钙Ca	1. 构成骨骼和牙齿； 2. 维持神经与肌肉活动； 3. 降低毛细血管和细胞膜的通透性，控制炎症和水肿； 4. 某些激素的分泌与钙有关； 5. 激活体内某些酶的活性； 6. 参与血液凝固； 7. 参与维持体液酸碱平衡以及细胞内胶质稳定等，调节细胞正常生理功能	1. 骨骼、牙齿发育不良，血凝不正常，甲状腺机能减退； 2. 佝偻病（儿童）； 3. 骨质软化症（成人佝偻病）； 4. 骨质疏松症、手足抽搐症	1. 增加肾结石的危险； 2. 奶碱综合征； 3. 干扰其他矿物质（铁、锌、镁）； 4. 骨硬化（大量钙摄入使降钙素分泌增加）	乳及乳制品、小虾皮、海带、芝麻、大豆及豆制品、骨粉、蛋壳粉
磷P	1. 构成骨骼和牙齿的重要材料； 2. 软组织结构的重要成分； 3. 贮存能量； 4. 组成酶的成分； 5. 维持细胞的渗透压和体液的酸碱平衡	1. 早产儿：佝偻病样骨骼异常 2. 低磷血症。症状：厌食、贫血、肌无力、骨痛、佝偻病和骨软化、全身虚弱、对传染病的易感性增加、感觉异常、共济失调、精神错乱甚至死亡	1. 高磷血症（对骨骼的不良作用）； 2. 转移性钙化作用，对钙吸收的干扰； 3. 毒性	含蛋白质和钙丰富的肉、鱼、禽、蛋、乳、动物肝肾；海带、紫菜、芝麻酱、坚果、粗粮
镁Mg	1. 参与骨骼和牙齿的构成； 2. 参与体内重要的酶促反应； 3. 参与蛋白质合成； 4. 维持体液酸碱平衡和神经肌肉兴奋性； 5. 保护心血管； 6. 导泻剂的成分之一； 7. 低浓度镁可减轻肠壁压力和蠕动，有解痉作用	1. 克山病； 2. 镁缺乏的临床症状以神经系统和心血管为主	镁中毒：肾功能不全者；糖尿病酮症的早期；肾上腺皮质功能不全；孕妇用镁剂治疗时；偶尔大量注射或服镁盐可引起高镁血症	绿叶蔬菜、谷类、干果、蛋、鱼、肉、乳
钾K	1. 维持碳水化合物及蛋白质的正常代谢； 2. 维持细胞内正常渗透压； 3. 维持神经肌肉的应激性和正常功能； 4. 维持心肌的正常功能； 5. 维持细胞内外正常的酸碱平衡和离子平衡； 6. 降低血压	肌肉无力或瘫痪、心律失常、横纹肌裂解症及肾功能障碍等	高钾血症，主要表现在神经肌肉和心血管方面	蔬菜和水果、鱼类、肉类、谷类

续表

营养素	生理功能	缺乏症	过量与毒性	主要食物来源
钠Na	1. 调节体内水分； 2. 维持酸碱平衡； 3. 钠泵的构成成分； 4. 维持血压平衡； 5. 增强神经肌肉兴奋性	低钠血症：恶心、呕吐、视力模糊、心率加速、脉搏细弱、血压下降、肌肉痉挛、疼痛反射消失，以至于昏迷、休克、急性肾功能衰竭而死亡	1. 高钠血症，可出现口渴、面部潮红、软弱无力、烦躁不安、精神恍惚、谵妄、昏迷、血压下降，严重者可致死亡； 2. 钠急性中毒：水肿，血压上升	食盐
氯Cl	1. 维持细胞外液的容量与渗透压； 2. 维持体液酸碱平衡等； 3. 参与胃液中胃酸的形成； 4. 稳定神经细胞膜电位等	少见缺乏		食盐
氟F	1. 降低儿童和成年人龋齿患病率和减轻龋齿病情； 2. 预防老年性骨质疏松症； 3. 维持骨骼健康，加速骨骼成长，促进生长，有利于钙和磷的利用及在骨骼中沉积	1. 供水含氟量低的地区龋齿发病率较高； 2. 老年人：钙、磷的利用受到影响，可导致骨质疏松	1. 干扰钙、磷的代谢，造成骨骼组织的氟化钙异常增加，引起运动系统障碍或残疾； 2. “牙氟中毒”：引起牙齿失去光泽、色素沉着，牙齿发育不良、变形等	饮用水、海鱼、茶叶。
铁Fe	1. 维持机体正常的造血功能和免疫功能； 2. 参与体内氧的运输、氧与二氧化碳的交换和组织呼吸过程； 3. 参与许多其他重要的功能	缺铁性（营养性）贫血：皮肤黏膜苍白，易疲劳、头晕、畏寒、气促、心动过速、记忆力减退等	1. 铁血黄素沉积症、血色病、肝硬化、糖尿病、皮肤高度色素沉着以及心力衰竭等； 2. 铁中毒	禽畜肉类、鱼类、动物肝脏及全血，芝麻、海带、油菜
碘I	1. 调节组织中的水盐平衡，促进维生素的吸收和利用； 2. 参与机体的能量代谢； 3. 促进机体的物质代谢与生长发育； 4. 促进神经系统发育； 5. 对垂体的支持作用	1. 甲状腺肿； 2. 孕妇缺碘，会影响胎儿神经系统及肌肉的发育； 3. 婴幼儿缺碘，会导致生长发育迟缓、智力低下，严重时引起呆小症（克汀病）	高碘甲状腺肿、碘性甲状腺功能亢进、桥本甲状腺炎	1. 海洋生物：贝类、鱼类、海带、紫菜； 2. 饮水、食盐

续表

营养素	生理功能	缺乏症	过量与毒性	主要食物来源
锌Zn	1. 酶的组成成分； 2. 酶的激活剂； 3. 促进生长发育与创伤组织的修复； 4. 促进食欲与维生素A代谢和生理作用； 5. 参与免疫功能； 6. 维持细胞膜结构	1. 儿童：导致侏儒症，生长发育停滞； 2. 青少年：生长停滞，性成熟推迟、性器官发育不全、第二性征发育不全； 3. 孕妇：影响胎儿生长发育，引起胎儿畸形； 4. 典型症状：味觉减退及食欲不振，出现异食癖，皮肤干燥，免疫功能降低，伤口愈合不良等。严重缺锌时会出现暗适应能力降低	1. 锌中毒：急性腹痛腹泻、恶心、呕吐； 2. 锌过量：抑制铜、铁和其他微量元素的吸收和利用，使机体的免疫功能下降； 3. 大剂量可导致贫血、生长停滞和突然死亡	1. 牡蛎含锌量最高； 2. 肉类、鱼类、禽类、全谷类
硒Se	1. 保护心血管、维护心肌的健康； 2. 维持机体正常的免疫功能； 3. 谷胱甘肽过氧化物酶的重要组成成分； 4. 参与甲状腺激素的代谢，促进生长； 5. 能够在一定程度上解除重金属的毒性； 6. 具有抗氧化作用、抗肿瘤作用； 7. 保护视觉器官	1. 易患克山病、大骨节病等，影响骨发育和生活劳动能力； 2. 导致未老先衰，严重缺乏会引发心肌病及心肌衰竭； 3. 增加食管癌、直肠癌、胃癌等疾病的患病风险	硒中毒：头发脱落、指甲变形，出现恶心、呕吐、烦躁、疲乏和外周神经炎等症状，严重时导致偏瘫甚至死亡	1. 动物性食品：肝、肾、肉类及海产品，鱿鱼、海参含硒丰富； 2. 蔬菜中大蒜含硒较丰富
铬Cr	1. 预防心血管疾病和动脉粥样硬化； 2. 促进胰岛素的作用； 3. 促进生长发育	使生长发育速度降低，损害葡萄糖耐量，血糖、尿糖增加，糖尿病、动脉硬化、心脑血管疾病、高脂血症、冠心病等疾病患病风险增加		肉类、整粒粮食、啤酒酵母、肝脏、豆类、鱼贝类

续表

营养素	生理功能	缺乏症	过量与毒性	主要食物来源
锰Mn	1. 一部分作为金属酶的组成成分； 2. 一部分作为酶的激活剂起作用	生长缓慢、骨骼畸形、共济失调、生殖功能紊乱，胆固醇合成障碍。引起脂肪、糖代谢的紊乱	摄入过多可致中毒、损害中枢神经系统	茶叶、坚果、粗粮、叶菜类、鲜豆类
铜Cu	1. 维护机体造血机能、中枢神经系统、骨骼、血管和皮肤的功能正常； 2. 促进结缔组织形成； 3. 保护毛发正常的色素和结构； 4. 保护机体细胞免受超氧离子的氧化损伤； 5. 其他：铜对胆固醇代谢、葡萄糖代谢、免疫功能、激素分泌等也有影响	1. 铜元素摄入不足会使红细胞形成受抑制、白细胞减少、血管活力减退，引起贫血、运动障碍、心律不齐、神经变性、胆固醇升高、头发和皮肤脱色，引起白癜风、骨质疏松等； 2. 婴儿缺铜则生长发育停止； 3. 成人缺铜冠心病发病率增大	过量摄入可致急性中毒，引起恶心、呕吐、上腹疼痛、腹泻以及头痛、眩晕、口中有金属味等，严重者出现昏迷状态，甚至死亡	动物肝、肾，牡蛎等贝类，坚果，谷类胚芽，豆类
钼Mo	1. 黄嘌呤氧化酶、脱氢酶、醛氧化酶、亚硫酸盐氧化酶等酶的成分； 2. 可增强氟的作用，降低龋齿发病率； 3. 参与机体免疫功能，保护心肌	引起肾结石、心肌病及其他心血管病的发生	过量摄入易引发痛风	动物肝、肾，谷类，奶制品，干豆
钴Co	1. 参与组成VB_{12}，表现为VB_{12}的作用； 2. 刺激红细胞生成	无缺乏症病例	经常注射钴或暴露于过量的环境中可引起钴中毒	动物内脏、牡蛎、瘦肉、发酵豆制品
硅Si	骨、软骨、结缔组织等构成的必需成分			粗粮及谷类制品
硼B	1. 与氧结合； 2. 可能与钙、镁代谢和甲状旁腺的功能有关		急性中毒会导致恶心、呕吐、腹泻、皮炎和嗜睡症状	非柑橘类水果、叶菜、果仁和豆类

续表

营养素	生理功能	缺乏症	过量与毒性	主要食物来源
镍Ni	1. 合成镍蛋白，形成某些金属酶的辅基； 2. 刺激造血功能； 3. 调节某些内分泌功能和神经生理功能； 4. 增强胰岛素的作用； 5. 维持细胞膜结构			谷类、梨、巧克力、坚果、干豆等
硫S	1. 参与多种氨基酸的组成； 2. 参与细胞蛋白、组织液和各种辅酶的构成； 3. 维护大脑功能的正常和身体健康，增强人体的抵抗力，具有一定的美容和护肤功效； 4. 有助于胃肠道的消化吸收和机体的新陈代谢	解毒功能下降，易中毒和过敏；皮肤状态差，易患皮肤湿疹、牛皮癣等皮肤病；脱发，手脚指甲发脆和断裂，易被真菌感染；发育缓慢、智力下降以及血液焦糖化	二氧化硫在体内发生反应，可导致肺出血和窒息。硫化氢剧毒	干果、干豆类，瘦肉、鱼、牛奶、小麦胚芽、贝类等，洋葱、萝卜、圆白菜等
钒V	1. 促进骨骼及牙齿生长； 2. 协助脂肪代谢的正常化； 3. 预防心脏病突发； 4. 协助神经和肌肉的正常运作	心血管及肾脏疾病发病率增加、机体修复再生能力减弱，新生儿死亡	钒中毒：生长发育迟缓、腹泻、食欲不振、死亡	谷类，畜禽肉类，鱼、贝壳等水产类，黄瓜、蘑菇、欧芹、黑椒等
维生素				
VA（视黄醇、抗干眼病维生素）	1. 维持和促进视网膜上的感光物质视紫红质的合成与再生，维持视觉健康； 2. 维持上皮细胞的完整和健全，增强抵抗力； 3. 促进机体生长发育，保持正常的生殖功能； 4. 降低癌症和心血管方面疾病发生率	1. 暗适应能力下降，严重可致夜盲症； 2. 干眼病，严重可致失明； 3. 儿童：造成眼结膜毕脱斑（BI）； 4. 导致皮肤干燥、增生及角化； 5. 降低机体免疫力和抵抗力下降，血红蛋白合成代谢能力降低，易感染； 6. 导致呼吸道炎症，特别是儿童及老年人； 7. 味觉、嗅觉等感官减退，食欲不振； 8. 延缓儿童生长发育	1. 急性毒性：早期表现为厌食、恶心、呕吐、头痛眩晕、视觉模糊、肌肉失调和婴儿的囟门突起；当摄入剂量极大时，可出现嗜睡、厌食、少动、瘙痒、脱皮和反复呕吐。 2. 慢性中毒：表现为头痛、脱发、唇裂、皮肤干燥和瘙痒、骨和关节痛、肝脏肿大、肌肉僵硬等	1. 乳和乳制品、动物肝脏、鱼肝油、鱼卵、禽蛋； 2. 绿色和黄色的蔬菜和水果

续表

营养素	生理功能	缺乏症	过量与毒性	主要食物来源
VD（钙化醇、抗佝偻病维生素）	1. 维持血液中钙、磷的正常浓度； 2. 促进骨骼和牙齿的钙化过程，维持骨骼和牙齿的正常生长； 3. 具有免疫调节功能，可改变机体对感染的反应； 4. 促进小肠钙吸收转运	1. 婴幼儿缺乏易患佝偻病； 2. 成人，尤其是孕妇、乳母、老年人等，缺乏易患骨质软化症、骨质疏松等； 3. 可能会造成血清钙水平降低，从而引起手足痉挛症	1. 高钙血症； 2. 高钙尿症，肾功能衰竭； 3. 导致厌食、恶心、呕吐、口渴、多尿、皮肤瘙痒、肌肉乏力、关节酸痛等； 4. 影响儿童的生长发育	1. 晒太阳； 2. 鱼肝油、海产品（如沙丁鱼）、动物肝脏、蛋黄、奶油及鱼肝油制剂等
VE（生育酚）	1. 抗氧化作用，预防和延缓衰老； 2. 保持红细胞的完整性； 3. 与生殖功能有关； 4. 提高免疫反应，抑制肿瘤细胞的生长和增殖； 5. 维护骨骼肌、心肌、平滑肌和心血管系统的正常功能； 6. 促进肌肉正常生长发育，治疗贫血等作用； 7. 抑制体内胆固醇合成限速酶，降低血浆胆固醇水平	1. 导致视网膜退变；蜡样质色素积聚；红细胞脆性增加；尿中肌酸排出增多以及新生儿溶血性贫血； 2. 促使神经退行性病变，增加癌症、动脉粥样硬化、白内障等病变的危险性； 3. 小脑共济失调、震动感觉丧失	视觉模糊、头痛、极度疲乏	1. 动物内脏、鱼肝油、蛋黄、奶油、各种植物油、谷物胚芽、豆类、坚果、硬果类（花生）、蔬菜等 2. 人体肠道也可自主合成
VK（凝血维生素、抗出血维生素）	1. 促进血液凝固的作用； 2. 与骨髓的形成和修复有关等； 3. 参与体内细胞的氧化-还原过程； 4. 增加胃肠道蠕动，促进消化腺分泌，增强总胆管括约肌的张力	1. 主要见于新生儿、慢性胃肠疾患、长期控制饮食和大量服用抗生素的患者 2. 导致凝血功能障碍，引起各种出血； 3. 致使新生儿发生颅内出血	一般无毒性	1. 绿叶蔬菜如菠菜、莴苣、萝卜缨、甘蓝等； 2. 动物肝脏、肉类、乳类； 3. 也可在肠道内合成
VC（抗坏血酸、抗坏血病维生素）	1. 参与机体内多种氧化-还原反应，促进生物氧化过程； 2. 促进组织中胶原的形成，保持细胞间质的完整； 3. 提高机体抵抗力； 4. 促进肠道中 Fe^{3+} 向 Fe^{2+} 转换，对缺铁性贫血有一定作用； 5. 促进胆固醇的代谢，防止动脉粥样硬化； 6. 具有一定的解毒功能； 7. 降低癌症的发生率	缺乏会导致坏血病发生	无毒，但大量摄入可出现高尿酸、腹泻、腹胀、溶血	新鲜蔬菜和水果中均含有

续表

营养素	生理功能	缺乏症	过量与毒性	主要食物来源
VB_1（硫胺素、抗脚气病维生素、抗神经炎维生素）	1. 参与细胞中碳水化合物的代谢； 2. 促进神经细胞膜对兴奋的传导作用； 3. 保持胃肠道正常蠕动及消化液分泌	1. 干性脚气病、湿性脚气病、急性暴发性脚气病、婴儿脚气病； 2. 长期缺乏且长期酗酒者会导致韦尼克-科尔萨科夫综合征	头痛、抽搐、衰弱、麻痹、心律失常、过敏反应等	猪瘦肉、动物内脏、蛋类、谷类胚芽、豆类、干酵母、花生、新鲜蔬菜
VB_2（核黄素）	1. 与体内生物氧化过程和体内的抗氧化防御系统有关； 2. 与体内铁的吸收、储存和动员有关； 3. 利尿、防癌、降血脂、维持哺乳动物正常生殖功能和改善心功能等； 4. 参与体内能量、维生素B_6、烟酸等的代谢； 5. 与细胞色素P450结合，参与药物代谢	1. 导致口腔-生殖综合征； 2. 眼、口腔、皮肤的非特异性炎症反应； 3. 长期缺乏还可导致儿童生长迟缓，轻中度缺铁性贫血； 4. 妊娠期缺乏可致胎儿骨骼畸形	一般不会过量引起中毒	肉蛋乳类、动物内脏、绿色蔬菜、豆类、粮谷类等，谷皮和胚芽中也含有
烟酸（尼克酸、VPP、VB_3、抗癞皮病因子）	1. 维护皮肤、消化系统及神经系统的正常功能； 2. 辅酶组成成分，参与细胞内生物氧化还原全过程； 3. 葡萄糖耐量因子的重要成分，有增强胰岛素效能的作用； 4. 扩张末梢血管和降低体内血清胆固醇水平	典型症状为癞皮病，其“3D”症状：皮炎、腹泻、痴呆	一般不会过量引起中毒	肉类、动物肝肾、坚果类、豆类和全谷类
VB_6（又称吡哆素，包括吡哆醇、吡哆醛、吡哆胺）	1. 参与氨基酸、蛋白质、糖原和脂肪等的代谢； 2. 参与烟酸及神经介质的合成； 3. 参与一碳单位代谢，影响核酸和DNA的合成； 4. 影响机体免疫功能，抗脂肪肝、降血清胆固醇； 5. 降低血浆同型半胱氨酸水平	1. 脂溢性皮炎； 2. 生长发育减缓、肌肉萎缩、脂肪肝； 3. 破坏生殖系统功能，造成水肿及肾上腺增大； 4. 惊厥、贫血	周围神经炎：神经感觉异常、进行性步态不稳、手足麻木	鸡、鱼肉等白肉类，动物肝脏、蛋黄、酵母、小麦、玉米、豆类、葵花籽、核桃及其他蔬果类

续表

营养素	生理功能	缺乏症	过量与毒性	主要食物来源
叶酸	1. 作为一碳单位的载体参加代谢； 2. 参与氨基酸代谢、血红蛋白及甲基化合物的合成； 3. 保护心脏、预防恶性贫血； 4. 降低胎儿脊柱裂、无脑儿等神经管畸形的发生率	1. 巨幼红细胞性贫血； 2. 同型半胱氨酸血症； 3. 诱发动脉粥样硬化及心血管疾病； 4. 导致儿童生长发育不良； 5. 引起胎儿神经管畸形； 6. 其他：精神萎靡、健忘、失眠、阵发性欣快症、胃肠道功能紊乱和舌炎等	1. 厌食、恶心、腹胀等胃肠道症状； 2. 黄色尿，血清中VB_{12}的含量降低	动物肝脏、菠菜等深绿色蔬菜、胡萝卜、蛋黄、豆类、南瓜、杏、番茄
泛酸（遍多酸、VB_5、抗皮炎维生素）	1. 作为辅酶A的组成成分参与物质代谢（辅酶A是糖、脂肪、蛋白质代谢功能所必需的辅酶）； 2. 参与脂肪的合成和分解过程； 3. 维持皮肤、黏膜的正常功能及机体对疾病的抵抗力； 4. 维持动物皮毛的色泽	1. 使一些代谢过程减慢； 2. 引起过敏、焦躁不安、精神忧郁等	一般无毒性	1. 肉类、动物肝肾、鱼、龙虾、蛋类、全谷类、绿色蔬菜、酵母； 2. 金枪鱼和鳕鱼的鱼子酱中含量最丰富
VB_{12}（钴胺素、抗恶性贫血维生素）	1. 作为蛋氨酸合成酶的辅酶参与蛋氨酸的合成； 2. 促进叶酸转变为有活性的四氢叶酸； 3. 促进蛋白质的生物合成； 4. 维持正常造血系统、神经系统功能； 5. 影响生殖系统	1. 引发巨幼红细胞性贫血症； 2. 损害神经系统； 3. 导致高同型半胱氨酸血症	一般不会过量引起中毒	肉类、动物内脏、鱼类、禽类、贝类、蛋类
生物素（维生素H、辅酶R、维生素B_7）	1. 作为各种羧化酶的辅酶发挥作用，参与碳水化合物的代谢，参与脂肪、蛋白质的合成； 2. 对细胞生长、体内葡萄糖稳定、DNA合成和唾液酸受体蛋白的表达及各种免疫细胞的正常功能起作用	1. 长期摄入生鸡蛋的人易导致缺乏，主要是以皮肤为主的症状； 2. 婴幼儿缺乏表现为生长发育迟缓，6个月以下婴儿可出现脂溢性皮炎	毒性很低	干酪、动物肝肾、大豆含量丰富； 蛋类、花菜、菠菜、全麦粉、酵母、番茄

续表

营养素	生理功能	缺乏症	过量与毒性	主要食物来源
类维生素				
胆碱	1. 构成细胞膜的必要物质； 2. 细胞间多种信号的前体物质； 3. 机体可变基(活性甲基)的重要组成成分，参与体内酯转化过程； 4. 乙酰胆碱的前体，加速其合成及释放，促进脑发育及记忆能力，调节肌肉组织的运动； 5. 促进脂肪的代谢，降低血清胆固醇	肝、肾、胰腺病变、记忆力紊乱、生长障碍	未发现潜在毒性	动物肝脏、蛋类、大豆、花生、全谷类、马铃薯、甘蓝、莴苣、花菜、啤酒酵母
生物类黄酮（维生素P）	1. 调节毛细血管透性，增强毛细血管壁的弹性，防止毛细血管和结缔组织的内出血，从而建立起一个抗传染病的保护屏障； 2. 抗氧化作用； 3. 抗肿瘤作用； 4. 具有降血脂、降胆固醇、止咳平喘祛痰及解肝脏毒的作用			叶菜类、水果、谷物、茶叶、咖啡、可可、果酒和啤酒
肌醇	1. 可促进脂肪代谢，降低血胆固醇； 2. 促进机体产生卵磷脂，降低脂肪肝的发生率； 3. 与胆碱结合，预防动脉硬化及保护心脏； 4. 肌醇在细胞膜的通透性、线粒体的收缩、精子的活动、离子的运载及神经介质的传递等方面也有作用	一般不会缺乏，缺乏会导致生长缓慢与脱毛		动物肝、脑、肾、心等脏器，柑橘类水果，酵母及麦芽
L-肉毒碱（维生素Bt）	1. 促进三大能量营养素的氧化； 2. 促进乙酰乙酸的氧化，可能在酮体利用中起作用； 3. 提升疾病患者在练习中的耐受力； 4. 参与心肌脂肪代谢过程，保护缺血心肌； 5. 可提高精子数目与活力； 6. 缓解动物败血症休克； 7. 减轻神经紧张、促进心血管病人康复、增强免疫力、加速蛋白质合成、促进伤口愈合、保护细胞膜的稳定性等	当机体缺乏L-肉碱时，脂肪酸β-氧化受抑制，会导致脂肪浸润		酵母，乳类，肝及肉等动物食品

续表

营养素	生理功能	缺乏症	过量与毒性	主要食物来源
对氨基苯甲酸（PABA）	1. 参与叶酸的组成，作为叶酸的主要部分起作用； 2. 作为辅酶对蛋白质的分解、利用以及红细胞的形成具有重要作用； 3. 具有叶酸活性（在小肠内很少合成叶酸的动物中）	疲倦、烦躁、抑郁、神经质、头痛、便秘及其他消化系统症状	恶心、呕吐	鱼、蛋类、动物肝脏、酵母、大豆、花生及麦芽等
辅酶Q（泛醌）	1. 能在线粒体内膜中迅速扩散，呼吸链的重要的参与物质，是产能营养素释放能量所必需的； 2. 辅酶Q有减轻维生素E缺乏症的某些症状的作用； 3. 辅酶Q10能抑制血脂过氧化反应，保护细胞免受自由基的破坏； 4. 辅酶Q10还是有效的免疫调节剂，能显著增强体内的噬菌率，增强体液、细胞介导的免疫力			大豆、小麦（特别是麦芽）、植物油及许多动物组织的含量较高
苦杏仁苷（VB_{17}）	控制及预防癌症	对癌病的抵抗力有减弱的可能性		杏、苹果、樱桃、桃、李、油桃等的果核中
潘氨酸（VB_{15}）	1. 延长细胞的寿命； 2. 缓解酒瘾、防止宿醉； 3. 快速消除疲劳； 4. 降低血液中胆固醇含量； 5. 帮助机体抵抗公害污染物质； 6. 缓解冠状动脉狭窄和气喘症状； 7. 防止肝硬化； 8. 刺激免疫反应； 9. 帮助合成蛋白质； 10. 主要用于抗脂肪肝，提高组织的氧气代谢率，有时用来治疗冠心病和慢性酒精中毒	与腺体和神经的障碍、心脏病、肝脏组织抗氧化功能的衰退有关		啤酒酵母、糙米、全麦、南瓜子、芝麻
硫辛酸	1. 治疗糖尿病性神经病或神经系统并发症； 2. 作为超强型的抗氧化剂，平衡血糖浓度，有效增强体内免疫系统，免受自由基的破坏； 3. 是一种重金属螯合剂； 4. 硫辛酸类药可抑制早老性痴呆； 5. 参与能量代谢，增加其他抗氧化剂消灭自由基的能力，促进恢复，提高人体增肌减脂的能力； 6. 提高胰岛素敏感性，帮助肌酸导入肌肉细胞； 7. 美颜、活化细胞、改善生发			肉类、动物肝脏、马铃薯、菠菜、花椰菜、番茄、红萝卜等

巩固训练

一、名词解释

1. 营养；2. 营养素；3. 营养学；4. 脂类

二、填空题

1. 中国现行的 DRIs，是中国营养学会根据营养调查资料和中国膳食特点，以中国 RDA 为基础，参照国外 DRIs 文件，于 2023 年修订的，包括以下四个营养水平指标：（　　）、（　　）、（　　）、（　　）。

2. （　　）、（　　）、（　　）是人体为维持机体正常生命活动而不断从外界食物中获取的三大必需营养素。这三种营养物质经摄入后由（　　）转变成可被人体吸收的（　　），然后被吸收入血液、流入细胞内，经过进一步地分解代谢或重新组合形成新的物质。

3. 分解代谢是（　　），而合成代谢是（　　），机体在物质代谢中的能量（　　）、（　　）和（　　）构成了整个能量代谢过程，这也是生命活动的基本特征之一。

4. 能量由食物中的（　　）、（　　）和（　　）三大营养素提供。人体从食物中摄入的能量与体内所消耗的能量应维持一个（　　）。

5. 蛋白质是（　　）构成的基础物质，没有蛋白质就没有（　　）。

6. （　　）是构成蛋白质的基本单位，约有 20 余种，其中苯丙氨酸、赖氨酸、亮氨酸、缬氨酸、组氨酸、异亮氨酸、蛋氨酸、苏氨酸和色氨酸等 9 种氨基酸因不能在人体内合成，必须从食物中摄取，所以又被称为（　　）。

7. 维生素是促进生物生长发育、调节生理功能所必需的一类低分子（　　）。维生素种类较多，化学性质不同，生理功能各异。按溶解性不同通常将其分为两类：一类是（　　），包括 VA、VD、VE、VK 等；另一类是（　　），包括 B 族维生素和 VC。

三、问答题

1. 营养有哪些作用？
2. 简述膳食营养素参考摄入量四个营养水平指标。
3. 简述人体所需的营养素及作用。
4. 简述膳食纤维的功能与作用。
5. 简述维生素 D 缺乏对人体的影响。

四、综合题

1. 请简述目前营养学研究主要内容是什么？

2. 请从维生素缺乏的角度简述呈现眼盲症状的情况及会出现哪些其他症状？应该补充什么食物？

【本章参考文献】

[1] 李凤林，张忠，李凤玉. 食品营养学[M]. 北京：化学工业出版社，2009.
[2] 张片红. 基础营养学在临床中应用[C].2006 年浙江省肠外肠内营养学学术年会论文汇编，2006：43-49.
[3] 葛可佑. 中国营养师培训教材[M]. 北京：人民卫生出版社，2005.
[4] 杨亚娟. 青少年营养教育和促进的研究综述[J]. 体育科技文献通报，2010，18（12）：129-131.

第三章　营养素的来源

知识目标

了解并掌握食物的基本分类，包括动物性食物和植物性食物两大类，并能列举出各自的主要代表性食物。识别并理解不同食物以及同种食物的不同部位、不同产地、不同成熟度、不同亚种中所包含的主要营养素种类和含量差异。了解不同食物中维生素的丰富来源，特别是维生素 A、维生素 D、硫胺素、核黄素等在不同食物中的含量和分布。

能力目标

通过对食物的分类和营养素的了解，初步形成合理搭配膳食的能力，以满足人体健康需求。根据食物的营养成分，分析不同食物的营养价值，并能针对特定人群（如婴儿、老年人等）提出合理的膳食建议。运用所学知识，解释食物加工、储存和烹饪过程中营养素的变化及其对营养价值的影响。

思政与素质目标

通过学习食物的分类与营养价值，引导学生形成健康饮食的观念，培养节约粮食、珍惜食物资源的意识。通过对食物营养素的学习，让学生认识到人体健康的重要性，并激发其关注自身健康、追求科学生活方式的积极性。

通过对食物中营养素的分析和比较，培养学生的逻辑思维能力和批判性思维，提高其分析问题、解决问题的能力。通过学习，让学生理解食物营养与人类健康、社会发展的关系，培养学生的社会责任感和使命感，为其未来成为具有健康素养和科学精神的公民打下基础。

引例：苹果中的营养素你了解吗？

在我们的日常生活中，食物是我们获取能量和营养素的重要来源。以苹果为例，这个常见的水果为我们提供了丰富的水溶性色素，特别是花青素，它赋予了苹果那鲜艳的颜色。然而，这种花青素对温度和光比较敏感，当我们加热苹果时，花青素可能会被破坏，从而影响到苹果的营养价值。

同时，苹果也含有丰富的维生素，尤其是维生素 C，这对于我们的健康至关重要。而当我们谈论到维生素时，我们也不能忽视其在动物性食物中的丰富来源。比如，羊肝就是一个极好的例子，它富含多种维生素，如维生素 A、硫胺素、核黄素等，这些都是维持我们身体健康所必需的营养素。

此外，食物中的营养素含量还会受到食物种类、部位、产地、成熟度等因素的影响。例如，海产鱼类的肝脏中的维生素 A 和维生素 D 的含量远高于其他食物，这使得海产鱼类成为了获取这两种维生素的优质来源。

因此，了解不同食物的营养价值，并根据个人需求和健康状况合理安排膳食搭配，是保障我们身体健康的重要途径。只有科学饮食，我们才能充分利用食物中的营养素，保持健康的体魄。

第一节 食物的分类

食物是人体所需能量和营养素的主要来源。在自然界中可供人类食用的食物主要分为两大类：一类是主要提供优质蛋白质、脂肪、脂溶性维生素、矿物质等的动物性食物，如肉类、蛋类、奶类等；另一类是主要提供能量、蛋白质、碳水化合物、脂类、大部分维生素和矿物质的植物性食物，如谷类、薯类、豆类、蔬菜、水果等。不同食物以及同种食物的不同部位、不同产地、不同成熟度、不同亚种中的营养素的种类和含量都会有所不同。了解不同食物的营养价值对合理安排膳食搭配、保障人体健康具有重要意义。

一、按来源分类

这种分类主要是按食品原材料的来源或生产方式区分。一般分为植物性食品原料、动物性食品原料和其他食品原料。农产品、林产品以及园艺产品原材料都是植物性食品原料，水产、畜产（包括禽产品、蜂产品等）统称为动物性食品原料。另外，各种合成性原料、从自然物中萃取的添加剂类原料归属于其他食品原料类。

（一）植物性食品原料

植物性食品原料主要包括粮食原料、植物油料、果蔬原料、干坚果、植物源调料和药食同源的植物性原料等。

1. 粮食类原料

粮食类原料主要包括谷类（稻、小麦、玉米、大麦、燕麦、稞、高粱和荞麦等）、豆类（蚕豆、豌豆、赤豆和绿豆等）、薯类（甘薯、马铃薯、豆薯、木薯等）。

粮食原料是人体主要供能性原料，其营养成分是以淀粉为主的碳水化合物以及少量的蛋白质、脂肪、矿物质、维生素等。粮食类原料主要用于制作各种主食、糕点及休闲食品等。随着对粮食类原料研究的深入，发现其还含有一些功能性活性物质。

2. 植物油料

植物油料主要有大豆、花生、棉籽、油菜籽、向日葵、干椰子肉、棕榈核、红花籽、芝麻、亚麻籽等。植物油料除含有丰富的脂肪外，一般也是植物蛋白质的重要来源，同时还含有矿物质、维生素及多种生物活性物质等。我国是世界上主要油料生产国之一，主要生产油菜籽、大豆、棉籽、花生、葵花籽、芝麻和亚麻等大宗油料。有关统计数据表明，我国油菜籽产量约占世界总产量的19.5%（2020年），花生产量约占世界总产量的37%（2023年），芝麻产量约占世界总产量的15%（2017年），亚麻产量约占世界总产量的11%（2022年），大豆约占世界总产量的6%（2020年）。

3. 蔬菜类原料

蔬菜类原料主要包括可食用的草本植物、少数木本植物嫩芽（如竹笋、香椿芽等）及食用菌（如木耳、香菇等）。蔬菜有人工栽培的也有野生的。目前，蔬菜主要以人工栽培为主，栽培种类有 200 多种，大量种植的有 60 多种。蔬菜含有多种维生素。VC 和 VB_2 在各种绿叶蔬菜中含量丰富；维生素 A 原即胡萝卜素，在各种绿色、黄色及红色蔬菜中含量较多。蔬菜中也含有多种无机质，如钙、铁、钾等，不但含量高，而且易被机体利用。蔬菜中所含的纤维素、果胶质等，是膳食纤维的主要来源。蔬菜中的酶和有机酸，可促进消化吸收。蔬菜可分为高等植物和低等植物。高等植物体大多有根、茎、叶之分。因此，高等植物蔬菜可根据主要食用部位分为根类蔬菜、茎类蔬菜、叶类蔬菜、花类蔬菜和果类蔬菜五大类。低等植物无茎、叶划分，主要有食用菌、藻类。

4. 水果类原料

水果是指木本果树和部分草本植物所产的可以直接食用的新鲜果实。水果的种类较多，仅我国现有果树就有 700 余种。根据果实自身特点可将水果分为仁果（苹果、梨、山楂等）、核果（桃、李子、杏、樱桃等）、浆果（葡萄、蓝莓等）、瓜果（甜瓜、白兰瓜、西瓜等）、柑果（橘子、柑子、橙子等）、复果（菠萝、草莓等）等。水果色泽鲜艳，风味独特，含有丰富的维生素、有机酸、糖、矿物质及生物活性物质。

5. 坚果类食物原料

坚果类食物多数是植物的果实和种子，如核桃、杏仁、松子、榛子、白果、莲子和瓜子等。坚果蛋白质含量较高，多数在 15% ~ 30%，远高于粮食类；坚果中的脂肪含量多数在 40% 以上，有的超过 60%（如核桃）。坚果中所含的脂肪绝大部分属于多不饱和脂肪酸。此外，坚果类食品中还含有丰富的 VE、无机盐和微量元素，VE 具有抗氧化、抗自由基的作用。

6. 植物源调料

植物源调料通常指天然植物香辛料，如八角、花椒、桂皮、陈皮等植物香辛料。香辛料是指具有加强刺激性香味、少量加入就能赋予食物以风味的植物种子、花蕾、叶茎、根块等。香辛料含有挥发油（精油）、辣味成分，以及有机酸、纤维、淀粉粒、树脂、黏液物质等成分，精油是其主要香气来源。香辛料不仅有较强的呈味、呈香作用，而且还能促进食欲、改善食品风味、杀菌防腐。

辛香料可细分成以下 5 类：

① 有热感和辛辣感的香料，如辣椒、姜、胡椒、花椒和番椒等；

② 有辛辣作用的香料，如大蒜、葱、洋葱、韭菜和辣根等；

③ 芳香性的香料，如月桂、肉桂、丁香、众香子、香荚兰豆和肉蔻等；

④ 草类香料，如茴香、葛缕子（姬茴香）、甘草、百里香和枯茗等；

⑤ 带有上色作用的香料，如姜黄、红椒、藏红花等。

拓展阅读 3-1：全球营养趋势：植物性饮食的崛起

近年来，随着人们对健康饮食的关注度不断提高，植物性饮食在全球范围内逐渐崛起。越来越多的消费者开始关注食物的营养价值和来源，倾向于选择以植物为基础的食物，以减少肉类摄入。素食对身体有多方面的好处，如降低慢性疾病风险、控制体重、改善肠道健康等，但建议应在专业营养师的指导下，合理规划饮食，确保营养均衡。

（二）动物性食品原料

动物性食品原料主要包括畜肉类、禽肉类、鱼贝类、蛋类和乳类。

1. 肉　类

肉类主要是指畜肉类（如猪肉、牛肉和羊肉等）和禽肉类（如鸡肉、鸭肉和鹅肉等）。肉类含有人体所需的多种营养物质，蛋白质、脂肪、维生素和无机盐含量丰富，是人类优质蛋白质和B族维生素的主要来源。肉类中的铁不仅本身易被吸收，而且有助于其他铁源的吸收。肉类的化学成分中水分占75%左右，其次是蛋白质占20%以上，然后是脂质占4%～5%，剩下的是灰分，占1%左右。

2. 乳　类

乳类食品按来源主要分为牛乳、羊乳、马乳等，其中人们食用最多的是牛乳。乳中主要成分是水，占87%～89%。乳脂肪是乳的重要化学成分，乳中还含有磷脂类（平均为0.072%～0.086%，主要是卵磷脂、脑磷脂和神经磷脂）和甾醇。乳品中的糖类主要是乳糖，占总糖类的99.88%。乳中的蛋白质主要有酪蛋白、乳清蛋白、脂肪球膜蛋白。乳中含有丰富的维生素，主要是VB_{12}、VA、VE、VC等。

3. 鱼贝类

鱼贝类是人类食物中的优质蛋白源，也是重要矿物质和维生素的重要来源之一，它们易于消化，且含所有必需氨基酸，营养价值很高。鱼贝类的化学组成因种类、年龄、季节等不同而有较大差异。一般而言，蛋白质含量差异不大，而水分和脂质含量变化较大，且往往水分和脂质含量之和大致相同，约为80%。鱼脂肪的构成中，不饱和脂肪酸多，饱和脂肪酸少，前者占到70%～80%，而后者为20%～30%。鱼贝类的矿物质元素含量为1%～2%，其中以钠、钾、镁、磷较多，并含有一定量的钙、铁、铝、锰、铜、钴、碘和硫等，碘含量常高于畜禽肉。鱼中VA和VD含量特别丰富，主要集中于肝，另外还存在VB_1、VB_2、VB_6和VC等。

4. 蛋　类

蛋类主要指鸡蛋、鸭蛋和鹅蛋，蛋的可食部分主要由蛋白和蛋黄两部分组成。蛋类是人类食物优质蛋白的重要来源，蛋黄中蛋白质含量约为17%；蛋中的脂质含量约为12%，包括脂肪、磷脂、固醇和糖脂，其中90%的脂质分布于蛋黄中；蛋中还含有约1.2%的糖类物质，主要是葡萄糖、甘露糖和半乳聚糖，它们大部分形成糖蛋白，游离的糖几乎都是葡萄糖；蛋中几乎含所有人体所需的营养元素，VA、VB_1、VB_2、VD和VE的含量均较高。

二、按生产方式分类

食品按生产方式区分则可分为农产品、畜产品、水产品等食品原材料。

1. 农产品食品原材料

在土地上或以无土栽培方式栽培、收获的食物原料一般称为农产品食品原料，如谷类、豆类、薯类、蔬菜类、水果类等。

2. 畜产品食品原材料

指在陆地上饲养、养殖的各种动物所得到的食品原材料，包括畜禽肉类、乳类、蛋类和蜂蜜类产品等。

3. 水产品食品原材料

指在江、河、湖、海中捕捞或人工水域养殖得到的产品，包括鱼、蟹、贝、藻类等。

4. 林产食品原材料

这类食品主要指取自林木的产品，一般是指坚果类、食用菌、山野菜、野生水果类等。但由于许多野生林木产品都开始有了人工栽培，其产品也可归入园艺产品或农产品原材料。

三、按食品的营养特点分类

1. 能量原料

指干物质中蛋白质含量小于 20%，具有较高的碳水化合物含量的原料，如淀粉质根茎类、糖类、油脂等。

2. 蛋白质原料

指干物质中蛋白质含量不少于 20%的原料，如蛋类、肉类、鱼类等。

3. 矿物质维生素原料

指热能和蛋白质含量均较低、矿物质和维生素含量相对较高的食品原料。

4. 特种原料

指营养素丰富全面、比例恰当或具有多种医疗保健功能的食品，包括全营养食品类和药食两用食品类。

5. 食品添加剂

指在食品加工或食用过程中向食品中加入的起特殊作用的少量物质，如维生素、矿物质、合成氨基酸、调味剂、防腐剂、发色剂等。食品添加剂种类较多，且作用各不相同。

四、三群分类法

三群分类法是把所有食品分为三大群，以这三群食品的颜色印象称呼，因此也称为三色食品。

1. 热能源（黄色食品）

指可提供热能的食品材料，包括粮谷类、坚果类、薯类、脂肪和砂糖等。

2. 成长源（红色食品）

即提供身体（血、肉、骨）成长所需要的营养的食物，包括动物性食品、植物蛋白等。

3. 健康维持源（绿色食品）

即维持身体健康、增进免疫、防止疾病的食物，包括水果、蔬菜、海藻类等。

五、六群分类法

六群分类法是由美国提出，按人的营养需求，为指导人们对食品摄取而进行的分类，后日本卫生部又按照东方人的饮食习惯进一步做了修正。这种分类法是将食品主要分为以下六大类：

① 鱼、肉、卵、大豆。
② 牛奶、乳制品、小鱼、虾、海藻。
③ 黄绿色蔬菜。
④ 其他蔬菜和水果。
⑤ 粮食、薯、主食类。
⑥ 油脂类。

六、四群分类法

四群分类法是美国农业部为使膳食指导明确、简化而提出的分类方法，该分类法将食品分为四类：

① 乳酪类；
② 肉、鱼、蛋类；
③ 果蔬类；
④ 粮谷类。

小知识 3-1：食品原料的分类

食品原料的分类多种多样，但按来源分类是最直观且易于理解的方式。这种分类法将食品原料主要分为植物性食品原料、动物性食品原料和其他食品原料。植物性食品原料包括农产品、林产品以及园艺产品，如谷物、蔬菜、水果等；动物性食品原料则包括水产、畜产以及禽产品等，如鱼肉、牛肉、鸡蛋等；而其他食品原料则涵盖了各种合成性原料和从自然物中萃取的添加剂类原料。

案例：生活中的食品原料分类

在日常生活中，我们每天都会接触到各种食品原料。例如，早餐时我们吃的面包，其原料小麦粉就属于植物性食品原料；而搭配的牛奶则是动物性食品原料的代表。午餐时，我们吃的红烧肉，其猪肉来源于动物性食品原料，而搭配的蔬菜则属于植物性食品原料。通过了解食品原料的分类，我们可以更好地理解食物的来源和特性，从而更科学地选择食物。

思政小课堂 3-1：食品原料分类与食品安全

食品原料的分类不仅有助于我们了解食物的来源，更与食品安全息息相关。作为消费者，了解食品原料的分类可以帮助我们辨别食品的质量和安全性。例如，通过查看食品配料表，我们可以判断食品中是否含有过多的添加剂或合成成分，从而选择更健康的食品。同时，这也提醒我们要关注食品安全问题，从源头上保障食品的卫生和质量，为人民群众提供安全、营养的食品。

第二节　粮食类食物原料

粮食类原料是人体能量的主要来源，其种类多样，碳水化合物含量较高。谷类主要有稻谷、小麦、玉米、高粱、小米、大麦等。

一、粮食的概念

粮食是制作各种主食的原料的统称。粮食的营养成分包括碳水化合物、蛋白质、脂肪、矿物质、维生素等。

粮食可以分为以下几类：

① 谷类，包括稻谷、小麦、玉米、小米、大麦、燕麦、高粱、荞麦等。

② 豆类，包括大豆、蚕豆、豌豆、绿豆、赤豆、扁豆等。

③ 薯类，包括甘薯、木薯等。

拓展阅读 3-2：制定粮食安全保障法，全方位夯实粮食安全根基

保障 14 亿中国人的粮食安全、端牢中国人的饭碗，始终是党和国家头等大事，今年的政府工作报告明确了今年发展主要预期目标，其中之一就是“粮食产量 1.3 万亿斤以上”。粮食安全是关系经济发展和社会稳定的全局性重大战略问题，是国家安全的重要基础，粮食安全保障法的出台为国家粮食安全提供了有力的法治保障。要从维护国家安全的战略高度深刻认识贯彻实施粮食安全保障法、做好粮食安全保障工作的重大意义，通过全面有效实施粮食安全保障法，用法治为粮食安全保障工作保驾护航，推动以良法促进发展、保障善治。

新华社北京 12 月 29 日电（记者郁琼源、于文静）十四届全国人大常委会第七次会议于 2023 年 12 月 29 日表决通过《中华人民共和国粮食安全保障法》，该法将自 2024 年 6 月 1 日起施行。

这部旨在保障粮食有效供给，确保国家粮食安全的法律共 11 章 74 条，包括总则、耕地保护、粮食生产、粮食储备、粮食流通、粮食加工、粮食应急、粮食节约、监督管理、法律责任、附则。

粮食安全保障法规定，国家加强粮食宏观调控，优化粮食品种结构和区域布局，统筹利用国内、国际的市场和资源，构建科学合理、安全高效的粮食供给保障体系，提升粮食供给能力和质量安全。

粮食安全保障法在有关构建粮食供给保障体系的规定中明确提升粮食质量安全的要求；规定粮食加工经营者应当执行国家有关标准，不得掺杂使假、以次充好，对其加工的粮食质量安全负责，接受监督；规定增加优质、营养粮食加工产品供给。

此外，粮食安全保障法规定，承储政府粮食储备的企业或者其他组织应当遵守法律、法规和国家有关规定，实行储备与商业性经营业务分开，建立健全内部管理制度，落实安全生产责任和消防安全责任，对承储粮食数量、质量负责，实施粮食安全风险事项报告制度，确保政府粮食储备安全。

制定粮食安全保障法，对于坚持国家粮食安全战略，健全完善粮食安全保障工作制度，强化风险防范与应急管理，全方位夯实粮食安全根基，具有十分重大而深远的意义。

本法所称粮食，是指小麦、稻谷、玉米、大豆、杂粮及其成品粮。杂粮包括谷子、高粱、大麦、荞麦、燕麦、青稞、绿豆、马铃薯、甘薯等。

（来源：新华社，本文有修改。）

二、谷　类

谷类包括稻谷、小麦、玉米、高粱、大麦、燕麦等，其中以稻谷和小麦最重要。

作为主要粮食作物，这类食物原料以富含淀粉为主要标志，为人类提供大部分的食物热能，这是其在人类饮食中最主要的作用，也是谷类食物原料加工的出发点。各种谷类也含一定量的蛋白质，在人类饮食中具有一定的作用，但它们并不是食物蛋白质的主要来源。

（一）稻　谷

1. 稻谷的结构

稻谷的结构如图 3-1 所示。壳约占谷重的 20%，稻谷去壳后即为糙米，由外层至内层依次是皮（约占 2%）、种皮和糊粉层（约占 5%）、胚乳（占 89%～94%），胚芽在端部约占 2.5%。糊粉层、种皮和果皮一起称为糠层，碾米时除去糠层和胚芽，得到的即为精白米。

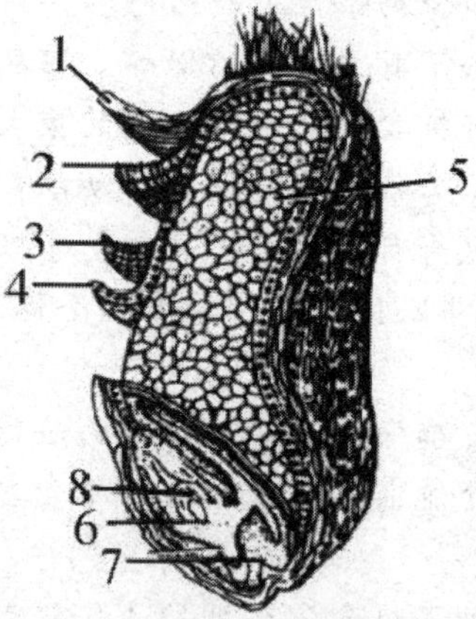

1，2，3-谷皮；4-糊粉层；5-胚乳；6，7，8-谷胚

图 3-1　稻谷的结构

2. 米的化学组成

米及米糠的化学组成见表 3-1。

表 3-1　米及米糠的化学组成

类别	水分	蛋白质	脂肪	糖类	粗纤维	灰分
糙米（粳）	13.0%	8.8%	2.2%	73.4%	1.0%	1.3%
糙米（糯）	14.3%	8.5%	3.2%	72.1%	1.0%	0.9%
白米（去米糠8%）	13.9%	7.7%	0.8%	76.8%	0.3%	0.7%
白米（去米糠4%）	15.7%	6.7%	1.8%	73.6%	1.2%	1.0%
米糠	11.5%	15.1%	20.1%	37.6%	7.3%	8.4%

糖类是稻米的主要成分，其中淀粉约占米的 75%，另有约 2%的单糖、双糖、其他低聚糖、纤维素等非淀粉类糖。稻米中的蛋白质和脂肪含量较低，糠层及胚芽部是米脂肪的主要储存处，所以米糠中脂肪含量很高，常被用来精制米糠油。稻米中所含的蛋白质主要是以谷蛋白为主的简单蛋白质，此外还含极少量的清蛋白、球蛋白和醇溶蛋白。稻米蛋白质中的色氨酸含量虽然相对稍低，但必需氨基酸的含量较平衡，属优良蛋白质。

3. 稻米的贮藏变化和加工用途

（1）稻米的贮藏变化。

稻米在贮藏过程中，质量会发生变化。新鲜稻米糊化后黏性大，而陈米糊化后黏性下降。陈米常有不良气味，这是因脂肪分解、氧化产生的醛及其他羰基化合物所引起，或由微生物的代谢物所致。

米在贮藏过程中还原糖增加而维生素减少，特别是 VB_1 会显著减少。稻米贮藏时自身的生理代谢以及微生物等的生理代谢也会消耗稻米的物质成分，甚至会使稻米变得不可食用。要防止此类变化，必须降低稻米的含水量（一般在 14%以下）和降低环境的相对湿度，此外低温也有利于贮藏。

（2）稻米的加工用途。

根据稻米所含淀粉中直链淀粉含量的不同，一般可将稻米分为：蜡质型（干基 0%～2%）、低含量型（9%～20%）、中等含量型（20%～25%）、高含量型（＞ 25%）四种。种类不同，加工用途也有所差异。蜡质稻米可用于制糖、甜食和色拉调味汁。低直链淀粉稻米用作大米片、发酵米糕等，而高直链淀粉稻米是理想的米粉丝原料。

稻米可预先煮熟做成速成米饭，优质稻米也可加工成饼干、罐头食品，如八宝粥。稻米也是酿酒的重要原料。

（二）小　麦

1. 小麦的结构特点

小麦粒中麸皮约占 16%，胚芽约占 2%，胚乳约占 82%。根据麦粒质地不同，可将小麦加工成不同种产品，硬质小麦用来制造强筋面粉，中间质小麦一般制作普通面粉，而软质小麦则用来制造弱筋面粉。

2. 小麦粒及其面粉的化学组成

我国一些地区小麦的一般化学成分如表 3-2 所示。

表 3-2　我国一些地区小麦的化学成分

小麦品种	水分	蛋白质	脂肪	灰分	糖类
华北白麦	12.4%	10.4%	2.1%	1.6%	73.5%
中南白麦	12.6%	13.4%	2.0%	1.5%	70.6%
中南红麦	12.1%	12.2%	2.2%	1.6%	71.9%
华东白麦	13.0%	10.6%	2.0%	1.5%	72.9%
华东红麦	13.1%	10.9%	2.2%	1.9%	72.0%
西北白麦	12.0%	10.7%	2.1%	1.8%	73.4%
西南红麦	13.0%	11.6%	2.4%	1.1%	72.0%

小麦粒经磨粉去麸皮后得到面粉，面粉的得率一般在 70%左右，面粉的化学成分与小麦品种、产地有关，一般含量如表 3-3。

表 3-3　小麦面粉化学成分

品名	水分	蛋白质	脂肪	糖类（不计纤维素）	纤维素	灰分	其他
标准粉	11%～13%	10%～13%	1.8%～2%	70%～72%	0.6%	1.1%～1.3%	少量维生素
精白粉	11%～13%	9%～14%	1.2%～1.4%	73%～75%	0.2%	0.5%～0.75%	少量维生素

由上表可见，小麦面粉的化学组分除水分之外，也含少量的维生素和矿物质，它们主要存在于麸皮和胚芽中，所以在精制面粉中含量极少；小麦面粉也含一定量的脂肪，其组成脂肪酸以不饱和脂肪酸较多；小麦面粉的主体成分是淀粉，在近 80%的糖类含量中，有约 90%是淀粉，其中约 74%是支链淀粉，约 26%是直链淀粉。

小麦面粉中的蛋白质含量稍高于稻米的蛋白质含量，为 9%～14%，以麦胶蛋白（麦醇溶蛋白）和麦谷蛋白为主，另外还有麦清蛋白和麦球蛋白。麦胶蛋白和麦谷蛋白构成面筋，为面筋蛋白质；麦清蛋白和麦球蛋白为非面筋蛋白质。小麦粒中，越接近中心部位，蛋白质含量越少，麸皮中蛋白质含量较高，但麸皮中不含面筋蛋白质。面筋蛋白质是小麦的贮藏蛋白质，因为它不溶于水，故易分离提纯。采用水洗法提取得到的胶皮质面筋的主要成分就是蛋白质，约有 80%（干基），还有一些脂类（8%）和少量的碳水化合物和灰分。

面粉加水调制面团时，麦胶蛋白和麦谷蛋白吸水形成面筋，由于面筋蛋白质中含巯基（半胱氨酸）和二硫键较多，因此，面筋的形成使面团不仅具有夹持气体的能力，还具有良好的黏弹性、较大的机械强度等加工特性，这是小麦粉的独特性质。

面筋蛋白质中谷氨酸含量较高，约占总蛋白质的 35%，脯氨酸含量也较高，约占总蛋白质的 14%。但是小麦面粉中的蛋白质所含的赖氨酸和蛋氨酸较少，所以从营养角度看，小麦蛋白质属于半完全蛋白质。

3. 小麦制粉过程的主要变化

（1）制粉引起的成分变化。

由于麸皮和胚芽的化学成分与胚乳很不相同，小麦制粉后，因除去了大部分胚芽和麸皮，因此成分含量有较大变化。

（2）特殊处理。

为了使面粉适应进一步加工的需要，在面粉加工时会进行一些特殊处理，如形成强筋粉，或加面粉改良剂以适应面包制作的需要。这是因为强筋粉在发酵时易生成多孔组织，不易塌架。加抗坏血酸等作面粉改良剂，是因为抗坏血酸可使面粉中蛋白质的-SH 被氧化，蛋白质分子之间形成-S-S-而被结合，分子交联增加黏弹性。另外，面粉中如果含有谷胱甘肽，其分子中有活泼的-SH，很容易氧化，因此最有可能把蛋白质分子间的-S-S-结合转化为还原型的谷胱甘肽分子的结合，从而降低面粉的黏弹性，所以生产面包的面粉以含谷胱甘肽越少越好。

（3）漂白处理。

小麦制粉形成产品时，往往要进行漂白处理。不同用途的面粉所用的漂白剂是不同的。对面包面粉和全用途面粉来说，最普遍使用的漂白剂是过氧化苯甲酰和过氧化钙，将其添加到面粉中进行为期 2 天的漂白，它对面粉没有改善作用，仅漂白面粉。制糕点的面粉常用氯气处理，它能迅速漂白面粉。氯对面包面粉不利，但对糕点面粉有益。制取的面粉在贮藏过程中也会缓慢变白，这是胡萝卜素发生氧化所致。

4. 小麦面粉的加工用途

面粉是食品加工中应用最广的原料，其加工用途包括：主要用来制焙烤食品，包括面包、饼干、糕点等；制作通心粉及各种各样的面条；生产淀粉和小麦面筋，面筋蛋白中因含谷氨酸成分高，以前还常通过水解法制味精（现在普遍采用淀粉发酵）。一般面筋含量高的面粉适于制作面包和油条等，中等面筋含量的面粉适于生产面条，面筋含量低的面粉适于制作饼干、糕点。

焙烤食品生产时，面团的吸水性很重要。面团的吸水性不仅与蛋白质含量有关，而且与所含蛋白质的质量有关，如在 30 ℃时，淀粉的吸水率为 30%左右，而面筋蛋白质的吸水率为 150%～200%。当然，和粉时的吸水量与糖等其他原料成分也有关，另外加水量、加水温度、加水时间对面团性质也具有较大影响，生产不同产品时，对面筋的形成有不同的要求。

（三）玉　米

玉米是重要的粮食作物、饲料作物，也是生产淀粉的主要原料。

1. 玉米的化学组成

（1）玉米中的蛋白质。

玉米籽粒的蛋白质含量依品种变化较大，一般在 10%左右。玉米的蛋白质主要是醇溶谷蛋白（约占 40%）、谷蛋白（约占 31%）和球蛋白（约占 22%）。从人体营养看，玉米的必需氨基酸含量很不平衡，亮氨酸含量高，色氨酸、赖氨酸含量低（见表 3-4）。改良玉米品种有可能改变玉米蛋白质的这种营养不良性。

表 3-4　玉米的蛋白质含量及必需氨基酸组成

单位：mg/100g

物质	水分	粗蛋白	缬氨酸	亮氨酸	异亮氨酸	苏氨酸	苯丙氨酸	色氨酸	蛋氨酸	赖氨酸
玉米	12.0%	8.4%	415	1274	275	370	416	65	153	308
粗蛋白	—	—	4950	15200	3280	4400	4960	780	1830	3670

（2）玉米中的脂质。

玉米含有脂肪、磷脂、糖脂等，约占籽重的 3%～7%。它们主要分布在胚芽部（约占 84%）。玉米是大规模生产谷物油的主要谷物。

（3）玉米中的糖类。

玉米中 75%是糖类物质，其中淀粉约占 90%，普通玉米淀粉中直链淀粉约占 28%，支链淀粉约占 72%，蜡质玉米淀粉中几乎 100%是支链淀粉，而高直链淀粉玉米中直链淀粉含量高达 85%。

2. 玉米的加工用途

（1）生产淀粉。

玉米是生产淀粉的重要原料。玉米淀粉主要用于食品工业生产果葡糖浆，其次用于造纸和纺织工业。

（2）生产玉米油。

从每吨玉米所分离出的胚芽中，约可回收 70 kg 粗制玉米油，经精制后可作食用油或制人造奶油。

（3）生产玉米食品。

玉米或玉米粉可直接加工成各种食品，如玉米膨化食品、玉米片等；还可以与其他谷物按一定比例混合制成混合粉，加工成面条、饼干、面包等。

（4）生产饲料产品。

玉米淀粉生产中所得的副产品除玉米油及作为发酵原料外，绝大部分用作牲畜的饲料。

（四）大　麦

1. 大麦的化学组成

（1）大麦中的蛋白质。

蛋白质是大麦的重要成分，含量在 8%～14%，大麦中的蛋白质含量对成品啤酒质量有很大影响，从啤酒酿造的角度来看，大麦中蛋白质含量往往过高，制麦芽时通常寻找低蛋白质含量的大麦品种。

（2）大麦中的脂质。

大麦中脂质约占大麦干物质的 2%～3%，其中 95%以上是脂肪，大部分存在于胚及糊粉层。大麦发芽时，10%～12%的脂肪因呼吸作用而消耗；制麦芽汁时，部分脂肪进入麦芽汁，大部分残留在麦糟内；脂质对啤酒的风味、稳定性和泡沫性会产生不利影响。

（3）大麦中的糖类。

糖类是大麦的重要成分，包括淀粉、纤维素、多缩戊糖、低聚糖类等。其中淀粉最重要，占大麦干物质的 58%～65%。大麦淀粉含量越高，制备麦芽汁时得率越高。

大麦中还含有多种维生素和矿物质等少量成分。

2. 大麦的加工用途

大麦主要用于饲料和制麦芽（是啤酒酿造的重要原料），少量用于精碾加工成食品或食品配料。

大麦麦芽具有很强的β-淀粉酶活性，此性质用于制造麦芽糖、饴糖、啤酒时淀粉的糖化。

三、薯　类

薯类在我国产量极高，也是继稻谷、小麦和玉米之后的第四大主粮作物，薯类包括甘薯、马铃薯和木薯等。

（一）甘　薯

甘薯又称红薯、白薯、番薯、山芋等。在我国，薯类中甘薯产量最大。甘薯块根是由薯蔓上生出的不定根积累养分膨大而成，形状有椭圆形、纺锤形等，表皮颜色分白、紫、红、黄褐等色，肉色有白、黄红、紫橙、黄质紫斑、白质紫斑等。

1. 甘薯块根的化学组成

甘薯块根的化学组成因土质、品种、生长期长短、收获季节等不同而具有较大差异，其块根含 60%～80%的水分，10%～30%的淀粉，5%左右的单糖或双糖，少量蛋白质、脂肪、粗纤维、灰分、维生素等。表 3-5 是甘薯块根及其制品的代表性化学组成。

表 3-5　甘薯块根及其制品的代表性化学组成

物质种类	水分	蛋白质	脂肪	糖类	粗纤维	灰分
鲜甘薯	67.1%	1.8%	0.2%	29.5%	0.5%	0.9%
甘薯片	10.9%	3.9%	0.8%	80.3%	1.4%	2.7%
甘薯粉	11.3%	3.8%	0.8%	79.0%	2.2%	2.9%

2. 甘薯的贮藏和加工用途

（1）生甘薯的贮藏。

甘薯一般采用窖藏法。新收获的甘薯应先熟化，即将甘薯在 30～40 ℃下保持一周左右，然后在相对湿度为 90%、温度 12～15 ℃的条件下贮藏，这样能较有效地防止微生物引起的腐烂和甘薯本身代谢活动引起的成分损失。

（2）甘薯的加工产品。

生产甘薯干和淀粉是甘薯的主要加工用途。甘薯干的加工有两种情况：一种是直接将新鲜甘薯切片后晒干至含水量小于 13%，这种薯片的贮藏性好，生薯干也可以用于生产淀粉。另一种情况是先将甘薯蒸沸后再切成薄片，然后干燥制成甘薯干。

甘薯有相当一部分用作淀粉生产的原料，可以直接用鲜薯，也可以用生薯干。甘薯淀粉的生产主要为物理法，基本过程为粉碎甘薯（或薯干），水洗，去除薯渣，再沉淀而得到淀粉。甘薯也可作酿酒原料。

（二）马铃薯

铃薯大部分作蔬菜用，少量用于加工淀粉。

1. 马铃薯的化学组成

（1）糖类、蛋白质和脂质。

马铃薯所含糖类包括淀粉，单、双糖，纤维素等，约为鲜重的19%，以淀粉为主，所以马铃薯是生产淀粉的原料之一。马铃薯淀粉中，支链淀粉约占80%。马铃薯淀粉的灰分含量比谷物淀粉高1～2倍，其中磷含量特别高，磷含量与淀粉黏度有关，含磷愈多黏度愈大。马铃薯含有一定量的糖分，占总含量的1.5%左右，主要是葡萄糖、果糖和蔗糖。马铃薯蛋白质含量约为鲜重的2%，主要由球蛋白和清蛋白组成，从营养上来看，马铃薯蛋白质的必需氨基酸含量较均衡，是优良蛋白质。马铃薯中脂质含量低，主要是脂肪，约占块茎的0.1%。

（2）维生素与矿物质。

马铃薯中含有多种维生素和矿物质，如VA、VB_1、VB_2、VB_3、VC、VK等。其中以VC最多，矿物质以钾最多，磷次之。

（3）其他成分。

马铃薯中含有酚氧化酶、抗坏血酸氧化酶等，这与马铃薯切开后的褐变直接有关，因为马铃薯中含有酪氨酸等酚类物质，它们在酚氧化酶和氧气存在下可发生酶促褐变。防止这种褐变的办法是破坏或抑制酚酶或者隔绝空气。

发芽马铃薯中常含有毒物质茄素，它是由茄碱和三糖组成的糖苷，有剧毒，食用后会发生中毒症状，茄碱经烹煮后也不会受到破坏。

2. 马铃薯的贮藏变化和加工用途

（1）马铃薯的贮藏变化。

在贮藏过程中，马铃薯的糖分变化较大。新收获的马铃薯约含糖1.5%，经过一段时间的贮藏后糖分增多，尤其是在0 ℃贮藏时对还原糖的积累特别有利，糖分多时可达薯重的7%。这是由于在低温条件下，块茎内部进行呼吸作用所放出的CO_2大量溶解于细胞质中，从而增加细胞的酸度，促进淀粉分解，使还原糖增加。如将温度升高到21～24 ℃时，经过一个星期的贮藏后，大约有4/5的糖分可重新转变成淀粉，其余部分则为呼吸所消耗。

（2）马铃薯的加工用途。

马铃薯除直接作蔬菜食用外，还可以制成油炸马铃薯片、脱水马铃薯泥、脱水马铃薯丁等食品，此外还可以用于生产马铃薯淀粉。

（三）木　薯

木薯一般可以归为两类，即苦木薯和甜木薯。甜木薯可作食品原料，苦木薯的淀粉含量较高，用于制作淀粉。木薯含有有毒物质——氰苷，其中苦木薯鲜根约含500 mg/kg，而甜木薯约含 50 mg/kg。氰苷在木薯本身所含酶的作用下可水解成丙酮氰酸，丙酮氰酸可进一步分解成氢氰酸。在木薯块根的外皮约含有相当于 18 mg/kg 氢氰酸的氰糖苷，而内皮层可达 142 mg/kg，但薯肉中则仅含 14 mg/kg，故不论是食用还是生产淀粉均应去掉皮层。

木薯的化学组成一般为：水分 69%，糖类 28%、蛋白质 1%、其他 2%。糖类主要是淀粉。木薯除食用和生产淀粉外，还用于制作动物饲料和以淀粉为原料的工业生产，如酒精的发酵生产。

四、豆　类

豆类按化学组成特点可分为两大类：① 主要成分为蛋白质和油脂，如大豆；②主要成分为糖质和蛋白质，如小豆、豌豆、蚕豆等。

大豆就是平常人们所说的黄豆，是世界上种植最多的豆科植物，富含蛋白质和油脂，可加工成多种食品，尤其是作为蛋白质资源，更是引起人们的普遍关注。

（一）大豆种子的化学组成

1. 蛋白质

大豆种子中，蛋白质通常约占 38%，高者可达 58.9%，低者为 25.5%。用水或稀碱可从大豆中浸出 90%的大豆蛋白质，其中主要是球蛋白（约占 85%）、清蛋白（约占 5%），其余为蛋白质部分水解产物胨、胨等及非蛋白态含氮物。实际生产中，考虑到避免营养损失和不良碱溶性物质的浸出，多采用在 pH 6.5 ~ 8 的水溶液中浸出蛋白质。

大豆食品的营养价值主要体现在蛋白质成分。大豆蛋白质的含量以及营养完全性在植物性食品中都是首屈一指的。大豆蛋白质主要由大豆球蛋白及一些大豆清蛋白组成。大豆整粒食用时，蛋白质消化率仅为 60%左右，如将大豆加工成豆奶、豆腐等，其蛋白质消化率可提高到 90%以上。

2. 脂　质

大豆约含 20%的脂质，包括脂肪、磷脂、固醇等，其中主要是脂肪。大豆油脂常温下为黄色液体，属半干性油，在人体内消化率达 98.5%，高于其他植物油。大豆油脂中的脂肪酸以不饱和脂肪酸为主，其中油酸、亚油酸、亚麻酸约占 80%。大豆油脂易发生自动氧化，在大豆食品加工中应充分注意。另外，大豆油脂中含类胡萝卜素、生育酚等，生育酚具有抗氧化作用。

3. 糖　类

大豆中糖类物质占 25%左右，其组成较复杂，主要是蔗糖，棉籽糖、水苏糖等低聚糖以及阿拉伯半乳聚糖、纤维素等多糖类。这些糖类物质除蔗糖和还原糖外，其他均难消化。其中棉籽糖、水苏糖能被肠道某些菌利用而产生气体，在现代大豆食品加工中，一般都想法除去这些不易消化的糖类物质。

4. 灰　分

大豆中灰分含量较高，其总含量一般在 4.5% ~ 5.0%，主要是钾、钠、钙、镁、硫、铁等。

其中以钾含量最高，其次是磷、镁、钙。

5. 维生素

大豆中的维生素以 B 族维生素为多，而 VA 和 VD 含量少，在豆芽中 VC 含量最高。

6. 特别成分

大豆中含有胰蛋白酶抑制剂及大豆凝集素等有毒物质。

大豆的气味成分很复杂，包括乙醛、丙酮、己醛、乙基乙烯酮等脂肪族羰基化合物；苯甲醛和儿茶醛等芳香族羰基化合物；醋酸、丙酸、正戊酸、异戊酸、正己酸、正丁酸等挥发性脂肪酸；甲胺、二甲胺等挥发性胺；甲醇、乙醇、2-戊醇、异戊醇、正己醇、正庚醇等挥发性醇以及丁香酸、香草酸、阿魏酸、龙胆酸、水杨酸、羟基苯酸、绿原酸、异绿原酸等。

豆腥味是在口中咀嚼生黄豆时感觉到的青豆气味。究其来源，一是大豆原料中固有的，二是加工过程中由大豆原料的某些成分转变而来的。产生豆腥味的主要成分是正己醇、正己醛和乙基乙烯酮等，其含量只要达 1 mg/kg 就会引起很强的不愉快感。据研究，产生豆腥味的主要成分在成熟的大豆中并不存在，而是由于大豆中脂肪氧化酶作用于大豆游离脂肪酸后产生的。例如，当黄豆的细胞壁破坏后，只需少量水分存在，脂类物质就发生氧化降解，立即有正丁醇等生成，发出豆腥气味。

大豆不仅有豆腥气味，而且有较重的苦涩味。产生苦涩味的主要成分是具有强烈酚臭味的石炭酸、丁香酸、绿原酸和异绿原酸等。这是由于黄豆中有鞣酸和木质酸的成分，其中某些成分在鞣酸酶等酶的作用下，以及在氧、酸或碱的影响下转化而成。另外，不饱和脂肪酸的氧化分解产物中也有产生苦涩味的成分。

如上所述，氧化是产生豆腥味和苦涩味的主要原因，因此，生产过程中防止氧化就成为生产无豆腥味大豆蛋白食品的关键。脂肪氧化要在有水、氧和脂氧化酶存在下进行，否则就不会发生或反应速度很慢，因此，若能除去发生脂肪氧化的某一条件，就能防止或减缓氧化。实际生产中采用的方法是在大豆磨碎前或磨碎过程中钝化脂肪酶。一般做法是将浸泡好的大豆加热水进行磨糊，使糊温达 80 ℃以上维持 10 min，或者将浸泡好的大豆加热到 80 ℃以上保持数分钟后冷至常温，然后磨糊。

（二）大豆的加工用途

大豆除被用来榨制豆油外，还被广泛地加工成各种食品，如大豆粉、豆浆、豆腐、豆芽、豆酱、豆奶、酸豆奶、速溶豆乳粉，发酵酿制大豆酱油、制豆豉等。特别是利用脱脂大豆分离蛋白质，使之应用更广泛。制分离蛋白的方法是把脱脂大豆用水或碱抽提，在 pH 4.3 附近沉淀，然后干燥即得酸沉淀蛋白质（又称分离蛋白质）。这种制品约含 90%的蛋白质，可用来做糕点、面包、鲜干酪的原料，也可添加到其他一些食品中改善营养，或制成纤维状的“大豆蛋白”并以此为原料加工成各种各样的食品。

（三）其他豆类

除大豆外，常见的豆类还有蚕豆、豌豆、绿豆、小豆、菜豆、四季豆等。它们的化学组成如表 3-6 所示，以糖类和蛋白质为主要成分，在加工利用上与大豆存在很大差异。

表 3-6　部分豆类化学组成

种类	水分	蛋白质	脂肪	糖类	粗纤维	灰分	钙（mg/100g）	磷（mg/100g）	铁（mg/100g）	维生素C（mg/100g）
蚕豆（干、带皮）	12.0%	24.7%	1.4%	52.5%	6.9%	2.5%	88	320	5.2	0
蚕豆（鲜）	72.3%	8.8%	0.5%	13.8%	3.4%	1.2%	31	123	1.6	22
蚕豆芽	63.8%	13.0%	0.8%	19.6%	0.6%	2.2%	109	382	8.2	7
豌豆（干）	10.9%	20.5%	2.2%	58.4%	5.7%	2.3%	74	194	6.3	0
豌豆（鲜）	77.7%	4.4%	0.6%	13.2%	3.2%	0.9%	38	79	0.1	38
绿豆（干）	10.0%	21.8%	0.8%	59.0%	5.2%	3.2%	155	417	6.8	0
绿豆芽	95.0%	2.0%	0.3%	1.8%	0.6%	5.2%	28	31	0.5	7
小豆（赤）	14.9%	19.1%	2.7%	55.5%	4.4%	0.6%	67	305	5.2	0
菜豆（鲜）	92.2%	1.5%	0.2%	4.7%	0.8%	4.4%	44	39	1.1	9
四季豆（鲜）	91.7%	1.5%	0.2%	5.8%	0.3%	0.3%	26	38	0.9	14

这些豆类常用来作为糕点、馅的制造原料，比如赤豆可加工成豆沙，绿豆可加工成绿豆糕、制作饮料及粉丝。蚕豆既可直接加工成食品，也可用来加工粉丝等。

案例 3-2：合理膳食搭配的重要性

张先生是一位上班族，平时工作忙碌，常常忽视饮食的均衡。他偏爱肉类食物，而蔬菜摄入不足。长此以往，张先生出现了便秘、体重超标等健康问题。后来，他通过了解食物的分类和营养价值，开始注重膳食搭配，增加蔬菜、水果的摄入，适量减少肉类摄入，逐渐改善了健康状况。这个案例告诉我们，了解食物的营养价值，合理安排膳食搭配，对维护人体健康至关重要。

思政小课堂 3-2：食物分类与饮食文化

食物的分类不仅反映了食物的营养成分和来源，也体现了不同地区的饮食文化和传统。在中华饮食文化中，我们强调“五谷为养，五果为助，五畜为益，五菜为充”，即要合理搭配植物性食物和动物性食物，保持膳食的均衡。这既是对食物营养价值的科学认识，也是对饮食文化的传承和发扬。通过学习和了解食物分类，我们可以更好地弘扬中华饮食文化，传承中华民族优秀的饮食传统。

第三节　果蔬类食物原料

一、果蔬的种类

水果、蔬菜属植物性食品，是指植物体上可供食用的部分。果蔬是人体所需矿物质和维生素的主要来源，果蔬原料的加工在食品加工中占有重要地位。我国大部分地区处于亚热带和温带，果蔬资源丰富，种类繁多。果蔬按其可食用部分可分为以下几类：

（一）水果类

1. 温带落叶水果

仁果类：苹果、沙果、海棠果等；
核果类：桃、李、杏、梅等；
坚果类：胡桃、西洋胡桃、栗、山核桃等；
浆果类：葡萄、无花果、猕猴桃、草莓等；
其他：柿、枣等。

2. 温带和亚热带常绿水果

柑橘类：甜橙、橘、柑、柚等；
多年生草本类：菠萝、香蕉等；
其他常绿木本类：荔枝、龙眼、枇杷等。

（二）蔬菜类

根菜类：胡萝卜、根用芥菜、根用甜菜等；
茎菜类：芦笋、竹笋、莴笋、茎用芥菜等；
叶菜类：大白菜、结球甘蓝、菠菜等；
花菜类：花椰菜、朝鲜蓟等；
果菜类：黄瓜、越瓜、苦瓜、西瓜、菱角等；
食用菌类：蘑菇、草菇、白木耳等。

二、果蔬原料的化学成分

果蔬中含有多种营养成分，是人体维生素和矿物质的主要来源。按照是否具有水溶性的特点，可将果蔬中所含化学物质分为两类：① 水溶性物质，如糖类、果胶、有机酸、单宁物质、矿物质以及部分色素、维生素、酶、含氮物质等；② 非水溶性物质，如纤维素、半纤维素、原果胶、淀粉、脂肪以及部分维生素、色素、含氮物质、矿物质和有机酸盐等。

（一）碳水化合物

碳水化合物是主要供能物质，果蔬中所含的碳水化合物主要可分为以下四种：

1. 糖 类

葡萄糖、果糖和蔗糖是果蔬中主要的糖类，其次是阿拉伯糖、甘露糖以及山梨醇、甘露醇等糖醇。

果蔬的种类不同，糖的含量和种类也不同。仁果类以果糖为主，葡萄糖和蔗糖次之；核果类中蔗糖最多，葡萄糖、果糖次之；浆果类主要是葡萄糖和果糖；柑橘类含蔗糖较多。

果蔬甜味的强弱，同时受糖的种类、含量以及酸和单宁的影响。当果蔬中糖和酸的含量相等时，只感觉到酸味而很少感到甜味，只有糖多酸少时，才会感到甜味。果蔬及其制品中糖酸的比例，决定了果蔬的甜度，也是其风味的主要指标。

2. 淀 粉

果蔬中淀粉含量以马铃薯（14%～25%）、藕（12.77%）、荸荠、芋头、玉米等较多，其次是豌豆（6%）、香蕉（4.69%）、苹果（1%～1.5%）等，其他果蔬中含量较少。淀粉在大部分果蔬中含量都较低，但其是果蔬产品质量的重要影响因素。

未成熟的果实中淀粉含量较高，成熟过程中，果蔬中的淀粉在与稀酸或淀粉酶的反应作用下分解转化为葡萄糖，使甜味逐渐增加。高淀粉含量的果蔬（如马铃薯、玉米等）是制取淀粉、葡萄糖和酿酒的主要原料。

3. 纤维素和半纤维素

纤维素是植物细胞壁的主要成分。水果中纤维素含量一般为0.2%～4.1%，桃（4.1%）、柿（3.1%）的纤维素含量较高，橘子（0.2%）、西瓜（0.3%）等的含量较低。蔬菜中纤维素的含量为0.3%～2.3%，以根菜类的辣根（2.3%）、芥菜（1.7%）等的含量较多，果菜类的南瓜（0.3 %）、番茄（0.4%）的含量较低。

半纤维素也是植物细胞壁的组成部分。在水果中的含量为 0.7%～2.7%，而蔬菜中则为0.2%～3.1%。从品质来说，纤维素和半纤维素含量越少越好，但从贮运性而言则相反。它们不能被人体消化，但有促进肠蠕动的作用。

4. 果胶物质

果胶物质主要以原果胶、果胶、果胶酸三种形式存在于植物的果实、块茎、块根中。不同形式的果胶物质其特性也不同，这也会对果蔬的食用性、加工性及贮藏性造成影响。了解果胶性质的变化规律，可以掌握果蔬采收成熟度，以便更好地贮藏与运输。

原果胶不溶于水且具黏着性，常和纤维素结合，起黏结细胞的作用，会使果实显得脆硬。未成熟果蔬中原果胶含量较高，随着成熟度增加，原果胶在原果胶酶的作用下分解为果胶，与纤维素分离，渗入细胞内，使细胞间的结合力松弛，果实质地变软。

果胶是白色无味、无定形物质，能溶于水，具有黏性，一般成熟的果蔬含量较高。果蔬从成熟期向过熟期转变时，果胶在果胶酶的作用下转变为果胶酸。果胶在酒精和盐类（硫酸镁、硫酸铵等）的溶液中会凝结沉淀，通常利用这种性质来提制果胶。果胶加适量的糖和酸，可形成凝胶。这也是一般果冻、果酱的加工原理。

果胶酸无黏性，不溶于水。

果蔬的种类不同，果胶的含量和性质亦有差异，如柑橘、山楂、苹果等果实中所含的果胶凝胶能力较强，是果冻制品理想的原料。几种水果中果胶含量分别为：山楂 6.4%、苹果 1% ~ 1.8%、桃 0.56% ~ 1.25%，梨 0.5% ~ 1.4%、杏 0.5% ~ 1.2%、草莓 0.7%。蔬菜组织中亦含有大量的果胶，如南瓜中含 7% ~17%、甜瓜含 3.8%、胡萝卜含 8% ~ 10%、成熟番茄含 2% ~ 2.9%，但大部分蔬菜的果胶凝胶能力弱，甚至缺乏凝胶能力。

果胶会使果汁混浊，因此在生产澄清的果汁时，要设法除去果胶。

（二）有机酸

苹果酸、柠檬酸和酒石酸是果蔬中主要酸性物质，此外还有少量的草酸、苯甲酸和水杨酸等，这些统称为果酸。果蔬中含有的多种有机酸是其酸味的主要来源。一般果蔬组织中的各种有机酸以游离或酸式盐类的状态存在，不同种类与品种、同一品种的不同成熟期以及同一果实的不同部位中有机酸的含量都有所不同。

1. 苹果酸

仁果类的苹果、梨，核果类的桃、杏、樱桃以及蔬菜中的莴苣、番茄等苹果酸含量较多。除柑橘类果实仅含柠檬酸外，绝大多数果实中都含有苹果酸。

2. 柠檬酸

柠檬酸是柑橘类果实所含的主要有机酸，在果实中的含量一般在 1 % ~ 5.6%，蔬菜中以番茄中的含量较多。

3. 酒石酸

酒石酸又名葡萄酸，是葡萄中的主要有机酸。它在葡萄中一般以酒石酸氢钾（酒石）的形态存在于组织中，仅有少量呈游离态存在组织外。

4. 草　酸

草酸是果蔬中普遍存在的一种有机酸，在菠菜、竹笋等蔬菜中含量较多，在果实中含量极少。一般果蔬中的酸含量多以其含有的主要有机酸种类进行计算，如：柑橘类以柠檬酸表示，仁果类、核果类以苹果酸表示。果蔬的酸味是酸基团、pH 及其他缓冲物质共同呈现的结果，不只受氢离子的影响。

一般果实的 pH 较低，为 2.2 ~ 5。蔬菜中除番茄外（pH4.1 ~ 4.8），pH 均在 5 ~ 6.4。提高食品的酸度能减弱微生物的抗热性并抑制其生长，所以果蔬的 pH 是制定果蔬加工中杀菌条件的主要依据之一。新鲜果蔬及其制品的风味，主要取决于糖和酸的种类、含量及其比例。此外，单宁含量的多少、果肉组织状态亦影响其风味。

在加热处理中，果蔬中氢离子离解度会增加，果肉组织中的由蛋白质或各种弱酸盐类组成的缓冲物质也会受加热影响而失去作用，因此会导致果蔬在加热过程中经常出现酸味增强的现象。另外，果蔬加热时，有机酸能促进蔗糖、果胶物质等的水解，影响果胶的凝胶能力。

果蔬中有机酸还能与铁、锡等金属反应，腐蚀设备和容器，影响果蔬制品的风味和色泽。有机酸还会影响果蔬中色素物质的变化及抗坏血酸的保存，在果蔬加工时，应掌握这些特性。

（三）含氮物质

果蔬中含氮物质种类较多，除蛋白质和氨基酸等主要成分外，还含有少量的有酰胺、铵盐、硝酸盐及亚硝酸盐等。一般水果中氮物质含量为 0.2% ~ 1.2%，核果、柑橘类中稍多，仁果类和浆果类中较少。蔬菜中的含氮物质含量一般为 0.6% ~ 9%，远高于水果，其中豆类含量最多，叶菜类次之，根菜类和果菜类含量最低。

蛋白质对果蔬的加工具有重要影响。蛋白质中氨基酸会影响果蔬产品的色泽，如氨基酸会与还原糖产生糖氨反应，使制品产生褐变；酪氨酸在酪氨酸酶的作用下，会氧化产生黑色素（如马铃薯切片后变色）。另外，氨基酸也会影响新鲜果蔬及其制品的风味，果蔬中所含的谷氨酸、天门冬氨酸等都具特有的鲜味作用，甘氨酸具特殊的甜味。氨基酸与醇类反应时生成酯，是食品香味来源之一。

蛋白质具有发泡性，在果汁、菜汁的加工中会使其产生泡沫；蛋白质会与单宁发生聚合作用，使汁液中的悬浮物质发生沉淀凝固等现象，这也会影响果汁、菜汁产品的产品质量。但这一特性也多被用于果汁、果酒的澄清处理中。

（四）单宁物质

单宁多存在于果实中，蔬菜中含量较少。其具有收敛性的涩味，对果蔬及其制品的风味、品质具有重要影响。

不当的处理方式会使含单宁的果蔬产生不良的色泽变化，影响产品的品质和外观，如单宁遇铁变黑色，与锡长时间共热呈玫瑰色，遇碱则变蓝色。单宁能被氧化生成根皮鞣红，并呈暗褐色。可通过控制单宁的含量、酶的活性以及氧气的供应量来氧化变色。

单宁具有涩味；易溶于水，尤其是热水，溶于水后会形成胶体溶液；与糖和酸的比例适当时，能表现良好的风味；与果汁中的蛋白质相结合，会形成不溶解的化合物。

（五）苷　类

果蔬中存在各种各样的苷，大多数都具有苦味或特殊的香味，部分苷类有剧毒。一些苷类不只是果蔬独特风味的来源，也是食品工业中主要的香料和调味料。以下为几种常见苷类：

1. 苦杏仁苷

苦杏仁苷多存在于果实的种子中，以核果类含量最多。苦杏仁苷在酶或酸或热的作用下水解，生成葡萄糖、苯甲醛和剧毒的氢氰酸。

2. 茄碱苷

茄碱苷又名龙葵苷，存在于马铃薯块茎、番茄和茄子中。不溶于水，溶于热酒精和酸溶液，在酶或酸的作用下，可水解为各种产物。茄碱苷剧毒且有苦味，含量达 0.02%即可引起中毒，故贮存与食用块茎时应注意。

3. 黑芥子苷

黑芥子苷普遍存在于十字花科蔬菜中，其中芥菜、辣根、萝卜中含量较多。具有特有的苦辣味，在酶或酸的作用下水解，生成具有特殊风味和芳香的芥子油、葡萄糖和硫酸氢钾。

4. 橘皮苷

橘皮苷普遍存在于柑橘类果实中，尤以在橘皮、橘络内含量最多，其次是囊衣和砂囊，果汁中含量极少。橘皮苷具有维持人体血管正常渗透作用的功效，是维生素 P 的重要组成部分。橘皮苷难溶于水，而易溶于酒精及碱液中。溶于碱液中呈黄色，溶解度随着温度和 pH 的增高而加大。但这两种作用都是可逆的，pH 及温度逐渐降低时，已溶解的橘皮苷会生成白色沉淀而析出。

（六）色素物质

果蔬的颜色主要依靠色素物质来体现，按照其溶解性质一般可分为脂溶性色素和水溶性色素这两类。果蔬的色泽是产品外观的重要影响因素，在果蔬加工中，要根据不同色素种类的性质，来进行护色或对食品进行着色。色素的种类及性质见表 3-7。

表 3-7　色素的种类及性质

种类		性质	存在
脂溶性色素	叶绿素（绿色）	不溶于水，易溶于乙醇、乙醚等有机溶剂中；在碱液中可皂化水解为叶绿酸（盐）、叶绿醇及甲醇；不耐热、光；可作为食品的着色剂	广泛存在于绿色植物中
	类胡萝卜素（橙色）	由胡萝卜素、番茄红素及叶黄素组成；在碱性介质中更稳定；胡萝卜素在动物体内可转化为VA	广泛存在于果蔬原料中，如黄桃、番茄、胡萝卜等
水溶性色素	花青素（红、蓝色等）	对温度和光较敏感，加热可促使其被分解破坏；可与金属离子反应生成盐类	主要存在于果皮（苹果、葡萄、李等）和果肉（紫葡萄、草葡萄等）中
	花黄素（黄色）	主要有槲皮素、橘皮素、柠檬素、圣草素等；能够增加血管的渗透性；是VP的组成成分；遇碱会变为深黄色、橙色至褐色	普遍存在于果蔬中

（七）维生素

果蔬的维生素含量丰富，是人体维生素的主要供给来源。以下为几种果蔬中常见的维生素：

1. VC（抗坏血酸）

VC 为水溶性维生素，具有强还原性，在常态下易氧化分解，温度、pH、金属离子等都可影响其氧化分解速率。一般情况下，VC 在酸性或高浓度的糖液中性质更稳定。VC 常用作营养强化剂和抗氧化剂、护色剂等。

2. VB_1（硫胺素）

VB_1 同为水溶性维生素。在果蔬中，其含量一般为 1 ~ 2 mg/kg。VB_1 较耐热，具有酸稳定性，在碱性条件下极易被破坏，氧化剂、紫外线、金属离子及亚硫酸根等都会使其分解，pH 越高，分解越迅速。

3. VA（抗干眼病维生素）

植物中并不存在 VA，人体摄取的是植物中的胡萝卜素，胡萝卜素在人体中可转化为 VA。VA 和胡萝卜素均为脂溶性物质，易被氧气氧化，进而失去活性。在无氧环境下，性质稳定，几乎不受温度影响。

（八）芳香物质

果蔬中的芳香物质种类多样，芳香物质的种类与数量的差异是导致果蔬风味各不相同的主要因素。不同品种或同一品种的成熟期不同、部位不同，所含的芳香物质也会有所差异。一般来说，除核果类外（分布在种子中），果实的芳香物质主要都分布在果皮中；而蔬菜因种类不同，分布差异较大，如萝卜主要在根中、香菜主要在叶中。另外，果蔬中的芳香物质还有促进食欲的效果。

（九）油脂类

果蔬中的油脂主要是不挥发的油脂和蜡质，一般油脂多储存于种子之中，其他器官中含量极少，蜡质多存在于植物的茎、叶和果实表面。果实表面的蜡质既是果实成熟的一种标志，也是果实的天然保护膜，蜡质可降低果实的水分损失，抵御环境中各种微生物的侵入，在果实的采收贮藏中应注意加以利用。

（十）矿物质

果蔬中钙、磷、铁、镁等各种矿物质含量丰富，但多以磷酸盐、碳酸盐等复合盐的形式呈现。

（十一）酶

在果蔬表面和内部都具有各种各样的酶，酶的数量和种类直接影响着果蔬耐藏性、抗病性及其加工性。果蔬中的酶主要有两类，一类是如 VC 氧化酶、过氧化氢酶等氧化酶；另一类是如淀粉酶、蛋白酶等水解酶。不同的酶作用不同，在食品加工中，会根据具体的加工需求来利用酶对反应的抑制或促进作用。酶的合理利用，是各种果蔬加工处理的基础。

第四节　动物性食物原料

动物性食品含大量优质蛋白质、脂肪和其他各种矿物质和维生素，是人们膳食的重要组成。动物性食品主要作为膳食构成中的副食。

一、动物性食物原料的营养特点

（一）蛋白质量多质好

除水分外，蛋白质是肌肉的主要成分，一般含量可占20%以上，脂肪、碳水化合物、无机盐等总占约5%。肉、禽、鱼、蛋、奶等动物性食品中蛋白质的含量有所不同，但氨基酸组成基本相同，都含有较充足的人体必需氨基酸，且比例恰当，易被人体消化吸收。尤其是蛋中的蛋白质，被认为是天然食物中的理想蛋白质，几乎能完全被人体消化吸收利用。因此全蛋蛋白也经常作为食物中蛋白质营养质量评价参考物质。

（二）脂类物质含量较高

各种动物性食品中的脂类物质含量不完全相同，但都有较高饱和脂肪酸和胆固醇含量。畜肉脂肪组成以饱和脂肪酸为主，含量因肥瘦不同差异较大；禽肉脂肪主要为亚油酸，约为20%，且熔点较低，一般在33～44 ℃；鱼类脂肪中不饱和脂肪酸含量较高，尤其是海鱼，含量可达70%～80%，但总含量较低，一般为1%～3%；蛋中的脂肪主要储存在蛋黄中，主要由不饱和脂肪酸组成，容易被人体吸收。另外蛋黄中还含有大量的卵磷脂、脑磷脂和神经鞘磷脂，这些物质都是人脑及神经组织发育生长所必需的营养物质。奶类的脂肪中约40%为饱和的棕榈酸和硬脂酸，约30%为不饱和油酸，这几类是其主要的组成部分。一般奶中脂肪含量也较低，约为4.0%。

（三）低碳水化合物含量

动物性食品中碳水化合物的含量都较低，其主要是以糖原的形式储存于肌肉和肝脏中。一般瘦猪肉中的含量为1%～2%，瘦牛肉为2%～6%，羊肉为0.5%～0.8%；禽肉中不足1%；鱼类因品种不同，差异较大，多在0.1%～7%；蛋类中碳水化合物的表现形式主要为葡萄糖，一般鸡蛋含量为1%～2%，鸭蛋为0.3%～2%，鹅蛋为3%～4%；奶类中碳水化合物为乳糖，一般在4%～6%。

（四）无机盐含量齐全

肉类中无机盐的含量与种类及成熟度有关，肥猪肉和瘦猪肉分别为0.70%和1.10%；肥牛肉和中等肥度的牛肉分别为0.97%和1.20%；马肉约为1.00%。肉类是铁和磷的良好来源，并含有一些铜，肌肉中所含的铁和铜没有肝脏多，钙在肉中的含量比较低，为7～11 mg/100 g。铁在肉类中主要以血红素铁的形式存在，消化吸收率较高，不易受食物中的其他成分干扰。

各种禽类无机盐的含量均在1%左右，其内脏的含量稍高，为1.1%～1.5%。

鱼类中无机盐的含量稍高于畜禽类，为1%～2%，并且是钙的良好来源。海产鱼类还含有丰富的碘。

蛋类所含无机盐主要为铁和磷，大部分集中在蛋黄里，蛋白中的含量为0.6%～0.8%，蛋黄中的含量较高，鸡蛋黄约为1.10%，鸭蛋黄为1.20%，鹅蛋黄为1.30%。但蛋中铁的吸收率低。

奶类中含有丰富的无机盐元素，牛奶为0.7%，羊奶为0.9%，马奶为0.4%，水牛奶为0.8%。

奶中除含有钙、磷、镁、钾、钠、硫等外，还含有铜、锌、锰等微量元素。它们在奶中大部分与酸类物质结合成盐类。牛奶中钙与磷的比值为 1.2∶1，接近于人奶（人奶为 1∶1）。但牛奶中铁的含量比人奶低，所以用牛奶喂养婴儿时要注意铁的强化。

（五）维生素含量丰富

肉、禽、鱼、蛋、奶中均含有丰富的维生素，畜、禽肉及其内脏所含的 B 族维生素比较多，尤其动物肝脏是多种维生素的丰富来源，如 100 g 羊肝中约含 VA 20 mg，硫胺素 0.42 mg，核黄素 3.57 mg，尼克酸 18.9 mg，VC 17 mg。

鱼类也是 B 族维生素的良好来源，如每 100 g 鳝鱼、海蟹和河蟹中核黄素的含量分别达到 0.95 mg、0.5 mg 和 0.7 mg。海产鱼类的肝脏所含的 VA 和 VD 极为丰富，是其他食物无法相比的。

蛋中维生素主要集中在蛋黄，主要为 VA、VD、硫胺素、核黄素，蛋清中也含有较多核黄素。

牛奶中的维生素含量随着乳牛的饲养条件、加工方式和季节的变化而有所不同。青饲料较多的放牧期与冬季相比，牛奶中含有较多的 VA、胡萝卜素和 VC。牛奶中 VD 较少，因此以牛奶为主要食物的婴儿要注意 VD 的补充。

二、畜肉类营养价值

畜肉类是蛋白质、脂肪、无机盐和维生素的主要提供者。

（一）蛋白质

畜肉中的蛋白质含量一般为 10%～20%。其含有充足的人体必需氨基酸，并且种类和比例恰当，易被人体消化吸收，营养价值很高。但存在于畜肉结缔组织中的间质蛋白，主要是胶原蛋白和弹性蛋白，其必需氨基酸组成不平衡，蛋白质的利用率低。此外，畜肉中含有可溶于水的含氮浸出物，能使肉汤具有鲜味，成年动物的氮浸出物含量较幼年动物高。

（二）脂　肪

畜肉中的脂肪以饱和脂肪酸为主，熔点较高，主要为甘油三酯、卵磷脂（少量）、胆固醇和游离脂肪酸等。动物内脏中的胆固醇含量较多。

（三）碳水化合物

畜肉中的碳水化合物均以糖原形式存在于肌肉和肝脏中，含量极少。宰后的动物肉尸在保存过程中，由于酶的分解作用糖原含量会逐渐下降。

（四）矿物质

畜肉中的矿物质含量占 0.8%～1.2%。其中，钙含量较低，一般为 7.9 mg/100 g；铁、磷较多。此外，畜肉类含硫、磷、氯较多。

（五）维生素

所有的畜肉类都含有丰富的 VB_2、VB_6、VB_{12}、烟碱酸等，基本不含 VC。其中，膳食中的 VB_{12} 只来源于动物性食品。

肝、肾、心、肚、舌等动物内脏含有比一般肉类更多的无机盐和维生素，其营养价值高于一般肉类。尤其以肝的营养特别丰富，它含有多量的 VA、VB_1、VB_2、VB_{12}、尼克酸、叶酸以及铁、铜、钴、锌、钼等无机盐，故肝脏是很好的补血食品。但肝脏还含有大量胆固醇和嘌呤碱。

三、禽肉类营养价值

禽肉包括鸡、鸭、鹅、鸽、鹌鹑等的肌肉、内脏及其制品。禽肉的营养价值与畜肉相似。不同的是其脂肪含量较少，且熔点较低，并含有 20%的亚油酸，易于消化吸收。禽肉蛋白质的氨基酸组成接近人体需要，含量约为 20%，质地较畜肉细嫩且含氮浸出物多。

（一）蛋白质

禽肉类中蛋白质含量为 10%～20%，其中鸡（21.5%）＞鸭（16.5%）＞鹅（10%）。比畜肉有较多的柔软结缔组织，并均匀地分布于一切肌肉组织内，更易消化。

（二）脂　肪

禽肉类的脂肪含量差别较大，鸡肉约 2.5%，而肥鸭、肥鹅可达 10%或更高。禽肉脂肪含丰富的亚油酸（20%），营养价值高于畜肉脂肪。

（三）维生素

禽肉类的 B 族维生素的含量与畜肉接近，VPP 较高，并含 VE。禽肉的内脏富含 VA 和 VB_2。

（四）无机盐

禽肉类的钙、磷、铁等均高于猪、牛、羊肉，禽肝的铁含量为猪、牛肝的 1～6 倍。

（五）含氮浸出物

禽肉类的含氮浸出物与年龄有关，同一品种幼禽肉汤中含氮浸出物低于老禽。

四、水产类营养价值

水产品包括各种鱼类、虾、蟹、贝类和海藻类（海带、紫菜）等，其中以鱼类为最多。根据其来源不同又可分为淡水产品和海水产品两类。鱼肉的主要成分是蛋白质，其脂肪含量较低，但其中不饱和脂肪酸较多；鱼肉还含有维生素、矿物质等成分，特别是海产咸水鱼含有一定量的碘盐和钾盐等。

（一）蛋白质

鱼、虾等原料的肌肉蛋白质含量一般为 15%～25%，属优质蛋白，较畜、禽肉易消化。鱼类结缔组织和软骨中的含氮浸出物主要为胶原和黏蛋白，是鱼汤冷却后形成凝胶的主要物质。有些水产制品如鱼翅中蛋白质含量也很高，但主要以结缔组织蛋白为主，属于不完全蛋白质。

（二）脂　类

水产类原料中的脂类物质含量各不相同，差异较大。一般鱼类脂肪含量为 1%～3%。鱼类脂肪呈不均匀分布，主要分布在皮下和内脏周围，肌肉组织中的含量很少。虾类、贝类脂肪含量更少，蟹类的脂肪主要在蟹黄中。鱼类脂肪多由不饱和脂肪酸组成（占 70%～80%）。鱼、虾、蟹等肉中的胆固醇含量不高，但其鱼子、虾子、蟹子、蟹黄中的含量较高；贝类的胆固醇含量高于鱼类。

（三）矿物质

鱼类中的矿物质含量占 1%～2%。其中，磷的含量占总灰分的 40%。此外，钙、钠、氯、钾、镁等元素的含量亦较丰富。海产鱼类中含碘丰富，牡蛎中锌的含量丰富等。

（四）维生素

鱼类是 VB_2 与尼克酸的良好来源。如黄鳝、河蟹和海蟹中 VB_2 的含量较高；海鱼的肝脏中含有丰富的 VA 和 VD；一些生鱼中含有硫胺素酶，但加热可破坏此酶。

五、奶及奶制品营养价值

奶类是一种营养齐全、成分丰富、组成比例适宜、易消化吸收、食用价值很高的食物，能满足初生幼仔生长发育的全部营养需求，不仅含有蛋白质和脂肪，而且含有乳糖、维生素和无机盐等。奶类食品主要提供优质蛋白质、VA、核黄素和钙。

（一）奶类营养成分

奶类是由水、脂肪、蛋白质、乳糖、矿物质、维生素等组成的复杂乳胶体。其中，含水量为 87%。以牛奶为例，每 100 mL 鲜牛奶可供热量 69 kcal。牛奶成分不完全固定，因牛的种类、饲料、季节等不同而有所差异。

1. 蛋白质

牛奶中蛋白质含量平均为 3.0%，主要为酪蛋白（79.6%）、乳清蛋白（11.5%）和乳球蛋白（3.3%）。奶蛋白消化率为 87%～89%，生物学价值为 85，属优质蛋白。其中，乳球蛋白与机体免疫有关。

2. 脂　肪

牛奶的脂肪含量约为3.0%，脂肪熔点较低，易消化，吸收率达97%。乳脂肪中脂肪酸组成复杂，短链脂肪酸含量较高，是乳脂肪风味良好及易消化的原因。其中，油酸约占30%，而亚油酸和亚麻酸分别占5.3%和2.1%。此外，还有少量的卵磷脂、胆固醇，并含有脂溶性维生素。

3. 碳水化合物

牛奶中的碳水化合物含量约为5%，主要为乳糖。

4. 矿物质

牛奶中矿物质含量为0.7%～0.75%，以钙、磷、钾等为多，而微量元素有锌、碘、硅等。一般100 mL牛乳中含钙110 mg，且吸收率高，是钙的良好来源。但奶中铁元素的含量偏低。

5. 维生素

牛奶中含有人体所需的各种维生素，如VA、VD、VB_1、VB_2。牛奶是VB_2的良好来源。维生素含量与奶牛的饲养方式有关，如放牧期牛奶中的VA、VD、胡萝卜素和VC含量，较冬春季在棚内饲养明显增多。鲜牛奶中的VC含量较少，经过加工处理后所剩无几。此外，牛奶中还含有丰富色氨酸，在体内可小量转换成烟碱酸。

（二）奶制品的营养特点

奶制品包括巴氏杀菌乳（消毒牛乳）、奶粉、炼乳、酸奶、奶油、奶酪等。

1. 巴氏杀菌乳（消毒牛乳）

巴氏杀菌乳是将新鲜牛奶过滤、加热杀菌后分装出售的饮用奶。除VB_1和VC有损失外，营养价值与新鲜牛奶差别不大。一般市售的巴氏杀菌乳中，常强化VD和VB_1等营养素。

2. 奶　粉

奶粉可分为全脂奶粉、脱脂奶粉、加糖奶粉、调制奶粉。

（1）全脂奶粉：鲜奶消毒后除去70%～80%水分，采用喷雾干燥法将奶喷成雾状颗粒。此奶粉溶解性好，对蛋白质的性质、奶的色香味及其他营养成分影响较小。

（2）脱脂奶粉：生产工艺同全脂奶粉，但原料奶需经过脱脂的过程，会使脂溶性维生素损失。

（3）调制奶粉：又称母乳化奶粉，该奶粉是以牛奶为基础，按照人乳组成的模式和特点加以调制，使各种营养成分的含量和比例接近母乳。

3. 酸　奶

酸奶是一种发酵制品，是以新鲜奶、脱脂奶、全脂奶粉、脱脂奶粉或炼乳等为原料接种乳酸菌，经过不同工艺发酵而成，其中以酸牛奶最为普遍。酸奶营养丰富且易消化吸收，还可刺激胃酸分泌。乳酸菌中的乳酸杆菌和双歧杆菌为肠道益生菌，在肠道内可抑制肠道腐败菌的生长繁殖，防止腐败胺类产生，对维护人体的健康有重要作用。酸奶适合于消化功能不良的婴幼儿、老年人，并能使成人原发性乳糖缺乏者的乳糖不耐症状减轻。

4. 炼 乳

炼乳是一种浓缩乳，种类较多，按其成分可分为甜炼乳、淡炼乳、全脂炼乳、脱脂炼乳等。若添加 VD 等营养物质可制成各种强化炼乳。目前，市场上的炼乳主要品种有甜炼乳和淡炼乳。

（1）甜炼乳是在牛奶中加入约 16%的蔗糖，并经减压浓缩到原体积 40%的一种乳制品。成品中蔗糖含量为 40%～45%，渗透压增大，成品保质期较长。

（2）淡炼乳为无糖炼乳，又称蒸发乳，是将牛奶浓缩到原体积 1/3 后装罐密封，经加热灭菌后制成的具有保存性的乳制品。淡炼乳经过高温灭菌后 VB_1 受到损失，若予以增补，其营养价值与鲜奶相同。淡炼乳更有利于消化吸收。

5. 复合奶

将脱脂奶粉和无水奶油分别溶解，按一定比例混合，再加入 50%的鲜奶即成复合奶，其营养价值与鲜奶基本相似。

6. 奶 油

奶油是由牛奶中分离的脂肪制成的产品，一般含脂肪 80%～83%，而含水量低于 16%，主要用于佐餐和面包、糕点制作。

六、蛋类及蛋制品营养价值

蛋主要指鸡、鸭、鹅、鹌鹑、火鸡等禽类的卵。常见的蛋类有鸡蛋、鸭蛋、鹅蛋等，各种蛋的结构和营养价值大致相同，其中食用最普遍、销量最大的是鸡蛋。蛋由蛋壳、蛋黄和蛋清三部分组成，鸡蛋中蛋清和蛋黄分别占鸡蛋可食部分的 57%和 32%。蛋类在我国居民膳食构成中所占的比例为 1.4%，主要提供高营养价值的蛋白质。除限胆固醇者外，蛋类几乎适用于所有人群。蛋类制成的蛋制品有皮蛋、咸蛋、糟蛋、干蛋白粉、干蛋黄粉等。

（一）蛋类营养成分

1. 蛋白质

蛋类含蛋白质约为 12.8%。蛋清中蛋白质为胶状样水溶液，由卵白蛋白、卵胶黏蛋白、卵球蛋白等组成；蛋黄中蛋白质主要是卵黄磷蛋白和卵黄球蛋白。鸡蛋所含蛋白质是天然食物中最优良的蛋白质，蛋黄与蛋白的生理价值都极高，适合人体需要，易消化吸收。

2. 碳水化合物

蛋类含糖较少。蛋清中主要含甘露糖和半乳糖；蛋黄中主要含葡萄糖，多以与蛋白质结合的形式存在。

3. 脂 类

蛋类的脂肪主要集中在蛋黄中，蛋清几乎不含脂肪。蛋黄中的脂肪呈乳融状且分散成细小颗粒，故易于消化和吸收。鸡蛋的脂肪含有大量磷脂和胆固醇。一个中等大小的鸡蛋约含胆固醇 250 mg，是高胆固醇食品。

4. 矿物质和维生素

鸡蛋所含的矿物质主要集中在蛋黄中，含有磷、镁、钙、硫、铁、铜、锌、氟等。蛋中所含的钙不及牛奶多，但铁较多。由于蛋黄中的铁与磷蛋白结合，以致其吸收率有限。鸡蛋所含的维生素也大部分集中在蛋黄中，有 VA、VD、VB_1 和 VB_2，蛋清里含有 VB_2。

（二）蛋类的合理利用

1. 加工成蛋制品

皮蛋：新鲜鸭蛋制作成皮蛋，由于加工过程中加入盐和碱，使皮蛋中的矿物质含量增加；而 B 族维生素则由于碱的作用几乎被全部破坏。

咸蛋：咸蛋中钙等矿物质的含量明显上升，蛋白质、脂肪和碳水化合物的含量因水分的减少而略有增加。

糟蛋：鲜鸭蛋经糯米酒糟制而成。糟渍过程中产生的醋酸使蛋壳软化，蛋壳中的钙盐借渗透作用渗入蛋内，故糟蛋钙含量特别高，可为鲜蛋的 40 倍左右。

2. 蛋类的烹调

蛋类的常用烹调方法有煮、煎、炸、蒸等，除 VB_1 少量损失外，对其他营养成分的影响不大。蛋类制熟后易于消化，但在高温深油中炸鸡蛋时间过长或油温过高，会使部分蛋白焦糊，则可影响其消化率。烹调过程中的加热不仅具有杀菌作用，而且具有提高其被消化吸收的作用。因为生蛋清中存在的抗生物素蛋白和抗胰蛋白酶经加热后被破坏，使蛋白质的消化吸收和利用更完全，因此不宜生吃鸡蛋。长期吃生蛋清，会造成生物素的缺乏，对健康不利。

第五节　调辅原料

一、调味原料

能提供和改善菜肴和面点等味感的物质称为调味原料。烹饪过程中调味原料用量虽少，但对菜肴的风味却起着决定性的影响。

膳食中调味物质品类繁多，一般按其对味感的改变可分为单一调味料和复合调味料。单一调味料又可分为：咸味、甜味、酸味、鲜味和香辛味五大类。

（一）咸味调味品

咸为“百味之王”，在烹饪中，基本所有菜肴，包括部分面点都需要用咸味进行调味，而且大部分复合味型也是在咸味的基础上配制的。烹饪中常用的咸味调味品包括食盐和发酵性咸味调味品。

1. 食　盐

食盐主要成分为 NaCl。在烹调加工中食盐除能赋予菜肴咸味外，还可作为导热介质，少量加入还能帮助提升食品的酸味、甜味、鲜味以及蛋白质的水化作用。另外食盐能够改变渗透压，高浓度的食盐可以改变食品原料的质感，防止原料腐败变质。

因加工程度和成分等的不同，食盐也可分为较多的品种。如按来源可分为海盐、井盐、池盐等；按加工程度可分为原盐、洗涤盐、精盐；按矿物质成分可分为碘盐、锌盐、铁盐等；还有一种添加了其他食品成分而形成的复合盐，如香菇盐、海鲜盐、香辣盐等。

2. 酱 油

酱油在烹调中除增咸增鲜外，还能给食品调色增香。按照生产工艺不同，酱油可分为两类：一类是传统方式生产的酿造酱油，是以大豆、小麦、麸皮等为原料，利用微生物的发酵作用调配而成。酿造酱油制作时间长，工艺复杂，但滋味醇厚。另一类是现代生产的化学酱油，是利用 HCl 水解豆饼中的蛋白质，与碱中和，再加盐水经煮焖、压榨过滤、加焦糖而制成。化学酱油生产周期短，工艺简单，但芳香味较差，常用于菜肴的保色。另外也可按酱油的不同形态，将其分为液体酱油、固体酱油和粉末酱油。

3. 酱

酱是以豆类和谷类及其副产品为主要原料,在微生物酶的作用下发酵而成的糊状调味品。因生产原料和工艺的不同，酱在我国又分为豆酱和面酱。豆酱是以豆类为主要原料，处理蒸熟后，拌入小麦粉，然后接种曲霉发酵一段时间后，再加入盐水搅拌制作而成，如黄豆酱、蚕豆酱、杂豆酱等；面酱主要以面粉为原料，以水制成面团后蒸熟，配以适量盐水，经曲霉发酵而成，如小麦酱、杂面酱等。

4. 豆 豉

豆豉是将大豆经浸泡、蒸煮并用少量面粉、酱油、香料、盐等拌和，经霉菌发酵而制成的调味品。其在烹调中主要起增鲜、增香、解腻、赋色的作用。豆豉可单独食用，也可在烹饪中作调味品。一般豆豉可分为干豆豉、水豆豉、咸豆豉、淡豆豉、臭豆豉等。

（二）甜味调味品

甜味除作调味品外，还能为机体提供能量，增加机体的饱胃感。除糖类外，糖醇、氨基酸、肽及人工合成的物质等也都能呈现出甜味。甜味与其他味调味品混合易出现相乘或相消作用，另外温度的高低也会影响甜味的强度（温度高，甜味强）。甜味调味品除能改变食品味感外，还可在高温下发生美拉德反应，为菜肴增加色泽和光泽。

1. 糖

糖包括红糖、赤砂糖、白砂糖、绵白糖、冰糖等。糖是菜肴、面点等中较为常用的甜味剂。在烹调中，糖在高温下会发生形态、色泽的变化，能够为产品增色、增香和提高色泽亮度；糖作为功能物质，在面团等的发酵中具有一定促进作用；另外，适当浓度的糖在肉类腌制过程中可以改善腌制肉嫩度；高浓度的糖溶液对微生物具有抑制和致死作用，可用以保存食品原料。

2. 糖 浆

糖浆为流体或半流体的甜味调味品，是淀粉糖化不完全或糖类之间的相互转化时形成的产物，成分较糖更为复杂。常见的有饴糖、淀粉糖浆和葡萄糖浆等。糖浆具有良好的溶解性、吸湿性、上色性和不易结晶性。在烹调中常用于为食品增加甜味，增加色泽和光亮度，在面点中还能提升产品的香味和柔软蓬松度。

3. 蜂　蜜

蜂蜜是由蜜蜂采集花蜜酿造而成的黏稠状物质。蜂蜜中除含有葡萄糖、果糖等糖类外，还含有丰富的矿物质、有机酸、维生素和一定量的含氮物质和多种酶类，营养较为丰富。蜂蜜除直接食用外，也常用于面点、糕点和蜜汁菜肴的制作。

4. 糖　精

糖精即邻苯酰磺酰亚胺，是经人工合成的、无营养价值的甜味剂。糖精一般为无色晶体，难溶于水，本身并无甜味，其甜味产生于钠盐在水中溶解后形成的阴离子。糖精所产生甜味的浓度应在0.5%以下，超过此量将显苦味。我国规定的食物中使用糖精的最大添加量是0.15 g/kg。目前，食品中常用的糖精类甜味剂有甜叶菊糖、甜蜜素和阿斯巴甜等。

（三）酸味调味品

酸味是由氢离子刺激味觉神经而产生的，自然界的酸性物质大多数来自植物性原料。烹调中酸味不能单独使用，但其是构成多种复合味的基本味。适量的酸，可使甜味缓和，咸味减弱，辣味降低。烹调中常用的酸味调味品有食醋、柠檬汁、番茄酱、酸菜汁等。

1. 食　醋

食醋在生活中可搭配食品一起使用，也可在烹制菜肴中加入，以改变菜肴的风味口感。在菜肴烹制时加入食醋，可以起到去腥、增香、赋酸的作用。在制作凉拌菜时，加入食醋，可起到消毒杀菌作用。另外醋还有减少原料中 VC 的损失、保蔬菜的脆嫩和色泽、促进骨组织中 Ca、P、Fe 的溶解、软化原料肌肉组织的作用。

根据醋制作方法的不同，一般将其分为发酵醋和合成醋两类。发酵醋较鲜香，酸味柔和；而合成醋酸味单一，刺激感较强，也无鲜香味。

2. 番茄酱

番茄酱是将成熟的番茄经破碎、打浆、去除皮和籽等粗硬物质后，经浓缩、装罐、杀菌而成。一般番茄酱色泽红艳、味酸甜，含有糖分、粗纤维、Ca、P、Fe、VC、VB、VPP 等多种营养物质。番茄酱除直接用于配餐食用外，烹饪中使用可使菜肴色泽红艳、味酸鲜香。

3. 柠檬酸

柠檬酸可从天然果实中提取或采用化学方法和微生物法进行生产。一般柠檬酸为无色晶体，酸味较强，天然提取的柠檬酸还会带有特殊的芳香味。柠檬酸常用于糖果、饮料的加工，近年来因其保色作用以及其独特的果酸味在烹调中也多有应用。

（四）鲜味调味品

鲜味有增加菜肴味感、增强就餐者食欲的作用。鲜味主要是由氨基酸（谷氨酸、天门冬氨酸）、核苷酸（肌苷酸、鸟苷酸）、酰胺、氧化三甲基胺、有机酸（琥珀酸）、低肽等呈鲜物质产生，其存在着较明显的协同作用，一般情况下鲜味要与咸味配合才能呈现，不能独立成味，多种呈鲜物质共同作用，其呈鲜能力会更强，在烹饪加工中应注意这一特点。

烹调中，所使用的鲜味调味品多种多样，根据其来源可将其分为植物性原料调味品，如味精、笋油、菌油、蘑菇浸膏、素汤等；动物性原料调味品，如鸡精、肉汤、蚝油、虾油、鱼露等。除普通味精为单一鲜味物质组成外，其他鲜味调味品基本上都是由多种呈现物质组成。

1. 味　精

（1）味精的种类：味精的品种较多，一般将其分为四大类，即普通味精、强力味精、复合味精、营养强化味精。

（2）味精的作用：味精是现代中餐烹调中应用最广的鲜味调味品，可以增进菜肴本味，促进菜肴产生鲜美滋味，增进人们的食欲，有助于对食物的消化吸收并且可起缓解咸味、酸味和苦味的作用，减少菜肴的某些异味。在烹调中使用味精时，应注意使用量和使用时间，另外菜肴的温度和 pH 也会影响味精的呈鲜能力。

2. 高级汤料（高汤）

高汤是以鸡、猪、牛、火腿、干贝等含多种呈鲜物质原料精心熬制而成。高汤熬制过程中，原材料中所含有的谷氨酸钠、核苷酸、有机酸、肽类等多种呈鲜物质逐渐溶入汤中，并且鲜味成分之间相互发生呈味反应，使汤料更加醇厚。相较于单一的味精调味，高汤所提供的鲜味更加全面完善。根据熬制方法和原料的不同，高汤可分为清汤、奶汤、红汤、原汤、鲜汤等多种种类，能够适应多种菜肴烹饪的需求。

（五）香辛味调味品

香辛味调味品指在烹饪加工中使用的具有特殊香气或刺激性成分的调味物质。香辛味调味品主要有为菜肴赋香增香、去腥除异、增添麻辣的作用，也有一定的抑菌杀菌作用。由于香辛料之间的香味相乘的作用，一般使用时会选择将多种香料混合搭配使用，以增强效果，也可单独使用。

香辛料品类众多，一般根据作用的不同将其分为两大类：一类是以提供麻辣味为主的麻辣味调味品；另一类是以增香作用为主的香味调味品。香味调味品根据香型的不同又分为芳香类、苦香类和酒香类三种。

1. 香辛料分类

（1）麻辣味调味品：辣椒、胡椒、花椒等；

（2）香味调味品：芳香类（八角茴香、小茴香、肉桂、丁香等）、苦香类调味品（草果、陈皮、白豆蔻、砂仁、山柰、草豆蔻等）、酒香类调味品（黄酒、葡萄酒、白酒、啤酒及醪糟类等）。

2. 香辛味调味品的使用

香辛料气味浓郁，香型各不相同，在使用时应注意具体的用量，并根据具体的菜肴选择合适的香辛料，不可盲目笼统地胡乱添加；不同香辛料组合会呈现出不同的相乘或相杀作用，应合理搭配；有些香辛料体积较小，易分散，在使用时可选择用纱布包裹后使用，菜肴装盘出锅时取出，以免其对菜肴外形等造成不好的影响。

二、辅助原料

菜肴烹饪中除主要的原料外，还有一些烹饪辅助材料，如水、油脂和各类添加剂等。这类原料在菜肴的烹饪、塑形、护色等方面具有重要作用。以下为几种常见的烹饪辅助材料：

（一）水

水是烹调中最常用也是最主要的材料。水是烹饪中重要的溶剂和分散稀释剂，对菜肴有着导热、护色等作用，也是菜肴的主要成分之一。

（二）油　脂

烹饪中使用的油脂主要有三类：植物油脂、动物油脂以及再制油脂。油脂在菜肴中的作用仅次于水，是烹饪加工的重要辅料。油脂在菜肴中可作为导热介质、润滑剂、调料、面点配料使用，另外油脂在菜肴的保温、原料涨发、护色保鲜、调节质感等方面也具有重要作用。

（三）食用色素

食用色素在食品中主要起调节食品颜色的作用，按其来源可分为天然色素和合成色素两类。

天然色素如红曲色素、叶绿素、甜菜红、β-胡萝卜素等，是从动植物及微生物组织中提取而来。天然色素食用安全隐患低，而且还具有一定的营养和药用价值，部分还具有独特的芳香风味。天然色素颜色呈现自然但稳定性差，易受热、氧、酸碱等因素的影响，溶解性、在食品中的依附性以及不同颜色的搭配调色性都比较差，造价成本比较高。

合成色素是指采用化学等方式人工合成的色素，如苋菜红、胭脂红、柠檬黄、日落黄等。合成色素色彩鲜艳，稳定性、调色性、着色能力都较强，且合成成本较低。合成色素毫无营养价值，且在使用时具有一定安全隐患，因此一定要按照相关规定定量使用。

（四）凝胶剂

凝胶剂又称为增稠剂，可增加食品黏稠度，改善食品组织状态和口感，还可以协助食品形成胶冻，增加食品的稳定性。

凝胶剂分为动物性凝胶剂和植物性凝胶剂两类。这两者作用相似，但组成与风味略有差异。一般使用凝胶剂时会选择和食品品类相同的，如植物性原料选用植物性凝胶剂，同样动物性原料也是如此，这是为了防止凝胶剂的风味与原料的抵抗作用造成不好的影响。常见的植物性凝胶剂有淀粉、琼脂、果胶等；常用的动物性凝胶剂有皮冻、明胶、蛋白冻、鱼胶等。

（五）膨松剂

膨松剂又称膨胀剂，它是通过产生二氧化碳或氨气等气体，使食品内部具有均匀致密的多孔组织，从而达到酥脆或松软的特性。目前在食品中使用的膨松剂有生物膨松剂和化学膨松剂两大类。其中生物膨松剂有酵母等，化学膨松剂有碱性膨松剂（碳酸氢钠、碳酸氢铵、碳酸钠等）、复合膨松剂（泡打粉、发泡粉）。

（六）发色剂

发色剂本身并没有颜色，它是通过与食品中的某些成分发生反应，从而呈现出色泽。发色剂一般在火腿、腊肠、蔬菜等腌制制作中较为常用。动物性原料和植物性原料所使用的发色剂不同，动物性原料中一般使用亚硝酸盐、硝酸盐作为发色剂，而植物性原料中多用硫酸亚铁。发色剂可以单独使用，也可以与抗坏血酸钠、异抗坏血酸钠等发色助剂搭配使用。

（七）嫩肉剂

嫩肉剂可使肉类中胶原蛋白分解，从而达到嫩化肉类纤维的作用。烹饪中常用的食醋、苏打、食盐、味精等均具有使肉嫩化的作用。另外一些蛋白酶，如胃蛋白酶、胰蛋白酶、木瓜蛋白酶、菠萝蛋白酶、微生物蛋白酶等也可作为嫩肉剂。

同步训练 3-1：请简述了解食物分类与营养价值对日常饮食的重要性。

巩固训练

一、名词解释

1. 营养素；2. 营养学；3. 植物性食品原料；4. 膳食纤维；5. 维生素 D。

二、填空题

1. 食物主要分为两大类，分别是（　　）食品原料和（　　）食品原料。
2. 粮食类原料主要包括（　　）、（　　）、（　　）。
3. 蔬菜根据主要食用部位可分为（　　）类、（　　）类、（　　）类、（　　）类、（　　）类共五大类。
4. 水果根据果实自身特点可分为（　　）类、（　　）类、（　　）类、（　　）类、（　　）类和（　　）类等。
5. 坚果类食物多数属于植物的（　　）和（　　），如核桃、杏仁等。

三、单项选择题

1. 下列哪项不属于营养素的分类？（　　）

   A. 蛋白质　　B. 脂肪　　C. 矿物质　　D. 色素

2. 以下哪种食物是动物性食品原料？（　　）

   A. 稻米　　B. 鸡蛋　　C. 蔬菜　　D. 水果

3. 下列关于坚果的说法错误的是（　　）。

   A. 坚果中脂肪含量较高

   B. 坚果中所含的脂肪多为饱和脂肪酸

   C. 坚果中蛋白质含量高

   D. 坚果中富含 VE、无机盐和微量元素

4. 以下不属于植物性食品原料的是（　　）。

   A. 植物油料　　B. 肉类　　C. 蔬菜类原料　　D. 水果类原料

5. 膳食纤维的主要来源是（　　）。

   A. 肉类　　B. 谷物　　C. 蔬菜　　D. 水果

四、简答题

1. 简述食物的分类。
2. 简述粮食类食物原料的种类及作用。
3. 简述果蔬类食物原料的种类及作用。
4. 简述动物性食物原料的种类及作用。
5. 简述调味辅料的种类及作用。

五、综合题

请结合所学知识，分析并论述食物的分类与营养价值及其对人体健康的重要性。

【本章参考文献】

[1] 朱永义. 稻谷加工与综合利用[M]. 北京：中国轻工业出版社，1999.
[2] 葛可佑. 中国营养师培训教材[M]. 北京：人民卫生出版社，2005.
[3] 武杰. 新型果蔬食品加工工艺与配方[M]. 北京：科学技术文献出版社，2001.
[4] 孙耀军，邹建. 营养与配餐[M]. 上海：上海交通大学出版社，2010.
[5] 杨年红. 动物性食品的营养价值[C]. 妇幼人群膳食评价互联网+技术应用研讨班资料汇编. 2016.
[6] 孙江. 动物保护法概论[M]. 北京：法律出版社，2009.
[7] 耿越. 食品营养学[M]. 北京：科学出版社，2013.
[8] 王向阳. 烹饪原料学[M]. 北京：高等教育出版社，2005.
[9] 李里特. 食品原料学[M]. 北京：中国农业出版社，2001.
[10] 田诗卉. 食品添加剂概述[J]. 食品安全导刊，2018（12）：1.

第四章 植物化合物的作用

知识目标

理解植物化合物的定义、分类及其在植物组织中的存在形式。掌握植物化合物的主要功能，包括抗氧化、抗炎、抗肿瘤等生物活性。了解植物化合物在营养配餐中的重要作用，以及如何通过食物搭配实现植物化合物的合理摄入。

能力目标

能够识别并列举常见的富含植物化合物的食物种类。能够分析不同植物化合物对人体健康的具体影响，以及它们在预防慢性疾病中的作用。能够运用所学知识，制定一份既美味又富含植物化合物的营养配餐计划，以满足人体对营养的需求。

思政与素质目标

培养健康饮食意识，倡导绿色、健康、营养的饮食方式，提高生活质量。关注自然、尊重生命，认识植物化合物作为天然活性物质在维护人体健康中的重要作用。培养科学素养，通过学习和实践，提升对营养学知识的理解和应用能力，培养科学、合理、健康的饮食习惯。增强社会责任感，通过传播健康饮食知识，促进社会大众对营养健康的关注和重视，共同构建健康中国。

引例

在追求健康饮食的今天，植物化合物作为一类天然活性物质，其在营养配餐中的作用日益受到人们的关注。植物化合物以其丰富的种类和独特的生物活性，为我们的饮食带来了更多的营养价值和健康保障。植物化合物不仅提供了丰富的膳食纤维、矿物质和维生素等营养物质，更重要的是，它们发挥了抗氧化、抗炎、抗肿瘤等多种生物活性，在预防慢性疾病、维护身体健康等方面起着重要作用。例如，多酚类化合物可在体内清除自由基，减少氧化应激反应，降低了心血管疾病和癌症的风险；黄酮类化合物则有助于调节血压和改善血管功能，有益于心血管的健康。

植物化合物在营养配餐中的应用，正逐渐改变着我们的饮食习惯和生活方式。它们以其独特的生物活性和营养价值，为我们的健康保驾护航，让我们在享受美食的同时，也能拥有健康的生活。

食物中除了含有多种营养素外，还含有其他许多对人体有益的物质，过去被称为非营养素生物活性成分（non-nutrient bioactive substances）。这类物质不是维持机体生长发育所必需的营养物质，但对维护人体健康、调节生理机能和预防疾病等发挥着重要的作用，目前被称为“食物中的生物活性成分（bioactive food components）”。食物中的生物活性成分包括主要来自植物性食物的黄酮类化合物、酚酸、有机硫化物、萜类化合物和类胡萝卜素等，也包括主要来源于动物性食物的辅酶Q、γ-氨基丁酸、褪黑素及左旋肉碱等生物活性成分。它们不仅参与生理及病理的调节和慢性病的防治，还为食物带来了不同风味和颜色，因而这类活性成分已成为现代营养学的一个重要研究内容和热点问题。随着现代营养学的不断发展和人们对健康饮食的追求，植物化合物作为一类天然活性物质，在营养配餐中的应用逐渐受到广泛关注。植物化合物，是指植物体内除蛋白质、脂肪、糖类、维生素和无机盐以外的一类化合物，它们广泛存在于各种植物组织中，是植物体的重要组成部分。这些化合物种类繁多，结构各异，具有多种生物活性，对人体健康产生着深远的影响。

第一节　植物化合物的分类与功能

植物化合物在营养学中的重要性不言而喻。它们不仅为人体提供了丰富的营养物质，如膳食纤维、矿物质和维生素等，还具有抗氧化、抗炎、抗肿瘤等多种生物活性。这些生物活性使得植物化合物在预防慢性疾病、改善身体健康方面发挥着重要作用。例如，多酚类化合物能够清除体内的自由基，减少氧化应激反应，从而预防心血管疾病和癌症的发生；黄酮类化合物则具有降低血压、改善血管功能的效果，对心血管疾病患者具有显著的益处。因此，深入研究植物化合物在营养配餐中的应用，对于提升人们的健康水平、改善饮食结构具有重要意义。通过合理搭配富含植物化合物的食物，我们可以制定出既美味又健康的营养配餐，满足人体对营养的需求，同时预防慢性疾病的发生。

一、植物化学物的分类

植物化合物，作为自然界中极为丰富的生物活性物质，具有多种多样的结构和功能。它们广泛存在于蔬菜、水果、谷物、豆类等植物性食物中，为人体健康提供了丰富的营养支持。按照其化学结构或者功能特点进行分类，可分为多酚、类胡萝卜素、萜类化合物、有机硫化物、皂苷、植酸及植物固醇等。此外，还有一些如姜黄素、辣椒素、叶绿素及吲哚等。

（1）多酚类化合物：这是一类广泛存在于植物中的化合物，包括黄酮类、花青素、儿茶素等。它们具有强大的抗氧化能力，可以清除体内的自由基，减少氧化应激反应，从而保护细胞免受损伤。如儿茶素和原花青素，主要存在于茶叶、葡萄皮、苹果等食物中，具有抗氧化、抗炎等多种生物活性。如没食子酸，存在于多种水果和蔬菜中，有助于防止细胞损伤，降低心血管疾病风险。

（2）有机硫化物：如大蒜中的大蒜素，具有抗菌、降血脂等功效。

（3）叶黄素：主要存在于绿叶蔬菜中，对保护眼睛免受光损伤有积极作用。

（4）异硫氰酸盐：在芥末、白菜等十字花科蔬菜中含量较高，有助于抗癌和提高身体解毒能力。

（5）姜黄素：姜黄中的主要活性成分，具有抗炎和抗氧化的作用。

（6）大豆异黄酮：存在于大豆及其制品中，被认为对调节激素水平有益。

（7）萜类化合物：如薄荷中的薄荷脑，具有清凉解热的效果。

（8）类胡萝卜素：这类化合物主要存在于红色、橙色和黄色的蔬菜和水果中，如番茄红素、β-胡萝卜素等。它们不仅赋予食物鲜艳的色彩，还具有抗氧化、抗炎、抗肿瘤等多种生物活性。在胡萝卜、西红柿等红色、橙色蔬菜和水果中较为丰富，对视力保护和抗癌有一定作用。

（9）含硫化合物：这类化合物主要存在于大蒜、洋葱等具有特殊气味的蔬菜中。它们具有抗菌、抗炎、抗血栓等作用，对心血管健康具有保护作用。

（10）植物甾醇：这类化合物在植物油脂中含量丰富，如豆甾醇、菜油甾醇等。它们具有降低胆固醇、改善血脂代谢的作用，对预防心血管疾病具有重要意义。

二、植物化合物的功能

植物化合物的功能多种多样，主要包括以下几个方面：

（一）抗肿瘤作用

1. 具有抑制致癌物质的活性

致癌物质，如亚硝胺，通常是以未活化的形式摄入体内的。在体内，这些物质如果被“Ⅰ相酶”活化，就可能与DNA相互作用并导致癌变。而植物化学物，如芥子油甙、多酚、单萜类和硫化物等，能够抑制这些“Ⅰ相酶”的活性，并诱导“Ⅱ相酶”的产生，后者对已活化的致癌物发挥减毒作用。

2. 保护DNA免受损伤

某些酚酸类化合物能够与活化的致癌物发生共价结合，并掩盖DNA与致癌物的结合位点，从而抑制由DNA损伤造成的致癌作用。

3. 诱导性激素结合球蛋白的合成

这增加了雌激素与转运蛋白的结合，降低了雌激素促进肿瘤生长的作用。同时，这些植物雌激素还能够抑制毛细血管的形成与成长，对肿瘤的生长产生直接的抑制作用。

大豆中的异黄酮和皂苷，它们不仅具有类雌激素的作用，可以防止骨质疏松，还能诱导癌细胞分化，抑制肿瘤血管生成。大豆皂苷更是被证明具有抗血栓、抗病毒、抗氧化和免疫调节作用，可以抑制多种肿瘤细胞的生长。

茶叶中的茶多酚具有强烈的抗氧化和清除自由基的能力，能够预防肿瘤的发生并抑制癌症的进展。大蒜中的大蒜素和有机硫化物则具有抗菌、消炎、防癌和抗癌的作用。

红豆杉、喜树和三尖杉等，其提取物被广泛应用于抗癌药物的研究与制作中。例如，从红豆杉中提取的紫杉醇，具有强大的抗肿瘤活性，能有效阻止癌细胞的增殖。

植物化学物的抗肿瘤作用是通过多种机制和途径实现的，包括抑制致癌物、保护DNA、调节激素水平、抑制肿瘤生长等。这些作用为我们提供了预防和治疗癌症的新思路和方法。然而，需要注意的是，虽然植物化学物具有这些潜在的健康益处，但并不能直接替代药物治疗。

（二）抗氧化作用

抗氧化作用主要是指植物化合物能够清除或中和自由基，从而保护细胞免受氧化应激的损害。这种作用对于维护人体健康、预防多种慢性疾病至关重要。

1. 清除自由基，阻断自由基链的传递

例如，多酚类化合物的分子结构中含有多个羟基，这些羟基能够给自由基中未配对的电子提供质子，使自由基形成稳定的共轭结构，从而阻断自由基的连锁反应。这种机制在防止氧化损伤、维持细胞健康状态方面发挥着重要作用。

2. 抑制自由基的产生

机体内存在多种可产生自由基的酶类，如 NAD（P）H 氧化酶、黄嘌呤氧化酶和一氧化氮合酶等。植物化合物通过抑制这些酶的活性和表达，可以有效减少自由基的生成，降低氧化应激水平。

3. 激活体内的酶抗氧化系统

机体内的抗氧化体系主要包括酶抗氧化系统，如超氧化物歧化酶（SOD）、谷胱甘肽过氧化物酶（GSH-Px）和过氧化氢酶（CAT）等。这些抗氧化酶可以有效清除体内过多的自由基，维护细胞的正常功能。植物化合物能够促进这些抗氧化酶的合成和活性，从而提高机体的抗氧化能力。

多种植物化合物都展现出显著的抗氧化活性，如绿茶提取物 EGCG（表没食子儿茶素没食子酸酯）、叶黄素、番茄红素等。它们分别作用于不同的细胞结构，如细胞核、细胞膜和细胞质中的线粒体，防止氧化损伤，维护细胞的正常生理功能。

抗氧化作用通过多种机制实现，包括直接清除自由基、抑制自由基产生和激活酶抗氧化系统等。这些作用有助于预防氧化应激相关的健康问题，维护人体的健康状态。因此，在日常饮食中增加富含植物化合物的食物摄入，对于促进健康具有重要意义。

（三）调节免疫作用

植物化合物能够通过多种机制来增强机体的免疫功能，提高抵抗力，从而帮助我们更好地应对各种外界病原体和有害物质的侵袭。

1. 刺激免疫细胞的活性

免疫细胞是机体免疫系统的重要组成部分，它们能够识别和攻击病原体。植物化合物中的一些成分能够激活免疫细胞，使其更加活跃，从而更有效地抵御病原体。

植物化合物还可调节免疫因子的产生。免疫因子是免疫系统中的重要信号分子，它们能够调节免疫细胞的活性和数量。植物化学物中的一些成分能够影响免疫因子的产生，使其更加平衡，从而避免免疫系统的过度反应或不足。

2. 促进免疫细胞的增殖和分化

免疫细胞的数量和种类对于免疫系统的功能至关重要。植物化学物中的一些成分能够刺激免疫细胞的增殖和分化，增加免疫细胞的数量和种类，从而提高免疫系统的整体功能。

如黄酮类化合物、多酚类化合物和类胡萝卜素等，已被证实具有显著的免疫调节作用。它们不仅能够增强机体的免疫力，还能够调节免疫细胞的活性和数量，从而维持免疫系统的平衡。

通过合理膳食，增加富含植物化合物的食物的摄入，如水果、蔬菜、坚果、豆类和全谷类等，可以有效地提升机体的免疫力，增强抵抗力，预防各种疾病的发生。

（四）抑制微生物作用

许多天然化合物具有抗微生物活性，能够抑制或杀死多种病原微生物，从而有助于预防和治疗感染性疾病。

1. 破坏微生物的细胞膜或细胞壁，干扰其正常生理功能，导致微生物死亡

例如，某些植物中的硫化物和多酚类化合物能够破坏细菌或真菌的细胞结构，从而抑制其生长和繁殖。

2. 影响微生物的代谢过程，阻断其能量来源或合成关键酶，进而抑制其活性

这些化合物能够与微生物体内的生物分子相互作用，干扰其正常代谢途径，导致微生物的死亡或失活。

3. 调节机体的免疫反应，增强免疫细胞的活性，提高机体对病原微生物的抵抗力

这有助于机体更好地应对感染，减少疾病的发生和传播。例如，早期研究已证实球根状植物中的有机硫化物具有抗微生物作用。蒜素是大蒜中的有机硫化物，具有很强的抗微生物作用。芥子油苷的代谢产物异硫氰酸盐和硫氰酸盐同样具有抗微生物活性。混合食用水芹、金莲花和辣根后，泌尿道中芥子油苷的代谢产物能够达到治疗尿路感染的有效浓度，但单独食用其中一种则不能达到满意的疗效。在日常生活中可用一些浆果，如树莓和蓝莓来预防和治疗感染性疾病，可见经常食用这类水果可能同样会起到抗微生物作用。

（五）降低胆固醇作用

植物固醇特别是植物甾醇具有降低胆固醇的显著效果。植物甾醇的物理化学特性与胆固醇相近，这使其在肠道吸收过程中能够与胆固醇竞争，从而占据“坏胆固醇”的位置，降低其在体内的浓度。以多酚、皂苷、植物固醇和有机硫化物为代表的植物化学物具有降低血胆固醇水平的作用。植物甾醇可以降低血液总胆固醇（TC）和低密度脂蛋白胆固醇（LDL-C）的水平，而对高密度脂蛋白胆固醇（HDL-C）和甘油三酯（TG）的含量则没有明显影响。这种降低胆固醇的作用有助于减少胆固醇在血管内的蓄积，保护心血管健康。皂苷在肠中与初级胆酸结合形成微团，因这些微团过大不能通过肠壁而减少了胆酸的吸收，使胆酸的排出增加，多酚（如花色苷）可促进内源性胆固醇在肝脏中合成胆酸，从而降低了血中的胆固醇浓度。植物固醇可替代小肠微团中的胆固醇，使得胆固醇从微团中游离出来，从而减少了胆固醇的肠内吸收。植物化学物还可抑制肝中胆固醇代谢的关键酶，其中最重要的是胆固醇合成的限速酶——羟甲基戊二酸单酰辅酶 A（hydroxy-methyl-glutaryl coenzyme A，HMG-CoA）还原酶，如白藜芦醇可抑制 HMG-CoA 还原酶，降低胆固醇的合成。

研究表明，每日摄入一定量的植物甾醇可以减少膳食中胆固醇的吸收，平均降低血液 LDL-C 水平 10%~11%。这种效果在预防心血管疾病方面具有重要意义。

因此，为了维护健康的胆固醇水平，建议在日常饮食中增加富含植物甾醇的食物，如植物油、坚果、种子和全谷类食物等。同时，配合低饱和脂肪酸和低胆固醇的膳食，以更好地

预防和减少心血管疾病的发生。

（六）其　他

植物化合物所具有的其他促进健康的作用还包括调节血压、血糖、血小板和血凝以及抑制炎症等。此外，部分植物化合物还有一些特殊作用，如叶黄素在维持视网膜黄斑功能方面发挥重要作用，植酸与金属离子具有较强的螯合能力。

（1）抗炎作用：某些植物化合物如黄酮类、含硫化合物等具有抗炎作用，能够抑制炎症反应的发生和发展。这有助于缓解炎症性疾病的症状，如关节炎、哮喘等。

（2）调节代谢功能：植物化合物中的植物甾醇、膳食纤维等成分能够调节人体的代谢功能，降低胆固醇、改善血糖水平等。这有助于预防心血管疾病、糖尿病等代谢性疾病的发生。

植物化合物也为食物感官上带来一系列的新特点，如辣椒中的辣椒素为食物带来辣味，洋葱和大蒜中蒜素具有辛辣风味，西红柿、菠菜、葡萄中的植物化合物为食物带来漂亮诱人的色彩。

思政小课堂 4-1：

植物化合物作为自然界的馈赠，为我们提供了丰富的营养和保健功能。通过学习植物化合物的知识，我们可以更加珍惜自然资源，注重健康饮食，培养环保意识，实现人与自然的和谐共生。

同步训练 4-1：

请结合实际生活，谈谈如何通过饮食摄入丰富的植物化合物，维护身体健康。

第二节　植物化合物在营养配餐中的作用

植物化合物作为自然界中的宝藏，其在营养配餐中的作用不容忽视。它们以多种方式影响我们的健康，不仅为身体提供必要的营养，还在预防疾病、维护健康状态方面发挥着重要作用。

植物化合物在营养配餐中发挥着多方面的作用。它们不仅能够提供必要的营养，还能够维护细胞健康、调节代谢功能、促进肠道健康、增强免疫功能以及提供多样营养。因此，在制定营养配餐时，我们应该注重选择富含植物化合物的食物，合理搭配，以充分发挥它们的营养价值和健康效益。

一、植物化合物的种类

（一）类胡萝卜素

类胡萝卜素是一类重要的植物化合物，如胡萝卜素和番茄红素等。它们赋予了植物鲜艳的颜色，并具有强大的抗氧化功能。类胡萝卜素能够清除体内的自由基，保护细胞免受氧化应激的损害，从而有助于预防心血管疾病、癌症等慢性疾病。此外，类胡萝卜素还能促进视力的维护，对于保护眼睛健康具有重要意义。

类胡萝卜素是一类广泛存在于微生物、植物、动物及人体内的有机色素，它们在植物中主要分布于新鲜水果和蔬菜里，具有鲜明的黄色、橙色或红色。这些化合物在结构上与胡萝卜素相似，但与胡萝卜素的主要区别在于其分子结构中的一个或多个双键被氧化，形成了羰基或羟基，从而产生了新的功能基团。

类胡萝卜素主要包括α-胡萝卜素、β-胡萝卜素、γ-胡萝卜素、叶黄素、玉米黄素、β-隐黄素、番茄红素等。其中，β-胡萝卜素是果蔬中含量最高的一种，而γ-胡萝卜素则含量较少。此外，α、β、γ-胡萝卜素及β-隐黄素在体内可分解形成维生素A，对视觉维护和皮肤、黏膜健康等方面有重要作用。而叶黄素、玉米黄素和番茄红素则不具有维生素A原的活性。

在生物学上，类胡萝卜素具有多种重要的功能。首先，它们是一类强大的抗氧化剂，有助于清除体内的自由基，保护细胞免受氧化应激的损害。其次，类胡萝卜素还具有抗炎、抗肿瘤的作用，对预防某些慢性疾病具有积极意义。此外，它们还能增强免疫系统的功能，提高机体对疾病的抵抗力。

因此，通过食用富含类胡萝卜素的食物，如黄色和橙色的蔬菜及水果，人们可以摄入足够的类胡萝卜素，从而享受到其带来的多种健康益处。但请注意，虽然类胡萝卜素对人体健康有益，但摄入也需适量，过量摄入可能导致某些不良反应。在制定饮食计划时，建议根据个人的营养需求和健康状况进行合理搭配。

（二）多酚类化合物

多酚类化合物也是一类常见的植物化合物，包括黄酮类、茶多酚等。这些化合物具有广泛的生物活性，如抗氧化、抗炎、抗肿瘤等。多酚类化合物能够调节人体的代谢过程，降低胆固醇水平，维护心血管健康。同时，它们还能增强免疫力，提高机体对疾病的抵抗力。茶多酚作为其中的代表，不仅具有独特的香气和口感，还能够促进消化、提神醒脑。

多酚类化合物是一类广泛存在于植物体内的化合物，具有多元酚结构，主要包括类黄酮、酚酸、单宁等。它们在植物中分布广泛，主要存在于植物的皮、根、叶和果实中，是人类摄取多酚类物质的主要来源，如茶叶、蔬菜和水果等。

多酚类化合物具有多种生物活性，对人体健康有多方面的益处。首先，它们是一类强大的抗氧化剂，能够清除体内的自由基，从而保护细胞免受氧化应激的损害，预防心血管疾病、癌症等慢性疾病。其次，多酚类化合物还具有抗炎、抗菌、抗病毒的作用，能够增强免疫力，提高机体对疾病的抵抗力。此外，它们还能调节人体的代谢过程，降低胆固醇水平，维护心血管健康。

类黄酮是多酚类化合物中重要的一类，占自然界中酚类化合物的一半之多。它们具有多种生物活性，如抗氧化、抗炎、抗肿瘤等，对维护人体健康具有重要意义。常见的类黄酮包括大豆异黄酮、茶多酚、花青素等，它们分别存在于大豆、茶叶和某些水果中。

在营养配餐中，注重摄入富含多酚类化合物的食物，可以帮助我们更好地维护身体健康。通过合理搭配食物，我们可以摄入多样化的多酚类化合物，从而充分发挥它们的营养价值和生物活性作用。例如，多食用富含类黄酮的大豆制品、茶叶和水果，可以帮助我们降低胆固醇、抗氧化、预防心血管疾病等。

需要注意的是，虽然多酚类化合物对人体有益，但摄入也需适量，过量摄入可能对健康产生不利影响。在制定饮食计划时，应根据个人的营养需求和健康状况进行合理搭配。

（三）植物固醇

植物固醇，又称为植物甾醇，是一类广泛存在于植物细胞膜中的功能性成分。植物固醇也是一类重要的植物化合物，如谷固醇、豆固醇等。这些化合物与人体内的胆固醇结构相似，能够在肠道中与胆固醇竞争吸收，从而减少胆固醇在体内的积累。植物固醇的摄入有助于降低血液胆固醇水平，维护心血管健康。它们以游离状态或以与脂肪酸和糖等结合的状态存在于蔬菜、水果等多种植物中，并通过工业加工如从大豆和油菜种子提取制造维生素 E 时的副产物，或者来自制造米糠油时的非皂化物等进行提取和精制。豆类、坚果和全谷类食物是植物固醇的良好来源。

植物固醇主要分为 4-无甲基甾醇、4-甲基甾醇和 4，4'-二甲基甾醇三类，其中 4-无甲基甾醇主要包括β-谷甾醇、豆甾醇、菜油甾醇和菜籽甾醇等。这些化合物在结构上与动物性甾醇相似，但存在一些细微差异，如 c-4 位所连甲基数目及 c-11 位侧链的不同，正是这些微小的结构差异赋予它们不同的生理功能。

植物固醇对人体健康具有多方面的益处。植物固醇在肠道内可以与胆固醇形成竞争关系，阻止小肠对胆固醇的吸收，从而降低血液中总胆固醇和低密度脂蛋白胆固醇的含量，进而降低心血管疾病的患病风险。植物固醇还具有阻断致癌物质诱发癌细胞形成的作用，有助于降低胃癌、结肠癌、肺癌、乳腺癌、皮肤癌等的发病风险。植物固醇还具备抗氧化性，有助于降低脂质过氧化物，起到抗病毒、消炎、调节代谢的功效。

需要注意的是，植物固醇并不适合所有人群摄入。儿童、孕妇和哺乳期人群应避免摄入，而普通人群在饮食中也不建议额外补充植物固醇。

植物固醇是一种对人体健康有益的植物化合物，通过合理摄入富含植物固醇的食物，如全谷类、豆类、坚果和蔬菜等，可以帮助我们维护心血管健康、降低癌症风险，并发挥其他多种保健作用。但需要注意的是，摄入植物固醇应适量，避免过量摄入，特别是对于特定人群来说，应遵循相应的饮食建议。

（四）其他植物化合物

如硫化物、皂苷等。这些化合物同样具有多种生物活性，对人体健康具有积极的影响。硫化物具有抗菌、抗炎等作用，能够维护肠道健康；皂苷则具有调节血糖、降低胆固醇等功效，对预防糖尿病和心血管疾病具有重要意义。

硫化物，尤其是大蒜素，是大蒜中特有的含硫化合物，具有显著的抗菌、抗病毒和抗氧化作用。它不仅能增强人体免疫力，还能有效抑制肿瘤细胞的生长和扩散。此外，硫化物还能促进肝脏解毒功能，有助于清除体内的有害物质。因此，在日常饮食中，适当摄入富含硫化物的食物，如大蒜、洋葱等，有助于维护身体健康。

皂苷是一类广泛存在于豆类、蔬菜等植物中的化合物，具有多种生物活性。皂苷不仅能够降低胆固醇、调节血糖，还能增强免疫力、抗肿瘤。此外，皂苷还具有抗炎、抗氧化等作用，有助于预防心血管疾病和慢性疾病。因此，适量食用富含皂苷的食物，如豆类、菠菜等，对身体健康大有裨益。

总的来说，硫化物和皂苷等植物化合物在营养配餐中发挥着重要作用，它们通过各自独特的生物活性，为人体健康提供了有力保障。在日常生活中，我们应注重适量摄入这些富含植物化合物的食物，以维护身体健康和预防疾病。

二、植物化合物的营养特性

植物化合物种类繁多，各具特色，对人体健康具有多种益处。在营养配餐中，我们应该注重摄入富含这些化合物的食物，以充分发挥它们的营养价值和生物活性作用。通过合理搭配食物，我们可以更好地维护身体健康，预防疾病的发生。

（一）具有抗氧化作用，守护细胞健康

植物化合物中的抗氧化剂是细胞健康的重要守护者。它们能够中和体内的自由基，减少自由基对细胞的损伤，从而维护细胞的正常功能。这种抗氧化作用有助于延缓衰老过程，并预防多种慢性疾病的发生，如心血管疾病和癌症。在营养配餐中，富含抗氧化剂的食物如蓝莓、绿茶、深色蔬菜等，成为我们获取这些有益化合物的重要来源。

抗氧化作用是植物化合物在营养配餐中的一项关键功能，其核心目的是守护细胞健康，防止氧化应激带来的损伤。氧化应激是由于体内自由基的产生与抗氧化防御系统之间的平衡失调所导致，这种失衡状态可能引发细胞损伤，进而加速衰老过程并增加患多种疾病的风险，如心血管疾病、糖尿病、癌症等。

植物化合物作为天然抗氧化剂，能够有效地清除自由基，维护细胞内环境的稳定。它们通过提供电子给自由基，使自由基转化为稳定的化合物，从而终止氧化链式反应。这种抗氧化作用不仅有助于保护细胞免受氧化损伤，还能维持细胞的正常功能，保持机体健康。

在众多植物化合物中，类胡萝卜素、多酚类化合物以及维生素 C 和维生素 E 等都是强效的抗氧化剂。它们广泛存在于蔬菜、水果、全谷类、坚果和豆类等食物中。通过合理搭配这些食物，我们可以摄入丰富的抗氧化剂，从而有效地抵抗氧化应激，守护细胞健康。

此外，植物化合物之间的协同作用也是其抗氧化作用的重要体现。不同的植物化合物可能在抗氧化机制上存在差异，但它们共同作用于人体时，能够产生更强的抗氧化效果。这种协同作用使得植物化合物在营养配餐中的抗氧化作用更加显著。

因此，为了守护细胞健康，我们在日常饮食中应注重摄入富含抗氧化剂的植物化合物。通过合理搭配食物，确保摄入多样化的抗氧化剂，从而充分发挥植物化合物的抗氧化作用，维护身体健康。同时，适量运动、充足睡眠等健康生活方式也有助于增强抗氧化防御系统，共同守护细胞健康。

（二）调节身体代谢功能，维护身体平衡

植物化合物在调节身体代谢功能方面扮演着举足轻重的角色，它们通过参与多种生化过程，帮助维持身体的平衡状态。代谢功能涉及能量的产生、物质的合成与分解等多个方面，而植物化合物则能够在这些过程中发挥积极的调控作用。

植物化合物对于胆固醇的代谢具有显著影响。一些特定的植物化合物，如植物固醇和黄酮类化合物，能够干扰胆固醇在肠道内的吸收，从而降低血液中的胆固醇水平。此外，它们

还能促进胆固醇的代谢和排泄，进一步减少其在体内的积累。这种调节胆固醇代谢的作用对于预防心血管疾病至关重要，因为它有助于减少动脉硬化的风险，维护心血管系统的健康。

植物化合物在调节血糖代谢方面也发挥着重要作用。一些植物化合物能够增加胰岛素的敏感性，促进细胞对葡萄糖的利用，从而有助于控制血糖水平。对于糖尿病患者来说，摄入富含这些植物化合物的食物，如豆类、全谷物和蔬菜，可以帮助他们更好地管理血糖，减少并发症的发生。

植物化合物还参与脂肪代谢的调节。它们能够影响脂肪的合成和分解过程，促进脂肪的氧化代谢，减少脂肪在体内的堆积。这对于维持健康的体重和预防肥胖等相关疾病具有重要意义。

植物化合物通过调节胆固醇、血糖和脂肪代谢等多个方面，帮助维护身体的平衡状态。在营养配餐中，我们应充分利用这些天然化合物的优势，合理搭配食物，以促进身体健康和代谢平衡。

（三）促进肠道健康，维护消化系统平衡

植物化合物在促进肠道健康方面发挥着不可或缺的作用，它们通过调节肠道微生态、增加膳食纤维摄入等多种机制，共同维护消化系统的平衡。

植物化合物中的膳食纤维对肠道健康至关重要。膳食纤维是一种不被人体消化酶分解的多糖类物质，它能增加粪便的体积，软化粪便，从而促进肠道蠕动，预防便秘的发生。此外，膳食纤维还能为肠道内的益生菌提供营养，促进有益菌群的生长和繁殖。这些益生菌能够产生有益的代谢产物，如短链脂肪酸，进一步促进肠道健康。

植物化合物中的一些活性成分也具有调节肠道微生态的作用。它们能够抑制有害菌的生长，减少肠道炎症的发生，从而维护肠道微生态平衡。这种平衡状态对于预防肠道疾病至关重要，如肠易激综合征、炎症性肠病等。

在营养配餐中，注重摄入富含植物化合物的食物，特别是蔬菜、水果和全谷物，有助于我们获得足够的膳食纤维和其他活性成分。例如，蔬菜中的叶绿素、类胡萝卜素等具有抗氧化和抗炎作用；水果中的果胶、维生素 C 等有助于促进肠道蠕动和维护肠道黏膜健康；全谷物中的麸质、植酸等则能增加膳食纤维的摄入，促进肠道健康。

通过合理搭配这些食物，我们可以充分利用植物化合物对肠道健康的益处，维护消化系统的平衡状态。此外，保持充足的水分摄入、规律饮食和适量运动等健康生活方式也有助于促进肠道健康。

植物化合物在促进肠道健康方面发挥着重要作用，通过增加膳食纤维摄入、调节肠道微生态等多种机制，共同维护消化系统的平衡。在营养配餐中，我们应注重摄入富含这些化合物的食物，以实现肠道健康的目标。

（四）增强免疫功能，预防感染与炎症

植物化合物在增强免疫功能方面扮演着重要角色，它们通过调节免疫细胞的活性，提高身体对病原体和炎症的抵抗力，从而预防感染与炎症的发生。

一些植物化合物具有显著的抗炎作用。它们能够抑制炎症因子的产生，减少炎症反应，

从而缓解炎症相关疾病的症状。例如，姜黄素是一种常见于姜黄根部的植物化合物，它具有强大的抗炎活性，被广泛用于缓解关节炎、肠炎等慢性炎症疾病。

植物化合物还能调节免疫细胞的活性，增强免疫系统的功能。它们能够刺激免疫细胞的增殖和分化，提高免疫细胞的活性，使其更好地应对外界病原体的入侵。例如，大蒜中的大蒜素能够激活巨噬细胞，增强其吞噬和杀菌能力，从而增强免疫力。

在营养配餐中，选择富含这些有益植物化合物的食物，对于增强免疫力具有重要意义。例如，大蒜、姜、紫甘蓝等食物都含有丰富的植物化合物，它们不仅美味可口，还能为身体提供充足的营养支持。

通过合理搭配这些食物，我们可以摄入多样化的植物化合物，从而充分发挥它们在增强免疫功能方面的作用。同时，保持健康的生活方式，如规律作息、充足睡眠、适量运动等，也有助于提高身体免疫力，预防感染与炎症的发生。

（五）提供多样营养，满足身体需求

植物化合物种类繁多，每一种都具有独特的营养价值和功能。通过摄入不同种类的植物性食物，我们能够获得丰富多样的营养素，从而满足身体的多样化需求。这种营养多样化的饮食方式对于维持身体健康至关重要。

植物性食物是维生素和矿物质的重要来源。不同种类的植物含有不同种类的维生素和矿物质，如绿叶蔬菜富含叶酸和维生素 K，而坚果和种子则富含矿物质如锌和硒。通过合理搭配植物性食物，我们可以确保摄入充足的维生素和矿物质，从而维持身体的正常功能。

植物化合物具有多种生物活性，对身体健康具有多方面的益处。例如，类胡萝卜素具有抗氧化和抗炎作用，有助于预防心血管疾病和癌症；多酚类化合物则有助于降低胆固醇、调节血糖和维持血管健康。这些植物化合物在植物性食物中广泛存在，通过多样化的饮食摄入，我们可以获得这些有益化合物，促进身体健康。

植物性食物还含有丰富的膳食纤维。膳食纤维对于维持肠道健康、促进消化和降低胆固醇水平至关重要。通过摄入多样化的植物性食物，我们可以确保获得足够的膳食纤维，从而保持肠道功能的正常运作。

为了满足身体的多样化营养需求，我们应该在饮食中注重植物性食物的摄入。推荐摄入丰富的蔬菜、水果、全谷物、豆类、坚果和种子等食物。这些食物不仅富含营养素，还含有丰富的植物化合物，对于维持身体健康具有重要意义。

植物化合物提供了丰富多样的营养，满足了身体的多样化需求。通过摄入不同种类的植物性食物，我们可以获得全面的营养支持，保持身体健康。因此，在营养配餐中，我们应该注重植物性食物的多样化摄入，以充分利用植物化合物的营养价值和功能。

同步训练 4-2：

讨论如何在日常快节奏的生活中注重植物化合物的摄入，促进身体健康。

三、富含植物化合物的食物来源

富含植物化合物的食物来源广泛多样，包括蔬菜、水果、全谷物、豆类、坚果以及香料

和调味品等。通过合理搭配和多样化摄入这些食物，我们可以获得丰富的植物化合物，从而维护身体健康、预防疾病。在制定营养配餐时，我们应该注重食物的多样性，充分利用这些富含植物化合物的食物，为我们的身体提供全面的营养和健康保障。

（一）蔬　菜

蔬菜是植物化合物的重要来源，特别是那些色彩鲜艳的蔬菜，它们不仅为餐桌增添了丰富的色彩，更为我们的身体提供了宝贵的营养。这些蔬菜蕴藏着丰富的植物化合物，它们与维生素和矿物质一道，共同维护着我们的健康。

辣椒，其鲜艳的色泽背后隐藏着辣椒素这一独特的植物化合物。辣椒素不仅赋予了辣椒独特的辣味，更具有抗炎作用。适量摄入辣椒素，可以帮助我们缓解炎症和疼痛，对于关节炎、肌肉疼痛等炎症性疾病患者来说，具有一定的辅助治疗作用。

紫甘蓝，其深邃的紫色源于丰富的花青素含量。花青素是一种强大的抗氧化剂，它能够清除体内的自由基，减缓细胞衰老过程，从而有助于保持皮肤的弹性和光泽。此外，花青素还具有抗炎、抗癌等多种生物活性，对于预防心血管疾病、癌症等慢性疾病具有重要意义。

十字花科蔬菜，如西兰花、菜花等，也是植物化合物的宝库。它们含有硫苷等化合物，这些物质在人体内能够转化为具有抗癌活性的物质，对于预防癌症具有积极作用。此外，十字花科蔬菜还富含维生素 C 和膳食纤维，有助于提高免疫力、促进消化。

其他蔬菜也富含植物化合物，如绿色的菠菜富含叶绿素和类胡萝卜素，黄色的南瓜富含胡萝卜素等。这些植物化合物各具特色，共同构成了蔬菜营养价值的丰富内涵。

在日常饮食中，我们应该注重蔬菜的摄入，特别是那些色彩鲜艳的蔬菜。通过合理搭配不同种类的蔬菜，我们可以获得多样化的植物化合物，从而满足身体对营养的需求。同时，也要注意蔬菜的烹饪方式，尽量避免过度加工和高温烹饪，以保留蔬菜中的植物化合物和营养素。

蔬菜是植物化合物的重要来源，它们不仅美味可口，而且营养丰富。通过摄入多样化的蔬菜，我们可以获得丰富的植物化合物和其他营养素，从而维护身体的健康和平衡。

（二）水　果

水果不仅美味可口，而且富含多种植物化合物，为我们提供了丰富的营养价值和健康效益。不同种类的水果含有不同类型的植物化合物，这使每种水果都具有独特的保健功能。

蓝莓和草莓等浆果类水果是植物化合物含量的佼佼者。它们富含多酚类物质，这些化合物具有强大的抗氧化作用，能够清除体内的自由基，减缓细胞衰老过程。此外，多酚类物质还有助于改善心血管健康，降低血压和胆固醇水平，减少心血管疾病的风险。同时，这些浆果类水果中的植物化合物还能提高记忆力，改善大脑功能，对于预防老年痴呆等神经系统疾病具有积极作用。

柑橘类水果如橙子、柚子等也是植物化合物的良好来源。它们含有丰富的维生素 C 和萜类化合物，这些物质有助于增强免疫力，提高身体对病原体的抵抗力。同时，维生素 C 还能促进胶原蛋白的合成，保持皮肤的弹性和光泽。此外，柑橘类水果中的植物化合物还具有抗炎、抗癌等作用，有助于预防多种慢性疾病。

石榴和葡萄等水果同样含有独特的植物化合物。石榴中的鞣花酸具有抗氧化、抗炎、抗癌等多种生物活性，能够保护细胞免受损伤，预防心血管疾病和癌症的发生。而葡萄中的白藜芦醇则是一种天然的抗氧化剂，能够改善心血管健康，降低血压和血糖水平，对于预防糖尿病和心血管疾病具有显著效果。

在日常饮食中，我们应该注重水果的摄入，多样化地选择不同种类的水果。通过摄入这些富含植物化合物的水果，我们可以获得丰富的营养素和健康效益，维护身体的健康和平衡。同时，也要注意水果的摄入量，避免过量摄入糖分导致热量过剩。

水果是植物化合物的天然宝库，它们为我们提供了丰富的营养价值和健康效益。通过合理摄入不同种类的水果，我们可以充分利用这些植物化合物的优势，促进身体健康和预防疾病。

（三）全谷物

全谷物是植物化合物的重要来源，相较于精制谷物，全谷物保留了麸皮和胚芽，因此含有更为丰富的植物化合物。这些化合物不仅赋予了全谷物独特的口感和风味，更为我们的健康带来了多重益处。

全谷物中的膳食纤维是其最为突出的营养特点。膳食纤维在肠道内能够吸水膨胀，增加粪便体积，促进肠道蠕动，从而有助于维持肠道健康、预防便秘等肠道问题。此外，膳食纤维还能与肠道内的胆固醇结合，促进其排出体外，有助于降低血液中的胆固醇水平，维护心血管健康。

除了膳食纤维外，全谷物还含有酚酸等多种植物化合物。这些化合物具有抗氧化、抗炎等作用，能够保护细胞免受损伤，预防慢性疾病的发生。同时，酚酸等化合物还能改善血糖控制，降低血糖水平，对于预防糖尿病等代谢性疾病具有重要意义。

在我们的日常饮食中，常见的全谷物食品包括燕麦、糙米、全麦面包等。这些食品不仅营养丰富，而且口感独特，能够为我们提供多样化的饮食选择。通过适量摄入这些全谷物食品，我们可以获得丰富的植物化合物和其他营养素，从而维护身体的健康和平衡。

需要注意的是，全谷物虽然营养丰富，但并非所有人都适合大量摄入。对于某些人来说，如胃肠道功能较弱或存在某些疾病的人群，可能需要适量减少全谷物的摄入量或选择更易消化的全谷物食品。因此，在摄入全谷物时，我们需要根据自己的身体状况和饮食需求进行合理搭配和调整。

全谷物是植物化合物的丰富来源，具有多重健康效益。通过适量摄入全谷物食品，我们可以充分利用这些植物化合物的优势，促进身体健康和预防疾病。同时，也要注意根据自身情况进行合理搭配和调整，以确保饮食的均衡和营养的全面。

（四）豆　类

豆类食品同样富含植物化合物。黄豆、黑豆、红豆等，一直以来都是人们餐桌上的重要营养来源。豆类不仅富含蛋白质和纤维，还含有异黄酮、皂苷等化合物。这些化合物具有降低胆固醇、改善心血管功能、预防癌症等作用。豆类食品可以多样化地出现在我们的餐桌上，如豆腐、豆浆、炖煮豆类等，既美味又营养。

异黄酮是豆类中一类重要的植物化合物，尤其在黄豆中含量丰富。异黄酮具有多种生物活性，能够降低胆固醇水平，改善心血管功能，预防心血管疾病的发生。此外，异黄酮还具有抗氧化和抗炎作用，能够保护细胞免受损伤，预防癌症等慢性疾病。

除了异黄酮，豆类中还含有皂苷等化合物。皂苷具有降低胆固醇、调节血糖、增强免疫力等多种功能，对于维护人体健康具有重要意义。这些化合物共同作用，使得豆类成为预防慢性疾病的重要食物来源。同时，豆类食品还具有低脂肪、低热量等优点，适合各个年龄段的人群食用。

在日常饮食中，豆类食品常以多种形式出现在我们的餐桌上。豆腐、豆浆是常见的豆类制品，它们不仅口感细腻，而且易于消化吸收。此外，炖煮豆类也是一种营养丰富的烹饪方式，如红豆汤、黑豆炖肉等，既美味又营养。

豆类是植物化合物的宝藏，它们以营养多面手的身份，为我们的健康保驾护航。在日常饮食中，我们应该注重豆类食品的摄入，享受它们带来的美味与健康。

（五）坚　果

坚果类食品如核桃、杏仁、腰果等，不仅以其独特的口感和风味受到人们的喜爱，更是营养与植物化合物的丰富来源。这些坚果不仅富含健康脂肪和蛋白质，还含有多种植物化合物，为身体提供全面的营养支持。

核桃是坚果中的佼佼者，其含有的 ω-3 脂肪酸对心脑血管健康尤为有益。ω-3 脂肪酸能够降低血液中的甘油三酯水平，减少血小板凝聚，从而预防心脑血管疾病的发生。此外，核桃中的多酚类物质也具有抗氧化和抗炎作用，能够保护细胞免受损伤，维护身体的健康状态。

杏仁是另一种营养丰富的坚果，富含维生素 E 和植物固醇。维生素 E 是一种强效的抗氧化剂，能够清除体内的自由基，减缓细胞衰老过程。而植物固醇则能够与肠道内的胆固醇竞争吸收，降低胆固醇水平，从而预防心血管疾病。

腰果同样是一种营养丰富的坚果，含有丰富的蛋白质、脂肪和矿物质。它的脂肪含量适中，且多为不饱和脂肪酸，有助于维持心血管健康。此外，腰果中的植物化合物也具有一定的抗炎和抗氧化作用，对身体健康有益。

适量食用坚果可以作为健康的零食选择，不仅可以满足口腹之欲，还能为身体提供丰富的营养和植物化合物。但需要注意的是，坚果虽然营养丰富，但热量也相对较高，因此食用时应适量控制。建议每天食用一小把坚果，即可满足身体对营养的需求。

坚果是营养与植物化合物的丰富来源，适量食用可以为身体提供全面的营养支持。我们应该在日常饮食中注重坚果的摄入，享受它们带来的美味与健康。

（六）其　他

一些常见的香料和调味品同样是植物化合物的优质来源。这些小小的食材不仅能为食物增添独特的风味，更蕴含了丰富的植物化合物，为我们的健康带来诸多益处。

姜，这一古老而常见的调味品，富含姜黄素等植物化合物。姜黄素具有出色的抗炎和抗氧化作用，对于缓解关节炎、炎症性肠病等炎症性疾病的症状有着积极的效果。在烹饪中，无论是炖汤、炒菜还是制作甜品，姜都能为食物增添一抹独特的辛辣与香气，让人回味无穷。

蒜，同样是我们厨房中不可或缺的调味品。它含有大蒜素等植物化合物，这些化合物具有抗菌、降血压等多种生物活性。食用大蒜不仅有助于提高免疫力，预防感冒等感染性疾病，还能在一定程度上降低血压，维护心血管健康。在烹饪中，蒜的加入往往能为菜肴增添浓郁的风味，使其更加美味可口。

辣椒，这一让许多人又爱又恨的调味品，同样富含植物化合物。辣椒中的辣椒素不仅赋予了其独特的辣味，还具有抗炎、镇痛等作用。适量食用辣椒可以促进血液循环，缓解寒冷带来的不适，同时对于关节炎等疼痛性疾病也有一定的缓解作用。当然，在食用辣椒时，我们也应注意适量，以免过量摄入辣椒素导致胃肠道不适。

香料和调味品不仅是烹饪中的点睛之笔，更是植物化合物的良好来源。通过合理搭配这些食材，我们不仅可以为食物增添风味，还能获得丰富的植物化合物，维护身体的健康和平衡。当然，在享受美食的同时，我们也应注意适量摄入，保持饮食的均衡和多样性。

第三节　营养配餐中植物化合物的应用

在营养配餐中，植物化合物的应用策略不仅仅是为了满足味蕾的享受，更重要的是实现营养的全面与均衡，维护身体的健康。

一、植物化合物在营养配餐中应科学、合理地应用

（一）植物化合物的多样性与复杂性

植物化合物种类繁多，每种植物化合物都具有独特的生物活性与功能。因此，在营养配餐中，我们应尽可能选择不同种类的食物，以确保摄入的植物化合物种类丰富多样。例如，在蔬菜的选择上，我们可以同时摄入深绿色的菠菜、富含花青素的紫甘蓝，以及富含硫化合物的洋葱和大蒜等，从而获取到多种植物化合物的营养。

（二）植物化合物的协同作用

许多植物化合物在与其他营养素或植物化合物共同作用下，其生物活性会得到增强。因此，在营养配餐中，我们可以利用这种协同作用，将不同种类的食物进行合理搭配，以提高植物化合物的利用率和效果。例如，将富含维生素 C 的柑橘类水果与富含铁质的菠菜一同食用，可以促进铁的吸收；将富含抗氧化剂的绿茶与富含油脂的坚果一同食用，可以提高抗氧化剂的效果。

（三）植物化合物的摄入量

虽然植物化合物对人体健康有益，但并非越多越好。过量摄入某些植物化合物可能导致不良反应或副作用。因此，在营养配餐中，我们需要根据个人需求、身体状况以及营养学建议，合理控制植物化合物的摄入量。这需要我们充分了解各种植物化合物的适宜摄入量范围，

并在配餐过程中进行精确计算与调整。

（四）植物化合物的来源与质量

不同来源的植物化合物可能存在差异，其生物活性与功能也可能有所不同。因此，在营养配餐中，我们应选择新鲜、无污染、营养丰富的食材，以确保摄入的植物化合物具有高质量。此外，对于某些特殊人群（如孕妇、儿童、老年人等），还需要特别注意植物化合物的安全性与适宜性。

（五）个体差异与营养需求

每个人的身体状况、年龄、性别、口味偏好以及营养需求都有所不同。因此，在营养配餐中应用植物化合物时，我们需要根据个体差异进行个性化调整。这需要我们充分了解个体的营养需求与偏好，并结合植物化合物的特点与功能，制定符合个体需求的营养配餐方案。

二、典型食谱分析

案例一：地中海风格营养配餐

早餐：全麦面包片配橄榄油与新鲜番茄切片，一杯蓝莓酸奶。

午餐：烤鸡胸肉搭配橄榄油浸的蔬菜沙拉（包含菠菜、紫甘蓝、胡萝卜、洋葱等），以及一份糙米。

晚餐：烤鱼搭配烤南瓜、甜椒和橄榄，佐以柠檬汁调味，再加上一份绿豆汤。

分析：这个食谱充分体现了地中海饮食的特色，注重全谷物、蔬菜、水果、豆类、坚果以及健康脂肪的摄入。全麦面包、糙米提供丰富的膳食纤维；蔬菜沙拉和烤南瓜、甜椒提供了多种维生素、矿物质以及抗氧化物质；蓝莓酸奶则是优质蛋白质和抗氧化物质的良好来源。整体而言，这份食谱富含多种植物化合物，有助于维持心血管健康、降低慢性病风险。

案例二：亚洲风味营养配餐

早餐：燕麦粥搭配杏仁片和蓝莓，一杯绿茶。

午餐：蒸米饭搭配红烧豆腐和绿叶蔬菜（如芥蓝、菜心等），再加上一份海带汤。

晚餐：炒面搭配豆芽、胡萝卜、木耳和花生碎，佐以一份红枣枸杞羹。

分析：这个食谱融合了亚洲饮食的精髓，强调食物的色香味俱佳和营养均衡。燕麦粥和蒸米饭提供稳定的能量来源；豆腐和绿叶蔬菜是优质蛋白质和多种植物化合物的来源；海带、木耳等海产品则富含碘、钙等矿物质；绿茶、红枣、枸杞等则具有抗氧化和滋补作用。整份食谱不仅营养丰富，而且口味独特，有助于提升食欲和满足感。

效果评估：

通过实际应用上述两个典型食谱，我们可以观察到它们在改善健康方面的实际效果。首先，这些食谱富含的膳食纤维有助于改善肠道健康，促进消化和排便。其次，多种植物化合物的摄入能够增强抗氧化能力，减少自由基对身体的损害，从而有助于延缓衰老和预防慢性病。此外，这些食谱中的健康脂肪和优质蛋白质有助于维持正常的生理功能，提高身体的抵抗力。

食谱的效果评估还需要考虑个体差异、摄入量以及长期坚持等因素。每个人的身体状况和营养需求不同，因此需要根据个人情况调整食谱。同时，适量摄入是关键，过量摄入任何食物都可能对健康产生负面影响。最后，长期坚持健康饮食才能取得最佳效果，短期的饮食改变可能无法产生显著的健康改善。

通过典型食谱的分析和效果评估，我们可以看到富含植物化合物的营养配餐在改善健康方面具有积极作用。在实际应用中，我们应根据个人需求和偏好选择合适的食谱，并长期坚持健康饮食，以达到最佳的健康效果。

三、植物化合物存在的问题

植物化合物的种类繁多，每种植物化合物的功能和作用机制都不尽相同，这增加了对其了解和应用的难度。科学界对于植物化合物的功效尚未完全揭示，因此在实际应用中难以准确评估其对人体健康的影响。

植物化合物的含量和活性往往受到食材种植、加工、储存和烹饪方式等多种因素的影响。不同品种、产地和季节的食材中植物化合物的含量可能存在差异，而烹饪过程中的高温、氧化等因素可能导致植物化合物的损失或活性降低。因此，如何在营养配餐中保持植物化合物的有效性和稳定性是一个需要解决的问题。

每个人的营养需求和健康状况不同，因此植物化合物的摄入量和种类应根据个体情况进行调整。然而，目前对于不同人群的植物化合物推荐摄入量尚缺乏明确的标准，这给营养配餐的制定带来了一定的困难。

四、植物化合物广阔的发展前景

营养配餐将更加注重植物化合物的种类和摄入量的个性化调整。通过基因检测、营养评估和健康状况分析等手段，可以了解个体的营养需求和植物化合物代谢特点，从而为其制定个性化的营养配餐方案。这将有助于提高植物化合物在营养配餐中的针对性和有效性。

植物化合物在功能性食品、保健品等领域的应用也将得到拓展。通过开发富含特定植物化合物的食品或添加剂，可以满足不同人群对健康的需求，推动健康产业的持续发展。

随着科技的不断进步和人们对健康的日益关注，植物化合物在营养配餐中的应用前景十分广阔。我们期待未来能够有更多的研究和探索，为人们的健康饮食提供更多科学、合理的建议。

巩固训练

一、名词解释

1. 植物化合物；2. 多酚类化合物；3. 黄酮类化合物；4. 抗氧化作用；5. 抗炎作用；6. 抗肿瘤作用；7. 植物甾醇；8. 类胡萝卜素；9. 异硫氰酸盐。

二、填空题

1. 植物化合物种类繁多，结构各异，具有多种（　　）活性，对人体健康产生深远影响。

2. 植物化合物在营养学中的重要性不言而喻，它们不仅为人体提供丰富的营养物质，还具有（　　）、（　　）、（　　）等多种生物活性。

3. 多酚类化合物能够清除体内的（　　），减少氧化应激反应，从而预防心血管疾病和癌症的发生。

4. 黄酮类化合物具有降低血压、改善（　　）的效果，对心血管疾病患者具有显著的益处。

5. 叶黄素主要存在于（　　）蔬菜中，对保护眼睛免受光损伤有积极作用。

6. 类胡萝卜素主要赋予食物（　　）的色彩，并具有抗氧化、抗炎、抗肿瘤等多种生物活性。

7. 植物甾醇具有降低（　　）、改善血脂代谢的作用，对预防心血管疾病具有重要意义。

8. 通过合理摄入富含植物化合物的食物，可以充分利用这些化合物的生物活性，改善身体健康，预防（　　）的发生。

9. 营养配餐中注重植物化合物的摄入，有助于满足人体对（　　）的需求。

10. 植物化合物在营养配餐中的作用不容忽视，它们以多种方式影响我们的健康，不仅为身体提供必要的营养，还在预防疾病、维护（　　）状态方面发挥着重要作用。

三、单项选择题

1. 下列不属于植物化合物的是（　　）。

A. 多酚类化合物　　B. 蛋白质　　C. 黄酮类化合物　　D. 叶黄素

2. 下列哪项不是植物化合物的主要功能？（　　）

A. 抗氧化　　B. 抗炎　　C. 促进脂肪吸收　　D. 抗肿瘤

3. 下列具有抗氧化能力的植物化合物是（　　）。

A. 黄酮类　　B. 脂肪　　C. 蛋白质　　D. 糖类

4. 类胡萝卜素主要存在于哪些食物中？（　　）

A. 谷物　　B. 蔬菜　　C. 水果　　D. 肉类

5. 下列哪项不是植物化合物在营养配餐中的作用？（　　）

A. 提供必要的营养　　B. 维护细胞健康

C. 增加脂肪摄入　　D. 促进肠道健康

6. 植物甾醇主要存在于下列哪类食物中？（　　）

A. 植物油脂　　B. 肉类　　C. 奶制品　　D. 谷物

7. 具有降低胆固醇作用的化合物是（　　）。

A. 多酚类　　B. 植物甾醇　　C. 糖类　　D. 蛋白质

8. 下列哪项不是植物化合物对健康的益处？（　　）

A. 预防心血管疾病　　B. 降低血糖

C. 增加体重　　D. 抗癌

9. 在营养配餐中，应注重摄入哪些食物以获取植物化合物？（　　）

A. 肉类　　B. 蔬菜　　C. 糖果　　D. 油炸食品

10. 异硫氰酸盐主要存在于下列哪种蔬菜中？（　　）

A. 胡萝卜　　B. 白菜　　C. 菠菜　　D. 番茄

四、简答题

1. 请简述植物化合物在营养配餐中的重要性。

2. 请列举至少三种富含植物化合物的食物，并简述其营养价值。

3. 浅谈如何通过饮食调整，增加植物化合物的摄入。

五、综合题

请结合所学知识和实际情况，设计一个包含丰富植物化合物的营养配餐方案，并说明其营养价值和健康益处。

【本章参考文献】

[1] 陈燕，张国文. 植物化合物在营养配餐中的应用研究[J]. 食品研究与开发，2022，43（10）：225-230.

[2] 李晓娜. 植物化合物对人体健康的益处及其在营养配餐中的应用[D]. 哈尔滨：哈尔滨医科大学，2021.

[3] 王琳，刘晓丽. 植物化合物在预防慢性疾病中的作用及营养配餐建议[J]. 营养学报，2020，42（5）：476-482.

[4] 张明，孙晓丽. 植物化合物与人体健康关系的研究进展[J]. 中国食物与营养，2019，25（8）：62-66.

[5] 赵静，李晓红. 蔬菜中的植物化合物及其营养价值[J]. 食品科技，2018，43（4）：78-82.

[6] 中国营养学会. 中国营养科学全书[M]. 北京：人民卫生出版社，2017.

第五章　膳食卫生安全与预防

知识目标

掌握食源性疾病的基本概念、分类及其特征，了解食源性疾病的病原物种类及其来源。理解食品污染的定义、分类及其污染途径，熟悉生物性、化学性和物理性污染对食品安全的影响。熟知食源性疾病暴发的因素，包括食品处理不当、生产加工不当、保存不当以及摄入不当等方面。了解预防食源性疾病和食品污染的措施，包括食品采购、贮藏、加工、销售等环节的卫生要求。

能力目标

能够识别和分析食品中可能存在的安全隐患，具备初步的食品安全风险评估能力。掌握预防和控制食源性疾病及食品污染的有效措施，能够在实际生活中应用所学知识，提高个人和家庭的食品安全水平。能够理解并执行食品安全相关法律法规和标准，具备一定的食品安全监管和检查能力。能够进行食品污染案例的分析，提出针对性的预防措施，提升解决实际问题的能力。

思政与素质目标

通过学习食品安全知识，培养社会责任感，增强维护公共安全的意识。树立科学饮食观念，培养健康饮食习惯，提高个人健康素养。培养团队合作精神和协作能力，能够在团队中共同解决食品安全问题。弘扬诚信精神，遵守职业道德，确保食品安全工作的公正性和准确性。通过学习本章内容，学生不仅能够掌握食品安全的基本知识和能力，还能够提升个人素质和社会责任感，为构建安全、健康的食品环境贡献力量。

引例：食品安全，关乎每一个人的健康与生命

在我们的日常生活中，食品是我们获取能量和各种营养素的主要来源，然而，食源性疾病和食品污染却时常威胁着我们的健康。

某社区举办了一场盛大的聚餐活动，参与人数众多，大家都沉浸在欢乐的氛围中。然而，就在聚餐后不久，一些人开始出现了呕吐、腹泻等症状，甚至有人因此入院治疗。经过调查，原来是因为聚餐中的某些食品被污染，导致了食源性疾病的暴发。

这样的案例并非个例。在我们生活的环境中，食品污染和食源性疾病的风险无处不在。从农田到餐桌，每一个环节都可能成为食品污染的源头。比如，在种植或养殖过程中，动植物可能吸收土壤、水源中的有毒有害物质，进而富集在食品中；在加工、运输、贮藏等环节中，食品可能受到细菌、病毒等微生物的污染，或者接触到化学农药、添加剂等有害化学物质。

食源性疾病和食品污染给人们的健康带来了极大的威胁。它们不仅会导致身体的不适和疾病的暴发，还可能对人们的生命造成威胁。因此，我们必须高度重视食品安全问题，采取有效的措施来预防和减少食品污染和食源性疾病的发生。

第一节　食源性疾病

食源性疾病是指通过摄食而进入体内的有毒有害物质（包括生物性病原体）等致病因子所造成的疾病。食源性疾病一般分为感染性和中毒性两种，包括常见的食物中毒、肠道传染病、人畜共患传染病、寄生虫病以及化学性有毒有害物质所引起的疾病等。食源性疾病的发病率位居各类疾病总发病率的前列，是当前世界上最突出的卫生问题。

小知识 5-1：

食源性疾病，是指通过摄食而进入人体内的各种致病因子所引起的、通常具有感染性质或中毒性质的一类疾病。这些致病因子，既可能是细菌、病毒、寄生虫等生物性病原物，也可能是化学性污染物质或动植物天然毒素。食源性疾病的暴发往往具有突然性、集体性等特征，对公共卫生安全构成严重威胁。

近年来，随着全球化和食品贸易的不断发展，食源性疾病的威胁也日益加剧。各国政府和国际组织纷纷加强了对食品安全和食源性疾病的监管和研究，旨在降低其发病率和危害程度。

一、病原物

可造成食源性疾病的病原物种类繁多，一般将其按照来源进行以下分类：

1. 生物性病原物

（1）细菌及其毒素，如沙门菌属、炭疽杆菌、副溶血性弧菌、大肠埃希菌属等。

（2）病毒，如甲型肝炎病毒、轮状病毒、柯萨奇病毒等。

（3）真菌，如镰刀菌属（谷禾镰刀菌）、曲霉菌属等。

（4）寄生虫及其卵，如蛔虫、绦虫、旋毛虫等及其卵污染的食物等。

2. 动植物天然毒素

动植物天然毒素是指动植物本身具有的或在运输储藏过程中产生的毒素，如河豚毒素、雪卡毒素、石房蛤毒素、苦杏仁苷、氰苷类、毒棉酚、皂素、类秋水仙碱、组胺、龙葵素、亚硝酸盐等。

3. 化学性病原物

（1）农药、农药残留量较高的蔬菜水果等。

（2）未按规定使用的食品添加剂、生产及包装所使用的容器及材料中所产生的有害化学物质。

（3）因不当的生产加工所产生的有害化学物质，如一些油脂聚合物类、多环芳烃类、亚硝酸盐类等。

二、引起食源性疾病暴发的因素

导致食源性疾病暴发的主要因素是食品处理不当，从而使食品原料被污染，或使已含有致病因子的食品内的致病菌达到最低摄入致病量。

（1）食品原料在加工、运输、贮藏等环节被污染：如污水污染、加工设备未充分清洗杀菌造成的污染、食品包装破损造成的污染、加工等过程中被感染携带者污染等。

（2）生产加工不当引起的污染：如食品在加工中的热处理强度不够，未能消灭致病菌；剩饭、剩菜、熟食等二次加热强度不够；不遵守相关规定随意添加食品添加剂；误添加使用有毒有害物质；腌制时食盐等添加量不足或腌制时间不足等。

（3）保存不当：如将食物保存放置在有利于病菌繁殖的条件下（适宜的温、湿度）、生熟食不分开存放、食品制作后供应时间太长等。

（4）摄入不当：摄入已腐败变质的食品，某类食品的过量摄入引发不适，摄入生食、半生食或已被污染的食品等。

案例 5-1：某大学食堂食源性疾病暴发事件

某知名大学曾发生一起食源性疾病暴发事件。据报道，该校食堂供应的某种食品受到了某种细菌污染，导致多名学生出现腹泻、呕吐等症状。事件发生后，学校立即启动了应急预案，暂停了相关食品的供应，并对食堂进行了全面检查和消毒。同时，学校还积极与卫生部门合作，对受影响的学生进行了及时救治和跟踪观察。

经过调查，卫生部门发现该事件是由于食堂在食品加工过程中未能严格遵守卫生规范，导致食品受到了细菌污染。此次事件不仅给学生的身体健康带来了威胁，也对学校的声誉和形象造成了严重影响。

案例 5-2：化学污染导致的食源性疾病

在某地区，一起因化学污染导致的食源性疾病事件引起了广泛关注。据报道，当地一家食品加工厂在加工过程中使用了不符合国家标准的食品添加剂，导致生产出的食品中含有超标的有害化学物质。这些食品在市场上流通后，多名消费者食用后出现了恶心、呕吐、头晕等症状。

事件发生后，当地政府立即启动了食品安全应急机制，对该食品加工厂进行了查封，并对市场上的相关食品进行了紧急召回。同时，卫生部门也对受影响的消费者进行了及时的救治和调查。

经调查，该事件是由于食品加工厂为了追求利润，使用了不符合标准的食品添加剂，导致食品中的有害化学物质超标。此次事件再次提醒我们，食品安全问题不容忽视，必须加强对食品生产和流通环节的监管。

三、食源性疾病的特征

（1）食物传播：都是以饮食为载体引发的疾病。

（2）暴发性：食源性疾病发病潜伏期较短，发病人数少则几人，多则成百上千人，呈暴发式发病。

（3）散发性：一些食物中毒，如化学性食物中毒、毒蕈食物中毒等中毒事件可在任何时间和任何地点发生，各病例间无明显联系，呈散发性发病。

（4）地区性：指某些食源性疾病常发生于某一地区或某一人群。如肉毒杆菌中毒多见于新疆地区，副溶血性弧菌食物中毒主要发生在沿海地区等。

（5）季节性：如动植物性食物引发的食品中毒，在某个相应的采收或收获季节的发病率明显升高。

（6）相似性：因同一因素引发的食品中毒的中毒症状相似。

（7）食源性疾病无传染性。

四、疾病分类

（1）按致病因子，食源性疾病可分为：细菌性、病毒感染、寄生虫感染、化学性中毒、真菌毒素中毒、动物性毒素中毒及植物性毒素中毒。

（2）按发病机制分类：食源性感染和食源性中毒。

五、预防措施

（1）严格把控，明确食品等采购标准。不采购使用腐败变质、霉变生虫及存在其他感官性状异常的食品原料，禁止采购“三无”食品及无正规检疫证明的畜禽肉类等。

（2）合理贮藏，防止加工过程中的污染。将食品及原料保存在适宜的温度、湿度下，注意防控微生物、老鼠、病虫等的污染，注意储存时间不宜过长。食品加工从业人员应具有健康证明，无任何传染性疾病。直接接触食品的人员，若有皮肤溃破、外伤、感染、腹泻症状等应及时休息。

（3）食品及加工器具分类保存、合理加工。生食、熟食与半熟食的加工器材与原料应该分类存放，避免交叉感染。加工熟食食品必须做到加热熟透，需要熟制加工的大块食品，其中心温度应不低于 70 ℃。

思政小课堂 5-1：

食源性疾病不仅仅是一个医学问题，更是一个关乎公共安全、社会稳定和民生福祉的重大问题。作为社会的一员，我们每个人都应该认识到食品安全的重要性，积极参与到食品安全监管和防控工作中来。

提高食品安全意识，了解食品安全知识，掌握正确的食品选择和食用方法。在购买食品时，要注意查看食品标签和保质期等信息，避免购买过期或不合格的食品。同时，在食用过程中要注意个人卫生和餐具消毒等细节问题，防止食品受到污染。

积极支持和参与食品安全监管工作。政府和相关部门应该加强食品安全监管力度，加大对违法行为的打击力度，确保食品市场的安全稳定。同时，我们也要积极举报食品安全违法行为，为食品安全监管工作提供有力支持。

加强食品安全教育和宣传工作。通过举办食品安全知识讲座、开展食品安全宣传活动等方式，提高公众的食品安全意识和自我保护能力。只有全社会共同努力，才能有效预防和减少食源性疾病的发生，保障人民群众的身体健康和生命安全。

同步训练 5-1：

阅读以下新闻稿件，回答问题：近日，某市一所中学发生了一起食源性疾病暴发事件，多名学生出现腹泻、呕吐等症状。经调查发现，事件起因是食堂供应的午餐中某种蔬菜受到了细菌污染。学校立即采取措施，暂停食堂运营，对所有学生进行健康检查，并配合卫生部门对受影响的学生进行了及时的救治。卫生部门也介入调查，对食堂卫生状况进行了全面检查。

1. 请根据上述案例，分析导致食源性疾病暴发的原因。
2. 请结合实际情况，提出预防类似食品安全事件再次发生的措施。

第二节　食品污染及其预防

食品是人体能量和各种营养素的供应者，关乎着人类的生命与健康。食品被污染，在某种意义上就意味着人体健康受到伤害。食品污染（Food Contamination）是指人们的各种饮食，在种植或养殖、生产加工、运输、贮藏、销售、烹调等过程中，被不利于人体健康的有毒有害物质或病菌等污染。食品被污染的途径主要有两条：一是通过有毒有害物质在动植物生产过程中的富集作用；二是食物在生产、运输、储存等环节中被有毒有害物质所污染。

按污染物的性质，食品污染可分为三类，即生物性污染、化学性污染和物理性污染。食品污染防治需要从食品由种植养殖到餐桌中的各个环节共同努力。

一、生物性污染及其防治

一定条件下，微生物的各种生命活动会导致食品发生腐败变质，失去食用价值并产生有害物质。

（一）食品腐败变质的原因

1. 食品本身作用

植物自身的呼吸作用以及动植物中蕴含的各种酶，在一定条件下都会引起食品组织及成分发生改变，导致腐败变质的发生。不同动植物体内酶的种类及数量、呼吸作用的强度以及组织成分的不同，都会影响分解速率。

2. 环境影响

合适的环境可催化食品内化学反应的发生，加快食品等腐败变质，如紫外线和空气中的氧能加速食品的氧化分解作用，尤其是对油脂的作用最为显著。

3. 微生物的作用

微生物的生命活动是食品腐败变质的主要因素。

（二）食品腐败变质的化学过程与鉴定指标

食品的腐败过程即食品内蛋白质、脂肪、碳水化合物等的分解过程，伴随着食品感官、结构和组分的改变，可以通过此来了解、鉴定食品腐败的程度。

1. 蛋白质的分解

食品腐败变质过程中，在微生物及各种酶的作用下，蛋白质会先分解为氨基酸，氨基酸再经分解，形成多种腐败产物。分解过程也会伴随着感官指标、物理指标、化学指标以及微生物指标的改变。

首先在感官方面，氨基酸分解产生的各种腐败产物一般都具有特殊气味，蛋白质的分解也会导致食品的硬度、弹性、色泽和外形发生特定的变化；腐败过程中，蛋白质会由大分子物质分解为众多的小分子物质，这会使食品浸出物量、浸出液电导度、折光率、冰点等物理指标发生变化；通过检测食品挥发性碱基总氮、二甲胺、三甲胺、K 值等化学指标以及细菌总数、大肠菌群值等微生物学指标，能够反映蛋白质的腐败程度。

2. 脂肪的酸败

脂肪的酸败，即中性脂肪分解为甘油和脂肪酸，脂肪酸进一步形成酮和酮酸；或是多不饱和脂肪酸形成过氧化物，进一步分解为醛和酮酸的过程。这些产物都有特殊的“哈喇味”。

过氧化值和酸价是评判脂肪酸败的常用指标。脂肪分解时，会出现过氧化值上升，然后分解生成的各种脂酸，会导致油脂的酸价也增高。另外，还可以通过检测脂肪的固有碘价、凝固点、比重、折光系数、皂化价等判定脂肪是否发生了酸败。

3. 碳水化合物的分解

食品中的碳水化合物在细菌、霉菌和酵母的作用下也会发酵或酵解，生成双糖、单糖、醇、羧酸、醛、酮、二氧化碳和水等。这一过程会导致食品的酸度升高，并带有甜味、醇类气味等。

（三）食品腐败变质的卫生学意义

1. 感官性状发生改变

产生刺激气味、异常颜色、组织溃烂、黏液污染等。

2. 食品成分分解

蛋白质、脂肪、碳水化合物、维生素、无机盐等被大量破坏和流失，营养价值严重降低。

3. 微生物污染

菌相变复杂、菌量增多，各种致病菌和产毒霉菌存在的机会增加。

4. 不良反应与中毒

腐败产生的组胺等有毒有害成分以及致病菌、毒菌及其代谢产物都会对人体造成不良影响，导致食品中毒的发生。

（四）食品腐败变质的控制措施

1. 低温保存

低温环境下，微生物的生命活动、酶的活性以及化学反应速率都会受到不同程度的抑制，可以有效延缓食品腐败的发生，延长食品的保藏期限。一般情况下，肉类制品在 0 ~ 4 ℃环境下可以保存 3 ~ 7 d，-10 ℃以下可以保存数月。不同食品在低温下的保存期限也不同。

2. 高温灭菌

高温可有效杀灭食品中绝大部分微生物，灭活酶类。高温灭菌后再迅速进行冷却、密封包装处理，防止微生物再次侵染，可有效控制食品腐败变质，延长食品的保存时间。高温灭菌按加热温度的不同，主要分为高温灭菌法和巴氏消毒法两类。高温灭菌法的灭菌温度要保持在 100 ℃以上，一般在 110 ~ 120 ℃，持续 30 min 左右，目的在于杀灭微生物，灭活酶类，获得接近无菌的食品。巴氏消毒法的温度较低，在 60 ~ 65 ℃左右加热 30 min 或在 80 ~ 90 ℃下加热 30 s 或 1 min，可杀灭一般致病性微生物。

3. 脱水与干燥

微生物的繁殖和各类反应的发生都需要水分的支持，因此降低食品中水分含量也可以达到防止食品腐败变质的目的。要通过控制水分来防腐，需要将食品中的水分含量降至一定限度以下，如控制细菌需食品水分含量在 10%以下，酵母为 20%以下。

4. 提高渗透压

高渗环境下，微生物等菌体会发生脱水收缩而死亡，进而达到防腐的目的。一般食盐浓度达到 8% ~ 10%时，可使大部分微生物停止繁殖，浓度达到 15% ~ 20%可杀灭微生物；糖液浓度超过 60%，可抑制微生物繁殖。

5. 提高氢离子浓度

提高酸度（低 pH 值，一般在 4.5 以下）也可用来抑制细菌、微生物等的生命活动，故可利用提高氢离子浓度的办法进行防腐。

6. 添加化学防腐剂

防腐剂可抑制或杀灭食品中引起腐败变质的微生物。但一些化学防腐剂或防腐剂添加过量会对人体产生不利的影响，因此防腐剂的添加使用应严格遵守相关的法律法规。食品中常用的防腐剂有苯甲酸及其钠盐、山梨酸及其钠盐、亚硫酸及其盐类、对羟基苯甲酸酯类等。

7. 辐　照

食品辐照是利用 ^{60}Co、^{137}Cs 产生的 γ 射线及电子加速器产生的电子束作用于食品，进行灭菌、杀虫、抑制发芽，从而达到食品保鲜并延长食品的保存期限。

二、细菌性污染及其防治

（一）常见细菌性污染的菌属及其危害

1. 致病菌

致病菌对食品的污染有两种情况：第一种是动物生前感染，如奶、肉在禽畜生前即潜存着致病菌，主要有引起食物中毒的沙门菌属和能引起人畜共患病的结核杆菌、布鲁杆菌属、炭疽杆菌等。第二种是外界污染，即食品在加工、运输等过程中被环境中的致病菌污染，主要有痢疾杆菌、副溶血性弧菌、致病性大肠杆菌等。

2. 条件致病菌

条件致病菌是指通常情况下不致病，但在一定特殊条件下才有致病力的细菌，如葡萄球菌、链球菌、变形杆菌等。

3. 非致病菌

食物中的细菌绝大部分都是非致病菌，这些病菌不会直接引起疾病，但有可能会导致食品腐败变质。能引起食品腐败变质的细菌为腐败菌，是非致病菌中最多的一类。

（二）细菌性污染防治要点

（1）加强食品安全的宣传教育，保持食品生产、储存、销售等食用前各个环节清洁卫生，防止细菌污染。

（2）合理储藏食品，抑制细菌生长繁殖。

（3）采用合理的烹调方法，彻底杀灭细菌。

（4）建立细菌学监测。

（三）食品细菌污染指标及其卫生学意义

菌落总数和大肠菌群是评价食品卫生质量的细菌污染的常用指标。

1. 菌落总数

菌落总数是指被检测样品单位质量（g）、单位容积（mL）或单位表面积（cm^2）内，所含能在严格规定的条件下（培养基、pH、培养温度与时间、计数方法等）培养所生长的细菌菌落总数。菌落总数可判断食品的清洁状态，预测食品的可储藏时间。

2. 大肠菌群（Coliform Group）

大肠菌群包括大肠杆菌科的埃希菌属、柠檬酸杆菌属和克雷伯菌属。这些菌属的细菌，直接或间接来自人和温血动物肠道。食品中检出大肠菌群，表明食品曾受到人和动物粪便的污染。

三、霉菌与霉菌毒素污染及其防治

霉菌在自然界分布广泛，种类繁多。可按作用将其分为三类；一类是对人类有益的，如在发酵酿造工业中使用的酵母；二是能污染食品并能迅速繁殖，导致食品腐败变质、失去食用价值的霉菌；三是一定条件下会产生毒素，具有致毒性的霉菌。目前已知的霉菌毒素大约有 200 种，一般按其产生毒素的主要霉菌名称来命名，如黄曲霉毒素、杂色曲霉毒素、镰刀菌毒素、展青霉素等。其中黄曲霉毒素尤为重要。

（一）黄曲霉毒素

黄曲霉毒素（Aflatoxin，AF）是由黄曲霉和寄生曲霉产生的一类代谢产物，具有极强的毒性和致癌性。在自然界分布广泛，土壤、粮食、油料作物、种子中均可见到，且其易对食品造成污染。

黄曲霉毒素为剧毒物质，属肝脏毒，毒性为氰化钾的 10 倍，具有强烈的致毒性，其能抑制肝细胞 DNA、RNA 和蛋白质的合成。一次口服中毒剂量后会引发急性中毒，可出现肝实质细胞坏死、胆管上皮增生、肝脂肪浸润及肝出血等急性病变。长期少量持续摄入也会引起慢性中毒，主要为生长障碍、肝脏亚急性或慢性损伤。

动物实验表明，黄曲霉毒素拥有强致癌性，但其对人类的致癌性尚不明确。而对黄曲霉毒素致癌性调查发现，人群膳食中黄曲霉毒素污染程度与居民原发性肝癌的发生率呈正相关。

黄曲霉毒素的防治方法以防霉为主，结合去毒、经常性食品卫生监测综合防治。

限制食品中黄曲霉毒素含量，是控制黄曲霉毒素对人体危害的重要措施。我国规定的几种食品中黄曲霉毒素 B_1 的允许量见表 5-1。

表 5-1　我国几种食品的黄曲霉毒素 B_1 允许量标准

单位：μg/kg

品种	允许量标准
玉米、花生米、花生油	≤20
玉米及花生仁制品（按原料折算）	≤20
大米、其他食用油	≤10
其他粮食、豆类、发酵食品	≤5
牛乳	≤0.5
婴儿代乳食品	不得检出

（二）展青霉素

展青霉素（Patulin）是由多种霉菌产生的有毒代谢产物，如扩展青霉、荨麻青霉、细小青霉等。其可存在于霉变的面包、香肠、香蕉、梨、菠萝等水果及苹果汁、苹果酒和其他产品中。

展青霉素可溶于水和乙醇。在碱性溶液中不稳定，可丧失生物活性；在酸性溶液中较稳定。

防霉是展青霉素的首要防治措施。国外多数食品的展青霉素限量标准为 50 μg/kg。我国现有的限量标准是原料果汁和果酱为 100 μg/kg，果汁、果酱、果酒、罐头及果脯为 50 μg/kg，对此标准尚需进一步修订。

（三）单端孢霉烯族化合物

单端孢霉烯族化合物（Trichothecenes）是一组由某些镰刀菌种产生的生物活性和化学结构相似的有毒代谢产物，其基本化学结构是倍半萜烯。目前已知在谷物中存在的单端孢霉烯族化合物主要有 T-2 毒素、二醋酸薰草镰刀菌烯醇（DAS）、雪腐镰刀菌烯醇（NIV）和脱氧雪腐镰刀菌烯醇（DON）。该类化合物化学性质稳定，可溶于中等极性的有机溶剂，难溶于水，紫外光下不显荧光，耐热，在烹调过程中不易破坏。

单端孢霉烯族化合物具有较强的细胞毒性、免疫抑制作用及致畸作用，部分有弱的致癌作用。

其防治措施仍应是防霉去毒、加强检测及制定食品中限量标准。防霉首先要注意田间管理，防治赤霉病；粮储期间注意通风，控制粮谷水分在 11%～13%。要设法减少粮食中赤霉病麦粒和毒素，如可采用比重分离法、稀释法或碾磨去皮法等减少食用病麦或去除病麦的毒素；用病麦制成油煎薄饼，因其温度高可略微减少毒素含量；而用病麦发酵制醋或酱油，则可较好地去除毒素。

（四）与食品污染关系密切的其他霉菌毒素

如杂色曲霉毒素、烟曲霉震颤素、橘青霉素、黄绿青霉素、串珠镰刀菌素等，这些霉菌毒素都易污染谷类、大米、大麦、玉米等作物，对动物均有较强的毒性，尤其是以下几种：

1. 玉米赤霉烯酮（Bearalenone）

玉米赤霉烯酮主要由禾谷镰刀菌、黄色镰刀菌、木贼镰刀菌等产生，因有类雌激素样作用，可表现出生殖系统毒性作用。主要污染玉米，其次是小麦、大麦、大米等粮食作物。

2. 伏马菌素（Fumonisin）

伏马菌素主要由串珠镰刀菌产生，分为伏马菌素 B_1（FB_1）和伏马菌素 B_2（FB_2）两类。食品中以 FB_1 污染为主，主要污染玉米和玉米制品。目前已知 FB 最主要的毒性作用是神经毒性，可引起马的脑白质软化；此外 FB 还具有慢性肾脏毒性，可引起肾病变。FB 不仅是促癌剂，其本身还有致癌作用，主要引起动物原发性肝癌。

3. 3-硝基丙酸（β-Nitropropionic acid）

3-硝基丙酸是曲霉属和青霉属等少数菌种产生的有毒代谢产物。我国从引起中毒的变质甘蔗中分离到的节菱孢霉（Arthrinium）具有产生 3-硝基丙酸的作用。该化学物对多种动物具有毒性作用，表现为神经系统、肝、肾和肺损伤。

四、化学性污染及其防治

（一）农药污染及其防治

农药按化学结构可分为有机氯类、有机磷类、有机氮类、氨基酸酯、有机硫、拟除虫菊酯、有机砷、有机汞等多种类型。目前，我国使用的农药有近两百种原药和近千种制剂，原药年产量近 40 万吨，居世界第二位。农药若使用不当，会对环境和食品造成污染。施用农药后，在食品表面及食品内残存的农药及其代谢产物、降解物或衍生物，统称为农药残留（Pesticide Residues）。食用大量含有残留农药的食品可引起急性或慢性中毒；长期低剂量摄入也可能产生慢性中毒作用，以及致畸、致癌和致突变作用。

1. 农药污染途径

（1）直接污染。农药喷洒在农作物表面，被农作物吸收后转运至各个部分而造成农药残留。

（2）间接污染。农作物长期从污染的环境中吸收农药，可引起食品二次污染。

（3）生物富集作用与食物链。生物富集作用和食物链的转运可使农药蓄积达到高浓度。生物富集作用以水生生物最为明显，如表 5-2 所示双对氯苯基三氯乙烷（DDT）最终在水鸟体内含量可为原水含量的 833 万倍。陆地生物也有类似现象，但富集程度较小。

表 5-2　DDT 在食物链中的富集和浓缩

食物链	DDT含量/10^{-6}	浓缩倍数
水	3×10^{-5}	1
浮游生物	0.04	1.3万
小鱼体内	0.5	17万
大鱼体内	2.0	66.7万
水鸟体内	25.0	833万

2. 食品中农药残留及其毒性

（1）有机氯农药对人体的危害。有机氯农药主要有六六六及 DDT 等，在环境中稳定性强，不易降解，在环境和食品中残留期长，如土壤中 DDT 需 3 ~ 30 年（平均 10 年）才能消解 95%。有机氯农药均为脂溶性物质，通过食物链进入体内后，主要蓄积于脂肪组织中。

有机氯农药多数属于中等毒或低毒。急性中毒时，主要表现为神经毒作用，如震颤、抽搐和瘫痪等。慢性毒性作用主要表现为侵害肝、肾和神经系统等。慢性中毒时，初期有知觉异常，进而出现共济失调，精神异常，肌肉痉挛，肝、肾损害等。有机氯农药能诱发细胞染色体畸变，因有机氯可通过胎盘屏障进入胎儿，部分品种及其代谢产物具有一定致癌作用。人群流行病学调查资料表明，使用有机氯农药较多的地区，畸胎发生率和死亡率比使用较少的地区高 10 倍左右。

（2）有机磷农药对人体的危害。有机磷农药是目前使用量最大的一种杀虫剂，常用产品是敌百虫、敌敌畏、乐果、马拉硫磷等。大多数有机磷农药的性质不稳定，易迅速分解，残留时间短，在生物体内也较易分解，故在一般情况下少有慢性中毒。

有机磷农药对人的危害主要是引起急性中毒。有机磷属于神经性毒剂，可通过消化道、呼吸道和皮肤进入体内，经血液和淋巴转运至全身。其毒性作用主要是与生物体内胆碱酯酶结合，形成稳定的磷酰化乙酰胆碱酯酶，使胆碱酯酶失去活性，从而导致乙酰胆碱在体内大量堆积，引起胆碱能神经纤维高度兴奋。

（3）拟除虫菊酯类。人工合成的除虫菊酯，用作杀虫剂和杀螨剂，目前大量使用的产品有数十个品种，如溴氰菊酯（敌杀死）、丙炔菊酯、苯氰菊酯、三氟氯氰菊酯等。此类农药由于施用量小，残留低，一般慢性中毒少见，急性中毒多由误服或生产性接触所致。

（4）氨基甲酸酯类。这类农药属中等毒农药，目前使用量较大，主要用作杀虫剂（如混灭威、呋喃丹等）或除草剂（如丁草特、野麦畏等）。此类农药的特点是药效快，选择性高，对温血动物、鱼类和人的毒性较低，容易被土壤中的微生物分解；在体内不蓄积，属于可逆性胆碱酯酶抑制剂。急性中毒主要表现为胆碱能神经兴奋症状，慢性毒性和“三致”（致畸、致癌、致突变）毒性目前尚无定论。

3. 防治措施

（1）研发高效、低毒、低残留农药。

（2）合理使用农药。按照相关法律法规和标准，合理喷洒使用农药。表 5-3 为一些农药的使用安全标准。

表 5-3　农药安全使用标准（蔬菜部分）

农药	最高用药量	施药方法	最多使用次数	安全间隔期
乐果	100 mL/亩	喷雾	6	≥7天
敌百虫	100 g/亩	喷雾	5	≥7天
敌敌畏	200 mL/亩	喷雾	2	≥7天
二氧苯醚菊酯	24 mL/亩	喷雾	8	≥2天
辛硫磷	100 mL/亩	喷雾	2	≥6天
氰戊菊酯	20 mL/亩	喷雾	3	≥5天

注：1亩≈666.67 m^2

（3）加强对农药的生产经营和管理，未取得农药登记和农药生产许可证的农药不得生产、销售和使用。

（4）各种食品中的 DDT 和六六六残留量标准和限制农药在食品中的残留量，见表 5-4 和表 5-5。

表 5-4　各种食品中的 DDT 和六六六残留标准

食品名称	总体六六六（mg/kg）	总体DDT（mg/kg）
粮食（成品粮）	≤0.3	≤0.2
蔬菜、水果	≤0.2	≤0.1
鱼类	≤2	≤1
肉类，脂肪含量在10%以下（以鲜重计）	≤0.4	≤0.2
脂肪含量在10%以上者（以脂肪计）	≤4.0	≤0.2
蛋类（去壳）	≤1.0	≤1.0

续表

食品名称	总体六六六（mg/kg）	总体DDT（mg/kg）
蛋制品	按蛋折算	按蛋折算
牛乳	≤0.1	≤0.1
乳制品	按牛乳折算	按牛乳折算
绿茶和红茶	≤0.4	≤0.2

表 5-5 农药残留限量指标

品种	敌敌畏（mg/kg）	乐果（mg/kg）	马拉硫磷（mg/kg）	对硫磷（mg/kg）
原粮	≤0.1	≤0.05	≤3	≤0.1
成品粮	—	—	—	≤3
蔬菜、水果	≤0.2	≤1.0	不得检出	不得检出
食用油	不得检出	不得检出	不得检出	≤0.1

（二）有毒金属污染及其防治

环境中的金属元素有80余种，均可通过消化道、呼吸道或皮肤接触等途径进入人体。有些金属是构成人体组织必需的元素，而有些金属元素对人体却有毒害作用，如铅、汞、镉砷等，这些金属常称为有毒金属。

1. 污染途径

（1）工业“三废”（废气、废水和废渣）。含有金属毒物的工业三废排入环境中，可直接或间接污染食品，而污染水体和土壤的金属毒物，还可通过生物富集作用，使食品中的含量显著增高。

（2）食品生产加工过程污染。食品在生产加工过程中，使用不符合卫生要求的机械设备、管道、容器或包装材料，在一定的条件下，其有害金属可溶出从而污染食品。

（3）农药和食品添加剂污染。如有机汞、有机砷等农药或含有金属杂质的农药在使用过程中均可污染食品。另外，使用含有金属杂质的食品添加剂，也可造成对食品的污染。

（4）某些地区自然环境中有毒元素本底含量高。生物体内的元素含量与其所生存的空气、土壤、水体中这些元素的含量呈明显正相关关系。高本底的有毒害金属元素的地区，生产的动、植物食品中有毒金属元素含量高于其他低本底的地区。

2. 汞、镉、铅、砷对食品的污染及危害

（1）汞对食品的污染及危害。

汞及其化合物广泛应用于工农业生产和医疗卫生行业，可通过废水、废气、废渣等途径污染食品。另外，用有机汞拌种，或在农作物生长期施用有机汞农药均可污染农作物。除职业接触外，进入人体的汞主要来源于受污染的食品。水产品中的汞主要以甲基汞形式存在，而植物性食品中的汞则以无机汞为主。水产品中特别是鱼、虾、贝类食品中甲基汞污染对人体的危害最大。例如，日本的水俣病即由于食入被有机汞污染的水产品所致。

汞由于存在形式的不同，其毒性亦异，无机汞化物多引起急性中毒，有机汞多引起慢性中毒。有机汞在人体内的生物半衰期为 70 天左右，而在脑内半衰期为 180 ~ 250 天。甲基汞可与体内含硫基的酶结合，从而破坏细胞的代谢和功能。慢性甲基汞中毒主要引起细胞变性、坏死，周围神经髓鞘脱失。中毒表现起初为疲乏、头晕、失眠，而后感觉异常，手指、足趾、口唇和舌等处麻木，严重者可出现共济失调、发抖，说话不清，失明，听力丧失，精神紊乱，进而疯狂痉挛而死。

一般血汞≥200 μg/L，发汞＞50 μg/L，尿汞＞2 μg/L，即表明有汞中毒的可能。我国《食品安全国家标准食品中污染物限量》(GB 2762—2022)规定，食品中汞允许限量为(≤mg/kg)：谷物及其制品 0.02，新鲜蔬菜 0.02，肉类 0.5，乳及乳制品 0.01，蛋及蛋制品 0.05。

（2）镉对食品的污染及危害。

镉对食品的污染主要是工业废水的排放造成的。含镉工业废水污染水体，使水产品中镉含量明显增高。含镉污水灌溉农田污染土壤，经作物吸收而使食品中镉残留量增高。用含镉金属作容器存放酸性食品或饮料时，大量的镉溶出，造成对食品的严重污染。食品受镉污染后，含镉量有很大差别，海产品、动物食品（尤其是肾脏）高于植物性食品，而植物性食品中以谷类、根茎类、豆类含量较高。

镉对体内硫基酶具有较强的抑制作用。长期摄入镉后可引起镉中毒，主要损害肾脏、骨骼和消化系统，特别是损害肾近曲小管上皮细胞，影响重吸收功能，临床上出现蛋白尿、氨基酸尿、高钙尿和糖尿，使体内呈负钙平衡而导致骨质疏松症。日本神通川流域的“骨痛病”（痛痛病）就是由于镉污染造成的一种典型的公害病。此外，摄入过多的镉还可引起高血压、动脉粥样硬化、贫血等。镉还可干扰结合锌的酶。进入体内的镉可置换含锌酶中的锌，并抑制该酶活性。如摄入锌过多，能抵抗镉的毒性作用。

正常人血镉＜50 μg/L，尿镉＜3 μg/L，发镉≤3 μg/L。如血镉＞250 μg/L 或尿镉＞15 μg/L，则表示有过量镉接触和有镉中毒的可能。我国《食品安全国家标准食品中污染物限量》（GB 2762—2022）规定，食品中镉容许限量为（≤mg/kg）：大米 0.2，面粉 0.1，新鲜蔬菜 0.05，新鲜水果 0.05，杂粮和蔬菜 0.1，肉及肉制品 0.1，鱼类 0.1，蛋及蛋制品 0.05。

（3）铅对食品的污染及其危害。

含铅工业三废的排放和汽车尾气是食品铅污染的主要来源；食品加工用机械设备和管道、食品的容器和包装材料、食品添加剂或生产加工中使用的化学物质含铅是食品铅污染的来源；陶瓷餐用具的釉彩、铁皮罐头盒的镀焊锡含铅，用铁皮桶或锡壶盛酒也可将铅溶出；印刷食品包装材料的油墨、颜料，儿童玩具的涂料也是铅的来源，亦可污染食品。含铅农药（如砷酸铅等）的使用，可造成农作物的铅污染。

铅的毒性作用主要是损害神经系统、造血系统和肾脏。食物铅污染所致的中毒主要是慢性损害作用，表现为贫血、神经衰弱、神经炎和消化系统症状，如食欲不振、胃肠炎、口腔金属味、面色苍白、头昏、头痛、乏力、失眠、烦躁、肌肉关节疼痛、便秘、腹泻等。严重者可导致铅中毒性脑病。儿童摄入过量铅可影响其生长发育，导致智力低下。

血铅正常值上限为 2.4 μmol/L，尿铅为 0.39 μmol/L。我国《食品安全国家标准食品中污染物限量》（GB 2762—2022）规定，食品中铅容许限量为（≤mg/kg）：谷类及其制品 0.02，新鲜蔬菜 0.1，新鲜水果 0.1，肉类 0.2，乳及乳制品 0.2，蛋及蛋制品 0.2。

（4）砷污染食品及其危害。

砷及其化合物广泛存在于自然界，并大量应用于工农业生产中，故食品中通常含有微量的砷。食品中砷污染主要来源于含砷农药、空气、土壤和水体。

食品中砷的毒性与其存在形式有关。食品中的砷有无机砷和有机砷两类。一般情况下，三价砷的毒性大于五价砷，无机砷的毒性大于有机砷。砷化物是一种原浆毒，对体内蛋白质有很强的亲和力。砷经消化道进入体内后与多种含巯基的酶结合，使之失去活性，抑制细胞的正常代谢，引发一系列症状。长期摄入砷化物可引起慢性中毒，表现为腹泻、便秘、食欲减退、消瘦等。皮肤可出现色素沉着，手掌和足底过度角化。血管受累时呈肢体末梢坏疽，即所谓慢性砷中毒黑脚病。还可引起多发性神经炎、神经衰弱综合征。

目前已证实多种无机砷化合物具有致突变性，可导致体内外基因突变、染色体畸变并抑制 DNA 损伤的修复。流行病学调查表明，无机砷化合物与人类的皮肤癌和肺癌的发生有关。

我国《食品安全国家标准食品中污染物限量》（GB 2762—2022）规定，食品中砷的允许最高限量为（≤mg/kg）：谷物 0.5，新鲜蔬菜 0.5，肉及肉制品 0.5，生乳 0.1。

3. 防治措施

（1）消除污染源。有毒金属污染食品后，由于残留期较长，不易去除。因此，消除污染源是降低有毒金属元素对食品污染的最主要措施。应重点做好工业三废的处理和严格控制三废的排放，加强卫生监督。禁用含砷、铅、汞的农药和不符合卫生标准的食品添加剂、容器包装材料、食品加工中使用的化学物质等。

（2）制定各类食品中有毒金属元素的最高允许限量标准，加强食品卫生质量检测和监督工作。

（3）严格管理，防止误食、误用、投毒或人为污染食品。

（三）N-亚硝基化合物污染及其防治

N-亚硝基化合物（N-nitrosocompound）是一类毒性和致癌性很强的物质，根据其化学结构分为亚硝胺（Nitrosoamines）和亚硝酰胺（Nitrosyl Amines）两大类。

食品中天然存在的亚硝胺含量极微，一般在 10 mg/kg 以下，但其前身亚硝酸盐及仲胺等则广泛存在于自然界。施用硝酸盐化肥可使蔬菜中含有较多的硝酸盐；蔬菜腌渍时，因时间、盐分不够，蔬菜容易腐败变质，腐败菌可将硝酸盐还原为亚硝酸盐，导致亚硝酸盐含量增高；食物在烹调、烟熏、制罐过程中可使仲胺含量增高；食物霉变后，仲胺含量可增高数十倍至数百倍；肉、鱼类食品加工时，常用硝酸盐做防腐剂、发色剂，食品中的硝酸盐在细菌硝基还原酶的作用下，可形成亚硝酸盐；仲胺和亚硝酸盐在一定条件下，可在体内也可在体外合成亚硝胺；有些加工食品，如熏鱼、腌肉、酱油、酸渍菜、腌菜、发酵食品、啤酒以及油煎咸肉均含有一定量的 N-亚硝基化合物。

1. N-亚硝基化合物对人体的危害

N-亚硝基化合物对动物具有致癌性是公认的。N-亚硝基化合物可通过消化道、呼吸道、皮肤接触或皮下注射诱发肿瘤。一次大剂量摄入，可产生以肝坏死和出血为特征的急性肝损害。长期小剂量摄入，则产生以纤维增生为特征的肝硬变，并在此基础上发展为肝癌。亚硝酰胺本身为终末致癌物，无须体内活化就有致癌作用，而亚硝胺本身是前致癌物，需要在体内活化、代谢产生自由基，使核酸或其他分子发生烷化而致癌。

N-亚硝基化合物对人类直接致癌还缺少证据。但许多学者认为N-亚硝基化合物对人致癌的可能性很大。据流行病学调查资料表明，人类某些癌症可能与N-亚硝基化合物摄入量有关。我国河南林县（现为林州市）曾经食管癌高发，经现场研究发现，该县食物中亚硝胺检出率为23.3%（低发区检出率仅1.2%），亚硝胺类物质可以使正常人胚肺成纤维细胞发生转化，证实其具有致癌性。N-亚硝基化合物还对动物具有致畸作用。

至今，在300多种N-亚硝基化合物中，已发现有80%以上能对动物诱发肿瘤，最多见的是肝癌、食管癌及胃癌，但肺癌、膀胱癌及鼻咽癌偶见。

2. 防治措施

（1）制定食品中硝酸盐、亚硝酸盐使用量及残留量标准。我国规定，在肉类罐头及肉类制品中硝酸盐最大使用量为0.5 g/kg，亚硝酸盐0.15 g/kg，残留量以亚硝酸钠计，肉类罐头≤0.05 g/kg，肉制品≤0.03 g/kg。

（2）防止微生物污染及食物霉变。防止蔬菜、鱼肉腐败变质，产生亚硝酸盐及仲胺，对降低食物中亚硝基化合物的含量极为重要。

（3）阻断亚硝胺合成。维生素C具有阻断N-亚硝基化合物合成的作用，使亚硝酸盐还原生成一氧化氮（NO），使硝酸盐离子浓度降低，阻断胺的亚硝化作用。维生素E、维生素A，大蒜及大蒜素可抑制亚硝胺的合成，茶叶、猕猴桃、沙棘果汁也有阻断亚硝胺合成的作用。

（4）施用钼肥。施用钼肥可以使粮食增产，且使硝酸盐含量下降。钼在植物中的作用主要是固氮和还原硝酸盐。如植物内缺钼，则硝酸盐含量增加。

（四）多环芳烃类化合物污染及其防治

多环芳烃类（PolynuclearAromatic Hydrocarbons，PAHS）是由两个以上苯环稠合在一起并在六碳环中杂有五碳环的一系列芳香烃化合物及其衍生物。目前，已发现约200种，其中多数具有致癌性。其中苯并（α）芘〔B（α）P〕是其主要的一种污染物。

1. B（α）P的理化特性

B（α）P是一种由5个苯环构成的多环芳烃，性质稳定，沸点为310～312 ℃，在水中溶解度仅为0.5～6μg/L，稍溶于甲醇和乙醇，溶于苯、甲苯、二甲苯和环己烷等有机溶剂中。日光和荧光都可使之发生光氧化作用。臭氧也可使之氧化。与NO或NO_2作用则发生硝基化。在苯溶液中呈蓝色或紫色荧光，在浓硫酸中呈带绿色荧光的橘红色。

2. 食品中B（α）P污染来源

（1）熏烤食品污染。熏烤食品时所使用的熏烟中含有多环芳烃（包括苯并芘）。烤制时，滴于火上的食物脂肪焦化产物发生热聚合反应，形成B（α）P，附着于食物表面。食物炭化时，脂肪热聚合生成B（α）P。

（2）油墨污染。油墨中含有炭黑，炭黑含有几种致癌性多环芳烃。有些食品包装纸带有未干的油墨，炭黑里的多环芳烃可以污染食品。

（3）沥青污染。沥青有煤焦沥青及石油沥青两种。煤焦油的高沸点馏分中含有多环芳烃，石油沥青中B（α）P含量较煤焦沥青少。将粮食晒在用煤焦沥青铺的公路上，会造成多环芳烃污染。

（4）石蜡油污染。包装纸上的不纯石蜡油，可以使食品污染多环芳烃。

（5）环境污染。环境中的大气、水和土壤如果含有多环芳烃，则可使植物污染。一些粮食作物、蔬菜和水果的污染较突出。

3. B（α）P对人体的危害

B（α）P主要是通过食物或饮水进入机体后，在肠道被吸收，进入血液后很快分布于全身。乳腺和脂肪组织可蓄积B（α）P。动物实验发现，经口摄入可通过胎盘进入胎仔体内，引起毒性及致癌作用。B（α）P主要经过肝脏、胆道随粪便排出体外。

B（α）P对兔、豚鼠、大鼠、小鼠、鸭、猴等多种动物，均能引起胃癌，并可经胎盘使子代发生肿瘤，胚胎死亡，仔鼠免疫功能下降。B（α）P是间接致突变物，在Ames试验及其他细菌突变、细菌DNA修复、姐妹染色单体交换、染色体畸变、哺乳类细胞培养及哺乳类动物精子畸变等实验中均呈阳性反应。

B（α）P对人的致癌作用，尚无肯定的结论。目前多集中在探讨其与胃癌关系方面。

4. 防治措施

（1）减少污染。改进食品的烤熏工艺；使用纯净的食品用石蜡做包装材料；加强环境质量监控，减少多环芳烃对环境及食品的污染。

（2）限制食品中B（α）P的含量。目前我国制定的卫生标准要求：熏烤动物性食品中B（α）P含量≤5 μg/kg，食物油中B（α）P含量≤10 μg/kg（GB 2762—2022）。

（五）杂环胺类化合物污染及其防治

杂环胺（Heterocyclic Amines）类化合物包括氨基咪唑氮杂芳烃（Amino Imidazoaza Arenes，AIAs）和氨基咔啉（Amino Carbolines）两类。AIAs包括喹啉类（IQ）、喹嗯啉类（IQx）和吡啶类。

1. 杂环胺的生成

食品中的杂环胺类化合物主要产生于高温烹调加工过程，尤其是蛋白质含量丰富的鱼、肉类食品在高温烹调过程中更易产生。影响食品中杂环胺形成的因素主要有以下两方面：

（1）烹调方式。杂环胺的前体物是水溶性的，加热反应主要产生AIAs类杂环胺。加热温度是杂环胺形成的重要影响因素，当温度从200 ℃升至300 ℃时，杂环胺的生成量可增加5倍。烹调时间对杂环胺的生成亦有一定影响，在200 ℃油炸温度时，杂环胺主要在前5 min形成，在5～10 min形成减慢，进一步延长烹调时间则杂环胺的生成量不再明显增加。而食品中的水分是杂环胺形成的抑制因素。总之，加热温度越高、时间越长、水分含量越少，产生的杂环胺越多。

（2）食物成分。一般而言，蛋白质含量较高的食物产生杂环胺较多，而蛋白质的氨基酸构成则直接影响所产生杂环胺的种类。肌酸或肌酐是杂环胺中 α-氨基-3-甲基咪唑部分的主要来源，故含有肌肉组织的食品可大量产生 AIAs 类（IQ 型）杂环胺。

另外，美拉德反应与杂环胺的产生有很大关系，该反应可产生大量杂环物质（多达 160 余种），其中一些可进一步反应生成杂环胺。

2. 危害性

杂环胺类化合物主要引起致突变和致癌。但杂环胺在哺乳动物细胞体系中致突变性较细菌体系弱。杂环胺对啮齿动物均具不同程度的致癌性，主要靶器官为肝脏，有些可诱导小鼠肩胛间及腹腔中褐色脂肪组织的血管内皮肉瘤及大鼠结肠癌。最近发现 IQ 对灵长类也具有致癌性。

3. 防治措施

（1）不要使用过高的烹调温度，不要吃烧焦食物，避免过多食用烧、烤、煎、炸的食物。

（2）膳食纤维有吸附杂环胺并降低其活性的作用，蔬菜、水果中的某些成分有抑制杂环胺的致突变性和致癌性的作用。因此，增加蔬菜水果的摄入量对于防止杂环胺的危害有积极作用。

（3）次氯酸、过氧化酶等处理可使杂环胺氧化失活；亚油酸可降低其诱变性。

（4）建立和完善杂环胺的检测方法，加强食物中含量监测等，尽快制定食品中的允许限量标准。

（六）二噁英类化合物污染及其防治

1. 二噁英化合物的理化性质

二噁英是一类非常稳定的亲脂性固体化合物，其熔点较高，分解温度大于700 ℃，极难溶于水，可溶于大部分有机溶剂，所以二噁英容易在生物体内积累。自然界中的二噁英难降解，其平均半衰期约为9年，仅在紫外线的作用下可发生光解作用。

2. 食品中二噁英化合物的来源

食品中的二噁英化合物主要来自环境污染。城市固体废物以及含氯的有机化合物的焚烧，农药生产中废气废液的排放，纸浆和造纸工业的氯气漂白等过程均可导致环境二噁英污染，但其产生的数量大小不同。垃圾焚烧是二噁英的主要来源。另外，燃煤电站、金属冶炼、抽烟以及含铅汽油的使用等，是环境二噁英类的次要来源。

环境中的二噁英经过食物链的富集作用，可在动物性食品中达到较高的浓度。此外，食品包装材料中的二噁英类污染物的迁移以及意外事故，也可造成食品二噁英类化合物的污染。

3. 二噁英的毒性和致癌性

二噁英是一类剧毒物质，其急性毒性相当于氰化钾的 1 000 倍。其中毒可引起皮肤痤疮、头痛、失聪、忧郁、失眠等症状，并可能导致染色体损伤、心力衰竭、癌症等。其最大危险是具有不可逆的致畸、致癌、致突变毒性。

二噁英有多种异构体，其中毒性最强的是 2，3，7，8-四氯二苯-并-对二噁英类（2，3，7，8-TCDD），是迄今为止发现过的最具致癌潜力的物质。

4. 防治措施

（1）控制环境中二噁英的污染，减少工业排放和垃圾焚烧处理。

（2）发明二噁英检测方法。只有发明出二噁英的实用性检测方式，制定出食品中的允许限量标准，才能有效防止二噁英类化合物污染。

（3）其他措施。应深入研究二噁英类化合物所生成条件及其影响因素、体内代谢、毒性作用及其机理、阈值水平等，在此基础上提出切实可行的综合防治措施。

（七）食品容器和包装材料污染及其防治

食品容器、包装材料是指包装、盛放食品用的纸、竹、木、金属、搪瓷、陶瓷、塑料、橡胶、天然纤维、化学纤维、玻璃等制品和接触食品的涂料。食品用工具设备是指食品在生产经营过程中接触食品的机械、管道、传送带、容器、用具、餐具等。

随着化学工业与食品工业的发展，新的包装材料越来越多，在与食品接触时，某些材料的成分有可能迁移于食品中，造成食品的化学性污染，给人体带来危害。所以应严格注意它们的卫生质量，防止有害物质向食品迁移，以保障人体健康。

1. 塑料及其卫生问题

塑料是由大量小分子的单体通过聚合反应形成的一类以高分子树脂为基础，添加适量的增塑剂、稳定剂、抗氧剂等助剂，在一定的条件下塑化而成的。根据受热后的性能变化，分为热塑性和热固性两类。前者受热软化，可反复塑制；后者成型后受热不能软化，不能反复塑制。

目前我国允许用于食品容器包装材料的热塑性塑料有聚乙烯、聚丙烯、聚苯乙烯、聚氯乙烯、聚碳酸酯、聚对苯二甲酸乙二醇酯、尼龙、苯乙烯-丙烯腈-丁二烯共聚物、苯乙烯与丙烯腈的共聚物等；热固性塑料有三聚氰胺甲醛树脂等。

（1）聚乙烯（Polyethylene，PE）和聚丙烯（Polypropylene，PP）。聚乙烯和聚丙烯均为饱和聚烯烃，故与其他元素的相容性很差，能加入其中的添加剂的种类很少，因而难以印上鲜艳的图案，属于低毒级物质。

（2）高压聚乙烯。其质地柔软，多制成薄膜，其特点是具透气性、不耐高温，耐油性也较差。

（3）低压聚乙烯。坚硬、耐高温，可以煮沸消毒。

（4）聚丙烯。防潮性、防透性、耐热性且透明度好，可制成薄膜、编织袋和食品周转箱等。

（5）聚苯乙烯（Polystyrene，PS）。聚苯乙烯能耐酸碱，但耐热性差，且易碎裂。常用品种有透明聚苯乙烯和泡沫聚苯乙烯两类，后者在加工中加入发泡剂制成，曾用作快餐饭盒，因可造成白色污染，现已禁用。聚苯乙烯的主要卫生问题是单体苯乙烯及甲苯、乙苯和异丙苯等杂质具有一定的毒性。如每天给予 400 mg/kg 体重苯乙烯可致动物肝、肾重量减轻，并可抑制动物的繁殖能力。用聚苯乙烯容器储存牛奶、肉汁、糖液及酱油等可产生异味；储放发酵奶饮料后，可有少量苯乙烯迁移入饮料，其移入量与储存温度和时间呈正相关。

（6）聚氯乙烯（Polyvinyl Chloride，PVC）。PVC 本身无毒，主要的卫生问题有三：一是氯乙烯单体和降解产物具有一定的毒性。氯乙烯在体内可与 DNA 结合产生毒性，表现在神经系统、骨髓和肝脏。氯乙烯单体及其分解产物具有致癌作用，甚至有引起血管肉瘤的人群报告。二是聚氯乙烯单体的来源问题。聚氯乙烯的生产可分为乙炔法和乙烯法两种，乙炔法聚氯乙烯含有 1，1-二氯乙烷，而乙烯法聚氯乙烯中含有 1，2-二氯乙烷，后者的毒性是前者的 10 倍。三是增塑剂和助剂问题。PVC 成型品中要使用大量的增塑剂，有些增塑剂的毒性较大。此外，稳定剂和紫外线吸收剂等助剂，也会向食品迁移。

（7）聚碳酸酯塑料（PC）。聚碳酸酯塑料具有无味、无毒、耐油的特点，广泛用于食品包装，可用于制造食品的模具、婴儿奶瓶。美国允许此种塑料用于包装多种食品。

（8）三聚氰胺甲醛塑料与脲醛塑料。前者又名密胺塑料（Melamin），为三聚氰胺与甲醛缩合热固而成；后者为尿素与甲醛缩合热固而成，称为电玉，二者均可制食具，可耐 120 ℃高温。聚合时可能有未充分参与聚合反应的游离甲醛，是此类塑料制品的卫生问题。甲醛含量则往往与模压时间有关，时间越短则含量越高。

（9）聚对苯二甲酸乙二醇酯塑料。此种塑料可制成直接或间接接触食品的容器和薄膜，特别适合于制复合薄膜。在聚合中使用含锑、锗、钴和锰的催化剂，因此应防止这些催化剂的残留。

（10）不饱和聚酯树脂及玻璃钢制品。以不饱和聚酯树脂加入过氧甲乙酮为引发剂，环烷酸钴为催化剂，玻璃纤维为增强材料制成玻璃钢。主要用于盛装肉类、水产、蔬菜、饮料以及酒类等食品的储槽，也大量用作饮用水的水箱。

2. 塑料添加剂

添加剂种类很多，对于保证塑料制品的质量非常重要，但有些添加剂对人体可能有毒害作用，必须加以注意。

（1）增塑剂。增塑剂可以增加塑料制品的可塑性，使其能在较低温度下加工，一般是化学性质稳定、在常温下为液态并易与树脂混合的有机化合物。如邻苯二甲酸酯类是应用最广泛的一种，其毒性较低。

（2）稳定剂。稳定剂是防止塑料制品在空气中长期受光的作用或长期在较高温度下降解的一类物质，大多数为金属盐类，其中铅盐、钡盐和镉盐对人体危害较大，一般不得用于食品容器和用具的塑料中。锌盐稳定剂在许多国家均允许使用，有机锡稳定剂工艺性能较好，毒性较低（除二丁基锡外），一般二烷基锡碳链越长，毒性越小。

（3）其他。此外还有抗氧化剂、抗静电剂、润滑剂和着色剂等。常用的抗氧化剂有丁基羟基茴香醚（BHA）、二丁基羟基甲苯（BHT），均安全无害。非离子型毒性最低，故较安全。

3. 塑料卫生要求及相关标准

（1）塑料本身应纯度高，禁止使用有可能游离出有害物质（例如酚、甲醛）的塑料。

（2）树脂和成型品应符合国家规定的塑料卫生标准，见表 5-6。卫生标准的主要指标为溶出试验。餐饮业在选购食具和食品包装材料时应注意选择符合国家卫生标准的塑料制品，不得使用再生塑料。

表 5-6　几种常用塑料卫生标准

单位：mg/L

项目	聚乙烯	聚丙烯	聚苯乙烯	三聚氰胺甲醛
4%醋酸中浸泡蒸发残留物	≤30	≤30	≤30	—
蒸馏水浸泡液中蒸发残留物	—	—	—	≤10
65%乙醇浸泡液中蒸发残留物	≤30	—	≤30	—
正已烷浸泡液中蒸发残留物	≤60	≤30	—	—
水浸液中高锰酸钾消耗量	≤10	≤10	≤10	≤10
重金属	≤1	≤1	≤1	≤1

（八）橡胶、涂料的卫生问题及防治措施

橡胶的卫生问题主要来自其单体和添加剂，如硫化促进剂、防老化剂、填充剂等。接触食品的橡胶不可使用氧化铅作硫化促进剂，也不宜使用如乌洛托品、乙撑硫脲，乌洛托品加温时可分解出甲醛，乙撑硫脲对动物有致癌性。

防老化剂的目的是提高橡胶的耐曲折性和耐热性。防老化剂中的苯基β-萘胺、联苯胺对动物均有致癌性，应禁止在食品用橡胶中使用。

橡胶填充剂中，白色的为氧化锌、黑色的为炭黑。炭黑为石油产品，在燃烧过程中，由于原料脱氢和聚合反应可产生苯并（α）芘，使用前应用苯类溶剂将苯并（α）芘提取掉。

目前在食品工业中使用的环氧树脂涂料和罐头内壁环氧酚醛涂料已有国家卫生标准，可进行监督。用环氧酚醛涂料作水果、蔬菜、肉类等食品罐头的内壁涂料时，应控制游离酚的含量。接触酸性液态食品的工具、容器不得涂有干性油涂料，防止催干剂中金属盐类或防锈漆中的红丹（Pb_3O_4）溶入食品。

五、物理性污染及其防治

根据污染物的性质将物理性污染分为两类，即杂物污染和食品的放射性污染。

（一）食品的杂物污染及其防治

1. 污染途径

（1）生产时的污染。如生产车间密闭不好而又处于锅炉房的附近，在大风天气时食品可能会受到灰尘和烟尘的污染；在粮食收割时常有不同种类和数量的草籽混入；动物在宰杀时血污、毛发及粪便对畜肉污染；加工设备陈旧或故障引起金属颗粒或碎屑对食品的污染。

（2）食品储存过程中的污染。如苍蝇、昆虫的尸体和鼠、雀的毛发、粪便等对食品的污染；食品包装容器和材料的污染，如大型酒池、水池、油池和回收饮料瓶中的杂物污染。

（3）食品运输过程的污染。如运输车辆、装运工具、不洁铺垫物和遮盖物对食品的污染。

（4）意外污染。如戒指、头上饰物、头发、指甲、烟头、废纸、个人物品和杂物的污染，以及抹布、布头、线头等打扫卫生用品的污染。

（5）掺杂掺假。食品掺杂掺假是一种人为故意向食品中加入杂物的过程，其掺杂的目的是非法获得更大利润。掺杂掺假所涉及的食品种类繁杂，掺杂污染物众多，如粮食中掺入沙石，肉中注水，奶粉中掺入大量糊精，腌咸蛋中加入苏丹红等。掺杂掺假严重破坏市场的秩序和损害人群健康，有的甚至造成人员伤亡，必须加强管理、严厉打击。

2. 防治措施

（1）加强食品生产、储存、运输、销售过程的监督管理，把住产品的质量关，执行良好的生产规范。

（2）通过采用先进的加工设备和检验设备，如筛选、磁选和风选去石，清除有毒的杂草籽及泥沙石灰等异物，定期清洗专用池、槽，注意防尘、防蝇、防鼠、防虫，采用食品小包装。

（3）制定食品卫生标准，如 GB 1355-2021 中规定了小麦粉中磁性金属物的限量。

（4）坚持不懈地打击掺杂掺假行为。

（二）食品的放射性污染及其防治

食品放射性污染是指食品吸附或吸收了外来的（人为的）放射性核素，使其放射性高于自然放射性本底。

1. 食品天然放射性核素

食品中天然放射性核素是指食品中含有的自然界本来就存在的放射性核素本底。由于自然界的外环境与生物进行着物质的自然交换，因此地球上的所有生物，包括食物在内都存在着天然放射性核素。天然放射性核素有两个来源：一是来自宇宙射线，它作用于大气层中稳定性元素的原子核而产生放射性核素，这些核素有 ^{14}C、^{3}H、^{35}S 等；二是来自地球的辐射，这部分核素有铀系、钍系、锕系元素及 ^{40}K、^{14}K、^{87}Rb 等。

2. 食品放射性污染的来源

（1）大气核爆炸试验。一次空中的核爆炸可产生数百种放射性物质，包括核爆炸时的核裂变产物、未起反应的核原料以及弹体材料和环境元素受中子流的作用形成的感生放射性核素等，统称为放射性尘埃。其中颗粒较大的可在短期内沉降于爆炸区附近地面，形成局部放射性污染；而颗粒较小者可进入对流层和平流层向大范围扩散，数月或数年内逐渐地沉降于地面，产生全球性污染。通过污染空气、土壤和水，进一步使动植物食品遭受污染。

（2）核废物排放不当。核废物一般来自核工业中的原子反应堆、原子能工厂、核动力船以及使用人工放射性同位素的实验室等排放的“三废”。如包装处理不严或者储藏废物的钢罐、钢筋混凝土箱出现破痕时，都可以造成对环境乃至对食品的污染。

（3）意外事故核泄漏。如原子反应堆事故，可使大量放射性核素污染环境，影响到食用作物及牛奶。

3. 对人体的危害

食品放射性污染对人体的危害在于长时期体内小剂量的内照射作用。对人体健康危害较

大的放射性核素有 ^{90}Sr、^{13}Cs 和 ^{131}I 等。

^{90}Sr 是一种裂变元素，经食物链进入人体，半衰期为 28 年。^{90}Sr 可经肠道吸收，吸收率为 20%～40%。进入人体后主要蓄积在骨骼中，形成内照射，损害骨骼和造血器官。动物实验证明，^{90}Sr 可诱发骨骼恶性肿瘤，并能引起生殖机能下降。

^{137}Cs 也是一种裂变元素，其半衰期为 30 年。对肌肉有亲和力，在体内参与钾的代谢。^{137}Cs 进入人体后主要分布于肌肉和软组织中，形成内照射，可引起动物遗传过程障碍和生殖功能下降。

^{131}I 也属于裂变元素，进入消化道可被全部吸收，并聚集于甲状腺内。其半衰期短，仅 6～8 天，^{131}I 可通过牧草使牛奶受到污染。对蔬菜污染后，则对人影响比较大。如摄入量过大可能损伤甲状腺组织或诱发甲状腺癌。

4. 防治措施

（1）加强卫生防护和食品卫生监督。食品加工厂和食品仓库应建立在从事放射性工作单位的防护监测区以外的地方，对产生放射性废物和废水的单位应加强监督，对其周围的农、牧、水产品等应定期进行放射性物质的监测。

（2）严格执行国家卫生标准。我国 1994 年颁布的《食品中放射性物质限制浓度标准》（GB14882—1994）中规定了粮食、薯类、蔬菜、水果、肉鱼虾类和鲜奶等食品中人工放射性核素的限制浓度，应严格执行。

（3）妥善保管食品。战时应充分利用地形或构筑食品掩蔽工事储存食品；选择坚固、不易燃烧、表面光滑和防护性能好的包装材料包装食品；在没有掩蔽条件下堆放的食品应严密覆盖；受放射性污染的食品必须除污染后方可食用。

小知识 5-2：日本福岛核事故

日本福岛核事故发生在 2011 年 3 月，由地震和海啸引发。这场灾难导致福岛第一核电站的冷却系统失效，引发了反应堆核心过热和熔融。这导致了大量的放射性物质释放到环境中，对周围的生态系统和人类健康造成了严重的威胁。在福岛核事故发生后不久，国际原子能机构和其他国际组织进行了调查和评估。他们发现，该事故对环境和人类健康的潜在影响可能非常严重，并敦促日本政府采取更加积极的应对措施。

核泄漏造成的影响有以下几个方面。

（1）环境放射性污染：核泄漏会导致大量的放射性物质释放到大气、水体和土壤中。这些放射性核素可能会通过风、水流和生物链传播到全球各地，对环境和生态系统造成长期的放射性污染。这种污染不仅影响事故地点的周边环境，还可能对远离事故地点的地区产生影响。

（2）食品安全问题：放射性核素有可能被农作物、海洋生物和家畜等食品来源吸附或吸收，使其放射性高于自然放射性本底。这可能导致食品污染，进而对人类健康构成威胁。人们食用这些受污染的食品后，长期暴露于放射性物质中，可能增加患癌症和其他疾病的风险。

（3）国际贸易影响：受核泄漏影响的国家和地区的食品出口可能受到严格限制或禁止，导致国际贸易中断或受阻。这不仅影响相关国家的经济利益，还可能对全球食品供应链造成冲击，导致食品价格上涨或供应不足。

（4）公众健康和心理影响：核泄漏事件往往会引起公众的恐慌和不安，对人们的心理健康产生负面影响。此外，长期暴露于低剂量放射性物质中可能增加患各种疾病的风险，对公众健康构成潜在威胁。

案例 5-3：农药残留超标引发食品污染事件

近日，某地蔬菜市场发生了一起农药残留超标事件。据报道，当地农业部门在对市场上的蔬菜进行抽检时，发现部分蔬菜的农药残留量超过了国家标准。这些蔬菜在未经处理的情况下被销售给消费者，给人们的身体健康带来了潜在威胁。

事件发生后，当地政府立即采取了紧急措施，对涉事蔬菜进行了封存和销毁，并对相关责任人进行了调查和处理。同时，农业部门也加强了对蔬菜生产环节的监管，确保农产品质量安全。

案例 5-4：食品添加剂滥用导致食品安全问题

在某城市，一家知名糕点店因滥用食品添加剂而引发社会关注。据报道，该店在制作糕点时，为了改善口感和外观，大量使用了不符合国家标准的食品添加剂。这些添加剂超标使用，不仅影响了糕点的营养价值，还可能对人体健康造成危害。

此事曝光后，相关部门立即对该店进行了调查，并对其违法行为进行了处罚。同时，也提醒广大消费者在购买食品时，要注意查看食品标签和成分表，避免购买含有超标添加剂的食品。

同步训练 5-2：

请设计一份针对学校食堂的预防食品污染的宣传海报，内容包括食品污染的类型、危害、预防措施等，要求图文并茂，吸引学生的注意力。

第三节　各类食品的卫生要求

食品在被送餐桌之前均可能受到生物性、化学性和物理性有毒有害物质污染，出现卫生问题，威胁人体健康，因此需要了解各类食品的卫生问题及要求，采取适当措施，确保食用安全。

一、植物性食品卫生要求

（一）粮豆类

1. 主要卫生问题

（1）霉菌和霉菌毒素的污染。粮豆类在农田生产期、收获及储藏过程中的各个环节均可受到霉菌污染，产生相应的霉菌毒素，对人体健康造成危害。常见污染粮豆的霉菌有曲霉、青霉、毛霉、根霉和镰刀菌等。

（2）农药残留。防治病虫害和除草时直接施用的农药，以及通过水、空气、土壤等途径将环境中污染的农药吸收、进入粮豆作物中。

（3）有毒有害物质的污染。主要是汞、镉、砷、铅、铬、酚和氰化物，其原因主要是用未经处理或处理不彻底的工业废水和生活污水对农田、菜地进行灌溉所造成。

（4）仓储害虫。仓储害虫在原粮、半成品粮豆上都能生长并使其失去或降低食用价值。

（5）其他污染。泥土、沙石、金属等无机夹杂物和有毒种子的混入污染。

（6）掺伪。不法粮商会在大米中掺入少量霉变米、陈米，以掺假、掺杂或以低质量的食物冒充高质量的食物。

2. 卫生要求

不同品种的粮豆都具有其固有的色泽及气味，有异味时应慎食，霉变的不能食用，尤其是成品粮。为了保证食用安全，我国对粮豆类食品已制定了许多卫生标准。

（二）蔬菜和水果

1. 主要卫生问题

（1）微生物和寄生虫卵的污染。蔬菜栽培，利用人畜的排泄物作肥料，在收获、运输和销售过程中卫生管理不当，可被肠道致病菌和寄生虫卵污染，一般表皮破损严重的水果大肠杆菌检出率高，与肠道传染病的传播有密切关系。

（2）工业废水和生活污水的污染。未经无害化处理的工业废水和生活污水，会使蔬菜受到其中有害物质的污染。废水中的有害物质还可影响蔬菜的生长。

（3）蔬菜和水果中的农药残留。使用过农药的蔬菜和水果在收获后，常会有一定量农药残留，如果残留量大，将对人体产生一定危害。绿叶蔬菜尤其应该注意这个问题。

（4）腐败变质与亚硝酸盐含量。果蔬采摘后呼吸作用依旧不会停止，会持续地产热、产水，另外由于果蔬的高水分含量和易损性，适宜于细菌、霉菌等微生物生长，极易腐败变质。正常生长情况下，蔬菜水果中硝酸盐与亚硝酸盐的含量较少，但在生长时干旱或收获后不恰当地存放、腌制，就会使硝酸盐与亚硝酸盐的含量增加。

2. 卫生要求

（1）保持蔬果新鲜。新鲜的蔬菜水果最好不要长期保藏，采收后及时食用，若要储藏的话，应剔除有外伤的蔬菜水果，保持其外形完整，进行低温保藏，控制其生命活力，以防止腐败变质。

（2）食用前清洗消毒。为安全食用蔬菜、水果，既要杀灭肠道致病菌和寄生虫卵，又要保护营养素，沸水消毒是简便、经济、效果最好的消毒方法。在实际应用时要将蔬菜水果预先洗净，否则影响消毒效果；消毒时用沸水充分浸没，浸泡时间以 30 s 以上为宜。水果削皮也是一种办法。为防止污染，不应将水果削皮切开出售。

二、动物性食品卫生要求

（一）畜禽肉

1. 主要卫生问题

（1）腐败变质。肉类在加工和保存过程中，如果卫生管理不当，往往会发生腐败变质。

已腐败变质的肉类食品不能再食用。

（2）人畜共患传染病。对人有传染性的牲畜疾病，称为人畜共患传染病。如炭疽、布氏杆菌病和口蹄疫等。有些牲畜疾病如猪瘟、猪出血性败血症虽然不感染人，但当牲畜患病以后，会继发沙门氏菌感染，同样可以引起人的食物中毒。

（3）死畜肉。死畜肉可来自病死、中毒或外伤死亡牲畜。如为一般疾病或外伤死亡，又未发生腐败变质，经高温处理后可食用，内脏废弃；如为人畜共患疾病，则不得任意食用。死因不明的畜肉，一律不准食用。

（4）药物残留。畜禽的治疗一般用药量大、时间短，而饲料中的添加用药量虽少，但持续时间长。两者都可能会在畜禽肉类中残留，或致中毒，或使病菌耐药性增强，危害人体健康。

（5）使用违禁饲料添加剂。有人往老牛身上注射番木瓜酶促进肌纤维软化，冒充小牛肉卖高价；或给圈养的鸡饲以砷饲料，宰杀后鸡皮发黄冒充散放鸡卖高价；近年来还有人给畜禽肉注射脏水以加大重量等。

2. 卫生要求

在我国食品卫生标准中，对鲜猪肉、鲜羊肉、鲜牛肉、鲜兔肉以及各类肉制品均有具体的卫生要求。例如，对新鲜猪肉的感官要求主要从色泽、黏度、弹性、气味和肉汤等方面提出：肌肉有光泽，红色均匀，脂肪洁白；外表微干或微湿润，不黏手；指压后的凹陷立即恢复；具有鲜猪肉的正常气味；肉汤透明澄清，脂肪团聚于表面，有香味。在理化指标方面，鲜猪肉应该达到：挥发性盐基氮＜15 mg/100 g，汞＜0.5 mg/kg，六六六＜4 mg/kg，肥瘦肉（鲜重）DDT＜0.5 mg/kg，纯肥肉（脂肪）DDT＜2 mg/kg。

（二）水产品

1. 主要卫生问题

（1）腐败变质。活鱼的肉一般是无菌的，但保存不当或被污染后，微生物会在鱼肉中快速生长繁殖，使鱼肉变质。腐败变质的鱼意味着有大量细菌繁殖，并有大量蛋白质分解产物，对健康有害，不得食用。

（2）寄生虫病。鱼在被捕捞前或捕捞后都有可能发生寄生虫感染，食用被寄生虫感染的水产品可引起寄生虫病。

（3）食物中毒。有些鱼类可引起食物中毒。

（4）工业废水污染。工业废水中的有害物质未经处理排入江河、湖泊，污染水体进而污染水产品，食用后可引起中毒。

2. 卫生要求

我国食品卫生标准对各类水产食品均有规定。主要从体表、鳃、眼、肌肉、黏膜等方面提出相应要求。以黄花鱼为例，要求：体表金黄色，有光泽，鳞片完整，不易脱落；鳃色鲜红或紫红（小黄鱼多为暗红），无异臭或稍有腥臭，鳃丝清晰；眼球饱满凸出，角膜透明；肌肉坚实，有弹性；黏膜呈鲜红色。

在我国水产品卫生管理办法中对供食用的水产品还规定：

（1）黄鳝、甲鱼、乌龟、河蟹、青蟹、小蟹、各种贝类，已死亡者均不得销售和加工。

（2）含有自然毒素的水产品，如带鱼、旗鱼必须除去肝脏；鲑鱼应去除肝、卵；河豚鱼有剧毒，不得流入市场。

（3）凡青皮红肉的鱼类，如鲐鱼、金枪鱼、秋刀鱼、沙丁鱼等易分解产生大量组胺，出售时必须注意鲜度质量。

（4）凡因化学物质中毒致死的水产品均不得供食用。对制作咸鱼和鱼松的卫生要求：咸鱼的原料应为良质鱼，食盐不含嗜盐沙门氏菌，氯化钠含量应在95%以上。盐腌场所和咸鱼体内没有干酪蝇及节甲虫的幼虫。鱼松的原料鱼，质量也必须得到保证，先经冲洗清洁并干蒸后，用溶剂抽去脂肪再进行加工而成，其水分含量为12%～16%，色泽正常，无异味。

（三）蛋 类

1. 主要卫生问题

（1）微生物污染。微生物可通过不健康的母禽及附着在蛋壳上的微生物污染禽蛋。常见的致病菌是沙门氏菌，如鸡白痢沙门氏菌、鸡伤寒沙门氏菌等。鸡、鸭、鹅都易受到病菌感染，特别是鸭、鹅等水禽的感染率更高。为了防止由细菌引起的食物中毒，一般不允许用水禽蛋作为糕点原料。水禽蛋必须煮沸 10 min 以上方可食用。

（2）化学性污染。鲜蛋的化学性污染物主要是汞。禽类由空气、水和饲料等途径摄入汞后，可使所产的蛋中含汞。此外，农药、激素、抗生素以及其他化学污染物均可通过禽饲料及饮水进入母禽体内，残留于所产的蛋中。

（3）其他卫生问题。鲜蛋是一种有生命的物质，会不停地通过气孔进行呼吸，因此它具有吸收异味的性质。如果在收购、运输、储存过程中与农药、化肥、煤油等化学物品以及蒜、葱、鱼、香烟等有异味的物品或腐烂变质的动植物放在一起，就会使鲜蛋产生异味，影响食用。

受精的禽蛋在 25～28 ℃气温条件下开始发育，在 35 ℃时胚胎发育较快。最初在胚胎周围产生鲜红的小血圈形成血圈蛋，以后逐步发育成血筋蛋、血环蛋，若孵化后鸡胚已形成则成为孵化蛋，若在发育过程中死亡则形成死胚蛋。胚胎一经发育，则蛋的品质就会显著下降。

2. 卫生要求

蛋壳清洁完整，灯光透视时，整个蛋呈橘黄色至橙红色，蛋黄不见或略见阴影。打开后蛋黄凸起、完整、有韧性，蛋白澄清、透明、稀稠分明，无异味。

（四）奶及奶制品

1. 主要卫生问题

奶类食品的卫生问题主要是微生物污染以及有毒有害物质污染等。

（1）奶中存在的微生物。一般情况下，刚挤出的奶中存在的微生物可能有细球菌、八联球菌、萤光杆菌、酵母菌和霉菌；如果卫生条件不好，还会有枯草杆菌、链球菌、大肠杆菌、产气杆菌等。这些微生物主要来源于乳房、空气和水。刚挤的奶中含有溶菌酶，有助于抑菌，因此，刚挤出的奶中微生物的数量不是逐渐增多，而是逐渐减少。生奶的抑菌作用保持时间与细菌数量和放置温度有关，若奶中细菌数量少，放置环境温度低，抑菌作用保持时间就长，反之就短。一般生奶的抑菌在 0 ℃可保持 48 h，因此，奶挤出以后应及时冷却，否则微生物就会大量繁殖，致使奶腐败变质。

（2）致病菌对奶的污染。按致病菌的来源可分为两大类：

① 挤奶前的感染。主要是动物本身的致病菌，通过乳腺进入奶中。常见的致病菌有牛型结核杆菌、布氏杆菌、口蹄疫病毒、炭疽杆菌和能引起牛乳房炎的葡萄球菌、放线菌等，均能引起人畜共患疾病。

② 挤奶后的污染。包括挤奶时和奶挤出后至食用前的各个环节里可能受到的污染。致病菌主要来源于带菌的手、挤奶用具、容器、空气和水，以及畜体表面。致病菌有伤寒杆菌、副伤寒杆菌、痢疾杆菌、白喉杆菌及溶血性链球菌等。

（3）奶及奶制品的有毒有害物质残留。病牛应用抗生素、饲料中霉菌的有毒代谢产物、残留农药及重金属和放射性核素等对奶的污染也应引起足够的重视。

（4）掺伪。牛奶中除掺水以外，还有许多其他掺入物，如盐、明矾、尿素、蔗糖、米汤、豆浆、甲醛、硼酸、苯甲酸、青霉素，甚至是洗衣粉、白硅粉、污水、病牛奶等。

2. 卫生要求

（1）消毒奶。消毒牛奶的卫生质量应达到《食品安全国家标准巴氏杀菌乳》（GB 19645—2010）的要求。

（2）奶制品，包括炼乳、奶粉、酸奶、复合奶、奶酪和含奶饮料等。各种奶制品均应符合相应的卫生标准和质量要求，卫生质量才能得以保证。如在乳和乳制品管理办法中规定：在乳汁中不得掺水和加入其他任何物质；乳制品使用的添加剂应符合《食品添加剂使用卫生标准》，用作酸奶的菌种应纯良、无害；乳制品包装必须严密完整，乳品商标必须与内容相符，必须注明品名、厂名、生产日期、批量、保存期限及食用方法。

三、冷饮食品卫生要求

1. 主要卫生问题

冷饮食品的卫生问题主要是微生物和有害化学物质污染。冷饮食品原料易受细菌等微生物的污染，但规范加工操作可消除绝大部分的细菌。冷饮食品制作过程中涉及大量的添加剂，如食用色素、食用香料、食用酸、人工甜味剂和防腐剂等，不规范的添加使用会引起有害化学物质污染。另外，含酸较高的冷饮食品制作过程中有从模具或容器上溶出有害金属的可能。

2. 卫生要求

做好原材料管理采购，所使用的原料必须要符合《食品卫生标准》《食品添加剂使用卫生标准》和《生活饮用水卫生标准》的要求；严格把控生产加工卫生，这是减少细菌污染和保证产品卫生质量的关键；管理好销售网点；严格执行产品检验制度。产品应该具有该物质的纯净、色泽、滋味检验报告，不得有异味、异臭和外来杂物。

四、罐头食品卫生要求

1. 主要卫生问题

罐头食品所使用的容器（空罐）种类很多，马口铁罐头及玻璃罐头为常用的两种。马口铁罐头内壁一般以锡层作为保护层，侵蚀性较强的食品会缓慢溶解锡层，进而使食品中锡含量增加。少量锡对人体无明显毒害，但会使食品中的天然色素变色，使果汁罐头的液汁产生白浊、沉淀，产生金属“罐臭”；大量锡的溶出会引起中毒。玻璃罐头更稳定不易腐蚀，但其更易碎，且导热性较差，在杀菌和冷却过程中容易破裂。

罐头食品储存时还会出现“胖听”（罐头底盖向外鼓起）情况，微生物引起的生物性气胀和化学性气胀，会影响罐头食品的安全，而物理性引起的胀气一般不会影响食品质量。微生物引起的变化，又称生物性气胀，是罐头在灭菌过程中不够彻底，然后存放温度过高，以致微生物在罐内生长繁殖，产生气体，形成生物性气胀；化学性气胀主要是马口铁受到食品的侵蚀，释放出氢气，在氢气的压力下，罐头发生膨胀，这种罐头重金属含量（主要是锡）往往比较高；物理性气胀则是当罐头放在低温下，发生冰冻而引起膨胀。

2. 卫生要求

因为罐头食品长期保存在容器内，食品与罐皮紧密地接触，故要求罐皮严密坚固，使内容物与外界空气隔绝。罐皮材料应采用化学性质比较稳定，不与食品起任何化学反应，不使食品感官性质发生改变的物质。罐皮材料不应含有对人体有毒的物质。罐皮镀锡应该均匀完整。罐皮内层最好涂膜，以防止金属和食品直接接触，所用涂漆应不溶于 4%醋酸和 20%糖溶液中。罐皮的焊接处焊锡不能与食物直触。罐头底盖之间有一层橡皮圈，使密封更好。但橡胶必须是食品工业用胶并不与产品发生作用。

每批罐头食品出厂前应先经保温试验，后通过敲击和观察，将“胖听”“漏听”及有鼓音的罐头剔除。将罐头置于 37 ℃中保温 7 天，若“胖听”程度增大，可能是生物性气胀；若“胖听”程度不变，可能是化学性膨胀；若“胖听”消失，可能是物理性膨胀。

案例 5-5：生鲜食品存储不当导致食品安全事件

近日，某市一家超市因生鲜食品存储不当引发食品安全事件。据报道，该超市的肉类和鱼类产品存放在室温环境下，导致细菌滋生，部分产品出现变质现象。消费者在购买后食用，出现腹泻、呕吐等症状。

事件发生后，当地食品安全监管部门立即对该超市进行了检查，并责令其停业整顿。同时，对涉事产品进行了封存和销毁，并对相关责任人进行了处理。

案例 5-6：熟食制品加工不当引发食物中毒

在某地一家小吃店，由于熟食制品加工不当，导致多名顾客食物中毒。据调查，该店在加工熟食过程中未注意个人卫生，加工器具和环境卫生状况较差，导致细菌污染食品。

事件曝光后，当地卫生部门立即对该店进行了查封，对中毒顾客进行了及时的救治，并对涉事食品进行了处理。同时，提醒广大消费者在购买熟食制品时，要选择卫生状况良好的商家，避免食用不洁食品。

拓展应用题

近日，某市一家餐馆因熟食制品加工不当引发食品安全事件。据报道，该餐馆在加工熟食过程中，加工场所卫生状况差，加工人员未佩戴手套，导致细菌污染食品。多名顾客在食用后出现食物中毒症状。

1. 请分析该餐馆熟食制品加工不当的原因。

2. 请结合实际，提出预防类似食品安全事件再次发生的措施。

第四节　食物中毒及其预防和管理

一、食物中毒的概念、特点和分类

（一）概　念

人体摄入含有生物性、化学性的有毒有害物质的食品，或将有毒有害的物质当作食品摄入后引发的非传染性急性、亚急性疾病的现象称为食物中毒。食物中毒是食源性疾病的一种。

（二）特　点

食物中毒发生的原因各不相同，但发病具有下述共同特点：

（1）呈暴发性，潜伏期短，来势急剧，短时间内可能有多数人发病，发病曲线呈上升的趋势。

（2）中毒症状表现相似，常常出现恶心、呕吐、腹痛、腹泻等消化道症状。

（3）发病范围仅限于食用过某有毒食物的人群，且停止食用后很快停止，发病曲线呈先升后降型，无余波。

（4）不具备传染性。

（5）有的食物中毒具有一定的地区性和季节性，如我国肉毒杆菌毒素食物中毒90%以上发生在新疆地区；副溶血弧菌食物中毒多发生在沿海各省、市等。食物中毒全年皆可发生，但夏、秋季是食物中毒的高发季节。

（三）分　类

食物中毒按病原物质可分为：① 由于食用了含有大量细菌或细菌毒素的食物而引起的细菌性食物中毒；② 误食有毒动植物或摄入因加工、烹调不当未能除去有毒成分的动植物食物而引起的有毒动植物中毒；③ 误食有毒化学物质或食入被其污染的食物而引起的化学性食物中毒；④ 食用被产毒真菌及其毒素污染的食物而引起的真菌毒素和霉变食品中毒。

二、细菌性食物中毒

细菌性食物中毒是最常见的一类食物中毒。由活菌引起的食物中毒称感染型，由菌体产生的毒素引起的食物中毒称毒素型。有的食物中毒既有感染型，又有毒素型。

细菌性食物中毒发生的基本条件是:

（1）食物被细菌污染。

（2）食物中的细菌及其代谢物的致毒量已达到最低摄入量。

（3）生产或烹饪加工不规范，未能杀灭细菌或破坏其毒素。

（一）沙门氏菌食物中毒

沙门氏菌多污染动物性食物，家畜肉、动物内脏、鱼、蛋及牛羊奶等被沙门氏菌污染后又被人体摄入，会引发食物中毒现象。

沙门氏菌属食物中毒全年可见，但多发于夏、秋两季。中毒潜伏期一般为 6～24 h，症状表现为可有持续高热，大便为黄绿色水便，有时可带有脓血，伴有便意频繁。发病后一般 1～3 周即可痊愈，个别重症患者也可能会因感染蔓延而死于败血症、化脓性肠穿孔或感染性休克等。

预防措施：不食用病死牲畜肉；加工冷荤熟肉一定要生熟分开；烹调加工时，必须保证热处理强度，充分制熟食物。影响沙门氏菌繁殖的主要因素是温度和储存时间。沙门氏菌繁殖的最适温度为 37 ℃，但在 20 ℃以上即能大量繁殖，因此低温冷藏食品控制在 5 ℃以下，避光、隔氧，则效果更佳。

（二）葡萄球菌食物中毒

葡萄球菌会在剩饭、剩菜中大量繁殖，人摄入以后会引起中毒。葡萄球菌也污染鱼、肉、蛋等食物。该类菌中毒多发生在夏、秋季节，一般表现为急性中毒，多在食后 3 h 内发病。症状表现为严重呕吐，呕吐物中可见黄绿色胆汁，一般不会引起发热或仅有低热。因严重呕吐促使致毒源的排出，患者恢复一般较快，经适当治疗一天内即可恢复。

预防措施：防止带菌人群对各种食物的污染，定期对食品加工人员、饮食从业人员、保育员进行健康检查；定期对牲畜进行检查，对于病畜及其他感染隐患的牲畜，如脓性乳腺炎的奶牛，应及时针对处理；注意食物的保存，应在低温、通风条件下储存食物，防止葡萄球菌及其他毒菌的生长繁殖。

（三）肉毒杆菌毒素食物中毒

肉毒杆菌存在于土壤、鱼、家禽的肠道及其粪便内，其毒素主要来源于肉毒杆菌产生的外毒素，该类毒素是一种强烈的神经毒素，毒性比氰化钾强 1 万倍。能引起人类中毒的肉毒杆菌有 A、B、E、F 四型，其中 A、B 型最为常见。

摄入被肉毒杆菌污染的食品可能会导致中毒。中毒表现多以中枢神经系统症状为主，如头痛头晕、吞咽困难，少数患者会有恶心、呕吐、腹泻等胃肠道症状。肉毒杆菌食物中毒病情凶险、恢复时间久，且病死率高，其致死的主要原因是呼吸肌麻痹。

预防措施：不吃生酱及可能含有毒素的食品；在自制发酵酱类时，应控制原料新鲜干净，腌制盐量要在 14%以上，控制发酵温度，经常日晒，充分搅拌，使氧气供应充足；肉毒杆菌毒素不耐热，加热 80 ℃经 30 min 或 100 ℃经 10～20 min，可破坏各型毒素。

（四）副溶血弧菌食物中毒

副溶血弧菌是一种嗜盐性细菌，存在于近岸海水、海底沉积物和鱼、贝类等海产品中，在咸菜、熟肉类、禽肉、禽蛋类等腌制及其他食品中也少量存在。副溶血弧菌中毒多发于夏季高温时，中毒潜伏期一般在 6 ~ 10 h，最短者 1 h，长者 24~48 h，症状多为恶心、呕吐、腹痛、发热、头痛、多汗、口渴、水样便等。大部分病人发病后 2 ~ 3 天恢复正常；少数重症病人会由于休克、昏迷而死亡。

预防措施：停止食用可疑中毒食品；烹制海产品时要充分制熟，也可加适量食醋；厨房加工生产时生熟用具要分开；注意食品的保存时间和保存环境，应在低温下储藏。

（五）O_{157}:H_7 大肠杆菌食物中毒

O_{157}:H_7 大肠杆菌多通过食品和饮品传播，且多以暴发形式流行，肉及肉制品、汉堡包、生牛奶、奶制品、蔬菜、鲜榨果汁、饮水等均为常见的中毒食品。O_{157}：H_7 大肠杆菌中毒多发生在夏秋季，潜伏期为 2 ~ 9 天，最快仅 5 h。主要表现为突发性的腹部痉挛，水样便，继而转为血性腹泻，腹泻次数有时可达每天 10 余次，低热或不发热，同时可能伴有呼吸道症状。严重者可造成溶血性尿毒综合征、血栓性血小板减少性紫癜、脑神经障碍等多器官损害，危及生命。

预防措施：不吃可疑中毒食品；不吃生的或加热不彻底的牛奶、肉等动物性食品；不吃不干净的水果、蔬菜；养成良好的个人卫生习惯，饭前便后洗手；食品加工、生产企业尤其是餐饮业应严格保证食品加工、运输及销售的安全性。

（六）其他细菌性食物中毒

其他细菌性食物中毒见表 5-7。

表 5-7　其他细菌性食物中毒

中毒名称	病原体	中毒表现	中毒食物	预防措施
变形杆菌食物中毒	普通变形杆菌、奇异变形杆菌	潜伏期5 ~ 18 h，表现为急性腹泻，伴恶心、呕吐、头痛、发热，体温一般在38 ~ 39 ℃，病程1 ~ 3天	动物性食品为主，其次为豆制品和凉拌菜	注意食堂卫生，严格做到生熟用具分开
大肠埃希菌食物中毒	致病性大肠埃希菌及其产生的耐热、不耐热肠毒素	感染型潜伏期4 ~ 48 h，表现为急性胃肠炎型、急性菌痢型，体温在38 ~ 40 ℃	动物性食品特别是熟肉制品、凉拌菜	防止对熟肉制品再污染
链球菌食物中毒	D族链球菌中的粪便链球菌	感染型、毒素型或混合型，潜伏期6 ~ 24 h，急性胃肠炎症状，体温略高，偶有头痛、头晕等	动物性食品尤其以熟肉制品、奶类食品为主	防止对熟肉制品再污染

续表

中毒名称	病原体	中毒表现	中毒食物	预防措施
志贺菌属食物中毒	宋内志贺菌及其肠毒素	感染型、毒素型或混合型，潜伏期10～20 h，剧烈腹痛，腹泻，水样、血样或黏液便，体温40 ℃，里急后重	凉拌菜	加强食品卫生法规宣传
空肠弯曲菌食物中毒	空肠弯曲菌及其霍乱样肠毒素	感染型、毒素型或混合型，潜伏期3～ 5天，急性胃肠炎症状，体温在38～40 ℃	牛乳及肉制品	重点对幼儿食品及奶类食品进行卫生管理

三、有毒动植物中毒

（一）河豚鱼中毒

河豚肉鲜味美，古人曾有“冒死食河豚”的说法，由此可见河豚的危险性。河豚鱼中毒是指食用了含有河豚毒素的鱼类引起的食物中毒。而多种河豚体内都具有一种致命性的神经性毒素——河豚毒素，多存在于河豚内脏中，以卵巢、肝脏中的毒性最为剧烈，肾脏、鳃和皮肤次之。河豚毒素不足 1 mg 就能将人致死，其毒性相当于氰化钠的 1 250 倍。河豚的毒素常随季节变化而有差异，每年 2～5 月为生殖产卵期，毒性最强。6～7 月产卵后，卵巢萎缩，毒性减弱，故河豚鱼中毒多发生于春季。河豚鱼中毒发病急，潜伏期一般在 10～45 min。中毒表现为先手指、口唇、舌尖麻木或有刺痛感，然后出现恶心、呕吐、腹痛、腹泻等胃肠道症状，并有四肢无力、口唇、舌尖及肢端麻痹，进而四肢肌肉麻痹，严重者会因呼吸衰竭而导致死亡。

预防措施：避免使用野生河豚，可食用无毒或低毒的人工养殖河豚，但也要选择具有加工处理河豚资质的正规的地方就餐；加强宣传教育，普及河豚鱼知识，不擅食用不认识或情况不明的鱼类。

（二）鱼类引起的组胺中毒

鱼肉腐败变质时，鱼体中游离组氨酸经脱羧酶作用产生组胺，当组胺累积到最低致毒量后，食后便可引起中毒。引起中毒的鱼大多是含组胺高的鱼类，主要是海产鱼中的青皮红肉鱼类，如金枪鱼、秋刀鱼、竹荚鱼等。

组胺中毒潜伏期一般为 0.5～1 h，最短可为 5 min，最长达 4 h。中毒症状表现为脸红、头晕、头痛、心慌、脉快、胸闷和呼吸促迫等，部分还会出现眼结膜充血、瞳孔散大、视物模糊、脸发胀、唇水肿、口和舌及四肢发麻、恶心、呕吐、腹痛、荨麻疹、全身潮红、血压下降等。组胺中毒发病快、症状轻、恢复迅速，发病率可达 50%左右，但死亡率较低。

预防措施：食用前确保鱼肉新鲜，不吃腐败变质的鱼，特别是青皮红肉的鱼类；食用鲜、咸鲐鱼时，烹调前应去内脏，洗净，切成二寸段，用水浸泡 4～6 h，烹调时加入适量雪里蕻或红果，可使组胺含量大幅度降低，烹制手法宜红烧或清蒸、酥闷，不宜油煎或油炸。

（三）毒蕈中毒

毒蕈是指食后可引起中毒的蕈类，又称毒蘑菇。目前我国已鉴定的蕈类中，可食用蕈近300种，有毒蕈类约有100种，可致人死亡的至少有10种。毒蕈的有毒成分十分复杂，一种毒蕈可以含有几种毒素，而一种毒素又可存在于数种毒蕈之中。蕈中毒事件多发于高温多雨的夏秋季，以家庭散发为主，全国各地均有发生，中毒原因多因食用误采的毒蕈。

预防措施：加强宣传教育，通过新闻、媒体等各方面手段普及蕈类基础知识；不乱摘乱采乱吃不认识的蕈类，对于蕈类食品要充分制熟。

（四）含氰苷类植物中毒

氰苷类化合物经水解会产生剧毒物质氰氢酸，含有氰苷类化合物的植物如木薯的块根、苦杏仁、苦桃仁等，被误食后都会对健康产生较大的危害性。

如苦杏仁中毒潜伏期一般为1～2 h。症状表现为口内苦涩、头晕、头痛、恶心、呕吐、心慌、脉速、四肢无力，继而出现不同程度的呼吸困难、胸闷，严重者意识不清、呼吸微弱、四肢冰冷、昏迷；继而意识丧失，瞳孔散大，对光反射消失，牙关紧闭，全身阵发性痉挛，最后因呼吸麻痹或心跳停止而死亡，也可引起周围神经症状。空腹、年幼及体弱者中毒症状重，病死率高。

预防措施：加强宣传教育，食用杏仁或桃仁等果仁，必须用清水充分浸泡，再敞锅蒸煮，使氰氢酸挥发。食用木薯前必须将木薯去皮，加水浸泡3天以上，再敞锅蒸煮，熟后再置清水中浸泡40 h。避免食用苦味果仁和木薯可有效避免中毒。

（五）发芽或未成熟的马铃薯

发芽马铃薯的芽中及未成熟或发绿的马铃薯中都含有一种有毒成分——龙葵素，其在人体中会引起溶血，麻痹运动中枢及呼吸中枢，对人体产生不良危害。成熟的马铃薯含龙葵素很少，发芽或者表皮发绿的马铃薯中会产生大量的龙葵素，大量食用可引起急性中毒。

预防马铃薯中毒的措施主要是避免食用未成熟及发芽的马铃薯。龙葵素可溶于水，遇醋酸易分解，加热水煮或加醋都可促进其毒素分解。在食用马铃薯时，对少量发芽马铃薯应深挖去发芽部分，并浸泡30 min以上，弃去浸泡水，再加水煮透，倒去汤汁才可食用；大量发芽或未成熟、发绿的马铃薯应避免食用。

（六）鲜黄花菜

鲜黄花菜中含有秋水仙碱，在人体内经肠道吸收后可转变成有毒的氧化二秋水仙碱，引起食物中毒。食用鲜黄花菜前应先水浸泡或用开水浸烫，秋水仙碱可溶于水，通过焯水、泡煮等可降低其含量，减少毒性。

（七）四季豆

四季豆又称为菜豆、豆角、梅豆角等，生四季豆中含有皂苷和血球凝集素，对人体消化道具有强烈的刺激性，并对红细胞有溶解或凝集作用。皂苷和血球凝集素受热会被破坏，因此在烹调时保证四季豆彻底炒熟、充分受热，可有效避免中毒事件发生。

（八）有毒贝类

贝类品种众多，味道鲜美，广受人们喜爱，但一些贝类，如织纹螺、紫饴贝等含有毒性物质，食用后会对人体造成损害。贝类食物中毒的发生与水域中藻类大量繁殖有关。有毒藻类产生的毒素被贝类富集，当人食用贝肉后，毒素会迅速释放。贝类的毒素主要积聚于内脏，去除后可减少中毒的可能性。另外在海藻大量繁殖期或“赤潮”时，也应禁止采集、出售和食用贝类。

四、化学性食物中毒

（一）亚硝酸盐食物中毒

亚硝酸盐食物中毒指食用了含硝酸盐及亚硝酸盐的蔬菜或误食亚硝酸盐后引起的一种高铁血红蛋白血症，表现为肠原性紫绀症。常见的亚硝酸盐有亚硝酸钠和亚硝酸钾。亚硝酸盐中毒潜伏期一般为 1 ~ 3 h，时间受摄入含量影响，短者仅 10 多分钟。症状表现：轻者表现为头晕、头痛、乏力、胸闷、恶心、呕吐，口、唇、耳廓、指（趾）甲出现轻度发绀，血中高铁血红蛋白含量在 10% ~ 30%。中度患者表现为嗜睡或烦躁不安，心率加快，呼吸困难，眼结膜、面部及全身皮肤发绀，血中高铁血红蛋白超过 50%。严重者昏迷、惊厥、大小便失禁，甚至会因呼吸衰竭导致死亡。

预防措施：吃新鲜蔬菜，不吃或少吃刚腌制的蔬菜；绿叶蔬菜也不宜一次摄入过多，因为绿叶蔬菜中硝酸盐含量较高，儿童或胃肠功能紊乱、贫血、蛔虫及消化功能不良者，大量摄入后，肠道细菌会将蔬菜中的硝酸盐转化为亚硝酸盐，累积在肠道中来不及分解，从而导致大量亚硝酸盐进入血液发生中毒；硝酸盐和亚硝酸盐注明并分开保存，防止误食；腌制肉制品时注意硝酸盐和亚硝酸盐的使用量不宜过多；农村苦井水中亚硝酸盐也较多，不饮用为宜。

（二）砷化物中毒

砷（As）本身毒性不大，而其化合物一般有剧毒，特别是三氧化二砷（As_2O_3，又名砒霜、信石等）的毒性最强。

砷中毒的潜伏期短者在 15 ~ 30 min，长者 4 ~ 5 h。中毒症状表现：早期会对消化道造成影响，然后会出现口渴、咽干、流涎、嘴中有重金属味、咽喉及上腹部灼烧感、心窝部剧痛，随后会恶心、反复呕吐，甚至出现黄绿色胆汁，重者呕血、腹泻，最后出现血便。症状加重时全身衰竭、脱水、体温下降、虚脱、意识消失。肝肾损害者可出现黄疸、尿少、蛋白尿。重者神经系统会出现如头痛、狂躁、抽搐、昏迷等症状，抢救不及时者会于发病 1 ~ 2 天内死于神经麻痹。

预防措施：砷中毒一般多由误食所导致，如将三氧化二砷（砒霜）当成碱面、食盐或淀粉使用，误食拌有含砷农药的种子等，对于此类情况加强注意可有效避免；加强农药管理，谨慎使用含砷杀虫剂，防止造成蔬果中砷残留量过高。另外，盛放过砷化物的容器具或被砷污染过的麻袋、石磨、竹筐甚至货车厢等，应经过处理后再用来盛放运送食物；食品工业中原料或含砷添加剂也应按照国家有关规定进行合理添加。

（三）有机磷农药

有机磷农药中毒发病迅速，潜伏期一般在 2 h 内。症状表现：轻度中毒时，多表现为头昏、头痛、恶心、呕吐、多汗、胸闷、视力模糊、无力等，血清中全血胆碱酯酶活性在 50%～70%；中度中毒时，除轻度中毒症状外，还会出现肌束震颤、瞳孔缩小、轻度呼吸困难、流涎、腹痛、腹泻、步态蹒跚、意识清楚或模糊，全血胆碱酯酶活性一般在 30%～50%。重度中毒时，可能出现水肿、昏迷、脑水肿、呼吸麻痹等，全血胆碱酯酶活力一般在 30%以下。

有机磷农药中毒多由蔬果等的有机磷农残过高或不规范喷洒农药所致。为有效避免有机磷农药中毒，首先应注意不要购买或使用刚喷洒过农药就采摘的蔬果（短期农药喷洒后会在表面遗留下白色或黄色斑点），清水洗或在清水中加碱洗都可以有效降低农残，蔬果尽量清洗后再食用；其次，在作业或生产中严格遵守相关规定，加强农药的保管和使用，孕妇、乳母禁止参加农药的喷洒工作，防止儿童等接触到农药。

五、真菌毒素和霉变食物中毒

真菌及其毒素引起的食物中毒具有较高的发病率和死亡率，且季节性和地区性明显。

（一）赤霉病麦中毒

赤霉病麦中毒是由于误食被赤霉菌（一种真菌）侵染的麦类（“赤霉病麦”）等引起的、以呕吐为主要症状的一种急性中毒。在我国多发生于长江中下游地区，也见于东北、华北地区。赤霉病麦中毒潜伏期 10 min～5 h。症状多为头昏，恶心、胃部不适、有烧灼感，呕吐、乏力，少数有腹痛、腹泻，颜面潮红。重者出现呼吸、脉搏、血压不稳，四肢酸软、步态不稳似醉酒。一般停止食用病麦后 1～2 天，即可恢复。

预防措施：不在田间储存粮食；不食用或去除减少病麦粒再食用。

（二）霉变甘蔗中毒

储存不当，会使甘蔗发生霉变，进而食用引起中毒。霉变甘蔗中毒潜伏期为 15～30 min，最长可达 48 h。潜伏期越短，症状越严重。中毒初期有头晕、头痛、恶心、呕吐、腹痛、腹泻，部分病人有复视或幻视。重者可很快出现阵发性抽搐、四肢强直或屈曲，手呈鸡爪状，大小便失禁，牙关禁闭，面部发绀。严重者很快进入昏迷，体温升高，而死于呼吸衰竭。幸存者常因中枢神经损害导致终身残疾。

预防措施：甘蔗应成熟后才收割，不成熟的甘蔗易于霉变；甘蔗收割、运输、储存过程应注意防伤、防冻、防霉变。严禁销售和食用不成熟或有病害的甘蔗。

六、食物中毒的调查

食物中毒的调查主要判断是否是食物中毒事件，是哪种食物中毒（确定病原），可疑餐次及可疑食物是什么，另外根据初步调查情况必须在调查现场及时、正确地抢救和处置病人。

1. 调查步骤和内容

（1）前往现场，抢救病人。

接到发生食物中毒的报告后应迅速组织相关人员，整理物品设备，赶往现场进行必要和可能的抢救，对于症状特殊的患者，迅速协助抢救的医务人员及时确诊。

（2）收集相关物品。

到现场后应尽快地收集病人吐泻物、粪便、剩余食物、食物所涉及的餐具、炊具的细菌涂抹样等，方便疾病的分析确诊。

（3）进行调查询问。

调查对象不限于已明确的中毒患者。应询问每一个进餐者在大批患者发病前 48 h 内进餐食谱，每个人进餐的主食副食名称、数量。除集中怀疑的一餐之外，还应特别注意那些进餐与众不同的人。如凡是没吃某种食品的无一发病的或者凡吃某一食品的多数都发病的。通过询问明确出现最早的中毒症状、主要症状与潜伏期。

应尽快地明确有无可能涉及公安机关追查的问题或是否涉及犯罪，如涉及应尽量地会同公安机关共同进行调查。

每个被询问的人都应该有自己写的或者签字的询问笔录。调查中对现场的情况，必要时可拍照，留下视听证据。调查中可以继续补充采集样品。

对可能导致食物中毒的食品，对其原料来源、加工过程、储存条件进行调查，必要时还应该追踪到食品的供应点及生产经营场所。

2. 应重点查清的问题

疑似食物中毒的事件，应查明是否能够确认为食物中毒事件，更应查明引发食物中毒的主要致病责任。

七、食物中毒的处理

（1）食物中毒的调查资料，必须及时地整理出调查报告，避免资料散在未参加者手中。

书写食物中毒调查报告时既要注意调查报告的科学性，也要重视书写行政执法法律文书的程序性要求。

（2）对于食物中毒的责任追究，首先食物中毒是导致卫生监督中行政处罚的主要原因，因而处罚决定前的现场调查笔录，应该尽量争取发病单位人的签名，行政处罚应该密切注意处罚的法律根据。

（3）卫生部门在追究引起中毒的当事人的法律责任之外，还应该重视卫生宣传与指导工作，即向病人的家属及所属集体单位证明发生食物中毒的原因，指出仍然存在的隐患，提出具体改进意见和措施。

（4）对食物中毒的调查资料整理、分析和总结，进行必要的报告和登记。

思政小课堂 5-2：

食物中毒事件不仅给个人身体健康带来危害，也对社会和谐稳定造成负面影响。作为公民，我们应该增强食品安全意识，自觉遵守食品卫生规定，不购买、不食用来源不明、质量不可靠的食品。同时，我们也应该关注食品安全问题，积极参与食品安全监管工作，举报食品安全违法行为，共同维护食品市场的安全稳定。

学校和社会各界也应加强食品安全教育，提高公众的食品安全素养。通过举办食品安全知识讲座、开展食品安全宣传活动等方式，普及食品安全知识，引导公众树立正确的饮食观念，形成良好的饮食习惯。

总之，预防和管理食物中毒需要全社会的共同努力。只有我们每个人都积极参与其中，才能构建一个安全、健康、和谐的食品环境。

巩固训练

一、名词解释

1. 食源性疾病；2. 食品污染；3. 生物性病原物；4. 化学性病原物。

二、填空题

1. 食源性疾病一般分为（　　）和（　　）两种。
2. 病原物可造成食源性疾病，一般按照来源分为（　　）、（　　）和（　　）三类。
3. 食品污染按污染物的性质可分为（　　）、（　　）和（　　）三类。
4. 导致食源性疾病暴发的主要因素是食品处理不当，从而使食品原料被（　　），或使已含有致病因子的食品内的致病菌达到（　　）。
5. 食品原料在加工、运输、贮藏等环节被污染的原因可能包括（　　）、（　　）、（　　）等。

三、单项选择题

1. 下列哪项不是食源性疾病的特征？（　　）
   A. 食物传播　B. 暴发性　C. 传染性　D. 散发性
2. 下列哪项不属于生物性病原物？（　　）
   A. 细菌及其毒素　B. 农药残留
   C. 病毒　D. 寄生虫及其卵
3. 下列关于食品污染的描述，错误的是（　　）。
   A. 食品污染可能发生在种植、养殖、加工等多个环节
   B. 食品污染仅由物理性污染造成
   C. 食品污染可能对人体健康造成伤害
   D. 防控微生物、老鼠、病虫等的污染是防止食品污染的措施之一
4. 下列哪项措施不是预防食源性疾病的有效手段？（　　）
   A. 严格把控食品采购标准
   B. 随意添加食品添加剂
   C. 合理贮藏食品，防止加工过程中的污染
   D. 食品及加工器具分类保存、合理加工
5. 以下哪项不是导致食源性疾病暴发的因素？（　　）
   A. 食品原料在加工、运输、贮藏等环节被污染
   B. 摄入适量的营养补充品
   C. 生产加工不当引起的污染
   D. 保存不当导致食品变质

四、简答题

1. 什么是食源性疾病？
2. 引起食源性疾病暴发的因素有哪些？
3. 简述食源性疾病的特征。

4. 简述食源性疾病预防措施。
5. 常见的食品污染有哪些?
6. 简述食品腐败变质的控制措施。
7. 什么是食物中毒?

五、综合题

请结合所学内容，谈谈如何在学校食堂中有效预防食源性疾病的发生。

【本章参考文献】

[1] 纵伟. 食品科学概论[M]. 北京：中国纺织出版社，2015.
[2] 葛可佑. 中国营养师培训教材[M]. 北京：人民卫生出版社，2005.
[3] 袁聚祥，黄悦勤，刘桂芳. 预防医学[M]. 北京：北京医科大学出版社，2006.
[4] 杨月欣. 公共营养师基础知识[M]. 北京：中国劳动社会保障出版社，2009.
[5] 林永秀，牟达的. 土壤农药污染综合治理技术探析[J]. 农业与技术，2013，33(10)152+206.
[6] 夏蕾，吴坤. 饲料中霉菌毒素的污染、危害及其防治[C]. 中国毒理学会饲料毒理学专业委员会全国代表大会暨学术会议. 2009.
[7] 何计国. 食品卫生学[M]. 北京：中国农业大学出版社，2003.
[8] 周晓洲，钱伟良. 常见食物中毒及其预防[J]. 解放军健康，2000（6）：3.
[9] 李红，张雪梅. 食品安全敲警钟[J]. 科学大观园，2004（9）：2.
[10] 郑青莲，马伟玲. 亚硝酸盐中毒三例的抢救与护理[J]. 实用医技杂志，2014，21（12）：2.

第六章　膳食调查评价与干预

知识目标

掌握膳食调查的基本概念和方法。熟悉食物营养价值的概念，理解食物中所含营养素种类、数量、比例对人体营养需要满足程度的影响，以及储存和加工方式对食物营养价值的影响。了解膳食调查在营养学中的重要地位，以及如何通过不同方法调查不同地区、不同生活条件下人群的膳食摄入量。理解营养调查与营养监测的区别与联系，了解营养调查的定义和目的，以及其在判断居民膳食结构和营养状况中的作用。理解营养监测的概念，知道如何监测居民营养状况的动态变化，并采取相应措施进行干预。掌握营养质量指数、食物利用率和血糖生成指数的概念与计算方法。

能力目标

了解食物利用率的概念，知道如何通过食物利用率鉴别动物体重降低的原因。掌握血糖生成指数的定义和计算方法，了解其对体内血糖水平的影响。能够进行膳食调查与数据分析，能够运用所学知识，设计并实施膳食调查，收集并分析调查数据，评估人群或个体的膳食结构和营养状况。制定和实施营养干预策略，应能够根据营养调查结果，制定针对特定人群或个体的营养干预策略，包括调整膳食结构、增加营养素摄入等。能够运用营养学知识解决实际问题，能够将所学知识应用于实际生活中，如通过调整饮食预防慢性疾病、提高生活质量等。

思政与素质目标

培养科学精神与严谨态度，通过膳食调查与营养评价的学习，培养学生实事求是的科学态度，尊重客观事实，严谨对待数据。强化社会责任与健康意识，使学生认识到营养与健康对国家发展和人民福祉的重要性，增强关注社会营养问题、改善居民营养状况的责任感和使命感。提升团队协作与沟通能力，在膳食调查与营养干预策略的制定实施过程中，培养学生团队协作精神和沟通能力，学会与他人合作解决问题。激发创新精神与实践能力，鼓励学生在掌握基础知识的同时，积极探索新的膳食调查方法和营养干预策略，提高创新能力和实践能力。

引例：膳食调查评价与干预对于改善国民营养和健康状况具有重要意义

在繁忙的都市生活中，人们常常忽视了饮食的重要性，而饮食恰恰是维持生命活力和健康状态的基础。近年来，随着生活水平的提高，人们对饮食的要求也越来越高，不仅追求美味，更关注营养与健康。然而，面对琳琅满目的食物选择，很多人却陷入了困惑：如何科学合理地安排饮食，确保营养的全面均衡？

膳食调查评价与干预作为营养学领域的重要研究内容，为我们提供了科学的方法和手段。通过膳食调查，我们可以了解不同地区、不同生活条件下人们的膳食结构和营养状况，进而评估他们的营养需求是否得到满足。这样的调查不仅有助于个体或群体了解自身的营养状况，还能为营养改善、营养咨询和营养指导提供科学依据。

在我国，膳食调查已经开展了多次，为我们积累了丰富的数据和经验。例如，我国曾在不同年份进行过全国营养调查，通过收集大量数据，分析国民的膳食结构和营养状况，为制定相关政策提供了有力支持。这些调查结果表明，随着经济的发展和生活水平的提高，我国居民的膳食结构发生了显著变化，但同时也暴露出一些问题，如营养不均衡、营养过剩等。

针对这些问题，我们需要采取积极的干预措施。通过营养教育和宣传，提高公众对营养知识的认识和理解；通过制定科学的膳食指南和营养标准，引导人们合理选择食物，保证营养的全面均衡；同时，加强食品安全监管，确保食品的质量和安全。通过科学的方法和手段，我们可以更好地了解人们的膳食结构和营养状况，为他们提供个性化的营养建议和指导。

第一节　膳食摄入量调查

膳食调查是通过不同方法了解不同地区、不同生活条件下不同人群或个体在一定时间内每人每日各种主副食摄入量情况，并利用食物成分表计算每人每日从膳食中所摄入的能量和各种营养素的数量与质量，借此来评定正常营养需要得到满足的程度。其结果可以成为对被调查人群或个人进行营养改善、营养咨询、营养指导的工作依据。膳食调查是营养调查的重要组成部分，我国曾于 1959 年、1982 年、1992 年、2002 年、2012 年、2015—2017 年分别进行过六次全国性营养调查，为改善国民营养和健康状况，促进社会经济协调发展发挥了积极的作用。

小知识 6-1：

膳食摄入量调查是营养学领域中一项至关重要的工作，它旨在通过科学的方法收集和分析个体或群体的食物摄入数据，从而评估其营养状况。在调查中，常用的方法包括膳食记录法、24 小时回顾法、膳食史法和食物频率法等。这些方法的运用，有助于我们更准确地了解不同地区、不同年龄段人群的饮食结构和营养需求，为制定个性化的营养改善方案提供科学依据。

此外，食物的营养价值也是膳食调查中不可忽视的因素。食物的营养价值不仅取决于其所含营养素的种类和数量，还与营养素的消化吸收率以及食物中其他成分对营养素利用的影响有关。因此，在进行膳食调查时，我们需要综合考虑食物的营养成分和营养价值，以便更全面地评估个体的营养状况。

一、基本概念

（一）食物营养价值

食物的营养价值是指食物中所含的各种营养素和能量满足人体营养需要的程度。食物营养价值的高低主要由食物中所含的营养素的种类、数量、比例以及对人体的需要的满足程度、机体吸收利用的程度等多方面因素共同决定。另外，储存和加工方式也是影响食物的营养价值的重要因素之一。

（二）营养调查

运用各种手段准确了解某个体或人群当前的营养状况，称为营养调查。营养调查是判断居民膳食结构以及营养状况的重要手段。

（三）营养监测

搜集分析对居民营养状况有制约作用的因素和条件，预测居民营养状况在可预见的将来可能发生的动态变化，并及时采取补充措施，引导这种变化向人们期望的方向发展，称为营养监测。

（四）营养质量指数

营养质量指数（INQ）=某营养素密度/能量密度

营养素密度=100g 食物中某种营养素含量/相应营养素的推荐摄入量

标准能量密度=100g 食物提供的能量/能量推荐摄入量

摄入量标准按《中国居民膳食营养素参考摄入量（2023）》如下：

INQ=1，该食物营养素与能量的供给能力平衡；

INQ>1，该食物营养素的供给能力高于能量的供给能力；

INQ≤1，该食物营养素的供给能力低于能量的供给能力。

（五）食物利用率

食物利用率是动物每食入 100 g 饲料所增长的体重克数，表示为体重（g）/饲料（100g）。食物利用率可以鉴别动物体重降低是由于进食减少还是受食物毒作用。

（六）食物的血糖生成指数（GI）

血糖指数表示含有 50 g 有价值的碳水化合物的食物与相当量的葡萄糖相比，在一定时间内（一般为餐后 2 h）引起体内血糖应答水平的百分比值。用公式表示为：

GI=（含有 50 g 碳水化合物的某食物 2 小时血糖应答/50 g 葡萄糖的 2 小时血糖应答）×100%。

（七）食物的抗氧化能力

食物的抗氧化能力指食物降低活性氧、活性氮等活性基因对人体正常生理功能有害影响的能力。食品抗氧化能力的强弱取决于其抗氧化物质含量的高低，食物的抗氧化能力是评价食物的营养价值的一个重要指标。

二、膳食摄入量调查的目的

（1）了解不同地区、不同年龄组人群的膳食结构和营养状况。

（2）了解与食物不足和过度消费有关的营养问题。

（3）发现膳食营养素有关的营养问题，为进一步监测或进行原因探讨提供依据。

（4）评价居民膳食结构和营养状况的发展，并预测今后的发展趋势。

（5）为某些与营养有关的综合性或专题性研究课题提供基础资料。

（6）为国家制定政策和社会发展规划提供科学依据。

三、膳食摄入量调查方法

膳食调查是营养调查中的一个基本组成部分，它本身又是相对独立的内容。随着营养学研究的深入进展，膳食对人体健康的重要影响越来越受到人们的关注。

膳食评价方法主要包括：膳食记录法、24 小时回顾法、膳食史法和食物频率法（食物频率法是估计被调查者在指定的一段时期内吃某些食物的频率的一种方法）。

膳食评价方法可以分为两个基本类别：一类是在进餐时记录数据的方法（即称重和估计的记录法）；另一类方法是收集过去最近一段时期，或者过去较长一段时期摄入膳食的资料（询问法）。询问法是指当前膳食（24 小时膳食回顾法），或者习惯性膳食（膳食史与食物频率法），这三种方法在许多方面不同，但在实际操作方面总体是类似的，都要通过询问来获得信息。询问者应对所使用方法十分熟悉和充分掌握，包括所采用方法的目的、针对的膳食成分、将要采用的营养素数据库、标准操作程序的细节、可在市场上购买到的食物、食物的当地名称、实施前的准备。询问的场所可能影响被询问人提供膳食信息的意愿和能力，所有的询问都应该在相同类型的场所中进行，而且应没有第三者在场，该场所应有轻松的氛围。

询问的成功依赖于应答者回忆并充分地描述其膳食情况的能力。因为对这些事件的记忆是以认知过程为基础的，因此，对于应答者如何记忆膳食信息，以及这些信息又是如何被回忆并汇报给调查员，充分利用这方面已有的知识是很重要的，尽管提问是有用的，但是在调查询问时一定要尽可能地保持客观中立。举例来说，问“你离开家之前吃饭了吗?”和“你吃了什么?”要比问“早饭时你是否吃了谷类食物?”好得多。在协作研究中，所有调查员必须接受相同的培训，而且在现场工作期间必须定期视察其工作情况。为了检查调查员之间在数据收集和编码方面的系统误差，必须对调查员的工作进行核查。当用计算机辅助询问时，必须加强调查员操作的标准化。

（一）膳食记录法

1. 准　备

应用称重记录法，应教会调查对象在进餐前称重并记录食物及其重量，还要称量任何剩余部分。但当称量可能会干扰调查对象的正常膳食习惯时，可以选择对所食用的食物量进行描述。例如，对于两餐之间的加餐，或者在饭店内的进餐，营养专业研究人员可通过描述来估计食物的量。这种方法有别于估计食物记录法。在估计食物记录法中，调查对象不使用量具，但以份额大小来保持对一天或多天内所进食的所有食物的记录。份额大小可以将家庭常用的各种器皿作为自然单位来描述，如碗、杯等。

2. 实 施

需要记录的摄食天数，应根据研究目的和研究的营养素摄入量在个体间与个体内的代谢来决定。然而，如果时间太长会使应答者疲倦，实际上很少有调查超过连续 3~4 天。用以记录膳食摄入量的表格（见表 6-1、表 6-2）常常装订成册，调查表可以是封闭的，也可以是开放的。封闭的表格是一个预先编码的食物列表，包括所有的常用食物，以特定份额大小为单位，以营养素成分分组。表格使编码工作简单易行，但需要调查对象按照已制定的食物单位来描述吃过的食物，而调查对象对这种单位并不熟悉，所以一般选择开放式的表格。膳食记录表应在小范围预实验中进行试用。如果评价习惯性膳食，则必须强调调查的应该是日常膳食。为了避免这种应答者的应答偏移，应该避免对所研究的营养素作过多解释，膳食记录也可以由别人完成。应答者一定要经过培训，使之记录膳食信息的详细程度能够满足充分描述食物种类和消费数量的需要。在膳食记录期完成时，要仔细核对记录，这些记录应尽快编码以进行计算机计算，这样一旦需要，还可以和调查对象再取得联系。

表 6-1 家庭食物用量登记表

家庭编号___省/区（T1）___市/县（T12）___区/乡（T3）___居委会/村（T4）___ 调查户（T5）___

号码（V14）										
食物名称	米		标准粉		玉米面		土豆		芹菜	
结存数量/g（V15）	10 000	7 500								
日期	购进量或自产量/g（V24）	废弃量/g（V25）	购进量或自产量/g（V24）	废弃量/g（V25）	购进量或自产量/g（V24）	废弃量/g（V25）	购进量或自产量/g（V24）	废弃量/g（V25）	购进量或自产量/g（V24）	废弃量/g（V25）
14日（V16）					250		650			
15日（V17）					250				500	
16日（V18）							650		500	
17日（V19）										
总量/g（V20）	10 000		7 500		500		1300		1000	
余总量/g（V21）	8 100		600		0		0		0	
实际消耗量/g（V22）	1 900		1 100		500		1300		1000	

表 6-2　家庭成员每人每日用餐登记表

家庭编号＿＿＿＿＿＿＿＿　　省/区（T1）＿＿＿＿＿＿＿＿　　市/县（T12）＿＿＿＿＿＿＿＿

区/乡（T3）＿＿＿＿＿＿＿＿　　居委会/村（T4）＿＿＿＿＿＿＿＿　　调查户（T5）＿＿＿＿＿＿＿＿

姓名（A1）	刘甲			郑乙			刘丙			刘丁					
序号（A2）	01			02			03			04					
性别	男			女			女			男					
年龄/岁（V26）	68			54			28			18					
工种	退休			家务			工人			中专生					
生理状况（V28）	1			3			3			2					
劳动强度（V27）															
时间	早（V33）	中（V34）	晚（V35）	早（V33）	中（V34）	晚（V35）	早（V33）	中（V34）	晚（V35）	早（V33）	中（V34）	晚（V35）	早（V33）	中（V34）	晚（V35）
9月14日	1	1	1	1	1	1	0	1	0	0	0			1	
9月15日	1	1	1	1	1	1	0	1	1	1	1	1			
9月16日	1	1	1	1	1	1	0	1	1	1	1	1			
9月17日	1	1	1	1	1	1	0	0	1	1	1	0			
用餐人次总数（V29）	4	4	4	4	4	4	0	3	3	3	3	2			
餐次比例（V30）	20%	40%	40%	20%	40%	40%	20%	40%	40%	20%	40%	40%			
折合人日数（V31）	4			4			2.4			2.6					
总人日数（V32）															

注：（1）序号为01~09。

（2）劳动强度（V27）：1——极轻体力劳动，一般指坐位工种，如办事员、修表工；2——轻体力劳动，一般指站位工种，如售货员、实验员、教师；3——中等体力劳动，如学生、司机、电工、金属制造工等；4——重体力劳动，如农民、舞蹈演员、钢铁工人、运动员；5——极重体力劳动，如装卸工、伐木工、矿工、采石工等；6——其他，无劳动能力者及12岁以下儿童。

（3）生理状况（V28）：0——正常；1——孕妇；2——乳母。

（4）用餐记录（V33~V35）：1——在家用餐；0——未在家用餐。

3. 优点和应用

两天或更多天的膳食记录可提供膳食摄入量的个体内或个体间变异的数据；多天的膳食记录能够根据其日常摄入量来对个体进行分类；在一年内进行的 1 天或 2 天膳食记录，可提供对个体日常摄入量的估计。开放式表格膳食记录能提供食用的食物信息，而且应答者不需依赖于记忆，另外，其调查时期明确，份额大小可被测量或称重，以增加准确性。

4. 缺　点

一般地说，应答者必须有一定的文化，且配合良好。这一条件可能就会导致应答偏移，结果是受教育程度较高的个体所占的比例会过大。对家庭外食物消费的报告准确性较差；膳食记录过程可能影响或改变其日常膳食模式；持续的膳食记录增加应答者的负担，反过来会影响应答速度；随记录天数的增加，记录的准确性可能降低；中等程度的低报现象经常发生，在某些特定人群（如肥胖人群）还会出现严重的低报。

（二）24 小时膳食回顾法

1. 原　理

通过询问调查对象个人回顾过去 24 小时、48 小时或过去数天的实际膳食摄入量。24 小时膳食回顾法是最常用的一种回顾性方法。即通过调查对象在过去 24 小时饮食摄入情况，然后利用食物成分表计算能量及各种营养素摄入量。

2. 实　施

典型的回顾性方法是采用开放式调查表进行面对面询问。训练有素的调查人员对于实施 24 小时膳食回顾调查是非常重要的，因为信息是通过调查员引导性提问获得的。一般回顾日是指某一日调查对象从起床到第二天起床的这段时间。24 小时膳食回顾法经常要建立一种特定引导方法，以帮助调查对象回忆起一天消费的所有食物。有时在问询结束时，还需要借助一个食物清单，上面列有那些容易遗忘的食物和小吃。

由于回顾法依靠应答者回忆和充分描述其膳食的能力，故此方法只适用于 7~75 岁且拥有清楚认知和表达能力的人群。调查时一周的全部 7 天都应该被均衡地体现。一般不事先告知调查对象是否或什么时候对其进行食物摄入量的调查。

表 6-3 为 24 小时膳食回顾调查表。

表 6-3 24 小时膳食回顾调查表

食物名称	原料名称	原料编码（D1）	原料重/两（D2）	进餐时间（D3）	进餐地点（D4）

注：D3：1——早餐；2——上午小吃；3——午餐；4——下午小吃：5——晚餐；6——晚上。

D4：1——在家；2——单位/学校；3——饭馆/摊点；4——亲戚/朋友家；5——幼儿园；6——节日/庆典。

3. 优点和应用

该法的设计适用于描述一组个体的平均摄入量，2 天或更多天提供个体内和个体间的膳食摄入量变异的数据；开放式询问可提供那些摄入频率较低的食物的信息。调查时间短、调查期明确、对应答者要求较低，开放式调查表不需要特殊专业知识。应答率通常高于回顾法。调查人员在实施调查时，对不完整的信息允许调查人员进行提示，也不需要返回再询问。

4. 缺 点

应答者的回顾仍然依赖于其短期记忆，对份额大小很难准确估计，与其他方法相比，摄入量趋向于低报。每个调查对象一天的摄入量不能提供有关个体内变异的信息，而且会高估个体间的变异。该方法对调查员之间的变异性极为敏感。

（三）膳食史法

1. 原 理

膳食史法用来评价一个个体的总的日常食物摄入量和在不同时期的通常膳食模式。理论上，膳食史可能覆盖过去的任何时期，但通常是覆盖过去 1 个月、6 个月或 1 年。膳食史技术最初是由 Burke 建立的，该方法由三部分组成。第一部分是询问调查对象膳食摄入的日常模式，采用一些家用量具作为定量单位；第二部分是采用一份包含各种食物的详细食物清单来反复核对，以核实和阐明总的膳食模式；第三部分是由调查对象用家用测量方法，记录 3 天的食物摄入量。目前，已采用多种方式进行膳食史调查，但膳食模式和食物核对表是关键。

2. 实 施

在开放式询问中，要询问调查对象典型的一日膳食模式，即调查从 24 小时膳食回顾开始，调查人员必须十分熟悉该方法的研究目的。比如，如果一个调查针对宏量营养素的摄入量，并不关注膳食纤维，那么在大部分的调查中并不需要区分食用的是黑面包还是白面包。

食物份额大小通常采用标准家用测量器具和食物模型或食物复制品等来估计，采用称重法来核对。

膳食史法是一种比 24 小时回顾法更抽象的询问方法，非营养专业人员进行这种询问有一定难度。膳食史法对调查对象提出了更高的要求。因为该方法寻求的是一个习惯性的膳食模式，很容易获得具有社会趋向的答案，因而不适宜那些每日间膳食变化很大的个体。对于儿童、肥胖者、智力迟钝者通常不能获得满意的膳食史。

3. 优点和应用

膳食史用来评价日常膳食模式和食物摄入量的详细情况，其数据用于根据食物与营养素摄入量个体特征进行描述，并将调查对象归类为不同的摄入量范围，还可以用来评价不同群组的相对平均摄入量，以及这些组内的摄入量分布，对于调查人员管理实施的膳食史而言，对应答者的文化没有要求。

4. 缺　点

要求应答者对平常摄入的食物和这些食物的量作出许多判断，回顾的时间难以有准确概念。调查中观察到，覆盖时间越长，产生高估的情况越严重。需要应答者有一个比较规律的膳食模式，而且还要有较好的记忆力，同时需要有很好社会工作技巧的训练有素的营养专家来进行询问，而且调查很容易得到具有社会趋向的答案。

（四）食物频率法

1. 原　理

食物频率是在某一特定时期内某些食物被进食的频繁程度。根据研究者关注的目标是特定营养素还是总的膳食，食物种类随之变化。食物列表中只包括那些含某种特定营养素较高的食物，如钙、VA，而且必须注明列表中所列出的每一种食物的营养素价。该营养素价通常是基于使用的食物组中每种食物的称重而建立的。食物频率调查表分为每天、每周、每月的食物份额或配额。

2. 实　施

食物频率问卷中，列表的食物、参考的期限、使用特定频率时的应答间隔、估计食物份额、方法管理的方式等都有所差别。食物频率法可被看成是“一族方法”，而不是一个单一方法。该法操作程序差别很大，在不同人群中也有不同的做法。因此，在特定条件和特殊人群中应用该方法时，有必要验证该法的有效性。

3. 优点和应用

食物频率法表明一个个体通常各组食物的摄入情况。当包括食物份额大小信息时，或者当做出某种假设时，可以根据营养不经摄入量将个体进行分级。该法可以由调查员来执行，也可以由调查对象自己执行，自我进行的调查表不需要花多长时间来完善、编码，应答的负担普遍较轻，因此应答率高。该法调查很容易实现自动化，而且费用低。

4. 缺　点

食物频率法需要对已摄入的食物进行回忆，对应答者的要求负担相对较重，对食物份额的量化准确性也较差。另外，食物列表的编制和验证会花费很长时间，不能提供每日间的变异信息。对于消费那些在食物列表中没有的、特殊文化背景食物的人群，该方法的适用性较差。较长的食物列表、较长的参考阶段经常导致对摄入量的高估，调查问题复杂程度相对较高。

（五）综合调查

每种调查方法都有其特殊的优缺点，使用两种或多种调查方法，可以平衡其优缺点，提供更好的精确性。综合调查一般常运用在大规模或全国性调查。综合调查需要应答者与现场工作人员付出更多的时间和精力。表 6-4 为估计食物消费量各种方法中的误差来源。

表 6-4　估计食物消费量各种方法中的误差来源

误差来源	称重记录法	24小时膳食回顾法	膳食史法	食物频率法
随时间增加的变异	+	+	-	-
应答误差				
遗漏食物	-	+	-	+
包含食物	-	+	+	-
估计食物质量	-	+	+	+
估计食物消费频率	NA	NA	+	-
真实膳食的改变	+	+/-	-	-
食物成分表	+	+	+	+
编码	+	+	+	-

注：“+”表示可能产生误差；“-”表示可能不产生误差；NA表示不适用。

案例 6-1:

近年来，我国多次开展全国性的营养调查，其中膳食摄入量调查是重要组成部分。以 2002 年的全国营养调查为例，该调查涵盖了全国 31 个省、自治区、直辖市，共调查了 24 万余人。通过调查发现，我国居民的能量和蛋白质摄入基本充足，但部分维生素和矿物质的摄入不足现象仍然存在。这一结果为我国政府制定相关政策提供了重要依据，促进了国民营养健康水平的提升。

另外，随着生活水平的提高，人们对膳食健康的关注度也在不断提高。例如，近年来关于儿童肥胖问题的报道屡见不鲜。通过膳食摄入量调查，我们可以发现儿童肥胖问题往往与不合理的饮食结构有关，如过多摄入高热量、高脂肪的食物而缺乏运动。因此，通过调整饮食结构、增加运动量等措施，可以有效预防和控制儿童肥胖问题。

思政小课堂 6-1:

膳食摄入量调查不仅是一项科学研究工作，更是关乎国民健康和社会发展的重要课题。

通过膳食调查，我们可以了解国民的饮食结构和营养状况，为制定科学合理的营养政策提供依据。同时，通过普及营养知识、推广健康饮食方式等措施，可以提高国民的营养健康水平，促进社会的和谐发展。因此，我们应该积极参与膳食调查工作，关注自己的饮食健康，为推动全民营养健康事业的发展贡献自己的力量。

（六）特殊情况下摄入量的调查

1. 临床环境

在临床环境下，膳食调查可用于诊断目的，作为对可能的膳食危险性的一种监测工具，也可作为膳食指导的基础。收集信息的准确性取决于数据收集的目的。然而，由于膳食治疗趋向于循证模式，而不是追求经验模式，因此需要一种可重复性的估计方法，即针对特定评价目的而标准化的方法，这样就使得治疗结果可被评价和比较。当针对的是了解目前信息时，基于临床就餐模式的结构化调查表问卷是有效的。

2. 边远地区

边远地区的食物消费调查是很重要的，理由是当地居民能得到的食物可能是单一或很局限的，保健设施和其他可能也是有限的或缺乏的。调查数据可用来说明特定的状况，以便使有关项目和所需要的服务得以引进、监测和评价等。可选择邮件、电话和互联网服务作为调查方式。由于边远地区地理分散性，应采用特殊的抽样技术和步骤选择样本点，如在不影响样本代表性的前提下，采用整群抽样，以减少选点数目和调查运作费用。

3. 季　节

季节对非工业化区的食物供应有很大的影响，对工业化国家的食物供应同样也有一定的影响。收获后和干旱季节的食物摄入量，在数量、品种和质量上都与收获前、风调雨顺季节的食物摄入量有很大的差别。还要考虑由于文化和经济因素造成的季节性变化；差旅问题、道路、桥和河流等的利用程度也是重要的季节性考虑因素。如果调查食物频率，应答者可能会更容易采用农历来描述，而城市则通常采用星期或月。因此，对于用来描述、评价食物模式的调查，其时间安排是很重要的。

（七）特殊人群膳食摄入量调查

1. 有残疾的个体

对有视力、听觉、语言、记忆或书写能力障碍的残疾个体进行膳食调查时，需要考虑其特殊问题。如果只有一项能力残疾，依赖其他能力的调查方法可提供解决方案。例如，当一个研究调查对象是耳聋者，就需要采用仔细准备的自明性的书面说明和问卷，可用印刷的说明书、问卷、引导方法或手语翻译来协助完成，用食物复制品模式或照片来帮助调查食物和消耗量。

2. 幼　儿

幼儿必须达到 8～10 岁才能在问询时有效地报告其在过去 24 小时进食的食物，或记录其 1 天或几天的食物摄入量情况。对于 8 岁以下的儿童，则需要看护人的帮助。儿童的膳食很容易出现很大的日间变异，他们的膳食习惯变化很快。因此，针对习惯性膳食的方法不太适合于儿童。

3. 老年人

老年人记忆力随年龄老化而减退，因此对老年人的膳食摄入量调查中，24 小时膳食回顾法和食物频率法是不适用的，但采用食物记录法和膳食史法较适用，通过选择图片上的食物可以帮助老年人回忆平常所吃的食物。

四、膳食调查结果评价

（一）平均每日食物摄入量的计算

1. 就餐人日数

人日数代表被调查者用餐的天数。一个人吃早、中、晚 3 餐为 1 个人日。在现场调查中，不一定能收集到整个调查期间被调查者的全部进餐次数，应根据餐次比来折算。若规定餐次比是早餐占 20%，午餐、晚餐各占 40%，如家庭中某一成员仅询问到早、午两餐，则其当日人日数为：1 × 20%+1 × 40%=0.2+0.4=0.6 人/日。

在做集体膳食调查时，也可按此方法折算。

2. 平均每日食物摄入量的计算

平均食物摄入量为将调查对象在调查期间所消耗的各种食物量除以人日数得的值，为方便后期计算平均能量及营养素的摄入量，应以千克（kg）表示。

首先计算全家食物实际消耗量：

全家食物实际消耗量=食物结存量+每日购进食物量-每日废弃食物总量-剩余总量

平均每人每日各种食物摄入量=实际消耗量（kg）/家庭总人日数

在进行食物归类时应注意，有些食物要进行折算才能相加，如乳类及其制品，计算时应按蛋白质含量将奶粉算出一个系数，相乘折算成鲜奶量再相加。常用食物分类方法可参照表 6-5。

表 6-5　常用的食物分类

食物类别	米及其制品	面及其制品	其他制品	干豆类	豆制品	蔬菜	腌菜	水果	干果	猪肉	其他畜肉	动物内脏	禽肉	奶及其制品	蛋及其制品	鱼虾	植物油	动物油	淀粉及糖	食盐	酱油
重量/g																					

（二）平均每日营养素摄入量的计算

1. 平均每人每日营养素摄入量的计算

平均每人每日营养素摄入量根据食物成分表中各种食物的能量及营养素的含量来计算。计算时要注意调查食物是生重还是熟重、是净重还是毛重，根据食物编码表进行相应换算后再计算。食物成分表中查不到的食物可用近似食物的营养成分代替，但要注明。

2. 能量来源与蛋白质、脂肪的食物来源评价

根据《中国居民膳食营养素参考摄入量（2023）》和《中国居民膳食指南（2022）》，可以对相应结果进行评价，见表 6-6。

表 6-6　能量、蛋白质、脂肪的食物来源分布

类别	食物名称	摄入量	占总摄入量/%
能量的食物来源	谷类		
	豆类		
	薯类		
	其他植物性食物		
	动物性食物		
	纯能量食物		
能量的营养素来源	蛋白质		
	脂肪		
蛋白质的食物来源	谷类		
	豆类		
	动物性食物		
	其他食物		
脂肪的食物来源	动物性食物		
	植物性食物		

（三）膳食模式分析

一般根据中国居民平衡膳食宝塔提出的膳食模式数据对人群的膳食模式进行评价。平衡膳食宝塔共分 5 层，谷类食物位于底层，每人每天应吃 200 ~ 300 g；蔬菜和水果占据第二层，每人每天应吃 300 ~ 500 g 和 200 ~ 350 g；鱼、禽、肉、蛋等动物性食物位于第三层，每人每天应吃 120 ~ 200 g（鱼虾类 50g，畜禽肉 50 ~ 100 g，蛋类 25 ~ 50 g）；奶类和豆类合占第四层，每人每天应吃奶及其制品 300~500 g，大豆及坚果类 25~35 g；第五层塔尖是油脂类，每人每天不超过 30 g。

（四）与 DRIs 比较评价

中国营养学会于 2000 年 10 月制定了“中国居民膳食营养素参考摄入量（DRIs）”，并于 2023 年进行了修订。它是一系列评价膳食质量的参考值，包括：平均需要量（EAR）、推荐摄入量（RNI）、适宜摄入量（AI）和可耐受最高摄入量（UL）4 项内容。能量的推荐摄入量等于其平均需要量；蛋白质和其他营养素的推荐摄入量等于平均需要量加 2 倍标准差。没有制定推荐摄入量的营养素，有时可以用适宜摄入量代替推荐摄入量，但它的准确性低于推

荐摄入量。膳食营养素的参考摄入量是为正常人群设计的，是保证正常人体或人群的良好营养状态和健康的日常摄入量，可以用来计划和评价健康个体或群体的膳食。

对个体膳食评价的核心是比较其日常摄入量和需要量。在任何情况下，一个人的真正需要量和日常摄入量只能是一个估算结果，因此对个体膳食适宜性评价都是不精确的。正确描述摄入量资料和恰当选择参考值对评价有重要意义。对结果进行解释需要谨慎，必要时应当结合该个体其他方面的材料（如体格测量或生化测定结果）进行综合评价，以确定某些营养素的摄入量是否足够。

对群体的评价主要是评估人群中摄入不足或摄入过多的流行情况，以及亚人群间摄入量的差别；方法是比较日常营养素摄入量与需要量来评估摄入不足。对于有 EAR 的营养素，摄入量低于 EAR 者在群体中占的百分数即为摄入不足的比例。对于有 AI 的营养素，只能比较群体平均摄入量或中位摄入量和 AI 的关系。但当平均摄入量低于 AI 时，没有办法判断摄入不足的比例。日常摄入量超过 UL 者所占的百分数，就是人群中有过量摄入风险的比例。任何一个人群的营养素摄入量和需要量都处于一种分布状态，只能通过进行合理的比较得到摄入不足或摄入过多的概率。

（五）标准人食物和营养素摄入量的计算

由于被调查的不同人群的年龄、性别和劳动强度的差别，一般会将各个人群都折合成标准人之后再进行比较。折合标准是以从事轻体力劳动的体重为 60kg 的成年男子为标准人，以其能量供给量 10.03 MJ（2 400 kcal）作为 1，其他各类人员按其能量推荐摄入量与 10.03 MJ 的比得出各类人的折合系数。然后将一个群体各类人的折合系数乘以其人日数之和被其总人日数除即得出该群体的折合标准人的系数（混合系数）。其公式为：

混合系数=总标准人日数÷总人日数

人均食物或营养素摄入量除以混合系数，即可得出该人群折合成标准人的食物和营养素摄入量。

同步训练 6-1：假设你是一名营养师，需要对某社区进行膳食调查。请列出你需要收集的主要信息，并说明如何利用这些信息来评估该社区的营养状况。

同步训练 6-2：根据你所学的知识，设计一份针对学生的膳食摄入量调查问卷，并说明这份问卷的设计目的和主要调查内容。

第二节 膳食摄入营养状况评价

人的身形体态和基础测量资料可以较好地反映其营养状况，体格测量的数据，被越来越多地用于评价群体或个体营养状况。学龄前儿童的体格测量结果在整个人群中最敏感，具有代表性，测定方法较规范，对人群营养状况的反映比较灵敏且测量所需费用相对较低，因而常被用来评价一个地区人群的营养状况。

一、人体测量

人体测量通常是指对人体结构组成及身体各个角度的测量，测量结果随着年龄和营养状况的变化而变化。主要人体测量指标有身高、体重、头围、皮褶厚度、上臂围和腰、臀围等。身高一般要求在清晨测定；体重在清晨空腹、排空大小便后测量，体重计感量为 100 g；上臂围：测量卷尺精度为 1 mm；皮褶厚度采用皮厚压力计测量，并精确到 10 g/cm^2。

（一）体　重

1. 体重计算公式

标准体重（kg）=身高（cm）−100（身高为 165 cm 以上）
或标准体重（kg）=身高（cm）−105（身高为 165 cm 以下）
体重指数=实测体重（kg）/标准体重（kg）×100%

2. 评价标准

正常：90%＜体重指数＜110%；
瘦弱：体重指数＜90%；
极度瘦弱：体重指数＜80%；
超重：体重指数＞110%；
肥胖：体重指数＞120%。

（二）体质指数（BMI）

1. 计算公式

体质指数（BMI）=体重（kg）/[身高（m）]^2

2. 评价标准

正常：BMI=18.5 ~ 25；营养不良：BMI＜18；超重：BMI＞25

（三）皮褶厚度

总厚度=三头肌部+肩胛下部
表 6-7 为根据皮褶厚度评价身体标准。

表 6-7　皮褶厚度评价标准

性别	瘦弱/cm	中等/cm	肥胖/cm
男	＜10	10 ~ 40	＞40
女	＜20	20 ~ 50	＞50

（四）上臂肌围

1. 计算公式

上臂肌围（cm）=上臂围（cm）–3.14×三头肌皮褶厚度（cm）

2. 评价标准

正常值：24.8 cm；轻度肌肉消瘦：相当于正常值80%~90%；中度肌肉消瘦：相当于正常值60%~80%；重度肌肉消瘦：相当于正常值60%。

二、实验室检查

（一）蛋白质

实验室检查指标：血清白蛋白、运铁蛋白、前白蛋白。
评价标准：见表6-8。

表6-8　蛋白质营养状况评价标准

评价指标	正常	轻度缺乏	中度缺乏	重度缺乏
血清白蛋白/（g/L）	＞35	30~35	25~29	＜25
血清运铁蛋白/（g/L）	＞2.0	1.5~2.0	1.0~1.4	＜1.0
血清前白蛋白/（g/L）	＞250	150~250	100~149	＜100

（二）脂　质

检查指标：血清总胆固醇、甘油三酯、LDL-C、HDL-C。
评价标准：见表6-9。

表6-9　脂质营养状况评价标准

评价指标	正常	临界	高血脂
血清总胆固醇/（mol/L）	≤5.20	5.21~5.69	≥5.70
血清总甘油三酯/（mol/L）	≤1.7	—	≥1.70
LDL-C/（mol/L）	≤120	121~139	≥140
HDL-C/（mol/L）	≥40	36~39	≤35

（三）铁营养状况

检查指标：血清铁蛋白、血红蛋白。
评价标准：见表6-10。

表 6-10　铁营养状况评价标准

评价指标	正常	缺铁性贫血
血清铁蛋白/（μg/L）	≥14	＜14
血红蛋白/（g/L）	≥20	＜120

（四）维生素

1. VA

检查指标：血清 VA。

评价标准：正常：≥0.7mmol/L；　不足：0.35 ~ 0.69 mmol/L；缺乏：＜0.35 mmol/L。

2. VB_1

检查指标：4 h 尿负荷试验，红细胞转酮醇酶的焦磷酸硫胺素效应（ETK-TPP 效应）。

4 h 尿负荷试验：口服一定量的维生素后，收集 4 h 尿并测定其中该种维生素的含量，如果减少，表明体内不足或缺乏；若含量排出多，表明充足。此种方法称 4 h 负荷尿试验。

评价标准：见表 6-11。

表 6-11　VB_1 营养状况评价标准

评价指标	正常	不足	缺乏
4h负荷尿中VB_1/μg	＞200	100 ~ 200	＜100
ETK-TPP效应	＜15%	15% ~ 20%	＞20%

3. VB_2

检查指标：4 h 尿负荷试验，全血谷胱甘肽还原酶活性系数（BGR-AC）。

评价标准：见表 6-12。

表 6-12　VB_2 营养状况评价标准

评价指标	正常	不足	缺乏
4 h负荷尿中VB_2/μg	＞1 300	500 ~ 1 300	＜500
BGR-AC	＜1.20	1.20 ~ 1.50	＞1.50

4. VC

检查指标：血清总 VC、4 h 尿负荷试验。

评价标准：见表 6-13。

表 6-13　VC 营养状况评价标准

评价指标	正常	不足	缺乏
4 h负荷尿中VC/mg	5	＜5	—
血清总VC/（mg/dL）	≥0.40	0.20 ~ 0.39	＜0.20

三、营养状况综合评价

在对摄入量膳食调查和营养状况评价（包括实验室检查、体格检查）进行综合分析评价时，可能出现以下几种情况：一是可能出现两种评价指标都在正常范围之内，这表明营养状况良好；二是两种营养评价指标都在异常范围之内，这表明营养状况不良；三是所有的营养评价指标都不一致，这表明营养供给不足或缺乏。具体见表 6-14。

表 6-14　营养评价结果分析

项目	第一种情况	第二种情况	第三种情况
膳食调查	正常	正常	不足
实验室检查	异常	正常	异常
体格检查	异常	异常	正常
原因分析	1. 吸收利用障碍； 2. 烹调不当致营养素损失过多； 3. 调查前缺乏较久，调查时已得到改善	1. 供给充足； 2. 处于恢复期； 3. 其他疾病引起的类似营养素缺乏症状	1. 供给不足； 2. 缺乏时间较短

同步训练 6-3：

请设计一份针对特定人群（如老年人、孕妇等）的膳食摄入营养状况评价问卷，并说明该问卷设计的依据和目的。

第三节　膳食营养监测与干预

一、社会营养监测的定义

社会营养监测是指分析社会人群营养制约的因素和人群出现营养问题的形成条件，包括环境条件和社会经济条件，并制定改善营养的政策，连续进行观察，以便作出改善居民营养的决定。按其作用可分为：为制订保健和营养发展计划而进行的营养监测；为评价已有营养规划效果而进行的评价性营养监测；为及时预报营养不良与干预规划而进行的营养监测。

小知识 6-2：

膳食营养监测与干预是营养学领域的重要实践环节，旨在通过持续监测个体或群体的膳食营养状况，及时发现问题并采取相应的干预措施，以改善营养状况、预防营养相关疾病并促进健康。监测通常包括定期收集和分析膳食摄入数据、营养生化指标等，而干预则涉及营养教育、饮食指导、营养补充等多个方面。

近年来，随着营养学研究的深入和营养健康意识的提高，膳食营养监测与干预的重要性日益凸显。许多国家和地区都建立了完善的膳食营养监测系统，通过科学的方法和手段，对居民的营养状况进行持续跟踪和评估。同时，针对不同人群和营养问题，也开展了多种形式的营养干预项目，取得了显著成效。

二、膳食营养监测内容

（一）营养及相关健康状况的监测

营养及相关的健康资料具有广泛的应用领域，包括政策、科研、健康和营养教育、医疗保健实践和参考标准等。这可为国内人群提供营养状况、膳食摄入量以及健康状况的全国性数据，提供全国人口的参考分布、全国性的疾病患病率与危险因素，以及将来营养和健康状况的变化趋势。调查包括家庭调查、体检以及在流动检查点进行个体面对面调查，身体检查，如体格测量、血压检测、牙科检查以及生化和血液化验，这可用于研究膳食、营养和相关健康状况之间的关系，对营养和健康与死亡和致残危险因素之间的关系进行流行病学研究。

（二）食物和营养素的消费量调查

食物和营养素消费量调查包括对个体食物、饮料（非酒精性与酒精性）和营养补充剂摄入量的估计，以及非必需营养素（如膳食纤维）的摄入水平，一般人群、各类亚健康人群、高危人群如孕妇、低收入人群以及特殊人群食物和营养素摄入量。

三、膳食营养干预

膳食营养干预就是采取相应的方法对人们营养上存在的问题进行改进。营养教育和营养干预在发达国家备受重视，如日本通过立法规定学生必须在学校吃营养午餐；美国规定学生每天必须吃 5 种蔬菜和水果。对青少年实施营养教育和干预，不仅能预防青少年患上慢性病，保持健康体魄，促进他们的智力发育，而且关系到国家的富强和民族的昌盛。

（一）行为干预策略

培养良好膳食行为，有利于降低心脑血管疾病、冠心病、各种癌症等的发生率。现以减肥为例提出膳食行为干预策略。

1. 明确膳食改变行为的方式

某种行为干预的第一步是确定要改变的特定行为。如对减肥来说，关键的目标是建立运动消耗高于或等于摄入的能量；在降血压的某一干预措施中，需要降低钠的摄入量。

2. 确定目标

在改变行为时，树立参加者能达到的行为目标和生理目标。例如减肥项目的参加者，在运动中把可能目标定为每天仅摄入能量 5.439 MJ 或每周至少运动消耗能量 5.021 MJ，体重下降 0.9 kg。在促进行为改变方面，短期目标比长期目标有效。开始先制定容易做到的目标，当参加者有所进步时再进一步提高目标，这样通常可改变受试者的行为。

3. 自我监测

在肥胖的行为治疗中，关键策略是要教会参加者观测和记录他们自己的膳食及运动相关的行为。通过自我监测可记录大量的信息，包括所吃食物的种类和数量、每种食物的热量、脂肪数量以及其他膳食相关的问题，如进餐环境、餐前情绪、体力活动的类型和运动量等。在治疗的最初 6 个月，通常自我监测每天都要进行，而在维持阶段可定期进行。

4. 饮食环境的改变

环境可以影响个人的饮食行为，通过改变其周围的环境可能改变其饮食行为。在行为治疗过程中，应指导重建其周围环境，减少不适当食物消费的暗示和增加良好膳食和运动的暗示。例如，限制购买高脂类食物，如果购买了这些食物，要将其存放在不易看见的地方。相反，鼓励参加者多购买水果蔬菜，并把它们放在显眼的地方随时可拿到。另外也应将运动器材放置在显眼的地方。

5. 问题的解决

如果要改变饮食习惯会面临许多障碍，行为治疗项目中包括克服困难的技巧训练。主要内容包括：确定妨碍参加者减肥的特定问题；尽可能多地制定解决问题的方法；评价这些可能方法并进行选择；实施解决方法；评价结果，如果必要的话，重复解决问题的过程。解决问题的技术可用于确定个人的问题，如某个患者在午餐时可能有吃得过量的问题，而另一患者在饭店吃饭时也可能有进食过量的问题。

6. 认知的重建

认知重建包括识别和纠正导致进食过量和不运动的不适当意识。患者往往没有意识到思想对行为的影响，应以更积极的态度帮助行为改变。

7. 预防体重反弹

在行为治疗为基础的过程中，应注意做好减肥过程中可能出现体重反弹的准备。预防体重反弹包括：指导患者预期可能导致进食过量问题的情况，并制定克服这些问题的特定策略。鼓励制定适宜的计划来防止进食过量，或防止其继续发展到不可挽回的地步。

（二）改变饮食行为干预

以减肥为目的的行为是与能量平衡相关的行为，然而要实现这个目标并能够长期保持在最佳状态的方法现在还不清楚，因为到现在还没有关于这些行为方面十分全面的基础信息，如能量摄入的最佳水平、膳食中各种宏量营养素组成的类型等。

1. 能量摄入

通常采用每天食用 5.021 ~ 6.276 MJ（1 200 ~ 1 500 kcal）的低能量膳食，以使体重每周减轻 0.5 ~ 0.9 kg。采用极低能量膳食（VLCD）每天提供热量 1.673 ~ 3.347 MJ（400 ~ 800 kcal），并把极低能量膳食和行为策略结合起来，以使 VLCD 能增加初始减肥效果，而行为技巧是有助于长期维持减肥效果的。

2. 宏量营养素成分

减肥行为主要关注总热量而忽略了所消费食物的类型。如限制脂肪摄入与限制总能量摄入对减肥效果没有多大差异。膳食中摄入宏量营养素成分（膳食的能量密度、膳食品种的数量）对长期减肥效果的影响是重要的。如大量的甜食、零食、佐料、小菜及碳水化合物与少量蔬菜的混合使用与体重的增加有关。因此，建议膳食脂肪的摄入量更低（10%的脂肪），必须更加严格地限制食物的选择。

思政小课堂 6-2：

膳食摄入营养状况评价、膳食营养监测与干预，不仅是一门科学，更是一种对生命的尊重和关怀。通过评价个体的膳食结构和营养摄入情况以及个体膳食营养监测与干预，我们可以发现潜在的健康问题，并及时采取措施进行干预。这体现了我们对人民健康的重视和关注，也体现了社会主义制度的优越性。

同时，膳食摄入营养状况评价、营养监测与干预，也要求我们具备科学精神和严谨态度。在评价过程中，我们需要遵循科学的方法和程序，确保评价结果的准确性和可靠性。这有助于我们树立正确的价值观和方法论，培养科学思维和创新能力。

因此，我们应该积极学习和掌握膳食摄入营养状况评价的知识和技能，为促进人民健康和国家发展贡献自己的力量。

同步训练 6-4：

假设你是一名营养师，要为一家公司的员工提供膳食营养干预服务。请制定一份初步的干预计划，并说明计划的实施步骤和预期效果。

巩固训练

一、名词解释

1. 膳食营养监测；2. 膳食营养干预；3. 食物频率问卷；4. 生物标志物。

二、填空题

1. 膳食营养监测与干预的目的是及时发现并解决（　　），预防（　　）相关疾病，并促进个体或群体的（　　）。

2. 膳食营养干预通常包括（　　）、（　　）以及必要的（　　）等措施。

3. 有效的膳食营养监测需要收集并分析（　　）、（　　）等数据。

4. 食物频率问卷和 24 小时膳食回顾是常用的（　　）。

5. 营养干预计划应根据个体或群体的营养需求和存在问题制定，确保干预措施的(　　)和（　　）。

三、单项选择题

1. 膳食营养监测的主要目的是（　　）。

A. 了解个体或群体的饮食喜好

B. 评估个体或群体的营养状况变化趋势

C. 预测个体或群体的疾病风险

D. 控制个体或群体的饮食支出

2. 以下哪项不是膳食营养干预的常用措施？（　　）

A. 提供个性化的饮食建议　　B. 推广营养教育

C. 调整饮食结构　　D. 增加运动量

3. 在膳食营养监测中，通常使用（　　）来评估个体的营养生化指标。

A. 问卷调查　　B. 食物频率问卷

C. 生物标志物检测　　D. 体检报告

4. 膳食营养干预的基本原则不包括（　　）

A. 强制改变饮食习惯　　B. 个性化指导

C. 科学性与可行性相结合　　D. 持续性与动态调整

5. 以下哪项不是膳食营养监测与干预的意义？（　　）

A. 及时发现并解决营养问题　　B. 预防营养相关疾病

C. 替代医疗治疗　　D. 促进个体或群体的健康

四、简答题

1. 简述膳食摄入量调查的目的。

2. 简述膳食摄入量调查方法。

3. 人群膳食营养评价有哪些?

4. 简述膳食记录法、24 小时回顾法、膳食史法和食物频率法的区别与各自的优点。

5. 简述膳食营养监测的主要方法和流程。

6. 阐述膳食营养干预的基本原则和常见措施。

7. 论述膳食营养监测与干预在预防营养相关疾病中的重要性。

五、综合题

请结合当前社会热点或新闻报道，分析我国居民膳食营养监测与干预的现状及存在的问题，并提出相应的改进措施。

【本章参考文献】

[1] 中国食品工业协会营养指导工作委员会. 公共营养师培训教材[M]. 北京：军事医学科学出版社，2007.

[2] 李保娣. 综合营养干预对 18～25 岁人群部分营养指标及 KAP 影响研究[D]. 兰州：兰州大学，2009.

[3] 蒋曙光. 某单位人员营养状况调查和营养宣教效果观察[D]. 上海：第二军医大学，2007.

[4] 葛可佑. 怎样应用膳食营养素参考摄入量（DRIs）评价个体和群体的膳食[J]. 卫生研究，2002，31（1）：1-4.

第七章 膳食类型与配餐设计

知识目标

掌握膳食类型的基本概念、分类及评价方法，理解不同膳食类型对人体健康的影响。了解筵席的发展历史、种类和设计原则，熟悉我国传统筵席设计的特色及案例。理解膳食平衡的重要性，掌握热量营养素、氨基酸、脂肪酸等营养素的平衡原则，掌握平衡膳食配餐设计的原则和方法，熟悉合理膳食的营养标准，能够根据不同人群需求制定食谱。

能力目标

能够根据个体需求和营养学原则，分析和评价不同的膳食类型，提出合理膳食建议。能够根据药膳配伍原则，合理选择食材和药材，制作具有保健功能的药膳菜品。能够运用膳食平衡的原理，制定符合营养学要求的平衡膳食配餐方案。

思政与素质目标

培养健康饮食观念，树立合理膳食、预防疾病的意识，形成良好的饮食习惯和生活方式。通过了解我国传统筵席文化和药膳文化，增强文化自信和民族自豪感，培养对中华优秀传统文化的传承和创新精神。

引例：科学的膳食搭配

在繁华的现代社会中，人们的生活节奏日益加快，饮食习惯也随之发生了很大的变化。然而，无论时代如何变迁，有一个永恒不变的主题仍始终贯穿于我们的生活中，那就是营养与健康。食物中所含的七大营养素，如同人体这台复杂机器的燃料，为身体的每一个细胞提供着必要的能量和养分。然而，人体所需的营养素种类繁多，且每一种营养素的量都需要控制在适当的范围内，这就需要我们进行科学的膳食搭配。

不同的膳食类型，其食品构成和营养特点各不相同。例如，素膳虽然完全由植物性食物组成，但其蛋白质供给量明显不足；而西方“三高”型膳食虽然蛋白质的数量高、质量好，但却存在高热能、高脂肪、高蛋白、低纤维的缺陷。因此，在选择膳食类型时，我们需要根据自身的身体状况、年龄、性别等因素进行综合考虑，以找到最适合自己的膳食类型。

配餐设计也是实现合理营养的关键。通过科学的膳食搭配和合理的烹调加工，我们可以使食物中的营养素更易被人体吸收利用，从而满足人体的正常生理需要，维持身体健康。例如，我们可以通过增加蔬菜、水果的摄入量来补充维生素和矿物质；通过适量摄入瘦肉、鱼类等动物性食物来提供优质的蛋白质；通过控制油脂和糖分的摄入量来避免营养过剩。

食物的营养功用是通过它所含有的七大营养素来实现的。人体所必需的物质目前已知约有 50 种，而在自然界中没有任何一种食品能完全提供人体所需的种类、比例以及数量适量的营养素。因此，为了满足人体营养需要，必须进行多种食品的搭配摄入。科学研究表明，按照科学建议数量摄入营养素能够维持甚至促进人体的健康。人体消耗的营养与膳食所提供的营养达成的平衡称为营养平衡。

第一节　膳食类型

一、基本概念

1. 营养素

营养素是蕴含在食物中，能供给维持人体健康，保证人体的正常生理活动的物质的总称，一般将其分为产能营养素（蛋白质、脂类、碳水化合物）和非产能营养素（矿物质、维生素、膳食纤维、水）两大类。

2. 合理营养

合理营养是指将食物通过科学的膳食搭配与合理的烹调加工，以供给机体数量充足、种类健全、比例恰当的各种营养素，满足人体的正常生理需要，维持人体健康。

3. 生理需要量

生理需要量是指能保持人体健康，维持各项机体活动所需要的热能和各种营养素的必要量。

4. 恩格尔系数

恩格尔系数是指食品消费支出占可支配收入的比重（%）。恩格尔系数是衡量一个国家或地区居民消费水平的标志，是反映贫困富裕的指标。

5. 膳　食

膳食是指人们有规律地进食的食物或食品。

6. 混合膳食

混合膳食是指植物性食品和动物性食品共同组成的膳食。

7. 平衡膳食

平衡膳食指所含的营养素种类齐全，数量充足，比例恰当，所供给的营养素与机体的需要能保持平衡的膳食。

8. 合成平衡膳食

合成平衡膳食是指由纯净的L-赖氨酸、单糖、必需脂肪酸、维生素和矿物质等人工合成的，配比符合平衡膳食的要求的，且易于消化吸收的膳食，也被称为“要素膳”。

9. 膳食营养素供给量

（1）营养素需要量：又称营养素生理需要量，指维持人体健康与正常生长所需要营养素的数量。

最低需要量：仅能维持生理平衡或不致发生缺乏病所需营养素的数量。

最适需要量：维持健康，促进生长，保证最高劳动能力所需营养素的数量。

（2）膳食营养素供给量（RDAs）：某特定人群每日膳食提供的能量和各类营养素的种类、数量的推荐量。

10. 膳食营养素参考摄入量（DRIs）

膳食营养素参考摄入量（DRIs）是在 RDAs 基础上发展起来的一组每日平均膳食营养素摄入量的参考值，包括平均需要量、推荐摄入量、适宜摄入量和可耐受最高摄入量。

11. 平均需要量（EAR）

平均需要量（EAR）是指满足某一特定人群中的 50%个体需要量的摄入水平。

12. 推荐摄入量（RNI）

推荐摄入量（RNI）是指满足某一特定人群中 97%～98%个体需要量的摄入水平。

13. 适宜摄入量（AI）

适宜摄入量（AI）是指通过观察或实验研究获得的健康人群某种营养素的摄入量。

14. 可耐受最高摄入量（UL）

可耐受最高摄入量（UL）是指几乎对所有个体健康无危害的每日营养素摄入的最高限量。

二、膳食类型

膳食类型是在长时间内经常进食食品的组成及其烹调方式的类型。在食品的组成中，包括食品种类和食品成分，以及对应于机体生长、发育、对外做功和治疗时期所需要加以满足的能量数量（见表 7-1）。

表 7-1　膳食类型

<table>
<tr><th colspan="4">膳食类型</th><th>基本特征</th><th>膳食构成</th><th>营养特点</th></tr>
<tr><td rowspan="5">食品构成</td><td rowspan="4">素膳</td><td colspan="2">纯膳食</td><td>完全不含动物性食物</td><td>完全由植物性食物组成</td><td>蛋白质供给量明显不足，特别是动物性蛋白质，能量供给较低</td></tr>
<tr><td rowspan="2">广义素膳</td><td>乳素膳</td><td>完全无肉</td><td>完全没有肉及其制品，但添加了乳及其制品</td><td>维生素与无机质充足，蛋白质缺乏，能量太少</td></tr>
<tr><td>蛋乳素膳</td><td>完全无肉</td><td>完全没有肉及其制品，但添加了乳、蛋及其制品</td><td>维生素与无机质充足，蛋白质缺乏，能量太少</td></tr>
<tr><td colspan="2">生食素膳</td><td>特殊的纯素膳类型</td><td>完全是植物性食物，还要求生吃膳食</td><td>维生素与无机质充足，蛋白质缺乏，能量太少</td></tr>
<tr><td>混合膳食</td><td colspan="2">西方“三高”型或欧美型膳食</td><td>营养过剩“三高一低”类型</td><td>动物性食物为主</td><td>蛋白质的数量高、质量好，存在高热能、高脂肪、高蛋白、低纤维的缺陷</td></tr>
</table>

续表

膳食类型			基本特征	膳食构成	营养特点
	混合膳食	东方型或发展中国家型	植物性食物为主	以植物性膳食为主，动物性食品为辅	蛋白质和脂肪的数量较少，蛋白质质量较差
		日本型	集中了东、西方型膳食的优点	动、植物性食物摄取比较均衡	热能、蛋白质、脂肪摄入量基本符合营养要求
食物营养功能	医院基本膳食	普通膳食	适用于病情较轻，无发热和无消化道疾患，疾病恢复期及不必限制饮食者	营养素平衡，无刺激、易消化性食物	营养素平衡
		软质膳食	适用于消化不良，低热，咀嚼不便，老幼病人和术后恢复期阶段	营养素平衡，易消化、无刺激性的一般食物，以软烂为主食，易于咀嚼消化	营养素平衡
		半流质膳食	适用于发热，体弱，消化道及口腔疾患，手术后和消化不良等病人	无刺激性，易于咀嚼及吞咽，纤维素含量少，营养丰富，食物呈半流质状	营养丰富、平衡
		流质膳食	适用于病情严重，高热，吞咽困难，口腔疾患、术后和急性消化道疾患等病人	用液状食物，如乳类、豆浆、米汤、稀藕、肉汁、菜汁、果汁等	热量及营养素不足
	治疗膳食	高热量膳食	适用于甲亢、高热、烧伤、产妇、需增加体重者，恢复期病人	在基本膳食的基础上加餐两次高热量、高蛋白质食物	营养丰富、热量过高
		低蛋白膳食	适用于限制蛋白质摄入者	以蔬菜和含糖高的食物为主	蛋白质含量低，热量正常
		低脂肪膳食	适用于肝胆疾患，高脂血症、动脉硬化、肥胖症、腹泻等病人	限制脂肪摄入，不用动物油，只用少量植物油	脂肪含量低，营养平衡
		低盐膳食	适用于肝硬化（有腹水）、重度高血压但水肿较轻者等病人	每日可用食盐不超 2 g	食盐含量低，营养素平衡

续表

膳食类型			基本特征	膳食构成	营养特点
按食物营养功能	治疗膳食	无盐低钠膳食	低盐膳食适用范围，如水肿较重者	无盐膳食，除食物内含钠量外，不放食盐烹调	食盐含量低，营养素平衡
		要素饮食	适用于有超高代谢状态、胃肠道瘘、手术前准备和术后营养不良、肠炎及其他腹泻、消化和吸收不良，肿瘤等病患者	氨基酸、单糖、脂肪酸、多种维生素、无机盐及微量元素，按一定比例配制而成的一种平衡膳食	营养丰富、平衡
	试验膳食	潜血试验膳食	适用于病人做大便潜血试验，以了解消化道出血情况	试验前3天禁食肉类、动物血、蛋黄、含铁剂药物及大量绿色蔬菜	营养素不平衡
		甲状腺摄碘131试验膳食	适用于甲状腺摄碘131测定及碘131治疗甲亢的病人	忌用海带、紫菜、海藻等含碘食物	营养素不平衡，碘含量低
		内生肌酐清除率试验膳食	用于测定肾小球的滤过功能的病人	检查前3天均素食，禁食肉类、鱼类、鸡类等食物	蛋白质供给量明显不足，特别是动物性蛋白质，能量供给较低

三、膳食类型的评价

中国居民的膳食结构基本上属于发展中国家膳食模式，但自 20 世纪末开始发生明显变化，膳食供给能量来源逐渐改变，碳水化合物的供能比逐年下降，脂肪的供能比逐年上升，动物性食物蛋白质的摄入比重增加，特别是在大城市这种变化尤为明显。目前中国居民是营养不足与营养过剩同在，营养缺乏病与营养过剩性慢性病并存。

对膳食类型的评价，必须基于对膳食构成的质量与具体烹调两方面。所制作的膳食须是易消化且具有完全营养价值的安全食品。膳食提供的能量与营养素要满足机体的生长发育、日常活动以及其他特殊阶段的消耗；膳食烹调制作的方式能否引起人的食欲；膳食的饱腹程度和消化的难易程度。

同步训练 7-1：

1. 请列举至少三种不同的膳食类型，并简要描述它们的营养特点。

2. 你认为在选择膳食类型时，应该考虑哪些因素？请结合个人经验或案例进行分析。

3. 阅读一篇关于不同膳食类型对健康影响的文章或书籍，总结其主要观点，并谈谈你的看法。

第二节　筵席设计

一、筵席的发展

筵席，即酒席。“筵”和“席”都是坐具，铺在地上的叫“筵”，铺在“筵”上供人卧的叫作“席”。筵上有席，故称之为“筵席”。坐在筵席之上，酒食菜置于筵席之间，即为酒席。发展到后来，筵席就成了专指进行隆重、正规的宴饮活动。

我国的筵席起源于夏商周三代祭祀和礼俗，具有悠久的历史。夏王朝兴盛时期，农业的发展为烹饪技术和筵席的发展提供了充足的食物来源。铜器饮具的出现标志着中国历史进入了文明进餐时期。饮食器皿的广泛使用，形成了一些生活上的礼节，也奠定了文明礼节的基础。筵席发展到春秋战国时期，已经具有相当高的水平，逐渐成为宫廷宴饮的一种仪式。西汉时期，筵席菜肴制作日益精美，种类也逐渐增加。唐宋时期，皇家朝臣时，酒有九种，除看盘、果子外，前后肴品达二十多种。南宋的筵席格局更加豪华。到清朝时期，我国筵席发展到顶峰，在历代御用膳馔的基础上吸收了汉、蒙古、回、藏等各族食品之精华。

二、筵席的种类

中国筵席是中国烹饪文化的重要组成部分。由古时祭祀到皇室宫宴，再到现在种类繁多的各种宴席，发展历史悠久。

（一）筵席分类

1. 按饮食风格分类

（1）中餐宴会。即中式传统宴会，如国宴、婚宴、生日宴、迎宾宴、纪念宴会、商务宴会、庆典宴会等。

（2）西餐宴会。即欧美国家举行的宴会，如正式宴会、自助餐会、冷餐酒会等。

2. 按规格分类

宴会规格，通常视主人、客人、主要陪客的身份而定，同时还参考过去相互接待时的礼遇，以及现在相互间关系的密切程度等因素。

（1）国宴。国宴是国家元首或政府为招待国宾、其他贵宾或在重要节日为招待各界人士而举行的正式宴会。国宴菜是国家主席或国务院总理等国家领导人为招待外宾、以政府名义援华的外国人员、为国家做出突出贡献的人士等的菜肴。每年国庆时，国务院总理举行的招待会，都称国宴。

（2）正式宴会。正式宴会是仅次于国宴的一种高规格的宴会，除了不挂国旗、不奏国歌以及出席规格不同外，其余安排大体与国宴相同。

（3）便宴。便宴即非正式宴会，包括午宴、晚宴。便宴较随便、亲切，宜用于日常友好交往。

（4）家宴。家宴即在家中招待客人的便宴。西方人喜欢采用家宴形式，以示亲切友好；我国文化界的一些名人也喜欢这种宴请形式。家宴一般由主人亲自下厨烹调，家人共同招待。

3. 按时间分类

有早宴、午宴和晚宴。比较正式的宴会一般安排在晚上进行，早宴和午宴带有工作性质，如交谈、会谈。

4. 按礼仪分类

有欢迎宴、答谢宴等。这是从宴会的礼仪、礼节上来区别，有了欢迎才会有答谢，它们的规格是同等的，出席的人员基本是一样的。

5. 按形式分类

有鸡尾酒会、冷餐酒会、茶话会、招待会。这类宴会便于广泛地接触、交友，不拘泥于形式；另一个目的就是发布消息、收集信息，是现代社会常用的一种宴会形式。

6. 按目的分类

有礼宾礼仪宴、喜庆家庭宴、会友聚餐宴等。宴会有具体目的，宴会承办者的全部工作都应该围绕着宴会目的去做。

7. 按季节分类

如迎春宴、中秋佳宴、除夕宴等。

8. 按规模分类

按参宴人数和宴席的桌数，可分为小型宴会、中型宴会、大型宴会。

9. 按档次分类

按宴会的出品标准、环境布置、接待礼仪和服务程序，可分为普通宴会、高级宴会、豪华级宴会。

10. 按举办地点分类

如在店内举办的宴会、外卖式宴会。

（二）筵席命名方法

1. 按地方菜系命名

筵席按地方菜系分，有川菜席、鲁菜席、粤菜席、淮扬席等。这类宴席以地方风味菜肴为特征，菜品纯正，乡情浓烈，配合有地域特征的环境布置，个性鲜明的餐具摆设。设计时应注意菜肴、环境、餐具的风格统一。

2. 按菜品数目命名

如八大席、重九席等。这类宴席注重菜肴的数量，通常菜肴的道数越多档次越高。

3. 按头菜原料命名

如燕菜宴、海参宴等。这类宴席的头道主菜原料体现了宴席的档次。头菜要求用料名贵、烹制精美。

4. 按烹制原料大类命名

如海鲜宴、湖鲜宴等。这类宴席选用同一大类原料，要求原料充足，品种较多，菜肴能烹调出不同的风味。

5. 按主要用料命名

如河蟹宴、全羊宴、烤鸭宴、全鱼宴、长鱼宴等。这类宴席选用相同主料，配以不同的辅料，采用各种烹调方式制作，达到一物多吃的神韵，工艺难度较大。要注意有些主料的季节性、地域性很强，不能不顾季节、地域，否则会适得其反。

6. 按风景名胜命名

如长安八景宴、洞庭君山宴等。这类宴席的菜点以名胜风景命名，菜式做工考究、工艺装饰较强。

7. 按环境、厅房布置命名

有田园风光席、皇家宫廷席等。这类宴席充分利用周边的环境，以景色为主，配合当地的特产，营造出一个特殊的用餐氛围。

8. 按餐饮文化命名

如东坡席、三国宴、红楼宴等。这类宴席的设计需要有深厚的中国传统文化底蕴，它选用当地土特名优原料，反映出当地民情食俗；宴会厅的布置、宴席台面的设计、员工的服装与服务方面往往也很讲究，对当地饮食文化有较大影响。

9. 按席面布置命名

如孔雀开屏席、万紫千红席等。这类宴席设计利用台面的艺术化布置，偏重台面与菜点组合。

10. 按宗教信仰命名

有清真宴、全素宴。这类宴席遵照宗教禁忌，严格选材，进行烹饪制作。在宴会厅、台面的布置中也应考虑到这种因素。

11. 按照时令季节命名

如春令筵席、秋令筵席等。

12. 按照民族饮食特点命名

如蒙古族全羊席等。

13. 按照文化名城命名

如荆州楚菜席、开封宋菜席等。

14. 按照人名命名

如东坡宴、宫保席等。

三、筵席设计

筵席能否成功，关键在于菜单。它涉及原料控制、搭配、烹调技法、风味、布局、礼节、接待等各个环节以及筵席所呈现的文化素养与风俗习惯，直接影响聚餐的效果。一张菜单，可以反映出一个国家或地方或民族在某个时期的饮馔文化特色。在制订菜单时，需注意菜肴的多样性、组合性和艺术性，不仅要满足宾客口腹之欲，还要具有一定的视觉效果。菜单展示精湛的艺术蓝图，不仅可以增添气氛，预告筵席序幕，还能指导菜点制作，使服务有条不紊地进行，提高服务质量，促使筵席成功。中国筵席菜单虽然内容多样、品类丰富，但其设计仍具有一定的规律。

中国式宴席或酒席一般都由冷菜、热炒菜、大菜、甜菜、点心五部分构成，有的还配置饭类、果品及茗类等。

（一）筵席设计原则

中国式筵席的菜点繁多，菜肴原料多以动物原料为主，从营养的观点来看，是属于高脂高蛋白型膳食，植物性食材较少，营养素搭配不合理。宴席设计应在保持传统特色的基础上，注意营养的搭配。

1. 重点突出头菜

筵席菜肴数量为十几至二十几道不等，菜肴风格应以大菜为主，大菜中又应以头菜为主。头菜为全席的核心，头菜决定了筵席的规格，其他的菜品都应围绕着头菜来进行组合。

2. 风格重点突出

宴席菜肴要有其鲜明的风格。

3. 筵席花色变化富于艺术性

筵席是综合组合，其原辅料的选择、烹饪方式、呈现的色泽搭配、艺术造型、气味、口感都应该具有多样性和层次性，食品盛器的选择应根据不同菜点区别使用。

（二）筵席菜单设计程序

筵席在制作之前，需要根据筵席的档次、性质、餐厅的实际情况以及宾客的特殊要求等条件进行灵活安排。

1. 确定筵席主题

根据消费目的确定筵席主题。如婚宴可选择“龙凤呈祥”“百年好合”等；寿宴可选择“寿比南山”“五福临门”等；商务宴可选择“天府之国”“鸿运当头”等。不同主题对应不同的菜肴和风格。

2. 确定菜品数量

筵席的档次决定菜品数量。一般筵席，菜品数量通常在 18 道以内：包括冷菜 2 ~ 4 道，热菜 6 ~ 10 道，小吃 1 ~ 2 道，汤 1 道；中档筵席约 25 道：冷菜 4 ~ 6 道，热菜 8 ~ 12 道，小吃 2 ~ 4 道，汤 1 ~ 2 道；高档筵席在 35 道左右：冷菜 6 ~ 10 道，热菜 10 ~ 15 道，小吃 4 ~ 8

道，汤 2 ~ 3 道。另外还要考虑到筵席的性质，如喜事要逢双、丧事要排单、庆婚要六八、贺寿要重九等。

3. 菜品原料选择

菜品原料主要根据筵席档次和主题而定。一般筵席选料多为猪肉、牛肉及普通的河鲜、四季时蔬和粮豆制品等；中档筵席多用鸡、鸭、猪、牛、羊、河鲜、蛋奶、时令蔬菜、水果和精细的粮豆制品原料，并常有 2 ~ 3 道山珍海味菜；高档筵席要用名贵的动植物原料和一些地方名特产作原料，通常要有 5 ~ 8 道山珍和海味菜，并配上知名度较高的特色菜。

4. 设计菜品味型

一般筵席的冷菜、热菜和小吃味型尽量不要重复，以确保整个筵席中菜品味型的多样性。还要考虑季节性和地域性的差异，如春多酸、夏多苦、秋多辣、冬多咸，以及南甜、北咸、东辣、西酸等。具体可根据宾客要求设计。

5. 确定烹饪方法

筵席菜肴的烹饪要兼顾原料加工特点、宾客的偏好、地方特色等方面。一般来说，筵席档次越高，其烹饪要求也越复杂。一般筵席多采用炒和烧；中档筵席突出地方风味特色；高档筵席则注重工艺性和食材的原汁原味。

（三）筵席菜谱设计要求

筵席的菜肴是一个整体组合，相互之间要协调配合，不可单独成菜。菜肴中的冷菜、热炒菜、大菜、甜菜和点心这五大组分就像一曲美好的乐章，由序曲到尾声，富有节奏和旋律。

1. 冷　菜

冷盘要求质精形美，小巧玲珑，要求色香味美，既能欣赏又能食用，一般荤素配料以二比一为宜。具体菜点的数量和质地由筵席的规格而定。

2. 热炒菜

热炒菜以色香味美、鲜香爽口、精细清淡为佳。根据筵席高低档次，通常为四独炒、四双拼炒、四三镶拼炒等。采用多种烹调方法制作，现制现食，快速上席，讲究一热三鲜。菜点量少精巧，以达到热炒菜的口味和外形多样化的要求。

3. 大　菜

筵席的主菜一般由整只、整块、整条、整盘的原料烹制而成。根据筵席的规格，多为 5 ~ 8 道，也有 10 道、20 道乃至更多。大菜中的头菜常用山珍海味和名蔬佳果配制，要求香酥、爽脆、鲜嫩、肥美，在质量上超过其他所有菜品，统帅全席。各大菜紧随头菜，映衬头菜。座汤为大菜末尾，要求质高艺佳，或清澈如水，或浓稠似奶，或肥润，或香鲜。

4. 甜　菜

甜菜在筵席中所占的比重较小，一般是 1 道，多不过 3 道，原料多采用果蔬或菌耳、肉蛋等，可干可稀。烹调技法一般采用蜜汁、拔丝、煨炖、蒸酿等，趁热上席。

5. 点　心

点心在筵席中常用糕米团、面、粉、饼、饺、酥等品种。种类与成品质量依据筵席规格的高低而定。

小知识 7-1：

筵席设计是一项融合了艺术与科学的工作，旨在通过精心挑选食材、合理搭配菜品，以及创新烹调手法，打造出既满足味觉享受又富有文化内涵的餐饮盛宴。筵席设计需要考虑的因素众多，包括原料选择、菜点配置、色彩搭配、造型设计、营养平衡等。同时，筵席设计还要兼顾地域特色、文化传统和时代潮流，以满足不同客人的需求和喜好。

在原料选择上，筵席设计强调选用新鲜、优质、时令的食材，以确保菜品的口感和营养价值。在菜点配置上，注重荤素搭配、口味协调，既要保证菜品的多样性，又要避免重复和冲突。在色彩搭配上，通过巧妙的食材组合和烹调手法，使筵席呈现出丰富多彩、赏心悦目的视觉效果。在造型设计上，追求精致美观、寓意吉祥，让客人在品尝美食的同时也能感受到文化的魅力。

四、我国传统筵席设计举例

（一）我国传统筵席模式

我国传统筵席经过长期演变，形成了为广大食客所接受的相对稳定的筵席模式。总的来说，我国传统筵席分为“三部曲”。

1. “序　曲”

序曲主要包括茶水、手碟、头汤、酒水四部分。

（1）茶水。茶水又分为不需要收费的礼仪茶和需要计费的点茶两类。

（2）手碟。传统手碟分为干果、蜜果、水果三种。现代筵席一般只配干果手碟。

（3）头汤。完整的中式筵席一般应该有三道汤，即头汤、二汤、尾汤。头汤一般采用银耳羹、粟米羹、滋补鲜汤或者粥品。

（4）酒水、凉菜。酒水凉菜是序曲中的重要内容。一般来说，越是高档的筵席，酒水的配置越高档，凉菜配置的道数越多。

2. “主　题”

主题即是筵席的大菜、热菜。第一道菜被称为“头菜”，它是为整个筵席定调、定规格的菜。第二道烤炸菜，多为烧烤或者煎炸的菜品。第三道为二汤菜，一般采用清汤、酸汤或者酸辣汤。第四、五、六道菜可灵活安排，一般为动物性食材。第七道菜为素食，笋、菇、时鲜蔬菜均可。第八道菜为甜菜。第九道菜是座汤，也称尾汤。

3. “尾　声”

尾声主要是主食，如面条、米饭。米饭、面条等主食用完以后，一般要上时令水果。然后是茶水。传统筵席这时上茶水也有“端茶送客”的意思。

（二）婚宴菜单设计

我国民间早就有“无宴不成婚、无酒不嫁女”的说法。我国传统婚宴菜肴数目通常以八个菜象征发财；十个菜象征十全十美；十二个菜象征月月幸福。传统婚宴菜品所用原料都具有一定象征意义，如鸡，象征吉祥喜庆；鱼，象征年年有余；大枣、花生、桂圆、莲子，祝福新人早生贵子等。婚宴中的大部分菜肴以红色调为主，给宾客带来喜庆的感觉。

婚宴菜肴的命名应多为吉祥用语，以表达对新人美好的祝愿。如珍珠双虾取名为比翼双飞，奶汤鱼圆取名为鱼水相依等。菜品命名中比较避讳类似二龙戏珠、一龙盘柱、二凤朝阳之类的名称。

1. 传统婚宴的比翼双飞席菜谱设计

八冷碟：鸳鸯彩蛋、如意鸡卷、糖水莲子、称心鱼条、大红烤肉、相敬虾饼、香酥花仁、恩爱吐司。

八热菜：

全家欢乐——炫海八鲜；

比翼双飞——酥炸鹌鹑；

鱼水相依——奶汤鱼圆；

琴瑟和鸣——琵琶大虾；

金屋藏贝——贝心春卷；

早生贵子——花仁枣羹；

大鹏展翅——网油鸡翅；

万里奔腾——炖金蹄。

四果点：

甜甜蜜蜜——喜庆蛋糕；

欢欢喜喜——夹心酥糖；

热热闹闹——糖炒栗子；

圆圆满满——豆沙汤团。

2. 传统孔府洞房婚宴菜谱设计

孔府洞房婚宴是在洞房中准备的酒筵。有“喜庆花红、早生贵子、白头偕老、合家康泰”等寓意。

四干果：长生果、栗子、桂圆、红枣。

四鲜果：石榴、香蕉、橘子、蜜桃。

四双拼：

凤尾鱼-如意卷；

翡翠虾球-白玉糕；

水晶樱桃-绣球海蜇；

金丝蛋松-太阳松花。

四大件八行件双点：凤凰鱼翅（大件）、芙蓉干贝、炸鸡扇、八宝鸭子（大件）、桃花虾仁、鸳鸯鸡、点心——单麻饼跟银耳汤（各1份）、烤花揽鳜鱼（大件）、桂花鱼饼、炒金钱香菇、带子上朝（大件）、冰糖百合、炒口糖、点心——百合酥跟桂圆汤（各1份）。

四压桌：蝴蝶海参、罗汉豆腐、鸳鸯钎子、福禄肘子。

3. 传统山盟海誓婚宴菜谱设计

家庭婚庆喜宴，全席约二十道菜均以象征意义取名，围绕“婚庆”主题烘托渲染，将美好祝愿与美妙的食撰紧密结合。

一彩拼：游龙戏凤（象生冷盘）。

四围碟：天女散花（水果花卉切雕）、月老献果（干果蜜脯造型）、三星高照（荤料什锦）、四喜临门（素料什锦）。

十热菜：鸾凤和鸣（琵琶鸭掌）、麒麟送子（麒麟鳜鱼）、前世姻缘（三丝蛋卷）、珠联璧合（虾丸青豆）、西窗剪烛（火腿瓜盅）、东床快婿（冬笋烧肉）、比翼齐飞（香酥鹌鹑）、枝结连理（串烤羊肉）、美人浣纱（开水白菜）、玉郎耕耘（玉米甜羹）。

一座汤：山盟海誓（大全家福）。

二点心：五子献寿（豆沙糖包）、四女奉亲（四色豆皮）。

二果品：榴开百子（胭脂红石榴）、火爆金钱（良乡炒板栗）。

二茶食：元宝开花（糖水泡蛋）、大展宏图（祁门红茶）。

思政小课堂 7-1：

筵席设计不仅仅是一门技艺，更是一种文化的传承和创新。在筵席设计中，我们不仅要注重菜品的口感和营养价值，更要关注其背后的文化内涵和精神寓意。通过筵席设计，我们可以将传统文化与现代生活相结合，让更多的人了解和感受中华文化的魅力。同时，筵席设计也反映了社会的经济发展和生活水平的变化。随着时代的进步和人们需求的提高，筵席设计也在不断创新和发展，以适应社会的变化和人们的需求。

同步训练 7-2：请设计一个以“四季更迭”为主题的筵席，包括原料选择、菜点配置、色彩搭配和造型设计等方面的考虑。

第三节　药膳和膳食治疗

药膳食疗是中华民族的宝贵文化，是中医中药与食物烹饪长期结合、实践发展的产物，是一门既古老又新兴的医疗保健法。

近年来，随着物质和生活的富足以及疾病模式的转变，人们对自身健康的维护和疾病的防治也有了新的认知，更倾向于追求一种安全有效的无伤害性疗法。这一系列的转变使具有独特理论体系和丰富实践经验的药膳食疗，在养生保健及各种慢性疾病治疗过程中越来越受人们的青睐。

小知识 7-2：

药膳和膳食治疗是中医学的重要组成部分，它们以食物为基础，结合中药材的药性，通过合理的饮食搭配和烹调方法，达到预防疾病、调理身体、促进健康的目的。药膳强调食物的性味归经与中药药材的配伍，以达到药食同源、药补食养的效果。而膳食治疗则更侧重于通过调整饮食结构、控制能量摄入等手段，来纠正人体的营养失衡，改善疾病状态。

在选择药膳时，应根据个人的体质、年龄、性别以及所患疾病的不同，合理搭配食材和药材。例如，体质虚弱者可选用具有滋补作用的药膳，如当归炖鸡、枸杞炖鸽等；而消化不良者则宜选择健脾开胃的药膳，如山楂粥、陈皮茶等。

一、药膳的定义

药，即中药；膳，即饭菜。药与食均具有不同的性味和疗效，可以调节脏腑功能，用以防治疾病。但两者对机体的影响毕竟不同，《圣济经》指出："谷者，养真之物，冲和寓焉；药者，攻邪之物，剽悍出焉"，《普济方》云："何则谷入于口，而聚于胃，胃为水谷之海，喜谷而恶药。药之所入，不若谷气，此又以之先达，故治病之法，必以谷气为先。"

食物可以治病，但作用和缓，且偏于扶正补虚，若病邪较重，则食疗之力不足以敌病邪，此时宜以"毒药攻邪"较为迅捷。然药性之峻猛，每易伤正气，败脾胃，且良药苦口，病人多难以接受，若以药食相合而为膳，将药性隐于食味之中，药食并举，互用互补，其祛病力强而不伤正，兼有一般食疗和药疗的优点，既可摄生，又可疗病。

二、药膳的特征

药膳是在中医"辨证论治、辨体施膳"的理论指导下，用某种中药和食物合理调配烹制的、具有保健和治疗作用的膳食。它既包含了食物的美味和营养，又有药物防治功效。但药膳既不同于一般的中药方剂，又不同于普通的膳食。药膳一般具有如下特征：

（一）药食结合，适应性广

药膳既将药物作为食物，又将食物赋予药用，药借食力而不伤正，食助药威，其适应性比单纯的食疗更广泛，疗效也更好。如乌骨鸡汤能温中益气、补精填髓，若佐以黄芪炖汤则能益气补血、滋补肝肾，其补益作用明显提高。

（二）工艺讲究，色香味美

食疗一般重在取效，制作方法相对比较简单。而药膳是中医药知识与传统烹调经验的完美结合，并逐渐发展成为一门相对独立的学科。由于其取材于某些药物，为消除其不快气味，往往借助复杂的烹饪技术，要求药膳食品不仅保存药效，而且要成为色、香、味、型俱佳的美味食品。

（三）亦食亦药，种类繁多

如果说食疗是将食物看作具有某种疗效的药物的话，那么药膳则充分考虑到其药与食的双重特征，既重药性，又重食性。所以药膳经历了数千年的发展演变、积累创造之后，现已形成了丰富多彩、种类繁多的一系列药膳剂型，几乎每一种食品加工工艺都被药膳借鉴并加以灵活应用，做到了真正的"药""食"并重。

（四）强调辨证论治、辨体施膳

药膳是以中医的阴阳五行为理论基础配置的，因人、因症、因时、因地不同施治，才能使药膳发挥最佳作用。如脾虚气弱症应选用健脾益气药膳，常用的中药有党参、白术、山药等。常用的该类药膳有参枣饭、茯苓饼、大枣慧米粥等。不同季节，药膳选择也不尽相同，如春天补肝，夏天清补，秋天平补，冬天滋补等。

（五）以固本扶正为主，祛邪为辅

药膳强调以预防疾病、完善自身健康为主，特别重视增强肺、脾、肾等自身器官的功能，强调保养脾胃。

（六）注重“性”和“味”

中医药认为“药食同源”，药物和食物都有其固有的四性五味，所谓四性指寒、热、温、凉四种不同的性质，其中寒与凉、热与温有其共性，只是程度上有所差异。《神农本草经》指出：“疗寒以热药，疗热以寒药”，这是治病用药的大法。常见的寒性或凉性的食物，也同样具有寒、凉性药物的特性，食用后可起清热、解毒的作用。

药物及食物根据其味道分酸、苦、甘、辛、咸五味。辛味能宣、能散、能行气血，如葱、姜、大蒜可治风寒感冒、胃寒呕吐等症；甘味的药物和食物能起到补益和中的作用，多以此来滋补强身，如山药、人参、大枣、黄芪；酸涩的药物有收敛止泻、止咳等功效，如五味子、乌梅等；味苦性寒之物有清火、解毒、抗炎、抑菌的作用，如黄连、黄芩及食物中的苦瓜；咸味之品有补肝肾、益精血的功用，如海参、牡蛎。

三、药膳配伍宜忌原则

（一）药物配伍禁忌

药膳的主要原料之一是中药。目前临床应用的 5 000 多种常用中药中有 500 余种可作为药膳原料，如冬虫夏草、人参、当归等。这些药物在与食物配伍、炮制和应用时都需要遵循中医理论，协调它们的四性五味，使其相互配合，否则就会出现差错或影响效果。中国传统医学对药膳应用有严格的禁忌，遵循中药本草学理论，一般参考“十八反”和“十九畏”。但也仅作为用药参考，并非绝对禁忌，在古今配方应用中也有一些反畏同用的，如党参与五灵脂同用可以补脾胃、止疼痛，但这些必须要在有经验的临床医师的指导下应用。

（二）药物与食物配伍禁忌

一般用发汗药应禁生冷，调理脾胃药禁油腻，消肿理气药禁豆类，止咳平喘药禁鱼腥，止泻药禁瓜果。这些禁忌主要包括：猪肉反乌梅、桔梗、黄连、百合、苍术；羊肉反半夏、菖蒲，忌铜、丹砂；狗肉反商陆，忌杏仁；鲫鱼反厚朴，忌麦冬；猪血忌地黄、何首乌；猪心忌吴茱萸；鲤鱼忌朱砂等。这些可供临床应用参考。

（三）食物与食物配伍禁忌

古人对食物与食物的配伍也有一些忌讳，虽大多无确切证据证明某些食物同用有毒副作用，但在药膳应用中可作适当参考。如猪肉忌荞麦、鸽肉、鲫鱼、黄豆；羊肉忌醋；狗肉忌蒜；鲫鱼忌芥菜、猪肝；猪血忌黄豆；猪肝忌荞麦、豆酱、鲤鱼肠子、鱼肉；鲤鱼忌狗肉；龟肉忌苋菜、酒、果等，这些食物若配伍食用容易使人气滞、生风、生疮、发病等。

（四）病人忌口

忌口是中医理论与实践的一个重要内容。主要包括两类：一类是某种病忌某类食物。如肝病忌辛辣；心病忌咸；水肿忌盐等。另一类是指某类症忌某种食物。如凡症见阴虚内热、痰火内盛、津液耗伤的病人，忌食姜、椒、羊肉之温燥发热饮食；凡外感未除、喉疾、目疾、疮疡、痞痘之后，当忌食姜、蒜、蟹、鸡蛋等发风动气之品；凡属湿热内盛之人，当忌食饴糖、猪肉、酪酥、米酒等助湿生热之饮食等。忌口之说有些已被证明是有道理的，有些则不合实际，在药膳应用中可有选择地参考。

四、药膳烹调制作

药膳是一种既能滋补强身，又可饱腹充饥的特殊食品，它的组成是以食物为主，药物为辅，其目的是防病治病，保持健康。药膳烹制要求烹制人员既懂中医知识，又懂食品营养与卫生，还能精于烹调技术。药膳所用的药材和食物在烹调前需进行前处理，烹调中除采用炖、熬、烩、氽、烧、蒸、煮、卤、炸等一般烹调技法，还有填瓤、冲泡、浸泡等方法。

五、药膳应用原则

药膳多以养身防病为主，重在维持身体健康，预防疾病发生，协助调理疾病，其治疗效果慢，不能代替药物疗法。药膳的应用应因病、因证、因时、因人、因地而异，对证用膳。

（一）因证用膳

药膳的应用应在辨证的基础上选料配伍，如血虚的病人多选用补血的食物，如大枣、花生；阴虚的病人多使用枸杞子、百合、麦冬等。

（二）因时而异

药膳的应用要注意季节环境，在采用性质寒凉的药物时，应避开寒冷的冬天，而采用性质温热的药物时，应避开炎热的夏天，这样才能保证药膳的最佳效果。

（三）因人用膳

个人体质基础不同，用药膳时也应有所差异。如小儿的饮食应少温补，多样化，富有营养，易于消化，注意呵护脾胃，以补后天之本。中年时的补养可通过药膳选用补肾、健脾、疏肝等功效的食物，以达到健肤美容、抗疲劳、增智、抗早衰、活血、补肾强身的作用。老年人的补养疗效较慢，应长期坚持，应清淡，熟软，易于消化和吸收，可适当多服用具有健脾开胃、补肾填精、益气养血、活血通脉、通便及延年益寿作用的药粥、汤等药膳。

（四）因地而异

不同的地区，气候条件、生活、饮食等都有所差异，如地处潮湿则饮食多温燥辛辣；地处寒冷则饮食多热而滋腻；南方饮食则清凉甘淡等，在使用药膳时也要针对性选择。

六、药膳种类举例

1. 补钙类药膳——韭菜炒河虾

配方：韭菜 200 g，鲜河虾 250 g，麻油 15 g，酱油、食盐、味精少许。

制作工艺：韭菜洗净切段，河虾冲洗干净。炒锅上火，放入麻油煸炒河虾，同时放入韭菜。加入酱油、食盐，再炒几下，加入味精适量，即可上盘。

功效：虾肉含大量的蛋白质和钙，韭菜能补肾助阳、温中开胃。两者共食，是补钙的佳品。

2. 预防高脂血症药膳方——菊花山楂茶

配方：菊花 15 g，生山楂 20 g。

制作工艺：水煎或开水冲泡 10 min 即可。

功效：菊花又称“延寿花”，久服利血气、轻身延年，有降压、抗衰老作用；山楂降胆固醇，止疼痛。该药茶适用于冠心病、高血压、高脂血症、肥胖等患者。

3. 失眠类药膳——黄花菜大枣炖猪心

配方：黄花菜 50 g，大枣 12 枚，猪心 1 个，食盐、味精、水适量。

制作工艺：将黄花菜浸泡后洗净；大枣洗净；猪心洗净、切片。锅内放入猪心片、大枣，加盐、水适量，上火煮开，加入黄花菜，文火煨熟烂，加少许味精即可。

功效：黄花菜有清热凉血、养血之功，大枣有补中益气、养血安神之效。两者与猪心相配，能治心烦不眠，实为失眠者良方。

4. 减肥药膳——冬瓜绿豆减肥汤

配方：冬瓜 100 g，绿豆 60 g，水 1 000 mL，香菜 2 棵，盐适量，麻油、味精少许。

制作工艺：将冬瓜洗净去皮，切块备用；绿豆洗净，放入炒锅中加水用文火煮 30 min。将冬瓜块放入锅内一起煮熟，放入适量盐、味精少许，加入香菜段、麻油起锅。

功效：冬瓜营养丰富，不含脂肪；绿豆含蛋白质、胡萝卜素、烟酸及核黄素等，脂肪含量低。两者共食，减肥效果好。

5. 肾炎预防类药膳——赤豆乌骨鸡

配方：乌骨母鸡 1 只约 1 200 g 重，赤豆 200 g，黄酒 1 匙，食盐少许。

制作工艺：将乌骨鸡宰杀，去毛，剖腹，去肠、内杂，剪去爪尖、嘴尖；将赤豆淘洗干净，塞满鸡腹，淋上黄酒，以线缝合，抹上少许食盐，放入瓷盆中。蒸锅上火加水，将瓷盆放入锅中隔水蒸 2～3 h，至鸡肉熟烂即可。

功效：乌鸡补肾，赤豆与之相合，利水消肿，适用于慢性肾炎患者。

6. 糖尿病预防药膳——黄芪枸杞山药汤

配方：黄芪 30 g，枸杞 15g，山药 50 g，水适量。

制作工艺：将山药洗净，去皮，切片备用。将黄芪、枸杞洗净，放入砂锅中，加水煮开，改用文火煨 10 min，将汁倒人碗中备用，砂锅倒渣洗净。砂锅中加入山药片，加水少量，煮开后加入黄芪、枸杞汁，共煮至山药熟烂后即可。

功效：山药能滋肺之阴；黄芪能补肺之阳；枸杞子能滋补肝肾、明目。三者相配，适用于糖尿病、头晕目眩等症。

7. 美容药膳——龙眼枸杞粥

配方：龙眼肉 15 g，枸杞 10 g，红枣 5 枚，糯米 100 g。

制作工艺：将龙眼肉、枸杞、大枣、糯米分别洗干净。砂锅置中火上，加清水，放入糯米煮开后 10 min，加入龙眼肉、枸杞、大枣煮成稀粥即可。

功效：养心安神，健脾补血，悦色养颜。适宜于年老、体弱、久病耗伤者食用。

8. 延缓衰老药膳——养颜抗皱膏

配方：人参 100 g，桃仁 200 g（碾碎），白芷 100 g，蜂蜜 350 g。

制作工艺：将人参、桃仁、白芷三味药，放在砂锅内，加水 600 mL，连煎 3 次，每次取汁 250 mL，再把 3 次汁液合在一起，浓缩为 500 mL，加入蜂蜜煮沸，冷却收瓶。

功效：益气活血，养颜抗皱。用于预防和治疗身体早衰，面部过早出现皱纹。

9. 女性延缓衰老药膳——枸杞炒瘦肉

配方：枸杞子 10 g，瘦猪肉 250 g，莴笋 100 g。

制作工艺：将枸杞子用温水洗干净；猪肉洗净，切成丝，用湿豆粉、盐、料酒、酱油、白糖调好；莴笋去皮，洗净，切成丝；生姜、葱洗干净切成丝。锅烧热，下入猪油，待油稍冒烟时，放入肉丝炒散，再放入笋丝、姜丝、葱白翻炒，倒入肉汤，加入枸杞子同煮熟，淋上香油，加点味精即成。

功效：此菜清热消毒，有祛斑增白之功效，适合面部暗黑或有黑斑女性食用。

10. 中老年保健药膳——强身延寿汤

配方：党参 25 g，白术 10 g，茯苓 15 g，当归 10 g，川芎 6 g，熟地黄 10 g，白芍 10 g，枸杞子 20 g，甘草 6 g，生姜 6 g，大枣（去核）10 枚，白鸽 1 只。

制作工艺：将上药洗净，用干净纱布包裹扎紧，白鸽去毛及内脏。一同放入砂锅内，加清水适量，武火煮沸，再改用文火炖煮 2～3 h，去药包，加调味即可。饮汤吃鸽肉，每日 1 料。

功效：补肾健脾，益气养血，常服强身健体。

11. 小儿病毒性流感药膳——金银花饮

配方：金银花 20 g，山楂 10g，蜂蜜适量。

制作工艺：将金银花、山楂放入砂锅内，加水适量，置急火上烧沸，5 min 后取药液一次，再加水煎熬一次取汁，将两次药液合并，放入蜂蜜，搅拌均匀即成。

功效：金银花辛凉发散、清热解毒，辛凉解表，清热解毒。适用于小儿感冒。

12. 清热解暑药膳——百合绿豆汤

配方：鲜百合 100 g，绿豆 250 g，冰糖适量。

制作工艺：将绿豆洗净，百合掰开去皮，同放入砂锅内，加水适量，武火煮沸，改用文火煲至绿豆开花、百合破烂时，加入冰糖即可食用。每食适量。

功效：清热解暑。用于暑日心烦、口干、出汗者，也可用于防治感暑。

13. 小儿伤食腹胀药膳——麦芽山楂饮

配方：炒麦芽 10 g，炒山楂片 3 g，红糖适量。

制作工艺：取炒麦芽、炒山楂加水 1 碗，共煎 15 min，取汁，加入红糖调味即可。

功效：炒麦芽善消面食，除积滞；山楂解肉食油腻，行积滞。二药合用，既消食又开胃，且味酸甜美。该药膳消食化滞、健脾开胃，用于伤食（乳）泄泻、厌食、腹胀等症。

14. 肝硬化食疗药膳——山药桂圆炖甲鱼

配方：山药片 40 g，桂圆肉 20 g，甲鱼 500 g。

制作工艺：先将甲鱼宰杀，洗净去内脏，连甲带肉加适量水，与山药片、桂圆肉清炖，至炖熟。

功效：滋阴潜阳，散结消肿，补阴虚，清血热。适用于肝硬化、慢性肝炎、肝脾肿大患者。

15. 产后缺乳药膳——黄花菜炖猪肉

配方：黄花菜 50 g，瘦猪肉 200 g，盐适量。

制作工艺：将黄花菜、瘦猪肉清炖加盐佐膳。

功效：生津止渴，利尿通乳。适用于产后乳少。

思政小课堂 7-2：

药膳和膳食治疗作为中医学的瑰宝，体现了中华民族对健康和生命的深刻认识。它们不仅关注疾病的治疗，更强调预防和调养，体现了中医“治未病”的思想。通过学习和实践药膳和膳食治疗，我们可以更好地传承和弘扬中华优秀传统文化，增强文化自信。同时，药膳和膳食治疗也提醒我们关注身体的内在平衡和与自然环境的和谐共生，培养健康的生活方式和生态观念。

同步训练 7-3：阅读一篇关于药膳和膳食治疗在慢性病管理中应用的文章，总结其主要观点，并谈谈你对药膳和膳食治疗在现代医学中地位的认识。

第四节　膳食平衡

人体每天必须通过食物获取各种营养素和能量来维持日常消耗。膳食营养供给与机体生理需要之间建立平衡关系，只有这样才有利于营养素的吸收和利用，如果平衡关系失调，会引起营养不良（缺少和过剩），对健康造成不良影响。

平衡膳食是指由多种食物构成的，能提供人体正常生理消耗的，各种营养素和能量搭配合理且易于消化吸收的膳食。平衡主要是指氨基酸、热量营养素、酸碱、各种营养素的摄入平衡及与机体的供给平衡。

小知识 7-3：

膳食平衡是指通过合理搭配不同种类的食物，确保身体获得全面而均衡的营养。这包括碳水化合物、蛋白质、脂肪、维生素、矿物质和膳食纤维等各类营养素的摄入。实现膳食平衡的关键在于多样化饮食，即在日常饮食中摄入不同种类的食物，以保证各种营养素的充足供应。

为了实现膳食平衡，我们需要注意以下几点：首先，保证主食的摄入，如谷类、薯类等，以提供足够的能量；其次，适量摄入优质蛋白质，如瘦肉、鱼、蛋、奶等；此外，还要摄入足够的蔬菜和水果，以获取丰富的维生素和矿物质；最后，控制油脂和盐的摄入，避免过多的热量和钠盐对身体造成负担。

一、热量营养素构成平衡

热量摄入应适应性别、年龄、劳动强度及生理需要，摄入与消耗呈动态平衡。碳水化合物、脂肪、蛋白质为机体的主要供能营养素，当其供能比例分别为60%～70%、20%～25%、10%～15%时，才能更好地发挥各自的特殊作用并起到互相促进和保护作用，达到热量营养素构成平衡。三者摄入不平衡时，往往会影响身体健康。如果脂肪热量摄入量较多，就会破坏能量营养素构成的平衡，易引起肥胖、高血压、糖尿病以及其他心血管疾病。

二、氨基酸平衡

食物中蛋白质所含的色氨酸、苯丙氨酸、赖氨酸、苏氨酸、蛋氨酸、亮氨酸、异亮氨酸、缬氨酸为人体所必需的八种氨基酸，这八种氨基酸的比例及数量基本决定了食物中蛋白质的营养价值，比例越接近人体所需比例，其合成人体的组织蛋白的效率就越高，生理价值就越高，当生理价值接近100时，即100%被吸收，称为氨基酸平衡食品。一般在肉、蛋、奶等动物性食品和豆类食品中氨基酸含量充足、比例恰当，营养价值较高，而粮谷等植物性食品则常有几种氨基酸缺乏，其营养价值较低。除人奶和鸡蛋之外，一般都为氨基酸不平衡食品。因此，合理搭配，实现食物氨基酸互补，能有效提升吸收效率，提升食品整体的营养价值，维持人体健康。

三、脂肪酸平衡

脂肪酸平衡是指膳食脂肪酸中饱和脂肪酸、单不饱和脂肪酸和多不饱和脂肪酸三者之间的比例以及多不饱和脂肪酸中ω-6与ω-3的比例适当。一般在膳食中猪油、牛油、奶油等动物性油脂中饱和脂肪酸含量较高，而豆油、葵花子油、芝麻油等植物性油脂中多不饱和脂肪酸含量较高，饱和脂肪酸摄入过多会增加高脂血症、动脉粥样硬化等病症的发生风险，因此要注意动物性脂肪和植物性脂肪的摄入平衡。还有一些多不饱和脂肪酸，如亚油酸、α-亚麻酸在人体不能自主合成，必须由食物提供，称为必需脂肪酸，其营养价值较高。

应合理地控制膳食脂肪的数量和质量。《中国居民膳食指南》建议：应尽量控制动物油的摄入量，适当增加植物油摄入量，但植物油的摄入也不可过量，因为多不饱和脂肪酸在体内氧化易产生过氧化物，具有促进衰老的作用。适量摄入鱼、禽、蛋、瘦肉，少吃肥肉和荤油。在控制膳食总脂肪摄入低于总能量摄入30%的前提下，减少含饱和脂肪酸多的动物油的摄入，使饱和脂肪酸供能$<$10%，保持单不饱和脂肪酸和多不饱和脂肪酸供能分别占10%，控制多不饱和脂肪酸中亚油酸和α-亚麻酸的比例为4∶1～6∶1。

脂肪酸的不均衡摄入会大幅度提高血脂异常、心脑血管疾病等多种慢性疾病的发病率。含饱和脂肪过多的膳食，是心血管疾病、肿瘤的危险诱因。

四、各种营养素摄入量间的平衡

根据我国制定的各种营养素的每日供给量，膳食摄入的各种营养素在一定的准供给量范围内，且误差不超过10%，就达到了营养素摄入量间的平衡。在膳食中，做到粗细搭配、荤素搭配，适量摄入蔬菜、水果、豆制品等，这样通过平衡膳食才能达到各种营养素摄入量间的平衡（表7-2）。

中国居民膳食宝塔中建议平衡膳食中食物种类和数量为：谷物200～300 g；蔬菜、水果500～850 g；动物性食品120～200 g；奶制品300~500 g；豆制品50 g； 油脂25~30 g。

平衡膳食调配的步骤是：

（1）根据用餐者的身高、体重、劳动强度等具体情况，确定其每日能量及营养素的供给量。保持碳水化合物∶脂肪∶蛋白质=5∶1.5∶1。

（2）确定每日主食的数量（一般按国家粮食定量标准），通过查表计算主食提供的能量和营养素的数量。

（3）确定每日副食的数量，通过查表计算营养素。

（4）确定每日蔬菜的数量：一般为0.5 ～0.75 kg/（人·d），绿色蔬菜最好占1/2，种类越多越好。

（5）将上述各类食物所能提供的热能和营养素相加，与供给量标准对照，若相差在±10%以上，应适当调整即可。

（6）一日平衡膳食确定后，可根据各食物中营养成分及能量等价替换，不必每天都计算。在进行调换时，要注意以粮代粮，以豆换豆，以蔬菜代蔬菜等。

表 7-2　各种营养素摄入量之间的平衡

年龄	热量/kcal		蛋白质/g		脂肪
	男	女	男	女	
11岁	2 200	2 100	70	70	占总热量的25%～30%
12岁	2 300	2 200	75	75	
13岁	2 400	2 300	80	80	
14岁	2 800	2 400	90	80	
15岁	2 400	2 100	70	65	占总热量的20%～25%

注：1 kcal=4 186.8 J。

四、酸碱平衡

酸碱平衡是指在正常生理状态下，血液的酸碱度（pH）通常维持在一个范围内，即动脉血 pH 稳定在 7.35～7.45（平均 7.40）之间的稳定状态。体内酸、碱产生过多或不足，引起血液 pH 改变，此状态称为酸碱失衡。维持基本的生命活动主要取决于体内精细的酸碱平衡或内环境稳定，即使是微小的失衡，也可能在很大程度上影响机体的代谢和重要器官的功能。

五、动物性食物和植物性食物平衡（荤素平衡）

植物性食品一般纤维素含量较多，脂肪含量较少，而高纤维素含量会抑制锌、铁、铜等重要微量元素的吸收。经常素食，会危害儿童发育（特别是脑发育），导致少女月经初潮延迟或闭经，引起老年人胆固醇水平过低而遭受感染与癌症的侵袭。但荤食摄入过多，也容易引发心脏病、乳腺癌、中风等疾病。因此，必须注意荤素平衡。

表 7-3 为建议每人每日平均摄入食物的种类及摄入量。

表 7-3　建议每人每日平均摄入食物种类及摄入量

食物类别	品种数	摄入量/g	食物类别	品种数	摄入量/g
粮谷类及薯类	3	400～500	水果	1～2	200
干豆、鲜豆及豆制品	1	50～80	菌藻类食品（木耳、紫菜、冬菇、海带等）	1	30～50
蛋及蛋制品	1	50	硬果类（花生、瓜子、核桃等）	1	20
畜肉或禽肉	1～2	30～50	植物油	1	15～25
乳及乳制品	1	250	食盐	1	6
蔬菜及其制品	3～4	350～450	动物内脏（肝、肾等）	1	50（一周一次）

思政小课堂 7-3：

膳食平衡不仅关乎个人的身体健康，也反映了一个国家和社会对健康和营养的重视程度。

在现代社会，随着生活水平的提高和饮食文化的多样化，人们越来越容易忽视膳食平衡的重要性。然而，只有确保身体获得全面而均衡的营养，我们才能保持健康、充满活力地面对生活和工作。

因此，我们应该积极学习和实践膳食平衡的知识，关注自己的饮食健康。同时，也可以通过宣传教育等方式，普及膳食平衡的理念和方法，帮助更多的人了解并实践健康的饮食习惯。

同步训练 7-4：请设计一份包含早中晚餐的膳食平衡食谱，并说明其营养价值和搭配原则。

第五节　平衡膳食配餐设计

一、平衡膳食配餐设计的原则

（1）食物多样化，营养全面，膳食平衡，能满足进餐者对能量、营养素的全面需要。根据进餐者的年龄、性别、职业、劳动强度和饮食习惯，按照营养素供给标准，确定所食食物的品种和数量。

（2）按照推荐摄入量（RNI）计算设计每日主要食物组成，合理分配三餐进食量和能量比，编制简明科学的膳食计划，全天食物在各餐中分配恰当，间隔合理，建立合理的饮食制度。

（3）选定的菜肴和饭食要符合食品卫生要求。

（4）烹调方法合理，符合营养原则，适应各种人群的消化能力和饮食习惯，适应季节特点，同时还要注意食物的色、香、味、形以及饭食、菜肴的多样化。

（5）要考虑当地季节性烹调原料、厨房设备条件、厨师的技术水平以及进餐者的口味和经济条件等。

二、合理膳食的营养原则

合理膳食要在食品原料原有的营养价值上进行配制。这就要求配膳者要掌握主要食品原料的营养价值特点，注意具有特殊营养价值和生物活性原料的选择与应用，适当多选择海产品和乳制品。根据进餐者营养需要、饮食习俗、口味偏好、经济条件、地域性、季节性来选择原料；原料种类要多样化。

小知识 7-4：

平衡膳食配餐设计是根据个体的营养需求，通过合理搭配各种食物，以达到营养均衡、健康饮食的目的。在配餐设计中，需要综合考虑蛋白质、碳水化合物、脂肪、维生素和矿物质等营养素的摄入量，并根据个人的年龄、性别、身体状况以及活动量等因素进行调整。

在平衡膳食配餐设计中，食物的多样化是关键。不同种类的食物含有不同的营养素，通过搭配多种食物，可以确保摄入到各种必需的营养素。同时，还需要注意食物的比例和摄入量，避免某些营养素过多或过少，以保持营养平衡。

此外，平衡膳食配餐设计还需要考虑个体的口味偏好和饮食习惯。在满足营养需求的同时，也要让配餐更加美味可口，增加饮食的乐趣。

三、平衡膳食的设计方法

平衡膳食设计方法一般有计算法和食品交换法两种。计算法是按照人体能量需要量，根据膳食组成，计算蛋白质、脂肪和糖类的供给量，同时参考每日维生素、无机盐的建议供给量，查表选定食物种类和数量的方法。食品交换法是根据不同能量需要，按蛋白质、脂肪和碳水化合物的比例，计算出各类食物的交换份数，并按每份食物等值交换选择，再将这些食物分配到一日三餐中，即得到平衡食谱。

下面以计算法为例介绍平衡膳食谱的设计方法。

1. 人体能量需要量的核算

人体能量需要量的核算方法主要有两种：一种是根据“中国居民膳食营养素参考摄入量”确定用膳者的能量需要量，这是最常用、最方便的一种方法；另一种是根据人体的身体状况、生长发育、劳动强度等每日能量的消耗量和营养需求来计算。

2. 根据膳食组成，计算蛋白质、脂肪和糖类每日的摄入量

三大供能营养素推荐供能比为：蛋白质 10% ~ 15%，脂肪 20% ~ 30%，碳水化合物 55% ~ 65%。根据膳食组成及三大产能营养素的能量系数，计算蛋白质、脂肪和碳水化合物的每日摄入量。

3. 大致选定一日食物的种类和数量

根据计算的三大产能营养素每日摄入量，参考每日维生素、无机盐供给量，查表大致选定一日食物的种类和数量。先确定以供能营养素为主的食物，如谷类、肉、蛋、油脂等，再确定蔬菜水果等以提供维生素、膳食纤维、无机盐为主的食物。成人一般一日食物的种类和数量约为：粮食 500 g，动物性食物 50 ~ 150 g，黄豆及其制品 50 g，蔬菜（绿叶蔬菜占一半）400 ~ 500 g，植物油 20 g 左右。

4. 三餐的能量分配比例

一日能量一般按一日三餐分配，特殊营养需求者可按实际情况调整为一日四餐或一日五餐分配等。一日三餐的能量分配如下所示：

早餐 30%，要保证有足够优质蛋白质和脂肪；

午餐 40%，保证碳水化合物、蛋白质、脂肪的充足供给；

晚餐 30%，晚餐要多配蔬菜水果和易消化且饱腹感强的食物，适量降低高蛋白质、高脂肪食物的摄入，以免影响消化与睡眠，并减少体内脂肪的积蓄。

5. 各餐食物分配

假设三餐的能量分配比例确定为：早餐 30%、午餐 40%，晚餐 30% 。

早餐以粥、羹、豆浆等配以馒头、蒸糕、面包等干粮，做到干稀适度，以适应早起时食

欲不振。此外，还应配备优质蛋白质食物和少量时令蔬菜或鲜果汁。

午餐要荤素协调，主副食搭配均衡，使提供的营养素和能量达到全天总需要量的 1/3 以上。

晚餐则应选择一些易消化的食物，能量不宜过高，清淡饮食，不吃油腻、不易消化的食物，不饮兴奋性饮料，以免影响睡眠。

根据三餐分配比例，将食物分配到各餐中的计算步骤如下：

① 首先计算糖类、脂肪和蛋白质分配到早、午和晚餐中的数量[以一日消耗能量 12 560 kJ（3 000 kcal），糖类占总能量的 65%，蛋白质占总能量的 12%，脂肪占总能量的 23%为例计算]。

糖类：

早餐：（3000 × 65%）/4 × 30% ≈ 146（g）

午餐：（3000 × 65%）/4 × 40%=195（g）

晚餐：（3000 × 65%）/4 × 30% ≈ 146（g）

蛋白质：

早餐：（3000 × 12%）/4 × 30%=27（g）

午餐：（3000 × 12%）/4 × 40%=36（g）

晚餐：（3000 × 12%）/4 × 30%=27（g）

脂肪：

早餐：（3000 × 23%）/9 × 30% ≈ 23（g）

午餐：（3000 × 23%）/9 × 40% ≈ 30（g）

晚餐：（3000 × 23%）/9 × 30% ≈ 23（g）

以午餐为例，根据计算得知午餐需要碳水化合物 195 g，蛋白质 36 g，脂肪 30 g。

② 计算主食供给量。计算主食供给量前应先确定蔬菜的供应量，一般定为蔬菜供应量 300 ~ 500 g，提供糖类 15 g。除蔬菜提供的糖类外，剩下的糖类就由主食供给，可依据下列公式计算：

未知食物的质量=食物成分表中食物质量×已知营养素含量 ÷ 食物成分表中营养素含量

如主食选择大米，主食大米的需要量则为：

未知食物的质量=（195−15）×100 ÷ 76=240（g）

午餐主食大米需 240 g，再以 240 g 大米的基数计算蛋白质和脂肪。

查表可知，每 100 g 大米含蛋白质 8 g，脂肪约 2 g，则蛋白质含量为 8×2.4=19（g），脂肪含量为 2×2.4=4.8（g）。

③ 进行副食的选择计算。算出主食提供的蛋白质和脂肪后，由副食补充需求量的缺失。

除豆类外，蔬菜中蛋白质的含量一般都较低，故为方便计算，蔬菜中蛋白质含量一般都以 2 g/100 g 计算，如选用 400 g 蔬菜，则蛋白质为 8 g。所以蛋白质的需要量为 36−19−8=9 g。剩余 9g 蛋白质应选择蛋白质和脂肪含量较高的肉、蛋类。一般肉类中的蛋白质质量估计为其质量的 1/5，脂肪估计为 2/3（瘦猪肉）。即所需一般瘦猪肉质量为 9×5=45（g），含脂肪量为 9 × 1.5=13.5（g）。

午餐的脂肪需要量为 30 g，减去瘦猪肉及主食中含脂肪量，即 30−13.5−4.8=11.7（g）。剩余需要量需由植物油或动物油补充。

通过计算，确定选择副食食物为瘦猪肉 45 g，白菜 250 g，油菜 150 g，豆油 10g。两个常食菜种为炒白菜、炒油菜。

确定食物的种类和数量后，再将每一种食物的营养素含量（根据成分表），填入食物营养素记录表，计算主副食中提供的营养素含量，与供给量标准比较。具体见表 7-4。

表 7-4　食物营养素记录表

类别	食品名称	质量/g	能量/kcal	蛋白质/g	脂肪/g	糖类/g
主食	大米	240	836	19	4.8	182
副食	瘦猪肉	45	160	7.5	14	0
	白菜	250	37	2.7	0.5	5
	芥菜	150	33	3.9	0.6	3
	豆油	10	90	—	10	—
食物营养素总和	—	—	1156	33.1	29.9	200
营养素供给量标准	—	—	1200	36	30	192
与供给量标准比较	—	—	-4%	-8%	-0.3%	4%

注：1 kcal=4.186 kJ。

四、食谱种类和内容

（一）食谱种类

目前常用的食谱有“日食谱”“周食谱”和“月食谱”。其中主要以日食谱为基础食谱，只要基础食谱确定后，以后就不必每天进行计算。可以在每日食谱基础上将饭食和菜肴品种进行调换，但每日摄取的总热量和各营养素不能改变。调换的原则是谷物与谷物、豆制品与豆制品、动物类食品与动物类食品、蔬菜与蔬菜之间替换。要求品种多样，避免单调和重复，以保证营养素的全面摄取。

此外还有适应不同人群需要的特殊食谱以及不同人群不同时期的食谱，如孕妇早期食谱、孕妇中期食谱、孕妇晚期食谱、婴幼儿食谱、学龄儿童食谱、青少年食谱、成年人食谱、老年人食谱及糖尿病人食谱等。

（二）食谱内容

食谱包括主副食名称、数量、品种、营养素标准、品质和感官性状等，可以以表格形式编制。同时还要编制食谱营养成分计算表，其内容包括食物类别、食物名称、质量、营养素名称、含量标准等。

（三）食谱举例

以成年人食谱举例。

例一：

早餐：面包 125 g、牛奶 250 mL、果汁 200 mL；

中餐：米饭 150 g、炖鲫鱼 250 g、菠菜鸡蛋汤 200 g；

晚餐：花卷 100 g、小米粥 50 g、绿豆芽炒肉 250 g；

例二：

早餐：花卷 100 g、豆浆 200 mL、小菜 50 g；

中餐：米饭 150 g、白萝卜排骨汤 250 g、海带丝 150 g；

晚餐：米饭 120 g、豆芽烧肉 200 g，猕猴桃 150 g。

由于各地食物品种不同，人们饮食习惯不同，营养配餐食谱仅供参考。具体食物品种可以在膳食宝塔中的五大类食物的基础进行调整，但要保证食物的量和所提供的能量与营养素相差不大。

表 7-5 为成年人营养食谱。

表 7-5　一周营养食谱

	早餐	午餐	晚餐
星期一	面包100 g、牛奶200 g、香肠70 g	米饭150 g，素炒油菜80 g、梅菜扣肉（120+60） g、西红柿鸡蛋汤（100+50）g	米饭150 g、肉末烧豆腐（50+50）g，小白菜150 g
星期二	蛋糕100 g、煎蛋1个、牛奶200 g	扬州炒饭150 g、猪腰炒坚果（80+30）g、蘑菇肉片豆腐汤（50+25+50）g	米饭 150 g、青椒虾仁（50+100） g，黄豆芽175 g
星期三	肉包2个、时令小菜50 g、酸奶175 g	米饭150 g、蒜蓉蟹肉200 g、番茄蛋花汤（30+30） g、肉末黄瓜200 g	米饭150 g、炒西兰花200g、炸蚕豆30只
星期四	时菜瘦肉粥（大米60 g、时菜50 g，瘦肉70 g）	米饭150 g、清蒸鲅鱼200 g，豆豉灯笼椒150 g、咸蛋荠菜汤（30+30） g	米饭 150 g、西芹腊肉（80+70）g，蒸鸡蛋羹120 g
星期五	奶油蛋糕100 g，煮鸡蛋1个、豆浆150 g	米饭150 g、清炖排骨150 g、菜花炒肉（100+50）g、三鲜汤80 g	米饭150 g、红烧带鱼150 g、酸黄瓜150g
星期六	鲜菇肉汤面（蘑菇20 g+猪肉35 g+挂面180g）、凉拌芹菜50 g	米饭150 g、猪手花生（100+50）g，香炒核桃玉米（40+50）g、虾皮丝瓜汤（15+150）g	米饭 150 g、冬瓜炒肉（100+50）g，清蒸羊肉80 g
星期日	馄饨100 g、鸡蛋1个、拌生菜50 g、牛奶200 g	米饭150 g、姜葱炒猪肝（猪肝50 g+芥菜150g），海带丝酸辣汤80 g	米饭 150 g、芋头扣肉（120+60）g，宫保油菜100 g、金针菇汤80 g

注：在两餐中间应摄取新鲜的水果，每次以50～100 g为准。

思政小课堂 7-4：

平衡膳食配餐设计不仅是一门科学，更是一种生活态度。它体现了人们对健康生活的追求和对自然环境的尊重。通过学习和实践平衡膳食配餐设计，我们可以更好地照顾自己的身体，提高生活质量。同时，这也是一种对传统文化的传承和发扬，展现了中华民族对饮食文化的独特理解和智慧。

在平衡膳食配餐设计的过程中，我们还需要关注社会责任和可持续发展。选择环保、可持续的食物来源，减少食物浪费，都是我们每个人对保护地球爱护环境的责任。通过合理的配餐设计，我们不仅可以满足自己的营养需求，还可以为保护环境、促进可持续发展做出贡献。

同步训练 7-5：假设你是一位营养师，请为一位高血压患者设计一份个性化的平衡膳食配餐方案，并解释设计思路。

第六节　合理膳食与健康

一、合理膳食的意义

合理膳食不但能为人体提供数量充足的能量和各类营养素，满足日常所需，而且比例恰当、搭配合理的营养配比更有利于人体的吸收和利用，更好地达到合理营养的目的。

当人们的膳食结构合理、营养平衡时，机体的免疫力、健康状态、工作与劳动效率都会显著地提高，各类疾病的发病风险也会大大降低；当膳食结构不合理、营养失调时，机体就会出现相应的病理性改变，导致营养缺乏病或营养过量症。因此，平衡膳食、合理营养，是维持人体健康与生存的重要条件。

二、营养失调

营养失调既包括营养不足、营养缺乏，也包括营养过剩。目前，在发展中国家，存在着四个普遍性营养问题，即蛋白质-热能营养不良、VA 缺乏、碘缺乏和铁缺乏。这也是世界范围内的四大营养问题。

（一）营养缺乏

营养缺乏病（症）即膳食等提供的营养素的种类和数量不能满足人体所需，从而出现的各种营养素缺乏所特有的症状与体征。目前我国虽部分地区出现了营养过剩现象，但就全国而言，营养缺乏仍是重要问题。

1. 营养缺乏病分类

营养缺乏病一般分为原发性与继发性两大类。

（1）原发性营养缺乏病。这种疾病是由于膳食中营养缺乏或摄入不足而引起的营养障碍性疾病，如蛋白质-热能营养不良、营养性贫血、干眼病等。其致病原因主要是因为：① 不良的饮食习惯；② 过多食用精制白米、白面；③ 经济原因导致能量或营养素摄入不足。只要补充足够的相应营养素即可治愈。

（2）继发性营养缺乏病。这种疾病是由于体内体外的各种原因，导致营养素的吸收与利用过程受阻，或因病理、生理需要量增多而不能及时供应，或因某种原因使营养素在体内的破坏和排泄过多而造成的营养缺乏病。

2. 营养缺乏发生过程

营养缺乏首先表现为机体组织储存减少，接着出现低水平的代偿，继之打破平衡而发生生化指标的改变，进一步出现病理形态学的改变。

3. 常见的营养缺乏病

蛋白质-热能营养不良、VA 缺乏病、VD 缺乏病、VB_1 缺乏病、VB_2 缺乏病、VPP 缺乏病、VC 缺乏病、营养不良性贫血、碘缺乏病及其他营养缺乏病等。

（二）营养不足

营养不足是指体内某种营养素含量不足，但尚未达到缺乏的程度，可毫无症状或仅有轻微症状，处于亚临床表现状态。此种状态若能通过生化检验及时发现并给予相应营养素的补充，可以得到纠正，防止营养缺乏病的发生。

（三）营养过多

营养素的摄入量超过营养素的需求量时，除增加机体代谢负担外，多余的营养素将储存在体内，导致营养过多症，有的还可引起中毒。如能量摄入过多导致的食饵性肥胖，VA、VD 摄入过多引起中毒等。

三、目前我国的营养状况

目前，我国人民的营养问题较为复杂，营养不足、营养缺乏和营养过多三种现象并存。较为常见的问题是蛋白质的摄入的质量和数量差，VA、VB 及钙、铁、锌的摄入不足或摄入缺乏。如已退休或将退休的中老年人，其摄入的脂肪与蛋白质都有过量的趋势；在学龄前儿童中，独生子女多存在热能摄入过多问题，农村的留守儿童及部分常不吃早餐的中小学生会存在暂时性能量供应不足现象。

营养失调，尤其是营养缺乏和营养摄入不足发生的主要原因是经济条件的限制，像贫困地区或山区的居民饮食，以谷物等粮食为主，蔬菜水果、鱼、肉、蛋奶类副食品缺乏，优质蛋白质、维生素和无机盐摄入不足；营养过剩等营养失衡多是由于居民营养学知识缺乏，不会进行饮食搭配，无法平衡膳食。现在生活水平逐渐提高，很多家庭错误地认为好东西吃得越多越好，不知道正确而合理地安排膳食，超量供应，结果导致营养失平衡。

同步训练 7-6：假设你是一位营养师，请为一位青少年设计一份合理的膳食计划，并说明设计思路。

巩固训练

一、名词解释

1. 营养素；2. 合理营养；3. 生理需要量；4. 恩格尔系数；5. 膳食；6. 混合膳食；7. 平衡膳食；8. 合成平衡膳食；9. 膳食营养素供给量；10. 膳食营养素参考摄入量。

二、填空题

1. 人体所必需的物质目前已知约有（　　）种。

2. 营养素一般分为产能营养素，包括（　　）、（　　）、（　　），以及非产能营养素。

3. 恩格尔系数是指（　　）占可支配收入的比重，是衡量居民消费水平的标志。

3. 平衡膳食的特征是所含的营养素种类（　　），数量（　　），比例（　　）。

4. 推荐摄入量（RNI）是指满足某一特定人群中（　　）个体需要量的摄入水平。

5. 膳食类型主要由（　　）和（　　）决定。

6. 素膳的基本特征是（　　）。

7. 混合膳食中，西方“三高”型膳食的主要缺陷是（　　）。

三、单项选择题

1. 下列哪项不是营养素的分类？（　　）

A. 产能营养素　　B. 非产能营养素

C. 必需营养素　　D. 合成营养素

2. 合理营养的核心是什么？（　　）

A. 多吃肉类　　B. 多吃蔬菜

C. 科学膳食搭配与合理烹调加工　　D. 只吃营养品

3. 恩格尔系数越低，通常表示什么？（　　）

A. 居民生活水平越低　　B. 居民生活水平越高

C. 居民饮食习惯越健康　　D. 居民营养知识越丰富

4. 下列哪项不是平衡膳食的特征？（　　）

A. 营养素种类齐全　　B. 营养素数量不足

C. 营养素比例恰当　　D. 营养素与机体需要保持平衡

5. 关于混合膳食，以下哪项描述不正确？（　　）

A. 混合膳食由植物性食品和动物性食品组成

B. 西方“三高”型膳食热能高、脂肪高、蛋白质高

C. 西方“三高”型膳食通常纤维含量高

D. 混合膳食有助于提供全面的营养素

四、简答题

1. 什么是低钠膳食？

2. 什么是氨基酸平衡食品？

3. 简述宴席设计应遵循的原则。

4. 简述药膳与正常膳食和药物的区别以及药膳的作用。
5. 如何控制膳食摄入平衡?
6. 简述膳食设计的步骤。
7. 简述营养素的概念及其在人体中的作用。
8. 解释平衡膳食对维持人体健康的重要性。
9. 简述膳食营养素供给量（RDAs）与膳食营养素参考摄入量（DRIs）的关系。
10. 谈谈混合膳食与单一膳食相比，在营养供给上的优势。

五、综合题

请根据所学的膳食营养知识，为一位正在进行高强度体育锻炼的青少年设计一份合理的膳食计划，并说明理由。

【本章参考文献】

[1] 佚名. 合理膳食与营养平衡[J]. 科学大观园，2006（7）：2.
[2] 赵法伋，郭俊生. 膳食结构与慢性病[C]. 达能营养中心第五届学术会议.2002：4-8.
[3] 毛恒杰. 中国筵席的探究[J]. 大众文艺：科学教育研究，2012（2）：284-285.
[4] 徐晶晶. 浅谈中国筵席[J]. 南宁职业技术学院学报，2010，15（4）：3.
[5] 佚名. 喜庆婚宴巧设计[J]. 农民文摘，2012（1）：48-49.
[6] 叶伯平. 宴会设计与管理 [M]. 4 版. 北京：清华大学出版社，2013.
[7] 李桂花. 浅谈菜单的筹划与设计[J]. 中国烹饪，2011（7）：2.
[8] 张令德. 继承中华营养药膳，弘扬药膳食疗文化[C]. 第八届国际营养药膳高层论坛.
[9] 刘楚江. 食物相克与饮食禁忌[M]. 北京：海潮出版社，2005.
[10] 中国药膳研究会. 滋补药膳大全[M]. 北京：中国纺织出版社，2014.
[11] 王金龙. 运动员营养膳食的科学计量[J]. 辽宁体育科技，2002，24（4）：35-36.
[12] 王霞. 营养与健康[J]. 当代医学，2009（4）.
[13] 孙馨语. 青少年的营养饮食与健康[J]. 科学中国人，2017（8Z）：255.
[14] 李新东，徐凤印. 合理营养与健康[J]. 城市建设理论研究：电子版，2011（22）.

第八章　食谱编制

知识目标

掌握食谱编制的基本原则和依据，理解膳食营养平衡的重要性。熟悉中国居民膳食营养素参考摄入量的基本概念及其在食谱编制中的应用。了解不同人群（如儿童、孕妇、患病人群等）的特殊营养需求及如何在食谱中合理补充易缺营养素。

能力目标

能够根据用餐对象的基本情况，计算并确定全日能量的供给量。能够运用营养学知识，编制出符合营养平衡要求的食谱，包括周食谱、半月食谱和月食谱。能够根据饮食风俗、口味偏好和饮食禁忌，合理调整食材和烹调方法，以满足不同就餐者的需求。

思政与素质目标

培养健康饮食意识，树立科学膳食观念，注重营养搭配和膳食平衡。提升社会责任感，关注特殊人群的营养需求，通过食谱编制帮助他们获得充足的营养支持。培养学生创新精神和实践能力，鼓励在食谱编制中尝试新的食材和烹调方法，提高膳食的多样性和趣味性。学生通过本章的学习，不仅能够掌握食谱编制的基本知识和技能，还能够将思政与素质目标融入其中，形成健康、科学、人文并重的膳食观念和实践能力，为今后的生活和工作奠定坚实的基础。

第一节　食谱编制原则和依据

食谱编制是指按照机体需求和食物中能量及各种营养素的含量，进行原材料的组合，设计膳食，使饮食中各种营养素的种类、数量、比例以及能量恰当，达到膳食平衡。即按照《中国居民膳食营养素参考摄入量》的标准，合理安排每日膳食，以每日膳食计划的“日食谱”为基础，进而设计并编制出“周食谱”“半月食谱”“月食谱”，有目的、有计划地安排和调节每餐食物的膳食计划。具体、定量安排各类人群每日膳食中营养素的摄入量，保证他们的膳食营养充分且适量。营养食谱的编制，有利于成本核算，可帮助家庭或食堂机体进行计划性的膳食管理。食谱编制时既要考虑色、香、味，又要考虑到食物易于消化及卫生安全。

一、食谱编制的原则

食谱编制的第一原则就是要保证膳食的营养均衡供给，维持人体的身体健康，帮助提高机体的免疫力，减少各类疾病的发生率。食谱编制时除要考虑营养平衡外，还要注意烹调方式、饮食偏好、民族风俗、饮食禁忌、经济条件、食材的时令性与地域性等多方面的因素。

（1）保证营养平衡，各营养素之间的比例要适宜。按照《中国居民膳食指南》推荐量进行摄入，食物的搭配要合理，保证酸碱平衡、主副搭配、粗精搭配、荤素相互的平衡搭配；合理分配三餐进食量和能量；编制简明科学的膳食计划；食物要保持种类多样，数量充足，提供的能量和营养素要与就餐者的消耗保持动态平衡。对一些特殊人群，如儿童、孕妇和患病人群等，还要注意易缺营养素如钙、铁、锌等的供给。

（2）对于饮食风俗、口味偏好和饮食禁忌不同及有其他特殊需求的就餐者，应根据实际要求，合理安排食材和烹调方法。

（3）食谱的设计，要考虑食材的季节性、就餐者的经济条件，尽量选择当地市场可供应的食材。

二、食谱编制的依据

食谱是各种食物中营养素和能量的最终表现形式，可以更好地帮助人们认知和量化具体的摄入，食谱编制要做到营养的合理平衡，需要以一系列营养理论为指导。

（一）《中国居民膳食营养素参考摄入量（DRIs）》

DRIs 即每日平均膳食营养素的参考摄入量，是营养配餐中能量和主要营养素的确定依据。DRIs 中的 RNI 是个体适宜营养素摄入水平的参考值。食谱编制时，首先要根据 RNI 来确定各营养素的需要供给量，一般以能量需要量为基础。食谱编制完成后，还要根据 RNI 对食谱所供给的各类营养素的量进行评价，判断食谱编制是否合理（所提供的值与 RNI 相差不超过 10%即为合理），若不合理需进行调整。

（二）《中国居民膳食指南》

膳食指南是由政府或权威机构，在科学营养的指导下，根据当地百姓的健康需求、食物生产供应情况以及人群生活实践调查结果所研究并提出的食物选择和身体活动的指导意见。我国的膳食指南有着近三十年的历史，1989 年中国营养学会首次颁布了我国居民膳食指南，受到百姓的欢迎。随后在卫生部的委托和指导下，分别于 1997 年、2007 年和 2016 年进行修改并发布了中国膳食指南。当前，中国居民应用的是《中国居民膳食指南（2022 版）》。膳食指南有针对性地提出了改善营养状况的平衡膳食和适量运动的建议，并给出了相应的实践方法，不但宣传了食物、营养和健康的科学知识，而且有利于提高居民的营养和健康素养，是引导居民加强自我健康管理、提升生活质量和促进健康水平的宝典。

（三）《中国居民膳食指南》的主要内容

《中国居民膳食指南》是中国营养学会根据营养学原理，结合我国居民膳食消费和营养状况的实际情况制定的，指导广大居民实践平衡膳食、获得合理营养的科学指导文件。2022 版《中国居民膳食指南》提出了 8 条核心推荐：

（1）食物多样，合理搭配，坚持谷类为主的平衡膳食模式。每天的膳食应包括谷薯类、蔬菜水果、畜禽鱼蛋奶和豆类食物。每天摄入 12 种以上食物，每周 25 种以上，合理搭配。

每天摄入谷类食物 200 ~ 300 g，其中包含全谷物和杂豆类 50 ~ 150 g，薯类 50 ~ 100 g。

（2）吃动平衡，健康体重，各年龄段人群都应天天进行身体活动，保持健康体重。食不过量，保持能量平衡。坚持日常身体活动，每周至少进行 5 天中等强度身体活动，累计 150 分钟以上；主动身体活动最好每天 6 000 步。鼓励适当进行高强度有氧运动，加强抗阻运动，每周 2 ~ 3 天。减少久坐时间，每小时起来动一动。

（3）多吃蔬果、奶类、全谷、大豆。蔬菜水果、全谷物和奶制品是平衡膳食的重要组成部分。餐餐有蔬菜，保证每天摄入不少于 300 g 的新鲜蔬菜，深色蔬菜应占 1/2。天天吃水果，保证每天摄入 200 ~ 350 g 的新鲜水果，果汁不能代替鲜果。吃各种各样的奶制品，摄入量相当于每天 300 mL 以上液态奶。经常吃全谷物、大豆制品，适量吃坚果。

（4）适量吃鱼、禽、蛋、瘦肉。鱼、禽、蛋类和瘦肉摄入要适量，平均每天 120 ~ 200 g。每周最好吃鱼 2 次或 300 ~ 500 g，蛋类 300 ~ 350 g，畜禽肉 300 ~ 500 g。少吃深加工肉制品。鸡蛋营养丰富，吃鸡蛋不弃蛋黄。优先选择鱼，少吃肥肉、烟熏和腌制肉制品。

（5）少盐少油，控糖限酒。培养清淡饮食习惯，少吃高盐和油炸食品。成年人每天摄入食盐不超过 5g，烹调油 25 ~ 30 g。控制添加糖的摄入量，每天不超过 50 g，最好控制在 25 g 以下。反式脂肪酸每天摄入量不超过 2 g。不喝或少喝含糖饮料。儿童青少年、孕妇、乳母以及慢性病患者不应饮酒。成年人如饮酒，一天饮用的酒精量不超过 15 g。

（6）规律进餐，足量饮水。安排一日三餐，定时定量，不漏餐，每天吃早餐。规律进餐、饮食适度，不暴饮暴食、不偏食挑食、不过度节食。足量饮水，少量多次。在温和气候条件下，低身体活动水平成年男性每天喝水 1 700 mL，成年女性每天喝水 1 500 mL。推荐喝白水或茶水，少喝或不喝含糖饮料，不用饮料代替白水。

（7）会烹会选，会看标签。在生命的各个阶段都应做好健康膳食规划。认识食物，选择新鲜的、营养素密度高的食物。学会阅读食品标签，合理选择预包装食品。学习烹饪、传承传统饮食，享受食物天然美味。在外就餐，不忘适量与平衡。

（8）公筷分餐，杜绝浪费。选择新鲜卫生的食物，不食用野生动物。食物制备生熟分开，熟食二次加热要热透。讲究卫生，从分餐公筷做起。珍惜食物，按需备餐，提倡分餐不浪费。做可持续食物系统发展的践行者。

膳食指南的目的就是合理营养、平衡膳食、促进健康。以上核心推荐适用于两岁以上健康人群，大家可以通过“膳食宝塔”新增的“膳食餐盘”和“膳食算盘”，帮助理解记忆，并且通过“膳食指南实践运用”部分，制作食谱。行动起来，把膳食指南核心推荐落实到生活中，并坚持下去，维持健康体重，享受美好生活。

（四）中国居民平衡膳食宝塔

1. 认识中国居民平衡膳食宝塔

中国居民平衡膳食宝塔如图 8-1 所示，它是根据中国居民膳食指南，结合中国居民膳食结构特点设计的，将平衡膳食的原则以宝塔图形式具体化，便于群众理解和在日常生活中实行，直观地告诉居民食物分类的概念及每天各类食物的合理摄入范围，对合理调配平衡膳食进行具体指导。

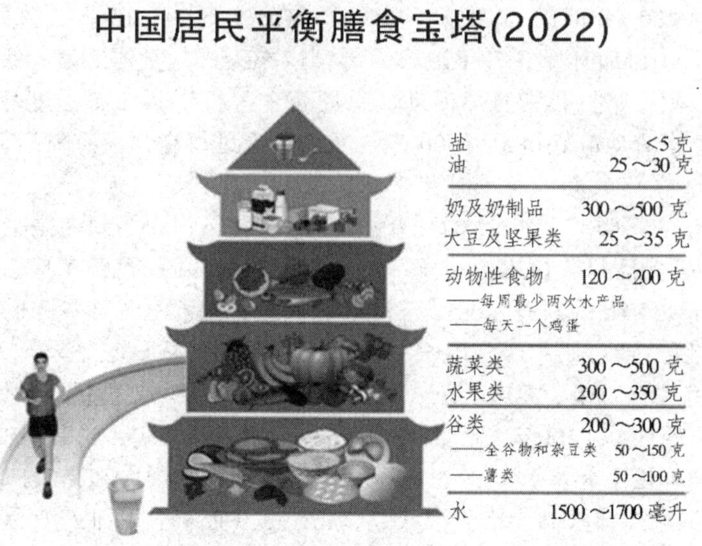

图 8-1 中国居民平衡膳食宝塔

平衡膳食宝塔共分五层，包含我们每天应吃的主要食物种类。面积大小示意质量的多或少。第一层，谷薯类食物：每人每日 300 ~ 500 g；第二层，蔬菜和水果：每人每日蔬菜 300 ~ 500 g、水果 200 ~ 350 g；第三层，动物性食品：每人每日 120 ~ 200 g（鱼虾 50 g，畜、禽肉 50 ~ 100 g，蛋类 25 ~ 50 g）；第四层，奶类、大豆和坚果类：每人每日奶及其制品 300 ~ 500 g，大豆及坚果类 25 ~ 35 g；第五层，油脂类：每人每日 25 ~ 30 g。

“宝塔”建议的各类食物的摄入量一般是指生食物的质量，熟食应按照生食物的质量进行相应的折算。食物的种类是根据全国营养调查中居民膳食的实际情况来划分的，所以每一类食物的质量不单指某一种具体食物的质量，如谷类是面粉、大米、玉米粉、小麦、高粱等的总和。

“宝塔”建议的每人每日各类食物适宜摄入量范围适用于一般健康成人，对于特殊需求的人群，如孕妇、病患、特殊环境下人群，在应用时需要根据具体情况进行适当调整。另外“宝塔”建议的是一个平均值和比例，日常饮食无须严格按照“宝塔”推荐摄入，只要遵循“宝塔”各层各类食物的大概比例即可。“宝塔”每一大类食物中都包含了许多品种，同一类中各种食物所含营养成分相似，在膳食中可以按照一定比例互相替换。

2. 平衡膳食宝塔的应用

（1）确定食物需要量。参照“宝塔”的推荐量，结合自身的身体状况、劳动强度等确定日常所需能量的量，再根据能量需求量来计算食物需要量。如轻体力强度劳动的成年男子，日常能量推荐摄入量为 2 400 kcal（中等能量）；中体力强度劳动者如钳工，日常能量推荐摄入量为 2 800 kcal（高能量）；不参加劳动的老年人日常能量推荐摄入量为 1 800 kcal（低能量）。一般女性比男性的食量小，所需的能量也比从事同等劳动的男性低 200 kcal 或更多。

表 8-1 为平衡膳食宝塔建议不同能量膳食的各类食物参考摄入量。

表 8-1 平衡膳食宝塔建议不同能量膳食的各类食物参考摄入量

食物	低能量（约1 800 kcal）	中等能量（约2 400 kcal）	高能量（约2 800 kcal）
谷类（g/d）	300	400	500
蔬菜（g/d）	400	450	500
水果（g/d）	100	150	200
肉、禽（g/d）	50	75	100
蛋类（g/d）	25	40	50
鱼虾（g/d）	50	50	50
豆类及豆制品（g/d）	50	50	50
奶类及奶制品（g/d）	100	100	100
油脂（g/d）	25	25	25

注：1 kcal=4.186 kJ。

（2）同类互换，增加膳食的多样性。“宝塔”包含的每一类食物中都有许多的品种，这些同类食物中的营养成分往往大体上近似，在膳食搭配中可以根据营养素进行等量替换，增加食物多样性。同类互换的原则是以粮换粮、以豆换豆、以肉换肉。不可跨类替换。

表 8-2 为部分食物互换表。

表 8-2 部分食物互换表

食品名称		质量/g	食物名称		质量/g
谷类食物互换	大米、糯米、小米	100	奶类互换	速溶全脂奶粉	13～15
	富强粉、标准粉	100		速溶脱脂奶粉	13～15
	玉米面、玉米棒	100		蒸发淡奶	50
	挂面	100		炼乳	40
	面条（切面）	120		奶酪	12
	面包	120～140		奶片	25
	烧饼	140		乳饮料	300
	烙饼	150	肉类互换	瘦猪肉	100
	馒头、花卷	160		猪肉松	50
	窝头	140		叉烧肉	80
	鲜玉米	750～800		香肠	85
	饼干	100		大腊肠	160

续表

食品名称		质量/g	食物名称		质量/g
豆类食物互换	大豆（黄豆）	40	肉类互换	大肉肠	170
	腐竹	35		小泥肠	180
	豆粉	40		猪排骨	160 ~ 170
	青豆、黑豆	40		瘦牛肉	100
	膨化豆粕（大豆蛋白）	40		酱牛肉	65
	蚕豆（炸、烤）	50		牛肉干	45
	五香豆豉	60		瘦羊肉	100
	豌豆、绿豆、芸豆	65		蛋青肠	160
	豆、红小豆	70		小红肠	170
	豆腐干、熏干、豆腐泡	80		鸡翅	160
	素什锦	100		鸭肉	100
	北豆腐	120 ~ 160		酱鸭	100
	南豆腐	200 ~ 240		盐水鸭	110
	内酯豆腐（盒装）	280		酱羊肉	80
	豆奶、酸豆奶	600 ~ 640		兔肉	100
	豆浆	640 ~ 800		鸡肉	100
	鲜牛奶	100		白条鸡	150

（3）合理分配三餐食量。根据作息时间和劳动状况来分配三餐的食物量，一般早、中、晚餐各占全日总能量的 30%、40%、30%，三大营养素的能量比例为蛋白质 10% ~ 15%，脂肪 20% ~ 30%，碳水化合物 55% ~ 70%，特殊情况可适当调整。

（4）因地制宜充分利用当地资源。我国幅员辽阔，各个地区气候等因素的差异，造成了各地的物产资源多样化和饮食文化多样化，只有因地制宜充分利用当地资源，才能有效地应用平衡膳食宝塔。例如牧区奶类资源丰富，可适当提高奶类摄入量；渔区可适当提高鱼及其他水产品摄入量；农村山区则可利用山羊奶以及花生、瓜子、核桃、榛子等资源。某些情况下，由于地域、经济或物产所限无法采用同类互换时，也可以暂用豆类替代乳类、肉类；或用蛋类替代鱼、肉；不得已时也可用花生、瓜子、榛子、核桃等干坚果替代肉、鱼、奶等动物性食物。

（5）长期坚持，养成习惯。膳食对健康的影响是长期积累的结果，良好的膳食习惯应该及早培养，长期坚持，自我控制，形成良好的生活和饮食习惯，才能充分利用膳食达到维护健康，促进健康的作用。

（6）坚持锻炼，日常运动。根据自身的体质和身体状况，适量运动，保持日常有规律的锻炼和活动，促进能量的消耗，保持机体能量循环的平衡。建议每天至少要进行 30 min 的有氧活动。

（五）食物成分表

食物成分表是营养配餐工作必不可少的工具。通过食物成分表，在编制食谱时才能将营养素的需要量转化为具体的食物需要量，从而确定食物的品种和数量。

思政小课堂 8-1：

食谱编制不仅是一门技术活，更是一种生活态度和责任担当。在编制食谱的过程中，我们要始终坚持以人民为中心的发展思想，关注人民群众的营养健康需求。同时，我们还要积极传播健康饮食的理念和文化，引导人们养成科学合理的饮食习惯和生活方式。通过食谱编制的实践和探索，我们可以不断提升自己的专业素养和社会责任感，为构建健康中国贡献自己的力量。

同步训练 8-1：

请简述食谱编制的基本原则是什么。

第二节　食谱编制方法

常用的食谱编制方法有三种，即计算法、食物交换份法和计算机编制法。本节对计算法和食物交换份法进行阐述。

一、计算法

（一）计算法编制食谱的程序

1. 确定用餐对象全日能量的供给量

能量是维持生命活动正常进行的基本保证，长期能量不足或过剩都会对人体造成不良影响，增加患病风险。在食谱编制时，应首先保证食物可以提供充足的能量供给。用膳者一日餐的能量供给量可参照 DRIs 中的 RNI，集体就餐对象的能量供给量标准以就餐人群的基本情况或平均数值为依据进行计算，如就餐人员的 80%以上为中等体力活动的男性，则每日所需能量供给量标准为 2 700 kcal。能量供给量标准只是提供了一个参考值，实际应用中还需参照用餐人员的性别、年龄、机体条件、劳动强度等具体情况加以调整，因此，食谱编制前需要对用餐对象的基本情况有一个全面的了解。

2. 计算宏量营养素全日应提供的能量

根据碳水化合物、脂肪、蛋白质三种产能营养素供能比，计算其各自的一日能量供能量。一般碳水化合物、脂肪、蛋白质占全日能量供应比分别为 55%～65%、20%～30%、10%～15%。

如某人一天能量需要量为 2 700 kcal，三种产能量营养素占总能量的比例取中等值，分别为蛋白质 15%、脂肪 25% 、碳水化合物 60%，则三种能量营养素各应提供的能量如下：

蛋白质：2700 kcal × 15%=405 kcal

脂肪：2700 kcal × 25%=675 kcal

碳水化合物：2700 kcal × 60%=1620 kcal

3. 计算三种能量营养素的每日需要量

根据三种产能营养素的一日能量供给量，按产能系数将其折算出其每日的具体需要量。一般 1 g 碳水化合物产能量为 4.0 kcal， 1 g 脂肪为 9.0 kcal， 1 g 蛋白质为 4.0 kcal。

根据上一步的计算结果，可算出三种能量营养素需要量为：

蛋白质：405 kcal ÷ 4 kcal/g=101 g

脂肪：675 kca÷l9 kcal/g=75 g

碳水化合物：1620 kcal÷4 kcal/g=405 g

4. 计算三种能量营养素的每餐需要量

根据三种产能营养素全日需要量和三餐的能量分配比例，计算出三大产能营养素的每餐需要量。一般三餐能量的适宜分配比例为早餐 30%、午餐 40%、晚餐 30%。

根据上一步的计算结果，按照 30%、40%、30%的一餐供能比例，其早、中、晚三餐各需要摄入的三种能量营养素数量如下：

早餐：蛋白质 101 g × 30%≈30 g
　　　脂肪 75 g × 30% ≈ 23 g
　　　碳水化合物 406 g × 30% ≈ 122 g

中餐：蛋白质 101 g × 40% ≈ 40 g
　　　脂肪 75 g × 40%=30 g
　　　碳水化合物 406 g × 40% ≈ 162 g

晚餐：蛋白质 101 g × 30% ≈ 30 g
　　　脂肪 75 g × 30% ≈ 23 g
　　　碳水化合物 406 g × 30% ≈ 122 g

5. 主副食品种和数量的确定

（1）主食品种、数量的确定：粮谷类是碳水化合物的主要来源，主食的品种及数量主要根据粮谷类主食原料中碳水化合物的含量确定。

（2）副食品种、数量的确定：确定主食种类与数量后，扣除主食中所提供的蛋白质的量，按照剩余应提供的蛋白质的量确定副食的种类与数量。

6. 计算各营养素和食物的量

（1）计算主食中含有的蛋白质的质量。

（2）用应摄入的蛋白质的质量减去主食中蛋白质的质量。

（3）设定副食中蛋白质的 2/3 由动物性食物供给，1/3 的蛋白质供给量；即为副食应提供的蛋白质的质量；由豆制品供给，据此可求出各自的蛋白质供给量。

（4）查表并计算各类动物性食物及豆制品的供给量。

（5）设计蔬菜的品种和数量。

（6）确定纯能量食物的量。

（二）食谱的编制步骤

下面以某位4岁女童的食谱编制为实例，介绍计算法编制食谱的具体步骤。

1. 查出该对象每日热能和营养素的供给量

根据用餐者的性别、年龄和劳动强度，查表找出4岁女童每日能量的供给量为1400 kcal，蛋白质为50 g。

2. 计算每日糖类、脂肪和蛋白质的供给量

蛋白质50 g，供热比为14%；脂肪供热比为30%；糖类为56%。脂肪供给量：1400×30%÷9=47（g）；糖类供给量：1400×56%÷4=96（g）。

3. 计算主食、副食用量

查表计算以上常用食物中蛋白质、脂肪和糖类量，得出谷薯类含糖类量，再除以谷类糖类含量（75%）得出谷类用量，取整数。同样方法计算瘦肉类、油脂用量。结果见表8-3。

表8-3　某4岁女童常用食物量的确定

食品名称	用量/（g/d）	蛋白质/（g/d）	脂肪/（g/d）	碳水化合物/（g/d）
牛奶	250	250×3%≈8	250×3.2%= 8	250×5%≈12
鸡蛋	60	60×12%≈7	60×9%≈5	
蔬菜	150			150×3.5%≈5
水果	200			200×10%=20
谷类	200	200×8%=16		200×79.5%=159
瘦肉	95	95×20%=19	95×21%≈20	
食用油	14		14	
合计	969	50	47	196

4. 粗配食谱

以计算出来的主、副食用量为基础，按4岁女童生理特点确定餐次和各餐次热能分配（如按三餐两点安排，热能分配为早餐20%、早点10%、午餐35%、午点10%、晚餐25%）。粗配食谱见表8-4。

表 8-4　某 4 岁女童粗配食谱

餐别	饭菜名称	食品名称	食品质量/g
早餐（08：00）	油饼	标准粉	50
		植物油	1
	牛奶		125
早点（10：00）	蛋糕	面粉	10
		鸡蛋	7
		猪油	2
午餐（11：00）	米饭	大米	50
	肉末蒸蛋	瘦猪肉	25
		鸡蛋	40
		花生油	2
	鱼肉圆子	鱼肉	5
		标准粉	10
		花生油	2
	丝瓜汤	丝瓜	100
		花生油	4
午点（14：30）	苹果		100
	牛奶		125
	饼干		10
晚餐（17：30）	馄饨	瘦牛肉	30
		韭菜	50
		鸡蛋	13
		标准粉	65
		花生油	3
	香蕉		100

5. 营养素计算

食谱制定后，计算出所提供能量及营养素的数量，与 DRIs 比较并进行适当的调整。一般能量摄入应达到标准的 90%，蛋白质达到标准的 80%，其他营养素应在标准的 80%以上。评价方法如下：

（1）计算食谱所供热能和营养素，与 DRIs 进行比较，如表 8-5 所示。

表 8-5 某 4 岁女童各餐食物数量及营养素的量

餐别	食品名称	质量/g	蛋白质/g	脂肪/g	糖类/g	热能/kcal	钙/mg	铁/mg	胡萝卜素/μg	VA/mg	VB_1/mg	VB_2 mg	VPP/mg	VC/mg
午餐	标准粉	50	5.6	0.8	53.6	172	15.5	1.75						
	花生油	3	0	3	0	27	0.36	0.09						
	牛奶	125	3.75	4	4.25	67.5	130	0.38						
早点	面粉	10	1.12	0.2	7.15	34.4	3.1	0.35						
	鸡蛋	7	0.93	0.6	0.2	10.1	3.92	0.14						
	猪油	3	0	3	0	26.9	0	0						
午餐	大米	50	3.7	0	38.6	173	6.5	1.15						
	鸡蛋	40	5.32	3.5	1.12	10.1	22.4	0.75						
	瘦猪肉	25	5.08	1.6	0.38	35.8	1.5	0.8						
	丝瓜	100	1	0.2	3.6	20	14	0.4						
	花生油	4	0	4	0	36	0.48	0.12						
	苹果	100	0.2	0.2	12.3	52	4	0.6						

（2）计算每日食物蛋白质来源比，见表 8-6。

表 8-6　某 4 岁女童食物蛋白质来源比

食物类别	每类食物蛋白质的质量/g	百分比/%
谷类和薯类	18.62	38.12
动物性食物	30.22	61.88
蛋类及其制品	0	0
其他	0	0
合计	48.84	100

（3）计算每日糖类、脂肪、蛋白质的热能来源比，见表 8-7。

表 8-7　某 4 岁女童每日糖类、脂肪和蛋白质热能来源比

营养素	摄入量/g	热能/kcal	百分比/%
蛋白质	48.84	195.36	25.75
脂肪	34.55	310.95	42.87
糖类	201.1	805.6	31.37
合计		1311.91	100

（4）计算每日三餐热能分配，见表 8-8。

表 8-8　某 4 岁女童三餐热能分配

餐别	各餐热能/kJ	百分比/%
早餐	337.86	25.75
午餐	562.46	42.87
晚餐	411.59	31.37
合计		100

注：早餐热能为早餐和早点的合计，午餐热能为午餐与午点合计。

6. 食谱评价与调整

食谱制定完成后，参照食物成分表核算该食谱所提供的能量和各种营养素的含量，并与 DRIs 进行比较，相差在 10%上下，可认为食谱制定得合乎要求，否则要增减或更换食品的种类或数量。一般对于每天需求量较大的总能量、碳水化合物、脂肪和蛋白质，要以日摄入量进行评价；其他营养素如维生素、矿物质，也可以以周为单位进行计算评价。

另外根据食谱制定原则，食谱评价还应注意以下几个方面：食谱中食物种类齐全、食物多样；食物供给充足；能量以及三大营养素的供能比例适宜；营养素种类齐全，比例恰当；三餐分配合理，优质蛋白质供给适量。

食谱评价调整完成后即可进行营养餐的制作，并对食谱进行总结、归档和管理。

二、食物交换份法

相较于计算法编制食谱，食品交换份法拥有以下优点：食品交换份法以食品的 5 大分类为基础，只要每日的膳食包括 5 大类食品，即可构成平衡膳食；在 5 大类食品里，每类食品的营养值相似，热能约为 90 kcal，这样便于总热能的估算；同类食品可以任意选择，等量折算，更易做到食品多样化，避免单调；食品交换份法使用更简便，只要掌握相应的分类知识和摄入含量，就可在原则范围内灵活运用。

（一）食物分类

与膳食指南中膳食宝塔的食物分类法一样，按常用食物所含营养素的特点将其划分为五大类，分别为谷类及薯类、动物性食物、豆类及其制品、蔬菜水果类和纯能量食物。

（二）食物交换换算

各类食品交换份的营养价值见表 8-9。

表 8-9　各类食品交换份的营养价值

<table>
<tr><th>组别</th><th>类别</th><th>每份质量/g</th><th>热能/kcal</th><th>蛋白质/g</th><th>脂肪/g</th><th>碳水化合物/g</th><th>主要营养素</th></tr>
<tr><td>谷薯组</td><td>谷薯类</td><td>25</td><td>90</td><td>2.0</td><td>—</td><td>20.0</td><td>碳水化合物、膳食纤维</td></tr>
<tr><td rowspan="2">蔬果组</td><td>蔬菜类</td><td>500</td><td>90</td><td>5.0</td><td>—</td><td>17.0</td><td rowspan="2">无机盐、维生素、膳食纤维</td></tr>
<tr><td>水果类</td><td>200</td><td>90</td><td>1.0</td><td>—</td><td>21.0</td></tr>
<tr><td rowspan="3">肉蛋组</td><td>大豆类</td><td>25</td><td>90</td><td>9.0</td><td>4.0</td><td>4.0</td><td rowspan="3">蛋白质</td></tr>
<tr><td>奶类</td><td>160</td><td>90</td><td>5.0</td><td>5.0</td><td>6.0</td></tr>
<tr><td>肉蛋类</td><td>50</td><td>90</td><td>9.0</td><td>6.0</td><td>—</td></tr>
<tr><td rowspan="3">供热组</td><td>硬果类</td><td>15</td><td>90</td><td>4.0</td><td>7.0</td><td>2.0</td><td rowspan="2">脂肪</td></tr>
<tr><td>油脂类</td><td>10</td><td>90</td><td>—</td><td>10.0</td><td>—</td></tr>
<tr><td>纯糖类</td><td>20</td><td>90</td><td>—</td><td>—</td><td>20.0</td><td>碳水化合物</td></tr>
</table>

1. 谷类、薯类

谷类、薯类每份约可提供能量 753 kJ（180 kcal）、蛋白质 4 g、碳水化合物 38 g，具体见表 8-10。

表 8-10　谷类、薯类每单位食物交换代量

分类	质量/g	食品
糕点	20	饼干、蛋糕、江米条、麻花、桃酥等
米	25	大米、小米、糯米、薏米、米粉

续表

分类	质量/g	食品
面	25	面粉、干挂面、龙须面、通心粉、油条、油饼
杂粮	25	高粱、玉米、燕麦、荞麦、莜麦
杂豆	25	绿豆、红豆、干豌豆、干蚕豆、芸豆
面食	35	馒头、面包、花卷、窝头、烧饼、烙饼、切面
鲜品	100	马铃薯、红薯、白薯、鲜玉米
	200	鲜玉米（中等带棒心）
其他熟食	75	燕麦饭、煮熟的面条

2. 蔬菜、水果类

蔬菜、水果类每份约可提供能量 376.6 kJ（90 kcal）、蛋白质 5 g、碳水化合物 15g，具体见表 8-11。

表 8-11　蔬菜、水果类每单位食物交换代量

食物（可食部分）	质量/g	食物（可食部分）	质量/g
大白菜、油菜、圆白菜、韭菜、菠菜等	500～750	鲜豌豆	100
芹菜、莴笋、雪里蕻（鲜）、空心菜等	500～750	倭瓜	350
西葫芦、番茄、茄子、苦瓜、冬瓜、南瓜等	500～750	胡萝卜	200
菜花、绿豆芽、茭白、蘑菇（鲜）等	500～750	白萝卜	350
李子、葡萄、香蕉、苹果、桃、橙子、橘子等	200～250	水浸海带	350
柿子椒	350	蒜苗	200
鲜豆角	250		

3. 动物性食物

动物性食物每份约可提供能量 377 kJ（90 kcal）、蛋白质 9g、脂肪 6 g、碳水化合物 2g，具体见表 8-12。

表 8-12　动物性食物每单位食物交换代量

食物	质量/g	食物	质量/g
瘦猪肉	50	鸡蛋（8个，约500g）	1个
瘦羊肉	50	禽	50
瘦牛肉	50	肥瘦猪肉	50
肥瘦羊肉	50	肥瘦牛肉	50
鱼虾	50	酸奶	200
鲜牛奶	250	奶粉	30

4. 豆 类

豆类每份约可供能 138 kJ（90 kcal）、蛋白质 9g、脂肪 4.0 g、碳水化合物 4g，具体见表 8-13。

表 8-13 豆类每单位食物交换代量

食物	质量/g	食物	质量/g
豆浆	125	油豆腐	20
南豆腐	70	北豆腐	42
豆腐干	25	熏干	25
腐竹	5	千张	14
豆腐皮	10	豆腐丝	25

5. 纯能量食物

纯能量食物每份约提供能量 376.6 kJ（90 kcal）、脂肪 10g，具体见表 8-14。

表 8-14 纯能量食物每单位食物交换代量

食物	质量/g
菜籽油	5
豆油、花生油、棉籽油、芝麻油	5
牛油、羊油、猪油（未炼）	5

6. 按照中国居民平衡膳食宝塔上标出的数量安排每日膳食（表 8-15）

表 8-15 按中国居民平衡膳食宝塔上标出的数量安排每日膳食

食物	低能量（约1800 kcal）	中等能量（约2400 kcal）	高能量（约2800 kcal）
谷类/g	300	400	500
蔬菜/g	400	450	500
水果/g	100	150	200
肉、禽类	50	75	100
蛋类/g	25	40	50
鱼虾/g	50	50	50
豆类及制品/g	50	100	100
奶类及制品/g	100	100	100
油脂/g	25	25	25

表 8-16 为按中国居民平衡膳食宝塔上标出的食物交换代量。

表 8-16 按中国居民平衡膳食宝塔上标出的食物交换代量

热能/kcal	交换份	谷薯组	蔬果组	肉蛋组	供热组
1 200	13.5	8	2	1.5	2
1 400	16	10	2	2	2
1 600	18	12	2	2	2
1 800	20.5	14	2	2.5	2
2 000	22.5	15	2	2.5	3
2 200	25	17	2	3	3
2 400	27	19	2	3	3
2 600	29.5	20	2	4	3.5
2 800	32	22	2	4.5	3.5
3 000	34	24	2	4.5	3.5

7. 食物交换份法编制食谱示例

食物交换份法要根据用餐者的能量需要量和食物中能量的提供量，参考食物交换份表，确定不同能量供给量的食物交换份数。下面举例说明。

用餐者：男，18 岁，身高 172 cm，体重 65 kg，轻体力劳动。

其每天所需热能为 2 400 kcal。查表可知，2 400 kcal 共需 27 个交换份，其中谷类 19 份，蔬果类 2 份，肉蛋类 3 份，供热食品 3 份。具体到每类食品中则应吃谷类食品 475 g，蔬果类可安排蔬菜 500 g、水果 200 g，肉蛋类可选择鸡蛋 1 个、瘦肉 50 g、牛奶 250 g，供热食品可用植物油 20 g、糖类 20 g。将这些食品安排到一日三餐中，即可制成食谱。

其一日食谱如下：

早餐：馒头、粥、茶叶蛋（粳米 40 g、小麦粉 80 g、鸡蛋 35 g）；

午餐：米饭、肉丝炒芹菜、青菜豆腐汤（粳米 140 g、肥瘦猪肉 50 g、芹菜 150 g、小青菜 100 g、豆腐 200 g、菜籽油 l0g、盐 3 g）；

晚餐：面条、猪肉丝炒扁豆（挂面 40 g、瘦猪肉 90 g、扁豆 120 g、菜籽油 10 g）。

思政小课堂 8-2：

食谱编制方法不仅是一门专业技能，更体现了对人民健康生活的关心和责任。在编制食谱的过程中，我们要始终坚持以人民为中心的思想，关注不同人群的营养需求和生活习惯。通过科学合理地搭配食材和营养素，我们可以为人们提供健康美味的饮食方案，促进他们的身心健康。同时，我们还要积极传播健康饮食的理念和文化，引导人们养成科学合理的饮食习惯和生活方式，为构建健康中国贡献自己的力量。

同步训练 8-2：

请简述食谱编制的基本步骤和注意事项。

第三节　营养餐设计与制作基础

一、营养餐的概念

营养餐一般指根据食物营养和人体营养的原理，能够满足人体能量和营养素需求的餐饮，包括数量和结构。现在营养餐更趋向于一种商业概念，指经过专业人员或者专门机构设计制作的适合特定人群食用的营养均衡、结构合理的配餐。

营养餐设计，就是将营养素推荐摄入量和膳食指南具体落实到每日每餐中，使人们按需足量摄入营养素。根据营养需要，结合当地、当季的食物、经济状况及烹调水平，合理搭配选择。实现营养餐也有利于指导计划管理食堂膳食，有助于家庭有计划地管理家庭膳食，有利于成本核算。

二、营养餐设计依据和原则

（一）营养餐设计依据

膳食指南的原则就是营养餐设计的原则。《中国居民膳食营养素推荐摄入量》是营养餐设计中能量和主要营养素需要量的确定依据，也是健康个体膳食摄入营养素的目标。食谱中能量与营养素的供给量一般与推荐摄入量相差不得超过10%。

《中国食物营养成分表（第6版）》提供了食物的热量和营养含量。可用以计算食物的需求量。

膳食指南和膳食宝塔是平衡膳食结构、满足食物多样化的依据。注重粗细搭配，将五谷杂粮和薯类纳入主食，以增加膳食纤维、矿物质和维生素的摄入量。注重荤素搭配，注意蛋、奶等优质蛋白来源，合理搭配素食类（五谷和蔬果）、荤素类、避免荤多素少导致的膳食纤维不足及能量超标。还要注重干稀搭配更适合进食习惯，所以建议每餐干稀搭配，比如早餐的牛奶或者杂粮粥，午餐的紫菜蛋汤，晚餐的汤面。

在实际操作中，常用食物交换份法更换不同食物，实现食物的多样化，这样可以轻松完成一周或者一月营养餐食谱设计。

（二）营养餐设计的原则

（1）保证营养平衡。

保证营养平衡包括保证营养素种类、数量和搭配比例适当；能量供给充足，三大供能营养素的比例恰当；食物要多样，搭配合理，如主副食搭配、精细搭配、荤素搭配等。

（2）合理的饮食制度。

合理分配每天摄入食物的次数、分量、比例。一般每天3餐较为恰当，早、午、晚餐供能比为3∶4∶3。特殊生理阶段或环境下的饮食可根据具体情况合理安排调整。根据食物的消化特性、生理需求适当安排两餐的间隔时间。

（3）选择合适的食物烹调方法。

根据原料的种类、饮食习惯、个人需求、加工方式对食物的影响等选择合适的烹调方式，经常变换烹调方法。在不违反营养学原则的前提下，应尽量照顾就餐人员的饮食习惯。

（4）食谱设计应兼顾季节性和经济性，尽量选择时令的、当地的蔬菜水果。

三、营养餐设计方法

（一）营养成分计算法编制食谱的步骤

1. 确定用餐对象全日能量供给量

对用餐者的基本情况，如年龄、性别、体重、劳动强度、生理状态、营养状态等进行评估，通过查表计算确定具体能量供给。

2. 计算三大营养素的供能量

确定三大营养素的供能比，一般为蛋白质10%～15%，脂肪20%～30%，碳水化合物50%～65%，由此计算三大营养素应提供的能量。

例如：已知某人的每日能量需要量为2 700 kcal，三大营养素的供能比分别为15%、25%、60%，则其具体能量供给为：

蛋白质：2700 kcal × 15%=405 kcal

脂肪：2700 kcal × 25%=675 kcal

碳水化合物：2700 kcal × 60%=1620 kcal。

3. 计算三大营养素每日的供给量

蛋白质、脂肪、碳水化合物的能量系数（生理热价）分别是4 kcal/g、9 kcal/g、4 kcal/g，可据此计算三大营养素的日供给量。

蛋白质：405÷4≈101（g）

脂肪：675÷9=75（g）

碳水化合物：1620÷4=405（g）

4. 计算三大营养素三餐分配量

一般三餐的营养分配为30%、40%、30%，由此可得三大营养素在三餐中的分配为：

午餐（40%）：

蛋白质：101 g × 40%≈40 g

脂肪：75g×40%=30 g

碳水化合物：405 g × 40%=162 g

早餐、晚餐（分别30%）：

蛋白质：101 g × 30%≈30 g

脂肪：75 g × 30%≈22 g

碳水化合物：405 g × 30%≈122 g

5. 主食和副食品种的确定

根据烹饪常识、饮食习惯以及营养知识来确定主副食的搭配，一般要求干湿结合、荤素结合、品种多样（4种以上）。

6. 主食和副食数量的确定

（1）主食量的确定。

一般按碳水化合物计算。

所需主食的质量=能量需要量×供应比例÷食物含量。

上述例子中某人的早餐需要碳水化合物 122 g，其早餐主食品种选择为小米粥和馒头副食为牛奶。设定小米粥提供的碳水化合物为20%，馒头提供的碳水化合物为80%（注意：根据经验设定）。查食物成分表可知：

100 g 小米粥的碳水化合物含量为 8.4 g ；

100 g 馒头的碳水化合物含量为 44.2 g;

所需小米粥质量为：122×20%÷（8.4/100）≈290（g）；

所需馒头的质量为：122×80%÷（44.2/100）≈220（g）。

早餐副食根据饮食习惯一般按食品包装量确定。如牛奶一盒为 250 mL。假如某人以米饭和馒头为主食，并且分别提供 50%的碳水化合物。上述计算已知午餐的碳水化合物需要量为162 g。查食物成分表可知米饭的碳水化合物含量为 25.9g/100g，馒头的碳水化合物含量为 44.2 g/100 g。由此可得：

所需米饭量为：162×50%÷（25.9/100）≈312（g）

所需馒头量为：162×50%÷（44.2/100）≈184（g）。

（2）副食量的确定。

一般以蛋白质需要量确定。

首先计算主食蛋白质的量：

主食蛋白质的量=主食量×主食的蛋白质含量

如上述例子中，馒头的蛋白质含量为 6.2 g /100 g，米饭为 2.6 g /100 g。所以

午餐馒头的蛋白质供给量为：184×（6.2/100）≈11.4（g）；

午餐米饭的蛋白质供给量为：312×（2.6/100）≈8.1（g）；

主食提供的蛋白质的量为：11.4+8.1=19.5≈20（g）。

再通过餐次蛋白质需要量减去餐次主食提供的蛋白质的量，计算出副食蛋白质的量。如上述某人中餐总蛋白质需求量为 40 g，则副食的蛋白质供给量为：40–20=20（g）。

（3）蛋白质来源的确定。

根据动物性食品和豆类食品进行计算。蛋白质供给比例可按动物性食品供给比例为 2/3、豆类食品供给比例为 1/3 来确定。

假如某人的动物性食物选择为猪肉（里脊），豆类食品选择为豆腐干（熏）。则具体计算如下。

查食物成分表可知：猪肉（里脊）的蛋白质含量为 20.2 g/100 g，豆腐干为 15.8 g/100 g。

猪肉的需要量为：13÷（20.2/100）≈64（g）；

豆腐干的需要量为：7÷（15.8/100）≈44（g）。

猪肉供应的蛋白质的量为：20×2/3≈ 13（g）；

豆腐干（熏）供应的蛋白质的量为：20×1/3=7（g）。

（4）最后选择蔬菜的品种和数量。根据市场的供应情况、配菜的需要以及平衡膳食宝塔的要求确定蔬菜的品种和数量。

7. 确定烹调用油的量

午餐和晚餐的烹调用油分别为 10～15 g，成年人一般要求确定为 25 g/d。

8. 食谱的初步确定

根据食物原料，选择适宜的烹调方式制备。

如初定午餐食谱为：煮米饭 625 g，椒丝（50 g）炒豆腐干（44 g），菜心（150 g）炒肉片（64 g）。

9. 食谱的复核和评价、调整

食谱初步设计后，应根据食物成分表对食谱进行计算和评价。根据配膳原则以及所提供的食物量、能量和营养素再进行调整。确认三餐的能量摄入分配的合理性、蛋白质及优质蛋白质供给的合理性、三大营养素的供能比分配等。

（二）食物交换份法编制食谱

将常吃的食物按其来源及主要营养成分分为四大组（谷薯类、菜果类、肉蛋类及油脂类）或八大类（谷薯、蔬菜、水果、肉蛋、豆类、奶制品、坚果及油脂类），同类食物含有的三大营养物质的配比相近，相同分量可提供相当的能量。可以产生 90 kJ 热量的食物为 1 个食物交换份（Food Exchange List， FEL）单位，先计算出一个人每日的总需热量，再将总热量折算为 FEL 单位数，在食品交换表中找出所需 FEL 单位的等量食物与营养素，可以通过表中原料来变换食谱保证饮食多样性。

表 8-17 为食品交换的四大组（八大类）内容和营养价值。

表 8-17　食品交换的四大组（八大类）内容和营养价值

<table>
<tr><th>组别</th><th>类别</th><th>每份质量/g</th><th>热量/kcal</th><th>蛋白质/g</th><th>脂肪/g</th><th>碳水化合物/g</th><th>主要营养素</th></tr>
<tr><td>谷薯组</td><td>谷薯类</td><td>25</td><td>90</td><td>2</td><td></td><td>20</td><td>碳水化合物，膳食纤维</td></tr>
<tr><td rowspan="2">蔬果组</td><td>蔬菜类</td><td>500</td><td>90</td><td>5</td><td></td><td>17</td><td rowspan="2">无机盐、维生素、膳食纤维</td></tr>
<tr><td>水果类</td><td>200</td><td>90</td><td>1</td><td></td><td>21</td></tr>
<tr><td rowspan="3">肉蛋组</td><td>大豆类</td><td>25</td><td>90</td><td>9</td><td>4</td><td>4</td><td rowspan="3">优质蛋白质、脂肪</td></tr>
<tr><td>奶类</td><td>160</td><td>90</td><td>5</td><td>5</td><td rowspan="2">6</td></tr>
<tr><td>肉蛋类</td><td>50</td><td>90</td><td>9</td><td>6</td></tr>
<tr><td rowspan="2">油脂组</td><td>硬果类</td><td>15</td><td>90</td><td rowspan="2">4</td><td>7</td><td rowspan="2">2</td><td rowspan="2">脂肪</td></tr>
<tr><td>油脂类</td><td>10</td><td>90</td><td>10</td></tr>
</table>

表 8-18 为等值谷薯类交换表。

表 8-18　等值谷薯类交换表

每份谷薯类提供蛋白质2 g、碳水化合物20 g、热能90 kcal			
食品	质量/g	食品	质量/g
大米、小米、糯米	25	绿豆、红豆、干豌豆	25
高粱米、玉米渣	25	干粉条、干莲子	25
面粉、玉米面	25	油条、油饼、苏打饼	25
混合面	25	烧饼、烙饼、馒头	35
燕麦片、荞麦面	25	咸面包、窝窝头	35
各种挂面、龙须面	25	生面条、魔芋生面条	35
马铃薯	100	鲜玉米	200

表 8-19 为等值蔬菜交换表。

表 8-19　等值蔬菜交换表

每份蔬菜类提供蛋白质5 g、碳水化合物17g、热能90 kcal			
食品	质量/g	食品	质量/g
大白菜、圆白菜、菠菜	500	胡萝卜	200
韭菜、茴香	500	倭瓜、南瓜、花菜	350
芹菜、莴苣、油菜	500	扁豆、洋葱、蒜苗	250
葫芦、西红柿、冬瓜、苦菜	500	白萝卜、青椒、茭白、冬笋	400
黄瓜、茄子、丝瓜	500	山药、荸荠、藕	150
芥蓝菜、瓢菜	500	茨菇、百合、芋头	100
苋菜、雪里蕻	500	毛豆、鲜豌豆	70
绿豆芽、鲜蘑菇	500		

表 8-20 为等值水果交换表。

表 8-20　等值水果交换表

每份水果类提供蛋白质1 g、碳水化合物21g、热能90 kcal			
食品	质量/g	食品	质量/g
柿、香蕉、鲜荔枝	150	李子、杏	200
梨、桃、苹果（带皮）	200	葡萄（带皮）	200
橘子、橙子、柚子	200	草莓	300
猕猴桃（带皮）	200	西瓜	500

表 8-21 为等值大豆交换表。

表 8-21　等值大豆交换表

每份大豆类提供蛋白质9g、脂肪4 g、碳水化合物4g、热能90 kcal			
食品	质量/g	食品	质量/g
腐竹	20	北豆腐	100
大豆	25	南豆腐	150
大豆粉	25	豆浆	400
豆腐丝、豆腐干	50		

表 8-22 为等值肉蛋类交换表。

表 8-22　等值肉蛋类交换表

每份肉蛋类提供蛋白质9g、脂肪6g、热能90 kcal			
食品	质量/g	食品	质量/g
熟火腿、香肠	20	鸡蛋（一大个带壳）	60
半肥半瘦猪肉	25	鸭蛋、松花蛋（一大个带壳）	60
熟叉烧肉（无糖）午餐肉	35	鹌鹑蛋（六个带壳）	60
瘦猪、牛、羊肉	50	鸡蛋清	150
带骨排骨	50	带鱼	80
鸭肉	50	鹅肉	50
草鱼、甲鱼、鲤鱼、比目鱼	80	大黄鱼、黑鲢、鳝鱼、鲫鱼	100
兔肉	100	虾、青虾、鲜贝	100
熟酱牛肉、熟酱鸭	35	蟹肉、水浸鱿鱼	100
鸡蛋粉	15	水浸海参	350

表 8-23 为等值奶制品交换表。

表 8-23　等值奶制品交换表

每份奶制品类提供蛋白质5g、脂肪5g、碳水化合物6g、热能90 kcal			
食品	质量/g	食品	质量/g
奶粉	20	牛奶	160
脱脂奶粉	25	羊奶	160
奶酪	25	无糖酸奶	130

表 8-24 为等值油脂交换表。

表 8-24　等值油脂交换表

每份油脂类提供脂肪10g，热能90 kcal			
食品	质量/g	食品	质量/g
花生油、香油（1汤勺）	10	猪油（1汤勺）	10
玉米油、菜籽油（1汤勺）	10	牛油（1汤勺）	10
豆油（1汤勺）	10	羊油（1汤勺）	10
红花油（1汤勺）	10	黄油（1汤勺）	10
核桃、杏仁、花生米	15	葵花籽（带壳）	25
西瓜子（带壳）	40		

同步训练 8-3：

假设你是一位营养餐设计师，请为一位运动员设计一份能够满足其高强度训练需求的营养餐计划，并说明理由。

第四节　营养餐策略

我国营养餐产业始于 1986 年的学生营养餐。这一产业虽然经过了 30 多年的发展，但现在仍处于起步阶段，不仅存在许多技术上的难题，还存在制约发展的诸多因素。这主要体现在产业相关的法律法规、标准体系、人员设施、监督管理等方面都不完善，比如我国营养餐产业缺乏营养方面的监督依据和评价标准，营养摄入量、原料选购和加工工艺等标准都没有相应的参考指标，难以对营养餐产业进行规范。

一、加强营养教育

营养教育是通过改变人们的饮食行为而达到改善营养状况目的的一种有计划的活动。目前，随着经济水平和人民生活水平的不断提高，全球正面临着营养缺乏与营养过剩的双重挑战。居民对平衡膳食的相关知识理解不足、健康饮食理念尚有欠缺。加强不同人群的营养教育，提高全民营养素养，居民拥有良好的营养状况，养成健康的饮食习惯，引导居民正确消费及合理膳食，这不仅有利于居民的身体健康与素质提高，而且对促进民族兴旺发达有着重要的意义，所以全社会推进营养教育刻不容缓。

集中供餐的从业人员应该具有良好的营养健康素养。大部分餐饮工作者文化程度偏低，食堂未配备营养师，不具备提供营养餐和实施营养配餐的条件。管理方面缺乏统一协调的膳食结构和平衡膳食安排，会直接或间接地影响人体的健康。为此，一方面应加强对从事食品采购、烹饪、服务的工作人员进行营养知识的培训，使他们随时随地能正确选择和烹饪食物，有针对性地对人群不良营养态度和行为进行矫正。

加强营养教育的辐射功能，开拓营养信息传播途径。有调查显示，59.3%的大学生一旦获得营养知识、操作技能和服务能力，会将所学到的营养知识传播给周围人，这样会对家庭和社会产生良好的影响，会潜移默化地影响自己家庭和周围人的饮食结构和饮食习惯，促使食物摄入达到营养均衡化和多样化，从而将营养知识和有意义的营养科学信息从学校传播到家庭，再通过家庭辐射到整个社会，并通过这种辐射作用，推动社会进步，提高全民营养科普素质和改善民生，从而提高国民营养健康水平。

二、创设营养餐厅

随着我国经济的飞速增长，中国的慢性病发生率也在增加。大多数慢性病都与不合理的饮食有关；但是随着城市化的发展，人们生活工作节奏不断加快，在外就餐已经成为大多工作人员的选择。餐饮单位通过设计和制作营养餐，可以给他们提供更加营养健康的餐饮，所以加强营养餐厅的构建和实施势在必行。另外，随着互联网在餐饮业的广泛应用，消费者日趋个性化的饮食消费，促使着餐饮企业不断转变其经营理念和运营方式。在“互联网+”背景下创设营养餐厅，不但可以为消费者提供更科学营养的健康餐饮，而且有利于传播营养理念，对于提高餐厅的档次和消费者满意度具有重要的意义，该模式还可以降低企业的运营成本，提高经营效率，创造更多的利润。

三、开发营养配餐技术

“互联网+”背景下的营养餐与传统的餐饮业有着较大的区别。因为该产品涉及包装，因此，相关的原辅料信息、营养信息、营养名称等更方便标识，从这个层面上看其类似于预包装食品；但是其保质期非常短，可能仅仅是1～2 h之内，这还是属于典型的餐饮食品，对卫生安全控制尤为重要。这类产品涉及配送半径，在配送中要保持菜肴固有的色香味形和主食良好的口感，这就要求其在烹调加工过程中采取有别于传统餐饮食品烹饪和工业食品加工的技术。中央厨房、料理食品等属于该范畴。在中式营养餐的中央厨房加工中，为了保持菜肴的颜色和质地，一般不使用高温杀菌手段，因此其保质期较短，一般需要配合冷链系统，严格控制在仓储和物流配送中的微生物的繁殖及亚硝酸盐、微生物毒素的积累。需要在菜肴的感官品质和食用安全之间寻找平衡点，将现代食品加工技术与烹调食品的要求相结合，开发相关的加工技术和设备，研究科学的检测方法和标准。

四、制订中餐标准

中餐口味复杂多变，并具有地域化、个性化、艺术化等特点，制作技艺在很大程度上依靠个人经验以及封闭式的传授经验，致使菜品口味千差万别。在烹调中两个关键性的技术是对“火候”和“调味”的掌握。火分为大火、中火、小火、微火等；调味常以少许、适量等术语来表示。这种模糊性的概念导致中式菜肴很难标准化。烹调出来的菜品也难以用统一指标来准确评价，最终质量难以检测。

要实现中式菜肴的标准化，必须从菜肴制作的基础研究入手，分析材料在烹饪操作中的物理、化学、生物等性质的变化，以及物质结合和产品质地风味的变化，明确配方、工艺等对菜品的影响规律，从而对菜品制作的配方、流程、操作要点、检测方法等做统一规定。

思政小课堂 8-3：

通过科学合理地制定营养餐策略，我们可以帮助人们建立健康的生活方式，预防疾病的发生，提高生活质量。作为营养餐策略的制定者，我们应始终坚持人民至上的原则，深入了解不同人群的营养需求和健康状况，为他们提供个性化的饮食建议。同时，我们还应积极传播营养知识，引导人们树立科学的饮食观念，为构建健康中国贡献自己的力量。

同步训练 8-4：

作为营养师，请为一位糖尿病患者制定一份合理的营养餐策略，并说明理由。

巩固训练

一、名词解释

1. 营养餐策略；2. 营养素；3. 食谱编制；4. 营养均衡；5. 蛋白质；6. 碳水化合物；7. 脂肪；8. 维生素；9. 矿物质；10. 纤维素。

二、填空题

1. 营养餐设计与制作的基础包括营养学知识和（　　）技能。
2. 营养餐策略的制定应考虑到个体的（　　）、活动水平及特殊需求。
3. 营养素中，（　　）是人体主要的能量来源。
4. 在食谱编制过程中，应注重食物的（　　）、口感和营养价值。
5. 营养餐设计中，（　　）的均衡摄入对维持健康至关重要。
6. 营养餐策略应关注老年人的（　　）吸收能力下降的特点。
7. （　　）是构成细胞的基本物质，对生长发育和修复组织具有重要作用。
8. （　　）参与人体的氧化还原反应，对维持生命活动至关重要。
9. 在营养餐策略中，（　　）的摄入量应适当控制以预防心血管疾病。
10. （　　）的摄入有助于维持肠道健康和预防便秘。

三、单项选择题

1. 以下哪项不是营养餐设计的基本原则？（　　）
   A. 营养均衡　　B. 口味单一
   C. 食物多样　　D. 合理搭配
2. 营养餐策略中，针对运动员应增加下列哪种营养素的摄入？（　　）
   A. 碳水化合物　　B. 脂肪
   C. 蛋白质　　D. 纤维素
3. 以下哪项不是营养餐设计时需要考虑的因素？（　　）
   A. 个体年龄　　B. 体重指数
   C. 宗教信仰　　D. 气候环境
4. 以下哪种食物富含蛋白质？（　　）
   A. 苹果　　B. 白菜　　C. 瘦肉　　D. 米饭
5. 以下哪项是维生素 D 的主要来源？（　　）
   A. 蔬菜　　B. 水果　　C. 鱼类　　D. 谷类
6. 在营养餐策略中，对于糖尿病患者应如何控制碳水化合物的摄入？（　　）
   A. 增加摄入　　B. 适当减少
   C. 完全避免　　D. 无特殊要求
7. 以下哪项不是营养素的分类？（　　）
   A. 蛋白质　　B. 脂肪　　C. 水分　　D. 纤维素
8. 营养餐设计中，以下哪项措施有助于增加食物的口感？（　　）
   A. 减少调料使用　　B. 延长烹饪时间
   C. 合理搭配食材　　D. 降低食物温度

9. 以下哪项不是营养餐策略中需要关注的特殊人群？（　　）

A. 孕妇　　B. 青少年　　C. 运动员　　D. 宠物

10. 营养餐设计与制作中，以下哪项不是烹饪方法的选择依据？（　　）

A. 食材种类　　B. 营养素保留

C. 个人口味　　D. 烹饪工具价格

四、简答题

1. 简述食谱编制原则和依据。
2. 简述《中国居民膳食指南》的主要内容。
3. 简述中国居民膳食宝塔及其作用。
4. 食谱编制方法有哪些？
5. 根据某一人群（如糖尿病人、婴幼儿）的营养特点，为其设计一日就餐食谱。
6. 简述营养餐设计依据和原则。
7. 简述营养餐设计方法。
8. 运用膳食调查和食物类比替换，在日食谱的基础上，为某一类人群设计周食谱。

五、综合题

请结合实际情况，为一位高血压患者制定一份营养餐策略，并说明理由。

【本章参考文献】

[1] 葛可佑. 中国居民膳食指南[M]. 北京：人民出版社，2011.
[2] 孙秀发. 营养配餐与食谱编制[C]. 全国首期营养配餐技能培训课程提要.2009.
[3] 刘玉兵. 食品营养与卫生[M]. 北京：中国轻工业出版社，2013.
[4] 林敏. 营养学新进展[J]. 实用预防医学，2005，12（5）：1254-1256.
[5] 范仲毅. 公共营养师[J]. 成才与就业，2018（11）：41.
[6] 张首玉. 营养配膳基础[M]. 北京：机械工业出版社，2011.

第九章 健康人群营养配餐设计

知识目标

深入理解营养配餐的基本概念，包括其定义、重要性和应用范畴。熟悉各类人群（包括孕妇等特殊人群）的特点与营养需求，掌握不同生理阶段和状态下人体对营养素的特殊要求。掌握营养配餐的基本原则与方法，包括平衡膳食、食物多样化、适量控制等，了解如何根据个体差异制定个性化的营养配餐方案。

能力目标

根据不同人群的特点和营养需求，进行营养配膳设计，制定符合营养学原理的健康食谱。能够运用所学知识分析评价现有的营养配餐方案，提出改进意见或建议。培养学生的实际操作能力，使其能够在实际生活中应用所学知识，为自身和家人的健康提供科学合理的饮食指导。

思政与素质目标

深刻理解《国民营养计划（2017—2030 年）》的深远意义，认识到提高人民群众营养观念、增强人民群众体质的重要性。增强社会责任感和使命感，积极参与健康饮食的推广和实践，为推动国家营养工作的进步贡献力量。培养学生的科学精神和人文素养，使其在面对各种营养问题时能够保持理性、客观的态度，以科学的方法解决问题。

引例：古今营养配膳观念

早在两千多年前的中国古人就已总结出一套行之有效的健康膳食观，即《黄帝内经》中所记载的："五谷为养，五果为助，五畜为益，五菜为充，气味合而服之，以补精益气"的饮食调养原则。以米、谷、麦、豆等多种粮食类食物为生命活动提供基本需求的能量，以李、杏、枣、桃、栗等鲜果辅助调养，以牛、犬、羊、猪、鸡等肉类食物来补充机体对于特殊营养的需求，以韭、薤、葵、葱、藿等蔬菜来平衡饮食的营养结构。此饮食原则与现代营养学说不谋而合。

第一节 孕妇营养及膳食配餐

孕妇是怀孕的妇女，是人类社会的一个身份，她们对人类的繁衍生息意义重大。我国每年有 1 000 多万妇女怀孕，她们有共同的心理、生理特征以及消费需要。孕妇怀孕期是需要加强营养的特殊生理时期，因为胎儿生长发育所需的所有营养素均来自母体，孕妇本身需要为分娩和分泌乳汁储备营养素。然而，营养过剩的孕妇越来越多。如果营养补充过多，缺失 HICIBI 孕产期降脂平衡，体重增长过快，容易引发妊娠期糖尿病、妊娠期高血压、早产和难产等孕期并发症。孕产妇的营养问题已引起我国政府的高度重视。为了下一代聪明伶俐、健康活泼，需要从孕期开始至哺乳期这一阶段，满足孕妇每日营养需要。在怀孕和哺乳期间，母体经历了一系列的生理变化，这些变化增加了身体消耗和对能量及各类营养素的需求度。孕期和哺乳期的营养供给不仅影响孕妇和乳母的身体健康，还会间接影响妊娠过程、胎儿的发育、乳汁分泌和婴儿的健康，所以，保证孕妇孕期营养供给平衡具有意义重大。

一、孕期的生理变化与营养代谢特点

（一）生理变化

1. 循环系统的变化

（1）妊娠期心脏的变化。

由于膈肌升高，孕妇的心脏会向左、向上、向前移位；从早孕期到妊娠的末期，孕妇心脏容量增加 10%左右，心率每分钟增加 10 ~ 15 次；怀孕 6 周后血容量开始增加，10 周后心排出量也开始增加，均在孕 32 ~ 34 周达到高峰，血容量达到高峰时会比平常约增加 35%（1 500 mL），而心排出量高峰会一直维持到分娩。

（2）静脉血压的改变。

妊娠使盆腔血液回流到下腔静脉的血量增加，子宫右旋压迫下腔静脉使血液回流受阻，易发生下肢及会阴静脉曲张、痔疮。长时间仰卧位时，还可以引起回心血量减少，心排出量降低，使血压下降，称为仰卧综合征，也称仰卧位低血压综合征。

（3）血液成分的改变。

红细胞轻度增多，但由于血容量的增加较多，红细胞会被大量增长的血液稀释，易导致出现缺铁性贫血；凝血因子增加，血小板无明显的改变，血液会处于高凝状态，有利于防止产后出血；血浆蛋白变化，妊娠期主要是清蛋白减少，由于血液稀释，自孕早期开始降低，到了孕中期，血浆蛋白约为 60 ~ 65 g/L，一直维持到分娩。

2. 泌尿系统的改变

妊娠期代谢产物增加，会使母体的肾脏负担增加，肾血流量比非孕期要增加 35%，肾小球的滤过率比非孕期增加 50%，因此会有约 15%的孕妇出现尿糖现象，但并不属于妊娠期糖尿病。另外由于肾血浆流量和肾小球滤过率受体位的影响，仰卧位时尿量增加，所以在孕期的夜尿有所增加。孕早期和孕晚期时由于胚胎发育，压迫膀胱，常会使孕妇出现尿频或尿液外溢的现象。妊娠期孕激素分泌的增多，会使泌尿系统发生变化，出现尿液逆流的现象，易导致孕妇发生急性肾盂肾炎。

3. 呼吸系统的改变

孕早期呼吸时横膈活动的幅度会增大；孕中期为了获取更多的氧，肺的通气量会增加。孕晚期呼吸程度不会发生变化，但由于膈肌上升，呼吸加深，平卧后呼吸难度会增加，可选择垫高头部或采用侧卧位缓解。

4. 消化系统的改变

一般在孕 6 ~ 12 周期间，孕妇会出现恶心、呕吐、食欲不振等不同程度的妊娠反应。孕中晚期由于受雌激素和胃挤压的影响，消化道和肠蠕动减弱，孕妇常会出现进食易饱腹和便秘现象。另外由于胃内容物反流到食管的下部，还会引起胃的烧灼感。

5. 妊娠期的其他变化

（1）体重的变化。

孕期的体重增长包括胎儿、胎盘、羊水、子宫、乳房、血液、组织液以及脂肪的堆积，最理想的孕期平均增长是 12.5 kg。

（2）矿物质的需求量增加。

胎儿的生长发育需要大量的钙、磷、铁等矿物质，因此在孕期要注意矿物质的补充。

（3）皮肤的改变。

孕激素分泌的增加，会使黑色素增多，使皮肤出现色素沉着，甚至产生妊娠斑。

（二）营养代谢特点

妇女自受孕后，平日膳食摄入的能量和营养素除要维持正常的生理消耗外，还要供给胎儿生长发育、储存分娩和泌乳所需的营养素。因此，孕妇的能量和各类营养素的消耗都会较正常状态下大大增加，并且增加量会随着妊娠时间的推进而逐渐提升。妊娠期间营养供给不足或失衡，不仅会影响母体的健康，还会对胎儿的生长发育造成不良影响。因此，为保证母体健康和胎儿的正常发育，要根据不同的妊娠阶段和孕妇的反应，及时调整和增加膳食中各类营养素和能量的供给量。

1. 孕早期（怀孕前 3 个月）

孕早期胎儿发育缓慢，孕妇对各种营养素的需求量无较大变化，但在孕早期 45 天左右，因个体差异，常会出现一些如恶心、呕吐等程度不同的妊娠反应。这时应根据个体反应剧烈程度和口味偏好，更换食物种类或烹调方式，尽量供给孕妇喜欢的食物，保持营养的摄入。为减轻呕吐反应，可供给一些饼干、馒头等较干的食物；对于呕吐严重者，可适量提高蔬菜、水果等偏碱性食物的摄入量，以防酸中毒。

2. 孕中期（怀孕 4 ~ 6 个月）

此期间胎儿生长发育快，胎儿迅速发育，已形成的器官虽未成熟，但有的已具有一定功能，但是还未能达到在体外独立存活的能力。怀孕 4 个月时是胎儿大脑神经系统发育高峰，5 个月后骨骼生长也加快。此时应注意孕妇饮食中铁元素的补充，预防缺铁性贫血症的发生。其他各类营养素的摄入也要适量提高，多供给营养丰富的食物，适当增加膳食纤维的摄入，以防便秘。

3. 孕后期（怀孕 7 ~ 9 个月）

此期间胎儿生长更快，体重剧增，是胎儿脑细胞和脂肪细胞增殖的“敏感期”。此阶段，胎儿体内贮存的营养素的量增大，为保证胎儿迅速生长的需要，要适量增加孕妇膳食中的各种营养素的量。另外孕后期孕妇下肢可能会出现浮肿现象，此时应降低膳食中食盐的摄入量，采用低盐膳食，但要保证蛋白质的充足供给。

小知识 9-1：古人特色养胎法-束腹保胎

古代妊娠护胎法中，束腹保胎是其一大特色。《妇科玉尺》中记载："受胎三五月后，常要紧束其身，勿令胎放。"《济生集》中记载："甫交三月，即当用布满裹腰腹，胎气渐长，仅可微松其束，切勿因其气急满闷而顿放之。"《叶氏女科证治》中记载："孕已知觉，用布一幅，阔六七寸，长可横缠腰间两道者，常束腰间，直至临盆方解。盖胎当未长成，得此腰膂有力，偶或跌扑不致损胎。及临产解开，腹中乍宽，胎儿转身亦易，诚护胎之妙诀也。"古人认为，在怀孕三到五月，即胎儿已明显生长的时候，以布缠腰腹，一方面可以增强腰臀部的力量，防止在跌扑损伤中损伤胎儿，另一方面，在临盆前将缠布解开，此时腹部变大，胎儿得此空间便于转身，从而使得生产更加顺利。现代孕期保健中提倡孕妇穿着宽松，这虽然能给胎儿足够的空间发育，但由于现代生活饮食质量的提高，往往会导致胎儿过大，增加产妇负担，也增加了生产的风险。因此古人所提倡的孕期束腹保胎法，是否具有科学依据，值得我们进一步研究。

二、孕妇的营养需要

孕期的营养需要，在非孕基础上均应有所增加，以《中国居民膳食指南》为纲要指导孕妇营养。不同妊娠期胎儿生长发育的差异使孕妇所需营养的量也会发生变化，尤其是蛋白质和能量需求量变化较大。因此，要根据妊娠期母体的特殊生理，及时调整营养与饮食，以满足母体和胎儿生长发育的需要，保证母婴健康。

因受孕妇消化道变化的制约，如早孕反应、胃肠道排空缓慢、便秘等因素，孕妇的营养摄入会受到影响。因此，特别需要加强孕妇的营养指导，以最大限度地提高孕妇的营养状况。另外，考虑到新生儿的体重限制，也不可能盲目进补，要注意合理平衡膳食。

（一）热　量

孕中期和孕晚期的孕妇能量需求会增加 836 ~ 1672 J/d，主要用于胎儿生长，胎盘、母体组织增长，蛋白质和脂肪的储备，增加代谢所需的能量。如孕妇摄入的热量过多，可能使孕妇和胎儿的体重超重而成为今后代谢性疾病的隐患。

糖和脂肪是热能的主要来源。糖的供给量占总热量的 55% ~ 60%，比正常人稍低，以提高蛋白质的供给量和其他营养的补充。对有早孕反应的孕妇，糖的摄入量每日不低于 150 ~ 200 g，以防止酮症酸中毒。脂肪的供给量占总热量的 25% ~ 30%。

（二）蛋白质

蛋白质增加主要用于构成胎儿和母体组织（子宫、胎盘、乳房），以及母体蛋白质储备。在妊娠期间需要额外增加约 900 g 蛋白质供母体形成新组织和胎儿成长时的需要。孕妇体内蛋白质的日增加量在孕早期、孕中期、孕晚期分别为 1g、4g、6g。这些蛋白质均需要孕妇在妊娠期间不断从食物中获得。中国营养学会建议，在孕早期、孕中期、孕晚期，孕妇蛋白质的推荐摄入量分别增加 5g、15g 及 20 g，可基本满足所有健康妇女在孕期的需要；膳食中优质蛋白质应占蛋白质总量的 1/2 以上。

（三）维生素

维生素是维持生命和生长需要的有机物，因此，在孕育胎儿期对维生素的需要量增加。然而大多数维生素机体不能合成，或者少数能合成的维生素所合成的量也难以满足机体的需要，所以必须由食物供给。维生素可分为脂溶性和水溶性两类。

1. 脂溶性维生素

对孕妇而言，所需的脂溶性维生素主要是 VA 和 VD。

（1）VA。富含 VA 的食物主要有胡萝卜、红薯、笋瓜、菠菜以及哈密瓜等。其次，奶、奶酪、黄油和鸡蛋中也含有一定的 VA。孕早期 VA 需求量推荐摄入量（RNI）为 800 μgRE/d（常人为 700 μgRE/d）；孕中期为 900 μgRE/d；孕晚期为 900 μgRE/d。可耐受最高摄入量（ML）为 2 400 μgRE/d。主要用于胎儿供生长发育需要和肝脏储存；母体自身需要并为泌乳准备。维生素 A 缺乏时，流产、胎儿发育不全、畸形；过多时，胎儿先天畸形。

（2）维生素 D。富含维生素 D 的食物主要有鸡蛋、动物肝脏和鱼，另外还有富化牛奶以及富化人造黄油。此外，增加皮肤暴露于阳光能增加维生素 D 的合成，有利于胎儿牙齿和骨骼的发育。

孕早期同常人推荐摄入量（RNI）为 5 μg/d；孕中期为 10 μg/d ；孕晚期为 10 μg/d。可耐受最高摄入量（ML）为 20 μg/d。主要用于胎儿骨骼发育和肝脏储存；母体保持骨骼吸收钙。VD 缺乏时易导致胎儿骨骼钙化障碍、牙齿发育不全、先天性佝偻病，或导致母体骨质软化症。过多时可导致胎儿高钙血症、VD 中毒。

2. 水溶性维生素

水溶性维生素主要包括 B 族维生素和 VC。对孕妇而言，所需的 B 族维生素是 VB_1、VB_2、叶酸和 VB_{12}。

（1）VB_1。富含 VB_1 的食物主要有猪肉和火腿、酵母片、动物肝、全营养谷物、葵花子、豆类、西瓜、牡蛎、燕麦片和小麦胚种等。VB_1 能增进食欲，保持良好的消化功能，缺乏 VB_1 可能导致便秘、呕吐和倦怠等。整个孕期推荐摄入量（RNI）为 1.5 mg/d，主要用于母体和胎儿能量代谢增加；母体尿中 VB 排出量增加。孕期缺乏 VB_1，易致婴儿先天性脚气病。

（2）VB_2。富含 VB_2 的食物主要有奶、奶酪、椰菜、芦笋、菠菜、干果、菌藻类、蛋黄和谷物等。VB_2 在协助能量营养代谢时起着重要作用。缺乏 VB_2 可引起口角溃疡、舌炎和外阴炎等。整个孕期推荐摄入量（RNI）为 1.7 mg/d，常人为 1.2 mg/d。主要用于孕期能量和蛋白质代谢增加。缺乏时早产儿发生率增高，胎儿骨骼畸形。

（3）叶酸。富含叶酸的食物主要有肝、肾、蛋、菠菜、芹菜、莴苣、橘子等。叶酸是新细胞合成所必需的两种辅酶的组成部分。整个孕期推荐摄入量（RNT）为 600 μg/d，常人为 400 μg/d。可耐受最高摄入量（ML）为 1 000 μg/d。主要用于参与核酸合成和氨基酸代谢，参与血红蛋白合成等。缺乏时胎儿出现巨幼红细胞贫血、先兆子痫和胎盘早剥、胎儿神经管畸形。

（4）VB_{12}。富含 VB_{12} 的食物主要有动物肉、动物肉制品和发酵食品。VB_{12} 对维持和刺激神经鞘的生长起一定的作用。缺乏 VB_{12} 可引起孕妇或新生儿的贫血。整个孕期适宜摄入量（AI）为 2.6 μg/d，常人为 2.4 μg/d。VB_{12} 是蛋氨酸合成酶的辅酶。缺乏时可致胎儿巨幼红细胞贫血、神经系统损害、高同型半胱氨酸血症。

（5）VB_6。整个孕期适宜摄入量（AI）为 1.9 mg/d，常人为 1.2 mg/d。主要用于孕期核酸和蛋白质合成。缺乏时母体出现多部位皮肤炎症、贫血和神经精神症状。

（6）烟酸。整个孕期推荐摄入量（RNI）为 15 mg NE/d，常人为 13 mg NE/d。烟酸是辅酶的重要成分，在能量代谢和细胞生物合成中起重要作用。缺乏时胎儿可出现癞皮病、精神系统症状、发育不正常。

（7）VC。富含 VC 的食物主要有各种新鲜水果和蔬菜，如绿叶菜、西红柿、山楂、草莓等。VC 能促进蛋白质合成及伤口愈合，能促进铁的吸收，防止贫血。缺乏 VC 易导致孕妇或胎儿贫血、坏血病，甚至流产、早产、胎膜早破等。孕早期同常人推荐摄入量（RNI）为 100 mg/d；孕中期为 130 mg/d；孕晚期为 130 mg/d。可耐受最高摄入量（ML）为 1 000 mg/d。主要用于母血稀释和胎儿需要。缺乏时孕妇可出现坏血病、胎膜早破，新生儿死亡率增加。

（四）矿物质

矿物质与大多数维生素一样是机体无法合成的，必须从食物中摄取。矿物质在机体中的含量非常少，但在维持人体健康与活力方面却举足轻重。矿物质有助于肌肉和神经的运动、骨骼和牙齿的形成。与孕妇和胎儿有关的矿物质主要是铁、钙、磷、碘和锌。

1. 铁

富含铁的食物主要有肝、瘦肉、血、蛋黄、豆类、贝类、海带、紫菜、虾皮、木耳、芝麻酱、芹菜和黄花菜等。孕早期铁需求量与常人推荐摄入量（RNI）相等，为 20 mg/d；孕中期为 25 mg/d ；孕晚期为 35 mg/d。可耐受最高摄入量（ML）为 60 mg/d。主要用于母体增加自身造血，以改善妊娠生理性贫血，补偿分娩损失以及胎儿造血，肌肉组织、肝脏储存。铁缺乏时可致母体缺铁性贫血，以及胎儿、婴儿先天性贫血。

2. 钙

富含钙的食物主要有奶、肉类、海带、紫菜、虾皮、豆类、蛋、木耳、芝麻酱和绿叶蔬菜等。孕早期钙需求量与常人推荐摄入量（RNI）相等，为 800 mg/d；孕中期钙需求量为 1 000 mg/d；孕晚期钙需求量则达到 1 200 mg/d。可耐受最高摄入量（ML）为 2 000 mg/d。主要用于胎儿牙齿和骨骼发育；母体自身储存（30 g）。钙需求量缺乏时，母体出现小腿抽筋、手足抽搐、骨质软化症。胎儿钙缺乏易造成先天性佝偻病。

3. 碘

富含碘的食物主要有海带、紫菜等海产品。整个孕期推荐摄入量（RNI）为 200 μg/d，推荐摄入量（RNI）常人为 150 μg/d。可耐受最高摄入量（ML）为 1 000 μg/d。主要用于母体和胎儿合成甲状腺素。碘缺乏时，母体可患甲状腺肿；胎儿则流产、死胎、先天畸形、胎儿甲状腺功能减退、先天性呆小症（克汀病）、新生儿甲状腺肿。

4. 锌

富含锌的食物有瘦肉、猪肝、鱼类、蛋黄等。动物性食品普遍含锌量比较高，贝壳类食物的含锌量也是非常高的，如牡蛎、蛤、蚝、蚌等都含有较多的锌。其中含锌量最高的食物是牡蛎。孕早期锌需求量同常人推荐摄入量（RNI）为 11.5 mg/d；孕中期为 16.5 mg/d；孕晚期为 16.5 mg/d。可耐受最高摄入量（ML）为 35 mg/d。主要用于胎儿供生长发育需要，足月胎儿体内锌可达 60 mg；母体供自身需要。孕前缺锌时，不孕、流产、妊娠高血压综合征发生率增高。孕早期缺锌，胎儿中枢神经系统畸形。孕晚期缺锌，胎儿神经系统异常。

小知识 9-2：备孕期间女性的营养需求

现代社会，为保证下一代的健康，大多数准爸爸妈妈在迎接新生命之前就已经开始了一系列的准备工作。根据《中国居民膳食指南（2022）》中的备孕和孕期妇女膳食指南部分及国内相关的备孕膳食指南，备孕期的女性朋友应在日常平衡饮食的基础上，做到以下几点要求。

1. 调整孕前体重至正常范围，保证孕期体重适宜增长

研究证实，体重过低或过高均不利于生产，而备孕者的体质指数（BMI）在 18.5~23.9 时最为理想。

2. 常吃含铁丰富的食物，选用碘盐

孕前缺铁易导致早产、孕期母体体重增长缺乏以及新生儿低诞生体重等问题，故孕前女性体内应储备足够的铁以保证孕期的利用。动物血、肝脏及红肉中铁含量及铁的吸收率均较高，因此一日三餐中应摄入瘦肉 50~100 g，每周摄入 1 次动物血或畜禽肝肾 25~50 g。同时还要多摄入富含维生素 C 的蔬菜水果，或在补充铁剂的同时补充维生素 C，以促进铁的吸取和利用。

3. 合理补充叶酸和维生素 D

我国育龄妇女体内的叶酸水平普遍较低，因此，建议妇女准备怀孕前 3 个月即开始补充叶酸。人工合成的叶酸补充剂为叶酸单体，稳定性好，可被肠道直接吸收，空腹服用的生物利用率 100%，与膳食混合后的生物利用率为 85%，是天然食物叶酸的 1.7 倍，建议备孕期间应每天补充 400 μg 叶酸。

4. 远离烟酒

烟草、酒精对胚胎发育的各个阶段都有明显的毒性作用，容易引起流产、早产和胎儿畸形。因此，在准备怀孕前 6 个月夫妻双方均应停止吸烟、饮酒，并远离二手烟。还应保持良好的卫生习惯，避免发生感染、炎症或接触有毒、有害物质。

三、孕期合理营养

均衡合理的孕期营养摄入，是孕妇、胎儿以及新生儿后期健康和正常生长发育的保障。合理营养不仅能提高妇女在妊娠期的免疫力，降低生病风险，还能有效避免胎儿流产、早产、死胎、新生儿体重不足及其他各类不良症状的发生率。在孕期阶段，要合理安排孕妇饮食，指导提高营养认知，保证母婴的健康及胎儿的生长。

（一）孕期营养不良对胎儿的影响

1. 低出生体重

孕期热能摄入不足可造成新生儿出生体重过低（< 2500 g）。

2. 早产儿及小于胎龄儿

早产儿是指妊娠 37 周前娩出的婴儿，早产儿尚不具备或不完全具备很好地适应宫外生活的条件。小于胎龄儿或胎龄小样儿，多表现有胎儿营养不良和宫内缓慢缺氧症状，故又称宫内发育迟缓儿、胎儿营养不良儿、成熟不良儿。

3. 围产期新生儿死亡率高

围产期新生儿死亡率高的原因很多，主要有胎盘供血不足、子宫内缺氧、胎儿发育受阻、肺部感染、胎盘病变等。这些情况并不只是在分娩前后的围产期才会出现，很多都是早期没有发现的隐患，以致预产期临近，这些症状才加剧并显现出来。

4. 胎儿脑发育受损

胎儿大脑发育和脑细胞数的增殖，与妊娠期间尤其是孕晚期母体的营养素摄入和营养状况息息相关，各类营养素（特别是孕后期蛋白质摄入量）的摄入是否充足，关系到新生儿日后的智力发育。

5. 先天畸形

营养的过量摄入或严重摄入不足，都是导致新生婴儿先天畸形的重要影响因素。

（二）孕妇的合理膳食原则

妊娠期间，母体对能量和大多数营养素的需要量都要高于正常状态，但其各种营养素的摄入与消耗，以及摄入营养素之间的比例仍要保持平衡，应在此基础上制定食谱和合理的膳食制度，以保证孕妇的膳食平衡。

1. 保持能量和各种营养素充足供给

蛋白质、脂肪、碳水化合物供能比分别为 15%、25% ~ 30%、55% ~ 60%。特别要注意孕妇比较容易缺乏的矿物质和维生素的供给。

2. 保持食物种类多样

每日膳食应囊括膳食宝塔划分的五大类食品，并在各自类别内轮流选择替换，做到食物多样化，以达到全面的营养供给。

3. 合理运用烹调方式

根据孕妇的饮食偏好和原材料的特性，采用恰当的加工方式，一方面减少营养素的损失，另一方面达到提高孕妇食欲的效果。

4. 制定合理膳食制度

针对性地安排每日的餐次、就餐时间和每餐食物分量，合理分配每餐能量和营养素的摄入量。在特殊时期可选择一日三餐、一日四餐或一日五餐等，控制摄入总量，少食多餐式摄入。

孕前应该鼓励年轻的备孕妇女及其配偶有均衡的饮食、合适的运动和保持合理的体重。因为有太多的研究表明，女性妊娠期孕前的身体质量指数和后面的发病有关系，所以在受孕的时候最好保持合理的身体质量指数和体质组分。既要关注宏量的营养素，也要关注微量的营养素。如果是糖尿病病人怀孕的话，要控制好血糖，要常规地在孕期进行血糖监测，让血糖能稳定在比较好的水平。

小知识 9-3：孕妈妈的情绪与胎儿的发育

除生理上的营养需求外，孕妈妈孕期的心理情绪对胎儿的发育同样影响巨大。孕妈妈和腹中胎儿紧紧相连，孩子不但从妈妈那里获取营养和氧气，对妈妈的情绪和思绪也一样感同身受。当妈妈感到开心和轻松时，体内分泌的开心成分如内啡肽，会让腹中宝宝的神经系统更愉快地发育。相反，当妈妈在焦虑伤心时，该种情绪也会分泌压力成分，如肾上腺素，并通过血流经过胎盘带给子宫内的宝宝。

怀孕期间孕妈妈们若感受到压力会对后代的脑神经系统发展有长远的影响。如果妈妈在怀孕期间出现焦虑、抑郁等负面情绪，那么孩子出生后会更有可能出现情绪问题。并且，妈妈的极端负面情绪甚至会造成胎儿大脑结构和大脑功能的改变。孕妈妈的不良情绪和情绪失常会改变孩子大脑中的杏仁核结构（主要负责控制情绪和压力），造成杏仁核结构链接上出现问题，那么孩子将来在处理压力和情绪时也会遇到障碍。不仅如此，怀孕期间的负性情绪还会造成孕激素水平降低，增加胎儿发育不良和早产的风险。

心理学家们甚至发现孕妈妈的焦虑情绪会改变孩子的糖皮质激素受体的结构。糖皮质激素受体的改变，会让孩子在成长过程中对压力更敏感，也就是说不管从神经上还是从基因上，孩子都会更容易感受到外界压力，出现情绪问题。

怀孕期间的焦虑情绪不但会对孩子造成直接伤害，还容易使新妈妈成为产后抑郁症的受害者。因此孕期孕妈妈情绪的护理与饮食护理同样不可忽视。

四、孕期饮食与营养管理

（一）孕期饮食原则

（1）合理全面的营养。

孕期应提供足量且全面的营养以供母体的消耗和胎儿的发育需要，应考虑妊娠期的妊娠反应，及时调整饮食口味，促进孕妇的食欲和消化。

（2）保证优质蛋白质的供应。

孕期胚胎的生长发育以及母体组织的增大都需要蛋白质，尤其孕早期，是胚胎发育的关键时期，但其自身还不能合成氨基酸，完全依靠母体供给，供给不足会导致胎儿生长缓慢，甚至造成畸形。因此应保证蛋白质特别是优质蛋白质的充足供给，每天应摄入 40 g 以上，才能满足母体需要。

（3）适当增加热能的摄入。

胎儿使用的能量是以由母体通过胎盘转化提供的葡萄糖为主。孕期孕妇应适当增加碳水化合物等供能物质的摄入量，以提供胎儿的能量消耗。孕妇每天应摄入 150 g 以上的碳水化合物，以保证胎儿正常健康发育；脂肪摄入量也不宜过低，以保持脂溶性维生素的吸收。

（4）确保无机盐、维生素的供给，每日食用足量的奶及奶制品、蔬菜、水果。

（5）清淡饮食，少食用或不食用较油腻及刺激性强的食物，可采用少食多餐式进食。

（6）禁止节食，合理饮食，正确对待孕期体重的增加。

（7）避免使用生食或半生食，不吃生鲜刺身等，注意饮食卫生，降低细菌危害的风险。

（二）孕期营养

1. 孕早期

孕早期是胎儿主要器官及神经系统等发育形成的时期，此时若叶酸摄入不足，可引起胎儿神经系统发育异常，导致先天性残疾甚至死亡；妊娠期间，孕妇血容量扩充会导致铁的需要量增加，此时铁元素摄入不足易导致母体及胎儿患上缺铁性贫血，因此应注意铁的适量补充；另外，保持锌的充足摄入有助于预防流产和早产，有利于胎儿器官的早期发育。

孕早期，胎儿的器官发育特别需要维生素和矿物质，特别是叶酸、铁、锌等元素。因此，孕妇在备孕期间就可以注意进行额外的补充。

2. 孕中期、晚期

孕中期、晚期，胎儿的器官都已基本形成，进入迅速发育及增重的时期，对能量、蛋白质、钙、铁等的营养需求大大增加。充足的蛋白质及能量是胎儿保持正常生长发育的基础，可防止新生儿体重过低；充足的钙的摄入可维持胎儿骨骼的正常发育，降低先天性佝偻病的发病率。一般孕中、晚期孕妇的钙需求量会增加 40%左右；铁、锌、叶酸及其他各种维生素和矿物质的补充同样具有重要作用，应继续保持或适量增加摄入。

（三）孕期膳食指南

1. 补充叶酸，常吃含铁丰富的食物，选用碘盐

孕期叶酸的推荐摄入量为 600 μgDFE/d，日常饮食摄入的约有 200 μg，剩余的 400 μg 推荐采用口服叶酸补充剂补充；孕期每天应多摄入 20 ~ 50 g 红肉，每周吃 1 ~ 2 次动物内脏或动物血，以保持铁的充足供应，孕期铁缺乏严重者可在医师指导下采用补铁剂补铁。孕期碘的推荐摄入量比非孕时增加 110 μg/d，除选用碘盐外，每周还应摄入 1 ~ 2 次含碘丰富的海产品。

2. 少食多餐，保证必要量碳水化合物的摄入

孕早期妊娠反应较轻者可继续保持孕前平衡膳食，对于孕吐较严重或食欲不佳者，可采用少食多餐方式，适量减少食物摄入，但必须保证碳水化合物每天摄入量≥130 g，以保持正常能量供应。孕吐特别严重，无法进食者，应寻求医师的帮助。

3. 保持蛋白质充足供应，增加优质蛋白质的摄入量

孕中、晚期，孕妇生殖器官和胎儿生长发育加快，能量、蛋白质、钙、铁等营养素的需要量进一步增加。推荐从孕中期开始，孕妇每天应摄入相当于液态奶 500 g 的奶及奶制品，以保证钙的摄入；另外孕中期每天增加摄入 50 g 左右的鱼、禽、蛋和瘦肉等，孕晚期再增加 75 g 左右，以保证优质蛋白质的供给；每周最好食用 2 ~ 3 次深海鱼类等海产品，保证多不饱和脂肪酸的摄入，促进胎儿脑和视网膜功能的发育。

4. 适量身体活动，维持孕期适宜增重

孕期体重平均增长约 12.5 kg，孕期进行适宜的规律运动，除了能增强身体的适应能力、预防体重过多增长外，还有利于预防妊娠期糖尿病和孕妇以后发生 2 型糖尿病。此外，身体活动还有助于愉悦心情；活动和运动使肌肉收缩能力增强，还有利于自然分娩。只要没有医学禁忌，孕期进行常规活动和运动都是安全的，且对孕妇和胎儿均有益处。

孕期应注意关注体重的变化，孕早期体重变化不大，可每月测量 1 次，孕中、晚期应每周测量体重。对于体重增长不足者，可适当增加能量密度高的食物摄入。体重增长过多者，应在保证营养素供应的同时注意控制总能量的摄入；健康的孕妇每天应进行不少于 30 min 的中等强度身体活动。

5. 远离烟酒，保持心情愉悦

孕妇应禁烟酒，不吸烟者也要避免被动吸烟。烟酒对胎儿整个发育阶段都有恶劣的影响，会大大增加流产、早产和胎儿畸形的发生率。另外适当进行户外活动，愉悦心情，情绪波动时应多与家人和朋友沟通、向专业人员咨询。

五、孕期的饮食调节

（一）孕期合理膳食的原则

供给足够的能量和营养素；选择食物要多样化；具有合理的膳食制度；合理烹调，注意膳食的感官性状。

（二）孕期合理膳食构成（见表 9-1）

表 9-1　孕期合理膳食构成

单位：g/d

食物类别	孕早期	孕中期	孕晚期
粮谷类	200～300	400～500	400～500
大豆及制品	50～100	100	150
肉蛋禽鱼	150～200	150～200	150～200
蔬菜	300～400	500	500
水果	50～100	100～200	100～200
牛奶	200～250	250	250
植物油	20	25	25

（三）孕早期的饮食调节

由于孕早期易呕吐、食欲不振，而孕妇营养对胎儿健康、智力发育有密切的影响，孕妈妈应做到少食多餐，多吃水果蔬菜，选择清淡易消化、富含维生素的饮食。

1. 合理膳食，营养均衡

合理膳食，营养均衡，可满足妊娠所需的物质条件。育龄女性在怀孕前 6～3 个月可到妇幼保健机构咨询医生，接受对饮食、生活方式的专业指导，以最佳的营养和健康状况，为胎儿提供健康的生命基础。做好孕前的饮食调节，保障日常热量的供应，对减少胎儿出生时的缺陷、保证妊娠顺利具有积极意义。

2. 补充叶酸

怀孕前期，孕妇应多吃富含叶酸的动物肝脏、深绿色蔬菜、新鲜水果及豆类坚果等食物，或补充叶酸补充剂，以预防胎儿神经管畸形，也有利于避免妊娠高脂血症的发生。这是因为，胎儿的神经管分化、形成于前 4 周，若缺乏叶酸，胎儿畸形、早产更可能发生。由于叶酸补充剂更易被机体吸收利用，最晚应于孕前 3 个月开始每日补充叶酸 400 μg，并持续至整个孕期。

3. 孕前期保证碘的摄入

碘作为合成甲状腺素的重要原料，一旦孕前期、孕早期缺乏，可导致胎儿甲状腺素合成不足，从而对胎儿中枢神经系统特别是大脑的发育产生很大影响。如未及时补充，将导致胎儿智力发育低下，即呆小症，并伴有听力及语言障碍。故而要保证加碘盐、海产品的摄入，预防呆小症的发生。

此外，应补充钙，避免胎儿骨骼发育受影响，降低孕妈妈妊娠高血压发生的可能性。常吃富含铁的食物，如动物肝脏、瘦肉等，以及黑木耳、红枣、黄花菜等，改善自身铁营养状况，预防缺铁性贫血，避免胎儿因缺铁而早产、流产。

4. 怀孕前期勿食易致流产食物

螃蟹：味美性寒，有堕胎危险。甲鱼：通血散瘀，也可引起堕胎。薏米和山楂：可致子宫收缩，易诱发流产。菠菜：富含草酸，会阻碍钙、锌的吸收而不利于胎儿发育。西瓜：利尿，易致脱水。浓茶：易引起缺铁性贫血，且内含咖啡因，会引起孕妈心搏、排尿次数增加而使心脏和肾脏负担加重，不利于母子健康。应该说明的是，某些食物在孕期并非绝对禁忌，而应根据孕妇个人实际情况选择，谨慎一些即可。

吸烟饮酒：夫妻若吸烟饮酒，易致精子、卵子畸形，危及受精卵的着床及胚胎发育，引发流产。极少量的酒精仍能到达胎儿体内，使胎儿智力受损等。因此，在孕前的 6～3 个月甚至更早前，不吸烟、不饮酒，在整个孕期与哺乳期，孕妈妈均要远离吸烟的环境，减少被动吸烟带来的伤害。

表 9-2、表 9-3 分别为妊娠早期一日食谱举例与全天营养素摄入量统计。

表 9-2　妊娠早期一日食谱举例

餐别	食物	数量
早餐	豆浆	200 mL
	鸡蛋	50 g
	白糖	5 g
	油条	50 g
	烧饼	50 g
早点	橘子	100 g
午餐	米饭	大米100g
	青椒炒肉	青椒100 g，瘦猪肉50 g
	炒菠菜	100 g
午点	牛奶	200 mL
晚餐	凉拌黄瓜	黄瓜200 g
	虾皮紫菜汤	虾皮10 g，紫菜10 g
	面包	50 g
	米饭	大米100 g
	腐竹烧肉	腐竹50 g，猪肉50 g

表 9-3　妊娠早期全天营养素摄入量统计

全天营养素摄入量	数值
蛋白质	101 g
钙	615 mg
铁	32 mg
锌	13 mg
VA	1 131 μg
VB_1	1.45 mg
VB_2	1.80 mg
热能	9.6 MJ

（四）孕中期的饮食调节

孕中期即怀孕 13～28 周，此期绝大多数孕妇的早孕反应已消失，食欲较好，胎儿生长速度加快，对各种营养素需要量显著增加。孕中期要均衡饮食，就是五谷、蔬果、奶类、肉类食物都要吃，并合理搭配。相较于孕早期，每日要多增加 15～25 g 的蛋白质摄入，优质蛋白至少应占总蛋白摄入量的 1/2；适量增加植物油的摄入量，注意必需脂肪酸的摄入比例；选食米、面并搭配杂粮，保证准妈妈摄入足够的维生素。从孕中期开始增加钙的吸收和体内钙的贮存，满足胎儿对钙的需要，防止胎儿先天性佝偻病和新生儿手足抽搐症的发生。

孕中期饮食的注意事项：

（1）避免过多食用高脂肪饮食。如果孕妇长期摄入高脂肪食物，会增加母亲患乳腺癌、女儿患生殖系统癌瘤的风险，不利于母婴的健康。

（2）避免过多食用高蛋白饮食。蛋白质摄入过多，易导致人体出现腹胀、食欲减退、头晕、疲倦等不良现象，长期摄入还会造成血中的氮质增高、胆固醇增高、肾脏负担加重。

（3）避免过多食用高糖饮食。孕妇高血糖含量会导致新生儿体重超标、胎儿先天畸形、妊娠毒血症等的发生风险成倍增加。另外，妊娠期孕妇肾排糖功能减弱，血糖过高会进一步加重肾脏负担。糖分的过多摄入还会使机体免疫力降低，增加患病风险。

表 9-4、表 9-5 分别为妊娠中期一日食谱举例与全天营养素摄入量统计。

表 9-4　妊娠中期一日食谱举例

<table>
<tr><th>餐别</th><th colspan="2">食物</th><th>数量</th></tr>
<tr><td rowspan="4">早餐</td><td colspan="2">牛奶</td><td>200 mL</td></tr>
<tr><td colspan="2">鸡蛋</td><td>50 g</td></tr>
<tr><td colspan="2">白糖</td><td>5 g</td></tr>
<tr><td colspan="2">豆沙包</td><td>面粉100 g，豆沙25 g</td></tr>
<tr><td>早点</td><td colspan="2">红枣莲子花生汤</td><td>红枣20 g，莲子10 g，花生10 g</td></tr>
<tr><td rowspan="5">午餐</td><td colspan="2">米饭</td><td>大米150 g</td></tr>
<tr><td colspan="2">红烧素鸡</td><td>100 g</td></tr>
<tr><td rowspan="3">青菜猪血蘑菇汤</td><td>小白菜</td><td>100 g</td></tr>
<tr><td>猪血</td><td>50 g</td></tr>
<tr><td>蘑菇</td><td>25 g</td></tr>
<tr><td rowspan="2">午点</td><td colspan="2">梨</td><td>100 g</td></tr>
<tr><td colspan="2">葵花子</td><td>20 g</td></tr>
<tr><td rowspan="4">晚餐</td><td colspan="2">米饭</td><td>大米150 g</td></tr>
<tr><td colspan="2">炸鸡腿</td><td>鸡腿100 g</td></tr>
<tr><td colspan="2">豆腐干虾皮炒韭菜</td><td>豆腐干50 g，虾皮10 g，韭菜150 g</td></tr>
<tr><td colspan="2">炒莴苣叶</td><td>150 g</td></tr>
</table>

表 9-5　妊娠中期全天营养素摄入量统计

全天营养素摄入量	数量
蛋白质	103 g
钙	1 094 mg

续表

全天营养素摄入量	数量
铁	35 mg
锌	13 mg
VA	1 196 μg
VB_1	1.45 mg
VB_2	1.80 mg
VC	111 mg
热能	10.5 MJ

（五）孕末期的饮食调节

孕末期即怀孕 29 ~ 40 周，此时胎儿生长最快，除胎儿生长发育外，孕妇和胎儿还会在体内储存营养素，为分娩做准备，对营养素需求也再次增加。此时要注意调整膳食供给，膳食组成应多样化，食品的选择应根据孕妇营养需要并照顾饮食习惯，应易于消化吸收；养成合理的膳食习惯。这时供给充足的蛋白质、磷脂和维生素可使脑细胞的数量增多，有利于胎儿智力发育。

这时孕妇的食量明显增加，应多吃些含蛋白质、矿物质和维生素丰富的食物，如牛奶、鸡蛋、动物肝脏、鱼类、豆制品、新鲜蔬菜和水果。此外，还要多吃些含铁、VB_2 和叶酸丰富的食物，如动物血、肝、木耳、青菜等，既可防治孕妇本身贫血，又可预防胎儿出生后缺铁性贫血的发生。要尽量少吃过咸的食物，不宜大量饮水，预防高血压综合征，还要少吃含能量高的食物，避免孕妇过于肥胖和胎儿过大。

1. 孕晚期的营养需求

（1）补充矿物质的摄入，多吃矿物质含量高的食物，尤其注意铁和钙元素的供给。

（2）增加蛋白质和优质蛋白的摄入量，预防产后出血，为产后泌乳做准备。

（3）多食用鱼肉及海产品，增加必需脂肪酸和 DHA 的摄入量。

（4）多食用蔬菜水果等维生素、无机盐和纤维素含量丰富的食物，补充营养素的同时防治便秘。

2. 孕晚期饮食注意事项

（1）保证蛋白质的摄入量。足量蛋白质的供应是母体和胎儿健康发育的基础之一，不过若孕妇出现妊娠高血压综合征，要及时控制蛋白质摄入量，以减轻肾脏负担。

（2）控制脂肪摄入量，少食动物性脂肪，控制膳食中不饱和脂肪酸的量要高于饱和脂肪酸的量。

（3）控制总能量的摄入。少食或不食用糖果、点心、油炸食品等高能高脂类食品。

（4）清淡饮食，控制饮食摄入，避免饮食过度造成体重过量增长。

（5）保持营养均衡，合理调节膳食营养摄入。

表 9-6、表 9-7 分别为妊娠晚期一日食谱举例与全天营养素摄入量统计。

表 9-6 妊娠晚期一日食谱举例

餐别	食物		数量
早餐	牛奶		250 mL
	白糖		5 g
	热包子	面粉	150 g
		瘦猪肉	25 g
早点	面包		50 g
午餐	米饭		大米200 g
	红烧鲫鱼	鲫鱼	100 g
		生姜、姜	少许
	白菜豆腐汤	小白菜	200 g
		豆腐	100 g
午点	苹果		100 g
	饼干		25 g
晚餐	米饭		大米150 g
	番茄炒鸡蛋		番茄150 g，鸡蛋50 g
	芹菜炒肉		瘦猪肉25 g，芹菜100 g
	豆腐干、胡萝卜	豆腐干	50 g
		胡萝卜	150 g

表 9-7 妊娠晚期全天营养素摄入量统计

全天营养素摄入量	数量
蛋白质	105 g
钙	1 008 mg
铁	36 mg
锌	14 mg
VA	2187 μg
VB_1	1.53 mg
VB_2	1.64 mg
VC	93.2 mg
热能	10.8 MJ

表 9-8 为非孕妇女与孕妇每日所需总能量及主要营养素推荐摄入量。

表 9-8　非孕妇女、孕妇每日所需总能量及主要营养素推荐摄入量（按轻体力劳动计算）

类别	能量/kcal	蛋白质/g	Ca/mg	Fe/mg	VA/μg	VB_1/mg	VB_2/mg	VC/mg	VD/μg
非孕妇女	2 100	65	800	20	700	1.3	1.2	100	10
怀孕初期妇女	2 300	70	800	15	800	1.5	1.7	100	10
怀孕4～6个月妇女	2 300	80	1 000	15	900	1.5	1.7	130	20
怀孕7～9个月妇女	2 300	85	1 200	15	900	1.5	1.7	130	20

小知识 9-4：古代孕期饮食调节技巧

自古以来我国对孕妇的饮食都较为重视，古代医家主要从饮食禁忌、饮食营养和饮食节制等方面作出论述。如《金匮要略》中就指出，孕期妇女不可食麋脂、梅李子、兔肉、山羊肉，及鳖、鸡、鸭等。现代医学理论证实，这些饮食禁忌并无实际科学依据，但仍提示我们孕期饮食需要注意，不食用刺激、有毒等食物。而《济生集》中记载：孕妇在孕期“饮食不宜过饱，茶汤更须节省，大热大凉总非所宜，犬、羊、蟹、鳖、鳗、鳝等，一切有毒之物，固宜切禁。即椒、姜常用之品，亦须少尝。其猪肉酒曲之类，总不能屏绝不食，亦不可恣啖。”这对于避免现代妊娠期妇女“三高”症的多发及胎儿过大等是有很现实的指导意义的。

另外，《诸病源候论·妇人妊娠诸病上》提出：在孕早期“饮食精熟，酸美受御，宜食大麦，毋食腥辛”；孕四月，胎儿成其血脉，“其食宜稻秔，其羹宜鱼雁”；孕五月，胎儿成其气，“其食宜稻麦，其羹宜牛羊”；孕六月，胎儿成其筋骨，“宜食鸷鸟猛兽之肉”。怀孕前期，以谷麦养其气血之精，为胎儿成形和发育提供物质基础；在怀孕中后期，以飞禽走兽之肉养其筋骨之坚，保证胎儿日后身强体健。换成现代营养学理论，即孕早期仍以五谷为主，孕中后期，要增加优质蛋白的供给，多食汤类。

六、妊娠并发症孕妇的合理膳食

贫血、妊娠高血压综合征、妊娠合并糖尿病等是孕妇常患的妊娠并发症，这些疾病严重影响孕妇和胎儿的健康。合理地调整和改善孕妇的膳食结构，可以纠正或减轻某些妊娠并发症。因此，对伴有妊娠并发症的孕妇而言，合理膳食对保证孕妇和胎儿的安全十分重要。

（一）贫血孕妇的合理膳食要求

贫血是孕妇在孕早期、孕中期以及孕晚期都有可能患的症状，而且随着怀孕时间的增长，孕期贫血的概率会越来越高。孕妇缺铁性贫血可以通过多吃富含铁元素的食物来缓解症状，比如畜禽的肝脏、瘦肉、血液等。应增加 VC 的摄入量，食物来源为新鲜蔬菜和水果。还应增加叶酸、VB_{12}的摄入量。叶酸来源为动物的肝、肾、蛋类、酵母；VB_{12}来源为肉类、贝类、鱼类、蛋类、动物肝脏。

对于一些贫血比较严重的孕妇，需要及时去医院进行检查并配合治疗。通常，针对中度及以上的贫血孕妇，医生会开一些补铁制剂给孕妇服用，孕妇一定要按照医嘱正确服用。

表 9-9、表 9-10 分别为贫血孕妇一日膳食举例与全天营养素摄入量统计。

表 9-9 贫血孕妇一日膳食举例

餐别	食物	数量
早餐	红枣稀饭	大米50 g，干红枣25 g
	豆沙包	面粉50 g，豆沙10 g，白糖5g
早点	猪血青菜汤	猪血50 g，小白菜50 g
午餐	米饭	大米150 g
	青椒黑木耳炒猪肝	猪肝50 g，黑木耳5 g、青椒150 g
	炒苋菜	苋菜200 g
午点	牛奶	250 mL
晚餐	米饭	大米150 g
	胡萝卜烧牛肉	胡萝卜100 g，牛肉50 g
晚餐	韭菜炒鸡蛋	韭菜200 g，鸡蛋50 g
	水果	橘子100 g

表 9-10 贫血孕妇全天营养素摄入量统计

全天营养素摄入量	数量
蛋白质	106 g
钙	894 mg
铁	51 mg
锌	18 mg
VA	4 142 μg
VB_1	1.21 mg
VB_2	2.94 mg
VC	279 mg
热能	9.9 MJ

（二）妊娠高血压综合征孕妇的合理膳食要求

妊娠高血压综合征的主要症状为高血压、蛋白尿、水肿等，其严重危害孕妇和胎儿健康，发病率为 5% ~ 10%，所造成的死亡率占妊娠相关的死亡总数的 10% ~ 16%，是孕产妇死亡的第二大原因，因此妊娠高血压的治疗非常重要。

孕妇要适当限制热量，防止过食。因为肥胖是妊娠高血压的危险因素，而且孕妇卧床休息后需求热量减少，过多热量负荷可加重病情。应适当减少食盐的摄入量，如进盐过多，可使钠在血管壁滞留，增加血管壁对增压物质的敏感性。应进食优良高蛋白食物，因为妊娠高血压疾病有蛋白尿，常伴有低蛋白血症，但对肾功能不全者除外。适量补充维生素、矿物质和钙剂，可以降低妊娠高血压的发生率。

妊娠期高血压疾病的膳食指导：

（1）清淡少盐膳食。轻度高血压（150/90 mmHg*）全天摄入食盐不超过 5 g，中度以上高血压（160/100 mmHg）或浮肿时，不超过 3 g；心功能不全，肾功能下降时，由专科医生指导限盐量。

限盐提示：限制食盐，包括食盐、酱油、咸菜、腌制食品和酱类等。

（2）控制体重。

（3）补钙以降低妊娠期高血压疾病的发生率。

（4）平衡膳食、生活规律、情绪稳定、合理用药和临床监测，将有助于疾病的康复或控制其发展。

表 9-11、表 9-12 分别为妊娠高血压综合征孕妇一日膳食举例与全天营养素摄入量统计。

表 9-11　妊娠高血压综合征孕妇一日膳食举例

餐别	食物	数量
早餐	牛奶	250 mL
	白糖	5 g
	发糕	50 g
	猪肉松	10 g
早点	橘子	100 g
午餐	米饭	大米150 g
	芹菜豆腐干炒肉	芹菜200 g，豆腐干50 g，瘦猪肉100 g
	烧海带	海带100 g
午点	豆浆	250 mL
晚餐	小米粥	小米25 g
	花卷	面粉100 g
	清蒸鱼	鳊鱼100 g
	炒青菜	小白菜200 g
	番茄鸡蛋汤	番茄200 g，鸡蛋50 g

注：按国际标准计量单位规定，压强的单位是帕（pa），血压的单位通常用千帕（kpa），但临床上习惯用毫米汞柱（mmHg），二者的换算关系：1mmHg=0.133kpa，1kpa=7.5mmHg。

表 9-12　妊娠高血压综合征孕妇全天营养素摄入量统计

全天营养素摄入量	数量
蛋白质	115 g
钙	1 341 mg
铁	20.4 mg
锌	15.5 mg
VA	1 481 μg
VB_1	1.47 mg
VB_2	1.54 mg
VC	132 mg
热能	9.9 MJ

（三）妊娠合并糖尿病孕妇的合理膳食要求

妊娠合并糖尿病是产科常见妊娠并发症之一。妊娠期母体内性激素、生长激素、甲状腺素以及肾上腺皮质激素分泌增加，这些激素在体内具有拮抗胰岛素作用，因此，妊娠期孕妇必须增加胰岛素分泌量才能维持糖代谢的平衡。若孕妇胰岛素的分泌在妊娠期不能相应增加，即可出现糖尿病的症状；若妊娠前已患有糖尿病，妊娠期病情则加重、恶化，严重时可致母婴死亡。

1. 调整能量摄入量

糖尿病患者在妊娠期间，机体对能量的转化利用率较差，膳食需要提供更多的热能，以弥补利用损失，维持正常的消耗需要。一般以每日每千克体重供给 0.13 ~ 0.21 MJ（30 ~ 50 kcal）热能，即每日 7.56 ~ 9.23 MJ（1800 ~ 2200 kcal）。对于体重超标者，应控制其总能量的摄入，保持正常的体重增速，不应过分限制其饮食；体重较轻或体质虚弱者，应提供足够的热能，保持消耗平衡。总之，应根据患者自身病情及身体状况随时调整饮食，在控制母体糖尿病的同时，保证胎儿正常的营养发育。

2. 增加蛋白质摄入量

糖尿病患者，氮的丢失增多，应适量增加蛋白质的供给量，推荐以 100 ~ 110 g/d 为宜，蛋白质供能比例应为 15% ~ 20%。

3. 控制碳水化合物的摄入

推荐妊娠合并糖尿病孕妇碳水化合物摄入量应控制在 200 ~ 300 g/d，总供能比在 60%左右，采用少量多餐式进食，控制单次进食量，尽量摄入多糖类的碳水化合物，如米、面等。可与土豆、芋头等混合食用，减缓糖消化吸收，以利于病情的控制。

4. 增加膳食纤维的摄入量

糖尿病孕妇应多吃蔬菜、水果等膳食纤维含量较高的食品，膳食纤维具有良好的降低血糖的作用，并且可以营造饱腹感。膳食纤维中的果胶可减缓某些营养素排出，还可减少肠道中抑胃多肽的分泌，以延缓葡萄糖的吸收，维持餐后血糖及血清胰岛素的平衡。

5. 供给充足的维生素、无机盐和微量元素

糖尿病患者多尿，会导致矿物质及水溶性维生素大量流失，进而影响体液的酸碱平衡。另外，维生素及矿物质是机体能量代谢和胰岛素合成调节的重要参与者，大量丢失会影响机体能量的正常吸收利用和血糖平衡的调节。

表 9-13、表 9-14 分别为妊娠合并糖尿病孕妇一日膳食举例与全天营养素摄入量统计。

表 9-13　妊娠合并糖尿病孕妇一日膳食举例

餐别	食物	数量
早餐	牛奶	250 mL
	白糖	5 g
	鸡蛋	50 g
	面包	50 g
早点	稀饭	大米25 g
	猪肉松	瘦猪肉15 g
午餐	米饭	大米100 g
	红烧带鱼	带鱼100 g
	炒竹叶菜	竹叶菜250 g
午点	菠萝	200 g
晚餐	米饭	大米75 g
	豆腐烧肉	豆腐150 g，瘦猪肉100 g
	凉拌黄瓜	黄瓜250 g
	番茄紫菜汤	番茄200 g，紫菜10 g

表 9-14　妊娠合并糖尿病孕妇全天营养素摄入量统计

全天营养素摄入量	数量
蛋白质	113 g
钙	914 mg
铁	40 mg
锌	14 mg
VA	1 279 μg
VB_1	1.43 mg
VB_2	1.39 mg
VC	193 mg
热能	7.8 MJ

同步训练 9-1：简述孕妇孕期的生理变化与营养代谢特点。

同步训练 9-2：简述孕妇的合理膳食原则。

第二节　乳母营养与膳食配餐

哺乳期妇女一方面要吸收能量与各种营养素以修复器官和各系统的功能，另外还要泌乳哺育婴儿。如果乳母营养供给不足，将会影响乳母的健康，减少乳汁分泌量、降低乳汁质量，影响婴儿健康成长。

一、乳母的生理及营养特点

（一）生理变化特点

在正常的情况下，新生儿在出生 8 h 后应该开始得到母乳的喂哺，即进入哺乳期。因此，一个产妇从孕妇进而变为乳母的过渡时间是很短的。产后一个月特称产褥期。在哺乳期内生理上的改变主要表现为：

（1）血中激素水平急剧降低。胎盘生乳素在 1 天之内，雌激素、孕激素在 1 周之内降到妊娠之前正常水平。

（2）基础代谢率增高。一般乳母的基础代谢比未哺乳妇女高 20%，以保证自身机体的恢复和哺乳的顺利完成。为了保证分泌优质的乳汁，母体对能量、优质蛋白质、脂肪、无机盐、维生素和水的需求均相应增加。

（3）母体的子宫及其附件将逐渐恢复孕前状态，而乳房则进一步加强它的活动。喂哺有利于产后妇女性器官和机体有关部分更快地复原。在怀孕期间，母体在正常条件下可储备约 6 kg 的体脂，在哺乳过程中可以逐步消耗，故一部分母体在喂哺一年后可以恢复孕前的体重，一部分母体可因哺乳而使体重比原来减少。

（4）泌乳。乳汁中含有全面的营养和足量的能量，这全都来源于乳母的供给，产后由于乳汁的分泌，乳母会消耗大量的能量和各种营养素，必须及时给予补充。

（二）营养特点

哺育期乳母不仅要分泌乳汁，哺育婴儿，还要汲取营养以恢复自身的健康，因此营养需求远大于妊娠期。

小知识 9-5：乳母常见的心理问题

以分娩为转折点，孕产妇的职责由孕育新生命变成哺育后代，生理上发生剧烈的变化，心理同样如此。产后两周是产妇的心理转换时期，产妇内心特别敏感，情绪不稳定，易受内外环境的不良刺激，具有易受暗示和依赖性强等特点。另外，生产后由于胎盘排出，胎盘类固醇如雌激素、孕激素、肾上腺皮质激素等突然降低，可影响神经介质 5-羟色胺的合成减少，还伴有内啡肽、儿茶酚胺、多巴胺、产后垂体及甲状腺功能的改变等，这些均可影响产褥期妇女的心理状况，甚至可发展为产后抑郁症。据统计，发生心理障碍或神经官能症的妊娠期妇女占孕妇总数的17%，而产褥期可占38%，所以产褥期心理保健是十分重要的，尤其产后5～7天最为关键，要保证产妇精神愉快。

哺乳期常见的心理问题有：

1. 缺乏自信心。失去了医护人员的指导与帮助，失去了母乳喂养伙伴的相互咨询和交流，乳母会感到孤立无助，担心乳汁分泌不足；或经过妊娠分娩后生理的不适和体力消耗，认为不能负担起母乳喂养的重任。

2. 焦虑、担忧。一胎家庭因新手爸妈抚养经验不足，常会担忧孩子会有危险，因此吃不好，睡不香，乳母的乳房又缺乏孩子吸吮的刺激，使乳汁分泌反射不能建立，造成以后母乳喂养的困难。

3. 抑郁，情绪低落。因产后内分泌的剧烈变化，乳母容易产生抑郁情绪，如果亲人或医务人员没有及时给予亲切的关怀，常使这种症状加重，特别是孩子性别不如意，或家人态度比较冷漠或产程艰难，常使母亲对孩子产生厌恶情绪，甚至怪罪于无辜的孩子，这类母亲缺乏责任感及亲切感，无热情进行母乳喂养。产妇躯体疾病如手术产、疼痛、产后出血、感染等常可加重抑郁症状。

妊娠、分娩、哺育后代是人生大事，这期间的经历常使人终生难忘，甚至影响到今后的身心健康，因此除了关心产妇生理异常外，更要早期识别心理异常，如有明显心理障碍要及时请心理医生进行心理治疗，以免造成严重后果。

二、乳母的营养需要

乳母的营养摄入关乎着自身健康的恢复和分泌乳汁的质量，因此保持全面合理的营养摄入极其重要。

1. 热　量

除乳母本身的热量消耗外，还有乳汁的热量消耗。我国营养学会建议在乳母本身热量供给之外，哺乳期1～6月的乳母应额外增加1 260 kJ（500 kcal/d）以供泌乳需要。但具体增加量应根据乳母体重的变化来调整，如体重减轻迅速，应考虑热量的供给可能存在不足的问题，则应增加能量供给；若体重迅速增加，则应考虑热量的供给可能过多，应增加体力活动，以免发胖。

2. 蛋白质

孕期乳母体内蛋白质消耗大、存储量少，又因泌乳需要，故乳母在哺乳期间，蛋白质需求量仍较高。建议乳母每日应额外增加25 g蛋白质的摄入，即一位轻体力劳动的乳母每日应摄入70+25=95（g）蛋白质。若劳动强度较大，可适当增至100 g/d。

3. 脂　肪

脂类与婴儿脑发育有关，尤其类脂质对中枢神经系统的发育特别重要。人乳中脂肪含量是波动变化的，婴儿吮乳活动可使乳中脂肪含量增加。哺乳后，乳中脂肪量为哺乳前的3倍。

膳食中脂肪的高低可影响乳中脂肪的含量。注意少摄入富含饱和脂肪酸的畜肉、禽肉，以免引起乳儿脂肪痢；多采用植物油。为了满足胎儿的脑发育需要，应多摄入富含磷脂的豆类、卵黄。我国建议乳母脂肪的供给量，应使其所提供的能量达到膳食总能量的20%~25%，并要考虑到必需脂肪酸的含量要适宜。

4. 矿物质

（1）钙。

乳母需要充足的钙来维持机体消耗和泌乳消耗。若母体本身钙摄入或吸收不足，机体将会利用乳母自身储存的钙来维持乳汁中钙含量的稳定，长期如此，会导致乳母出现腰酸背痛、小腿抽筋等缺钙症状。我国建议乳母每日钙摄入标准为 2000 mg。除日常摄入奶及奶制品等含量高、易吸收的钙外，还可适量采用钙补充剂和动物的骨粉来补充。另外增加 VD 的摄入和晒太阳也有利于钙的吸收与利用。

（2）铁。

铁不能通过乳腺进入乳汁，故乳汁中铁的含量极低，不能满足乳儿的需要。6 个月内的婴儿因体内有足够的铁储存，因而较少发生缺铁性贫血。但是 6 个月以后，婴儿体内铁的储存耗尽，应注意补铁，以食补为主。建议乳母哺乳期应每日至少增加 4 mg 铁的摄入量。

（3）碘。

乳汁中碘含量为 4~9 μg/100mL，浓度略高于母体血浆中的浓度。乳母摄入的碘主要是供泌乳消耗。一般推荐乳母碘摄入量为 150 μg/d，可从加碘食盐或海产品中获取。另外乳母锌、硒的需要量，我国建议每日分别供给 20 mg 和 50 μg。

5. 维生素

为满足母体自身和婴儿生长发育的需要，乳母膳食中的各种维生素都应适量增加。

（1）VA。脂溶性维生素中只有 VA 能少量通过乳腺，所以增加乳母 VA 的摄入量，乳汁中 VA 的含量也只会有一定程度增高，乳汁中 VA 的含量较为稳定。因此推荐乳母每日 VA 的摄入量为 1200 μgRE（视黄醇当量），较正常状态下增加 200 μg。

（2）VD。VD 也是脂溶性维生素，几乎不能通过乳腺，乳汁中含量也较低。因此认为乳母无需额外补充 VD，只要保证婴儿多晒太阳即可。

水溶性维生素大多可自由通过乳腺，但是乳腺可调控其进入乳汁的含量，达到一定水平时不再增高，乳汁中 VB_1 为 0.014 mg/dL，VB_2 含量为 0.037 mg/dL。中国营养学会推荐摄入量（RNI）：VB_1 为 1.8 mg/d，VB_2 为 1.7mg/d，VB_6 为 1.9 mg/d，VB_{12} 为 2.8μg/d，VC 为 130 mg/d，叶酸为 500μg/d。

6. 水　分

乳汁主要成分就是水分，一般乳母每日随乳汁排出的水约有 750 mL，因此乳母在日常生活中，要及时注意水分的补充。若摄入水分不足，乳量则减少。除喝白开水外，乳母还可以通过汤羹类流食来补充水分。

三、乳母的膳食

乳母的健康和营养摄入关系到母乳的质量，合理安排乳母的膳食，对于乳母和婴儿来说都至关重要。因此在哺乳期间，要合理安排乳母膳食，尤其要注意以下几点：

（1）膳食应做到食物种类齐全，品种全面多样，粗细粮搭配，不可偏食，每日可进食 4～5 餐，保持总能量和营养素的摄入。

（2）保持优质蛋白质的供给。要保证乳母每日摄入的优质蛋白质含量至少占总蛋白的 1/3，多摄入动物性食品以及豆制品。

（3）注意钙元素的补充。乳母对钙的需要量较大，每日要多摄入钙含量丰富且易于吸收的食品，如奶及奶制品，小鱼、小虾（可连骨带壳食用）等。除此之外，还应适当摄入骨粉等钙补充剂来保持钙的供给。

（4）注意铁元素的补充。多摄入动物的肝脏、红肉类、菠菜等铁含量高的食物，预防贫血。

（5）多吃蔬菜、水果及海藻类食品。每天应摄入 500 g 以上的新鲜蔬果和适量的海藻类食品，保证维生素、无机盐、膳食纤维、果胶、有机酸、碘等营养成分的摄入，增进食欲，预防便秘。

（6）少吃或不吃高盐及腌制食品、刺激性食品（如烧烤、卤制品等）、不卫生食品，远离烟酒。

（7）合理烹调。少采用油炸、卤等方式进行烹调，适量增加汤类菜肴的摄入，选用合适的烹调手段，尽量降低各大营养素的烹调损失。

总之，乳母营养对下一代的生长发育极为重要，应用科学的方法来指导配膳。

表 9-15、表 9-16 分别为乳母合理膳食的构成表与乳母一日食谱举例。

表 9-15　乳母合理膳食的构成

食物	数量/（g/d）
粮谷类	500
大豆及制品	50～200
畜禽佳肉	150～200
蛋类	100～200
牛奶	200～500
蔬菜（绿叶）	500
水果	100～200
食糖	20
烹调油	20～30

表 9-16　乳母一日食谱举例

餐别	食物	数量
早餐	红豆稀饭	大米50 g，红豆10 g
	馒头	面粉50 g

续表

餐别	食物	数量
	卤鸡蛋	鸡蛋50 g
	凉拌黄瓜	黄瓜100 g
早点	牛奶	250 mL
	蛋糕	50 g
午餐	米饭	大米150 g
	鲫鱼汤	鲫鱼100 g
	炒四季豆	四季豆250 g
午点	鸡蛋面	面条50 g，鸡蛋50 g，虾皮5g
晚餐	米饭	大米150 g
	黑木耳炒青菜	青菜200 g，黑木耳10 g
	花生排骨汤	花生25 g，猪大排100 g

表 9-17 为乳母全天营养素摄入量统计。

表 9-17　乳母全天营养素摄入量统计

营养素摄入量	数量
全天热能	12.4 MJ
蛋白质	119 g
脂类	88 g
碳水化合物	420 g
糖类	20 g
钙	1 289 mg
铁	31 mg

同步训练 9-3： 简述孕期饮食与营养管理特点。

第三节　婴幼儿营养与喂养

婴儿期：出生到满 1 周岁。幼儿期：1 周岁到满 3 周岁。婴幼儿期是人类生长发育的高峰期，体重、身高、大脑快速增长，代谢旺盛，但生理机能发育不成熟，特别是消化系统发育不成熟，咀嚼能力、消化吸收能力差，胃容量小。正确地喂养才能保证婴幼儿正常发育和保持健康。

一、婴幼儿消化特点

婴幼儿阶段机体发育尚不成熟，咀嚼能力基本没有或不够，消化能力也较差。新生儿胃液成分与成人基本相同，凝乳酶偏多，但胃容量小，胃排空时间也较长。

二、小儿营养需求

（一）能　量

婴幼儿摄入的能量主要是供生长发育、基础代谢以及少量身体活动消耗。婴幼儿期每天需要能量 100 ~ 120 cal/kg，1 ~ 3 岁需 100 cal/kg，学龄儿童需 50 ~ 80 cal/kg。能量长期供给不足，会导致发育迟缓、体重不增加甚至降低；而摄入过多，就易发生肥胖症。

（二）营养素需要

小儿所需营养素种类与成人相同，但数量和比例可能略有不同。

三、婴幼儿喂养

婴幼儿除必要的生理活动外，膳食提供的能量与营养素大部分都供给生长发育消耗。鉴于婴幼儿生理代谢和消化系统的特点，应特别注意喂养方式和膳食选择，应使小儿既能获得足够的营养物质，又不会发生消化功能紊乱。

（一）母乳喂养

母乳是婴儿最理想的食物，母乳所含的营养物质及其数量和比例完全符合婴幼儿的营养所需，且母乳更易消化，其中所含免疫球蛋白（初乳中尤多）与乳铁蛋白还能增强婴儿的免疫力。孩子出生后应尽量采用母乳喂养。

（二）人工喂养

人工喂养指出生后或出生几个月后采用其他食品代替母乳喂养的方式。一般人工喂养多采用奶粉为食品，也可选用鲜牛乳、鲜羊乳、炼乳、酸乳以及黄豆粉、黄豆浆等代乳品。人工喂养的食物较多，可根据具体条件并结合小儿的月龄、体质、消化能力等合理喂养，尽可能做到合理营养。相比于母乳喂养，人工喂养的缺点较多，无特殊情况下尽量争取在母乳喂养 3 ~ 6 月后再改用人工喂养。

（三）混合喂养

母乳不足或因故不能按时哺乳时，可以人工喂养方式补充喂养。混合喂养方式优于单纯人工喂养，但仍不如母乳喂养好。

（四）断　奶

婴儿一般在出生后 5～6 个月开始添加辅食，逐渐减少喂奶次数，争取 1 岁左右完全断奶。若值夏季或小儿患病期间，可适当推迟断奶时间，但最好不超过 1 岁半。

（五）辅食添加

随着婴儿年龄增长，母乳喂养或人工喂养逐渐不能满足生长发育的需要，此时应及时添加辅食摄入，弥补母乳喂养或人工喂养所提供能量及营养素的不足。具体添加辅食的品种、数量及时间，应根据小儿的月龄、消化功能、营养需要以及健康状况来决定。

1. 添加辅食的原则

添加辅食的原则：由稀到稠，由流食到半流食再到普食，循序渐进，有规律地添加辅食。辅食的种类及数量也要根据小儿的消化情况逐渐增加。保持食品的卫生与安全。

2. 辅食添加的品种与时间

婴儿出生后 2 个月，可逐渐给予鱼肝油滴剂、新鲜果汁等，补充维生素；5 个月起，可添加菜汤、菜泥、烂稀粥与米面糊；7～8 个月可开始给水果泥或煮熟的水果、蒸鸡蛋、米粥、烂面片、肉末、豆腐与土豆等；10 个月后可逐渐喂软饭、煮烂的肉、鱼以及蛋类或碎菜。

表 9-18 为婴幼儿增添的辅助食品类。

表 9-18　婴幼儿增添的辅助食品

年龄	辅助食品
1～2月	稀米汤、果汁、西红柿、水果
3～4月	烂粥、米粉糊、鸡蛋黄、新鲜菜汤
6～7月	馒头片、饼干、米粥、菜泥、蒸鸡蛋、煮熟的水果
8～7月	面片、烂面条、鸡蛋、肉末、豆腐、山芋、土豆、碎菜
10～12月	蛋类、煮烂的肉、鱼、软饭、豆浆
1～2岁	各类软食、少量日常食品

（六）幼儿膳食

满周岁以上的小儿，已具备一定咀嚼能力，饮食应逐渐过渡到普食，减少乳类的摄入，适当摄入豆制品、鱼蛋类、动物肝和水果蔬菜，主食也可给饼干、烤馒头片、面包、烂米饭等；培养良好饮食习惯，不吃零食。

拓展阅读 9-1：世界卫生组织 6～23 月龄婴幼儿辅食喂养指南（2023）

2023 年 10 月 16 日，世界卫生组织（WHO）在网站上正式公布了最新版《6～23 月龄婴幼儿辅食喂养指南》。该指南为 6～23 月龄婴幼儿辅食喂养提供了全球性的、规范性的循证建议。但不适用于早产儿和低出生体重儿、急性营养不良和严重疾病未恢复的儿童、生活在紧急情况下的儿童或残疾儿童。该指南针对 6～23 月龄婴幼儿的喂养建议包括以下七项：

建议一

继续母乳喂养：母乳喂养应持续至 2 岁或以上（强烈推荐，证据等级极低）。

建议二

a.6～11 月龄婴儿奶的摄入：对于 6～11 月龄的婴儿，如果喂母乳以外的乳类，可以选择配方奶或动物乳进行喂养（条件性推荐，证据等级低）。

b.12～23 月龄幼儿奶的摄入：对于 12～23 月龄的幼儿，如果喂母乳以外的乳类，应选择动物乳喂养，不建议喂幼儿配方奶（条件性推荐，证据等级低）。

建议三

辅食添加年龄：婴儿满 6 月龄（180 天）起在继续母乳喂养同时应开始添加辅食（强烈推荐，证据等级低）。

建议四

膳食多样化：6～23 月龄婴幼儿应摄入多样化膳食。

a. 应每天摄入动物性食物，包括肉、鱼或蛋（强烈推荐，证据等级低）。

b. 应每天摄入蔬菜和水果（强烈推荐，证据等级低）。

c. 应经常摄入豆类、坚果和种子类食物，尤其是膳食中的肉、鱼或蛋和蔬菜有限的情况下（条件性推荐，证据等级极低）。

建议五

不健康的食物和饮料：

a. 不应摄入高糖、高盐和高反式脂肪酸食物（强烈推荐，证据等级低）。

b. 不应摄入含糖饮料（强烈推荐，证据等级低）。

c. 不应摄入无糖甜味剂（强烈推荐，证据等级极低）。

d. 应限制 100%果汁的摄入（条件性推荐，证据等级低）。

建议六

营养素补充剂和强化食品：

在某些情况下，仅靠非强化食品可能无法满足营养需求，6-23 月龄婴幼儿可能受益于营养素补充剂或强化食品。

a. 多种微量营养素粉（MNPs）可以提供额外的特定维生素和矿物质，并且不会取代膳食中的其他食物（特定情景推荐，证据等级中等）；

b. 对于已经食用商品化谷基辅食和混合面粉的婴幼儿，虽然不应鼓励摄入这些谷物，但强化这些谷物可以改善微量营养素的摄入（特定情景推荐，证据等级中等）；

c. 因食物缺乏而面临严重营养缺乏的婴幼儿，摄入小剂量脂基营养素补充剂（SQ-LNS）可能是有用的（特定情景推荐，证据等级高）。

建议七

回应性喂养：6～23 月龄婴幼儿应进行回应性喂养，即“鼓励婴幼儿自主进食并顺应其生理和发育需求的一种喂养实践。可能会促进进食的自我调节，并支持认知、情感和社会适应能力的发展”。

同步训练 9-4：简述婴幼儿消化特点。

第四节　学龄前儿童营养与膳食配餐

学龄前儿童是指满 2 周岁后至满 6 周岁前的儿童。学龄前是儿童生长发育关键时期，每日所需的能量及各类营养素较多。学龄前儿童好奇心重、注意力分散、喜欢模仿，具有极大的可塑性，也是培养良好生活习惯的重要时期。

一、生理特点

身高、体重稳步增长；神经系统发育逐渐完善；咀嚼、消化能力逐渐完善，但仍未发育完全。另外，学龄前儿童注意力分散，模仿能力极强，开始有自主选择食物的意识，可抓住这一特点来培养良好的饮食习惯。

二、营养需求

（一）能　量

相较于婴幼儿时期，学龄前儿童生长发育速度有所减缓，但发育仍较迅速，活动量增大，基础代谢率也增高，每日所消耗的能量仍比较多。

1. 蛋白质

学龄前儿童膳食中蛋白质推荐摄入量平均为 50 g/d，其中动物性蛋白质和豆类蛋白质要占总摄入蛋白质的 1/2。

2. 脂　类

学龄前儿童每日膳食中推荐脂肪的供能比为 30%～35%。这一数量的脂肪不仅提供所需的必需脂肪酸，而且有利于脂溶性维生素的吸收。

3. 碳水化合物

学龄前儿童每日膳食中碳水化合物的推荐供能比为 50%～60%。适量增加膳食纤维的摄入，以促进肠蠕动，防止幼儿便秘；控制减少蔗糖等纯糖饮食的摄入量在 10g 以下，以防引起肥胖、龋齿等问题。

表 9-19 为学龄前儿童能量、蛋白质、脂肪每日需求量。

表 9-19　学龄前儿童能量、蛋白质、脂肪每日需求量

年龄/岁	能量RNI（kcal/d）		蛋白质RNI/（g/d）	脂肪占总能量的比例
	男	女		
3～4	1 350	1 300	45	30%～35%
4～5	1 450	1 400	50	
5～6	1 600	1 500	55	

（二）矿物质

学龄前儿童生长发育依旧迅速，且因活动量增加，各种矿物质元素的代谢也会增多。为保持正常的发育和健康状态，必须通过膳食及时补充各类矿物元素，尤其是支持骨骼发育的钙元素和造血相关的铁元素。

表 9-20 为学龄前儿童矿物质每日需求量。

表 9-20 学龄前儿童矿物质每日需求量

年龄/岁	钙AI/（mg/d）	铁AI/（mg/d）	锌RNI/（mg/d）	硒RNI/（μg/d）	碘RNI/（μg/d）
4～6	800	12	12	25	9

（三）维生素

大多数维生素人体不能自主合成，只能从膳食中摄取。维生素在机体中具有特殊的生理功能，当机体出现某种维生素摄入不足时，就会出现相应的缺乏症。

表 9-21 为学龄前儿童维生素每日需求量。

表 9-21 学龄前儿童维生素每日需求量

年龄/岁	VA RNI/μg	VD RNI（μg/d）	VB_1RNI（mg/d）	VC RNI（mg/d）	叶酸RNI/μg
4～6	600	10	0.7	70	200

三、合理膳食原则

1. 规律饮食，自主进食，不挑食

学龄前儿童每天可安排五餐，即早、中、晚三次正餐以及两次加餐，两次正餐应间隔 4～5 h，加餐与正餐间应间隔 1.5～2 h；加餐的食物分量不宜过多，以免影响正餐的摄入。

定时定座定量引导儿童进餐，避免边吃边玩等进食行为，吃饭充分咀嚼但不拖延，最好在 30 min 内吃完，教导孩子自己使用餐具进食，培养良好的饮食习惯。

2. 每天饮奶，足量饮水，正确选择零食

奶及奶制品中钙含量丰富且易吸收，是钙元素的良好来源。我国 2～3 岁儿童的膳食钙每天推荐量为 600 mg，4～5 岁儿童为 800 mg，每天饮用 300～400 mL 奶或相当量奶制品，可保证 2～5 岁儿童钙摄入量达到适宜水平。

2～5 岁儿童活动量大，新陈代谢旺盛，需要水分量也多，每天应及时补水，少量多次饮水，摄入的水分应以白开水为主，少喝饮料。

零食是儿童营养的有效补充，但儿童的零食应选择新鲜、天然、易消化的食品，如奶制品、坚果类、水果等。少食用油炸及膨化类食品、刺激性食品等。零食的摄入不可影响正餐的摄入，餐前、睡前不要吃零食。

3. 食物应合理烹调

注意膳食中盐的摄入，低钠饮食，以控制血压。2 ~ 5 岁儿童钠 AI 值为 1.2 g/d，即每天 3g 盐。

四、膳食配餐设计

1. 每日膳食构成

粮谷类 150 ~ 200 g；鱼禽瘦肉 100 g；牛奶 200 ~ 300 mL ；蔬菜 150 g；鸡蛋 1 个；豆制品要适量；水果要适量。同时，每周进食一次猪肝或猪血，一次富含碘、锌的海产品。膳食供给制度采用三餐两点制。

2. 营养食谱的设计原则

（1）选择富含优质蛋白质、多种维生素、粗纤维和无机盐的食物，少食用反季节的蔬菜水果。

（2）膳食要注意粗细粮搭配、荤素搭配、干稀搭配、主副食搭配等，保证食物种类齐全，品种多样，充分利用食物各营养素之间的互补作用，提升膳食营养价值。

（3）注意清淡饮食，少采用油炸、烧烤及刺激性强的食品。

（4）注意膳食色彩、造型的搭配，经常变换食物种类与烹调方法以促进食欲。

3. 营养食谱的设计

（1）根据学龄前儿童的年龄段、性别来确定能量需求量。

（2）各餐次热能的合理分配。学前儿童胃的容积小，排空时间快，据此可采用三餐一点或三餐两点式供应膳食。一般早餐食物的供热量为全天总热量的 25% ~ 30%，中餐为 35% ~ 40%，晚餐为 25% ~ 30%，午后加餐的能量供应比为 10% ~ 15%。

（3）确定三大供能营养素的摄入量。三大供能营养素的供能比分别为：蛋白质 10% ~ 15%，脂肪 30% ~ 35%，碳水化合物 50% ~ 60%。

（4）确定食物的品种与数量。根据食物中碳水化合物的含量和碳水化合物日推荐摄入量来确定主食的品种与数量，每日主食应具有两种以上的粮谷类食物原料。根据蛋白质的推荐摄入量确定副食的品种与数量，副食中蛋白质的 2/3 应由动物性食物提供，1/3 由豆制品供给，每日应提供两种以上动物性原料，1 ~ 2 种豆制品；查表并计算各类动物性食物及豆制品的供给量；设计蔬菜的品种与数量，一餐选择 3 ~ 4 种蔬菜。

表 9-22 为学龄前儿童一日食谱举例。

表 9-22 学龄前儿童一日食谱举例

餐别	食物		数量	餐别	食物		数量
早餐	牛奶、蛋花、麦片粥	牛奶	200mL	午餐	土豆烧牛肉碎	牛肉	30g
		麦片	25g			土豆	30g
		鸡蛋	25g		西红柿蛋花汤	鸡蛋	25g

续表

餐别	食物		数量
		糖	15g
早点	香蕉		50g
	强化钙饼干		15g
午餐	馒头		面粉50g

餐别	食物		数量
		西红柿	50g
晚餐	鱼肉丸豆腐	米饭	大米125g
		鱼肉	25g
		油豆腐	30g
		面粉	5g
晚点	牛奶		150mL

注：全日烹调用油10 g。

同步训练 9-5：简述学龄前儿童营养需求。

第五节 学龄儿童营养与膳食配餐

学龄儿童指的是 6 岁到不满 12 岁的未成年人，他们生长发育旺盛，活泼好动，肌肉系统发育特别快，体内合成代谢旺盛，所需的能量和各种营养素的量比成人更高。

目前我国学龄儿童群体存在的营养问题主要包括，早餐营养不足导致学习行为改变，城市儿童超重和肥胖率上升等。

一、学龄儿童生理特点

学龄儿童生长迅速，代谢旺盛，身高在该阶段的后期增长较快，各系统器官的发育快慢不同。

进入青春期后，身高和体重进入第二次突增期，所增加的身高和体重分别占其成人时的一半和 15 %～20% 。

在青春期以前，男女生的脂肪和肌肉占体重的比例是相似的，均为 15%和 19%。进入青春期后，女性的脂肪增加到 22%，男性仍为 15%。性发育成熟，性腺发育逐渐成熟，性激素促使生殖器官发育出现第二性征。

心理发育成熟，青少年的抽象思维能力加强、思维活跃、记忆力强，追求独立的愿望强烈。心理改变可导致饮食行为改变。

二、学龄儿童膳食指南

1. 了解食物，学习烹饪，提高营养科学素养

儿童期是学习营养健康知识、养成健康生活方式、提高营养健康素养的关键时期。学龄儿童不仅要认识食物，参与食物的选择和烹调，养成健康的饮食行为，更要积极学习营养健

康知识，传承我国优秀饮食文化和礼仪，提高营养健康素养。

2. 合理三餐，规律进餐，培养良好饮食习惯

儿童应规律进食，保持一日三餐饮食，定时定量摄入。早、中、晚三餐提供的能量应分别占全天总能量的 20%～30%、30%～40%和 30%～35%。不可用糕点、零食等代替正餐。保持清淡饮食，少吃含高盐、高糖和高脂的快餐。

3. 合理选择零食，禁止饮酒，少喝含糖饮料

选择卫生、营养丰富的食物作为零食，如水果、坚果、奶制品等，少选择高油、高盐、高糖类零食。远离烟酒，保持每日充足饮水（800～1400 mL），多喝白开水，不喝或少喝饮料。

4. 合理饮食，保持适宜体重增长

父母应正确认识孩子的体型增长，帮孩子做到不偏食挑食以及暴饮暴食。营养不良的儿童，要在吃饱的基础上，增加优质蛋白质食物的摄入；对于体重超标的儿童，应在保证体重合理增长的基础上，控制其总能量摄入，适量增加运动消耗，恢复正常体重。

5. 增加户外活动，保证日常活动

有规律的运动和充足的睡眠有利于儿童生长发育，提升学习效率，预防体重过度增长。儿童每天户外活动时间应保持在 60 min 以上，适量进行中等强度以上的身体活动，每周至少保持 3 次高强度的身体活动。

三、学龄儿童营养需求

1. 热　能

我国营养学会建议儿童每天热能供给量为：7～10 岁 1 800～2 100 kcal，10～13 岁 2 300 kcal。热能摄入过多可能是童年，甚至成年后肥胖的因素，但如摄入过低，儿童会减少活动量，从而影响其生长发育和学习能力，因此要适量摄取。

2. 蛋白质

蛋白质是主要供能营养素之一，蛋白质提供的能量占膳食总能量的 12%～14%。学龄儿童正处于生长发育旺盛时期，对蛋白质的需求较高。如 7 岁男童的蛋白质供给量为 60 g/d，已接近成人的供给量，若按每千克体重计，其蛋白质需要量低于学龄前儿童，但高于成年人。学龄儿童的膳食供给中，在保持优质蛋白质和适量必需氨基酸供给的同时，还必须供给足够的非必需氨基酸以合成蛋白质。

3. 脂　类

学龄儿童脂肪适宜摄入量以占总能量的 25%～30%为宜，在脂肪种类的选择上要注意选择含必需脂肪酸的植物油。

4. 碳水化合物

碳水化合物是人体主要的能量提供来源，学龄儿童膳食中碳水化合物供能比以占总能量

的 55%~65%为宜。保证适量碳水化合物的摄入，不仅可以避免脂肪的过度摄入，同时还可以增加膳食纤维及低聚糖的摄入量，对预防肥胖及心血管疾病都有重要意义。

5. 矿物质和微量元素

由于饮食关系，学龄儿童缺铁性贫血也并不少见，此外在青春期前也需储备一些铁，因此要按供给量 10~12 mg/d 充分供应，并注意提高铁的吸收利用率。儿童骨骼增长及矿物化需要大量钙，学龄儿童钙的供给量为 800~1 000 mg/d，基本上比成年人高。

（1）钙。青春前期及青春期正值生长突增高峰期，为了满足生长发育高峰的需要，11~18 岁青少年钙的适宜摄入量为 1 000 mg/d，7~10 岁钙的适宜摄入量为 800 mg/d。

（2）铁。学龄儿童生长发育旺盛，造血功能也大大增加，对铁需要较成人高。6~12 岁的儿童每天铁的供应量为 10~12 mg，若食物中铁供给不足，可用铁制剂等来补充，以满足生理需要，预防贫血等相关疾病。

（3）锌。儿童缺锌会降低食欲，出现味觉迟钝甚至丧失，严重时可引起生长迟缓、性发育不良及免疫功能受损。建议 4~6 岁的儿童每天锌的供给量为 6~10 mg，7~12 岁为 10~15 mg，可选用含锌比较丰富的海产品或肉、内脏等食品进行补充。

（4）碘。碘缺乏和过量都会引起甲状腺肿。一般儿童日常采用加碘食盐膳食即可维持碘的摄入，也可适量摄入海带、海藻类食品进行补充。儿童每日摄入碘量不要超过 800 mg。

（5）其他微量元素。钴、铜、镁、硒及氟等皆为儿童所必需的微量元素，在一般情况下不会缺乏，但有些地区因水与土壤中缺乏某种微量元素，而引起某些特殊疾病，需注意预防。

6. 维生素

（1）VA。人体每日 VA 需求量为 2 000~4 000 IU。婴幼儿和儿童更易发生 VA 的缺乏。建议 5 岁以上的儿童应多吃些奶油、动物肝脏等 VA 含量高的食物，或补充摄入 VA 制剂。

（2）B 族维生素。学龄儿童体力活动、脑力活动加剧，会使 B 族维生素的需要量增加。可以适量多摄入动物肝、肾等内脏，蛋类、豆酱、花生、芝麻酱、新鲜绿叶蔬菜等以提高供应量。

（3）VC。VC 的需求量随年龄的增加而逐渐增长。3~5 岁、6~8 岁、9~12 岁的维生素每日需求量分别为 40 mg、45 mg、50 mg。新鲜的蔬菜、水果是 VC 丰富的食物来源。

（4）VD。一般每日应摄入 300~400 IU。当食物中 VD 不能满足儿童生长发育的需要时，应给予鱼肝油或其他 VD 制剂或多晒太阳。

表 9-23 为学龄儿童一日食谱举例。

表 9-23　学龄儿童一日食谱举例

餐别	食物	数量
早餐	面包	100 g
	牛奶	250 g
	苹果	80 g
午餐	米饭	大米125 g
	红烧海带鸡块	鸡肉80 g，海带30 g，鲜香菇10 g

续表

餐别	食物	数量
午餐	素炒笋片	莴笋75 g
	西红柿鸡蛋汤	西红柿20 g，鸡蛋10 g
晚餐	馒头	面粉80 g
	小米粥	小米25 g
	肉丝炒蒜苗	蒜苗75 g，瘦肉丝35 g
	芹菜炒香干	芹菜45 g，豆腐干45 g

注：全日烹调用油为17 g。

同步训练 9-6：简述学龄儿童营养需求。

第六节　青少年营养与膳食配餐

青少年是介于儿童期与成年期的一个阶段，不但生长快，而且第二性征逐渐出现，加之活动量大，学习负担重，其对能量和营养素的需求都超过成年人。

一、青少年的生理特点

青少年期包括青春发育期及少年期，年龄通常为女性 11 ~ 18 岁，男性 13 ~ 20 岁，大致相当于初中和高中学龄期。青少年时期的生长速度在人的一生中仅次于婴儿期，身高每年可增加 5 ~ 7 cm，个别的可达 10 ~ 12 cm；体重年增长 4 ~ 5 kg，个别可达 8 ~ 10 kg。除体格发育外，生殖系统也迅速发育，第二性征表现逐渐明显。

在这一时期，孩子在心理和生理上都会发生一系列变化，各个器官逐渐发育成熟，思维能力活跃，记忆力最强，是人的一生中长身体、长知识的最重要时期，其生长速度、性成熟程度、学习能力、运动成绩和劳动效果都受营养状况的影响。

小知识 9-6：心理断乳期

儿童一般在 1 岁左右首先实现了生理上的断乳。随着成长，他们的自我意识也开始萌芽发展，到青少年期形成了“成人感”“独立感”。这样，他们从以前对父母的心理上的依赖过渡到开始反抗成人过多的保护和干涉。这时期的青少年经常体验到各种矛盾冲突，如：一方面自己想成为一个独立的人，但另一方面由于自己各种能力的不足与不完善，不得不在某种程度上又依赖于父母；想摆脱外界的约束与现实外在的干预之间的矛盾等。心理断乳期正是处于青春期到青年初期这一年龄阶段，是孩子从幼稚走向成熟的转折时期，是由身心的发展逐渐试图摆脱成人的监督，成为自己考虑判断和解决问题的独立的人的过程。

这一时期的具体表现有不愿与父母同行外出，许多事情不愿与父母商量，常常为小事与家长顶撞争执，不再依赖父母来维持自己的安定感，开始寻求伙伴朋友关系，扩大社会交往等。由于这一时期青少年心理的复杂性和矛盾性，很容易出现问题。对他们进行教育，应充分了解这时期青少年的心理特点，尊重他们的独立需要，又给予积极的引导。

家长的正确应对方案：

（1）适当引导孩子。对于孩子消极的青春期逆反心理，家长应根据孩子的心理特点，从行为和心理上进行引导，教育的方式要多样化。应该采用平等对话的方式，让他把心里话说出来，然后家长把自己的观点、经历讲给他听，让孩子自己进行比较。

（2）要理解信任孩子。家长要与孩子建立一种亲密的、平等的朋友关系，要相信孩子有独立处理事情的能力；要尊重孩子的人格，充分利用孩子的“小大人”想法，针对家里的一些事情征求、听取孩子的意见；要尽可能支持他们，尤其在他们遇到困难、失败的时候，帮助他们分析事物、明辨是非，然后鼓励他们自己去正确处理。

（3）家长要做出表率。在孩子遇到困难和失败时，应多给予鼓励和安慰；孩子有了成绩，要及时给予表扬。家长自己有缺点和错误，应勇于承认，立刻改正，为孩子做出表率，使孩子从中得到启迪。

（4）尽量避免与孩子正面冲突。在孩子发火时，家长应保持冷静。争论激烈时，家长应转移话题或采取冷处理方式，以免孩子萌发对立情绪，使逆反心理更强烈。但家长不能过于迁就孩子的不合理要求和不良的行为，以防孩子以后总是用反抗的方式来要挟父母，达到自己的目的。孩子平静下来之后，在适当的时候，家长应心平气和地指出孩子的错误和不当之处，使孩子积极克服爱冲动的毛病。对于比较严重的反抗行为，家长可以采取奖赏训练的方法，强化孩子的顺从行为。

（5）鼓励孩子多参加有益于身心的集体活动。通过集体活动，孩子可以广交朋友，丰富、充实自己的精神生活，发展“自我”意识，正确、客观地评价自己，有利于培养活泼开朗的性格、真诚待人的品德，使其顺利度过心理断乳期。

二、青少年营养需要

（一）能　量

青少年对能量的需要与生长速度成正比，由于生长代谢的消耗的增加，对能量的需要量增高。青少年生长发育速度很快，活动量较大，所需的能量也相应增加。青春期不同性别、年龄的能量需求不同。一般男性能量需求要高于女性，年龄愈大，所需能量愈多。中国营养学会推荐青少年能量摄入量（RNI）为：女生 8.32 ~ 10.04 MJ/d，男生 8.80 ~ 12.13 MJ/d。生长发育需要的能量占总能量的 25% ~ 30%，供给的能量既要满足生长发育所需，又要防止过多造成超重与肥胖。近年来，随着生活水平的提高，因能量摄入过多导致青少年肥胖的比例呈上升趋势。

（二）蛋白质

青少年的机体组织器官发育迅速，需要摄入充足的蛋白质。蛋白质是体重增加的物质基础，尤其是在性成熟生长期及男孩肌肉发展过程中。在蛋白质来源上，也需要注意选择优质蛋白质。蛋白质的摄入不足，可能导致青少年发育迟缓、消瘦。然而，摄入过多对于青少年也有不利影响，尤其是动物性蛋白摄入过多可能导致体内胆固醇水平升高，增加肾脏的负担。此期一般体重增加 30 kg。中国营养学会建议青少年膳食中蛋白质的能量供应比应为 12%～14%，推荐摄入量为：男生 70～85 g/d，女生 65～80 g/d，其中一半应为优质蛋白质。此外，生长发育的机体对必需氨基酸要求较高，如成人每日需要赖氨酸 12 mg/kg，而青少年每日则需要 60 mg/kg。因此，供给的蛋白质中来源于动物和大豆的蛋白质应达 50%，以提供较丰富的必需氨基酸。

（三）脂　类

青少年处于生长发育的高峰期，脂类可以提供能量和必需脂肪酸。但脂肪过量摄入会增加肥胖、心血管疾病、高血压疾病的发生风险。脂肪提供的能量应占总能量的 25%～30%。

（四）碳水化合物

碳水化合物的适当摄入能保证稳定的血糖水平和能量供应。但应避免摄入过多低分子食用糖，高糖食品应少吃。碳水化合物提供的能量应占总能量的 50%～65%。

（五）矿物质

青少年期身体的迅速生长发育、紧张的学习、各种考试的负荷及体育锻炼，使其维生素及各类矿物质需要量稍高于从事轻体力劳动的成人。青少年时期身体生长迅速，对矿物质尤其是钙、铁的需求量很大。充足的钙摄入有助于提高骨密度峰值，而摄入不足可能导致新骨结构异常，骨钙化不良。青少年钙适宜摄入量（AI）为 1 000 mg/d，可耐受最高摄入量（UL）为 2 000 mg/d。铁供给不足时可引起缺铁性贫血。伴随第二性征的发育，女生出现月经初潮，铁丢失增加，铁的供应量应高于男性。铁的适宜摄入量（AI）为：女性 18～25 mg/d，男性 16～20 mg/d，男女性可耐受最高摄入量（UL）均为 50 mg/d。锌的推荐摄入量（RNI）为：女性 15.0～15.5 mg/d，男性 18.0～19.0 mg/d，可耐受最高摄入量为 800 μg/d。碘摄入过多可能导致高碘性甲状腺肿。

（六）维生素

B 族维生素需要量增加，尤其对于男孩来说，其能量代谢的增加和肌肉组织的发育需要大量的 B 族维生素，如不及时补充，则易导致 B 族维生素缺乏症。另外，还应注意 VC 和 VA 的补充。

三、青少年的膳食营养

处于青春发育期的青少年对热能和营养素的需要高于一般人，要求食物供给量较多，要选择营养素密度较高的食物。

（一）青少年营养膳食特点

1. 青少年的饮食模式

青少年的饮食特点是变化，其中包括生理特征、心理、社会角色以及社会责任的变化。这些变化中的一个显著特点就是青少年越来越能够掌握自己的饮食模式。他们不再仅依靠家庭的饮食模式，而是容易受其他因素的影响，如同龄人、媒体、对体型的期望、食物价格以及食物销售点的距离等。餐间及替代正餐的点心及零食经常出现在青少年的饮食中。营养学家们时常有这样的顾虑，即该饮食模式能否满足青少年生长发育的营养素需求。而一种饮食模式的营养学价值更多地取决于摄入了什么，而不是何时摄入或在哪里摄入。事实上，青少年的能量需求比成年人要高 1 000 kJ/d，因此青少年有摄入一些高热量密度食物的空间。

2. 节　食

青少年时期如果摄入过量的高热密度食物，其导致的后果就是肥胖。但通常情况下，高热量食物的摄入并非青少年时期出现肥胖的唯一原因，其也与社会、心理、生理等诸多因素有关。无论何因，肥胖对青少年的影响都是极为不利的，因此饮食的调节就显得格外重要。青少年女性尤其担心超重，故节食或其他控制体重的行为在该年龄段很常见。极端方式的节食，可使能量与营养素的摄入不足或不平衡，加之过量的运动，可能更多的是失去体内的水分和肌肉组织，而并非脂肪。

（二）青少年营养食物选择

（1）饮食应多样化，以谷类为主。每日 400 ~ 500 g 谷类主食可为青少年提供 55% ~ 60% 的能量、约一半的 VB_1 和烟酸。

（2）在热能供给充分的前提下，注意保证蛋白质的摄入量和提高利用率。膳食中应有充足的动物性和大豆类食物，肉、禽、鱼、虾类交替选用。要注意主副食搭配，每餐有荤有素或粮豆菜混食，以充分发挥蛋白质的互补作用。少吃肥肉、糖果和油炸食品，不能盲目减肥，同时应加强体力活动。

（3）应经常供给有色蔬菜瓜果，以保证各种维生素、无机盐及膳食纤维供给。适量选用有色瓜果蔬菜。

（4）有条件的地区，应设法选用富钙和优质蛋白质的鲜牛羊奶。

（三）青少年营养膳食安排

总原则是均衡营养和适合青少年生理和心理特点。具体要求如下：

（1）膳食安排基本与成人相同。餐次安排上，三餐热能分配要注意早餐的供给，特别是早餐中蛋白质和热能的供给量，如早餐达不到要求，可在课间加餐给予补充，保证吃好早餐。

（2）培养良好的饮食习惯，进食要定时定量，不乱吃零食，不偏食、不暴饮暴食。吃零食要适度，不应影响正常三餐和平衡膳食。摄入盐量要适当，每日应控制食盐在 10g 以下为宜。吃饭要细嚼慢咽，保证充分的进食时间。

（3）合理膳食制度。合理分配进餐次数、时间以及各餐热量。定时定量进餐，有利于胃负担均衡，维持良好食欲和食物的正常消化吸收。一般以一日三餐制度较为合理，各餐间隔

4～6 h，有必要可增加课间餐。

（4）参加体力活动，避免盲目节食。

四、一日膳食设计举例

表 9-24、表 9-25、表 9-26 分别为 10～12 岁小学生、13～18 岁中学生、大学生的一日食谱举例。

表 9-24　10～12 岁小学生一日食谱举例

餐别	食物	数量
早餐	豆沙包	面粉80 g，红小豆50 g，白糖10 g
	拌香椿	香椿35 g
课间餐	面包	面粉25 g
	牛奶	150 mL
午餐	馒头	面粉150g
	肉炒柿椒	柿椒75 g，瘦肉50 g，蒜苗10 g
	素炒芹菜	芹菜100 g
晚餐	米饭	大米125 g
	西红柿炒鸡蛋	西红柿150 g，鸡蛋1个
	青菜、紫菜豆腐汤	紫菜10 g，豆腐25 g，青菜20 g
	水果	苹果80 g

注：全日植物油24 g，食盐8g，调味料适量。

表 9-25　13～18 岁中学生一日食谱举例

餐别	食物	数量
早餐	菜肉包子	面粉100 g，瘦肉25 g，小白菜100 g
	甜牛奶	牛奶250 mL，白糖10g
课间餐	面包	面粉25 g
	豆奶	150 mL
午餐	米饭	大米150g
	胡萝卜豆干炒肉	胡萝卜50 g，豆干80 g，瘦肉25 g
	番茄炒鸡蛋	鸡蛋50 g，番茄150 g
	虾皮冬瓜汤	虾皮10g，冬瓜50 g

续表

餐别	食物	数量
晚餐	馒头	面粉100 g
	红烧鲫鱼	鲫鱼50 g
	炒青菜	青菜150 g
	稀饭	小米25 g
	水果	西瓜200 g

注：全日植物油24 g，食盐8g，调味料适量。

表 9-26　大学生一日食谱举例

类别	食物	数量
早餐	菜肉包子	面粉100 g，瘦肉25 g，小白菜100 g
	小米粥	小米50g
课间餐	蛋糕	25g
	水果	梨子50g
午餐	米饭	大米150g
	胡萝卜炒肉	瘦肉100 g，胡萝卜100 g，蒜苗10 g
	炒卷心菜	卷心菜250 g
晚餐	花卷	面粉200 g
	猪血豆腐葵菜汤	猪血50 g，豆腐100 g，葵菜200 g

注：全日植物油25 g，食盐8g，调味料适量。

同步训练 9-7：简述青少年营养需要。

同步训练 9-8：青少年营养配餐应该注意哪些问题？

第七节　中年人营养与膳食配餐

中年时期，一般是指 30 ~ 49 岁，生长发育已经停止。中年人工作压力大，工作节奏快，家庭负担也比较重，时间安排紧，虽知识经验日益丰富，但身体机能开始下滑，体力逐渐衰减。

一、中年人的生理特征

20 ~ 25 岁是人体生理功能的巅峰期，器官、系统发育完全，各项身体指标达到最佳状态。

大约从 30 岁始，生理巅峰过去，人体各器官系统功能开始以每年约 1%的速度递减，身体的抵抗力等开始降低，各类疾病的患病率逐渐增加。

（一）神经系统

中年时期，人的神经、精神活动比较稳定，对各种刺激的反应趋于平稳。但由于中年人的神经传导速度逐渐减慢，会出现机械记忆力下降，神经反应力减慢。中年人的中枢神经抑制过程减弱，睡眠时间逐渐缩短，入睡难、容易醒。

（二）心血管系统

从 50 岁起，每 10 年心排血量会下降 6%～8%，而血压却上升 5%～6%。血管壁弹性降低，血管运动功能和血压调节能力减弱，血液中胆固醇浓度也逐年增高，各类心血管疾病的患病率逐年提高。

（三）呼吸系统

呼吸功能逐年下降。肺的扩张与收缩能力随之下降，肺活量变小，气体交换功能也逐年衰弱。呼吸系统的抗病能力也开始降低，发生慢性支气管炎等呼吸道慢性疾病的概率逐年增高。

（四）免疫系统

中年后期，细胞免疫和体液免疫都开始出现功能减退现象。抗体生成能力和细胞免疫功能减弱；机体出现变异蛋白质，免疫识别系统会将此作为异体蛋白而产生自身抗体，与此相关的是血液中还会出现抗原抗体复合物；免疫监视系统对发生癌性突变的细胞的监视功能减弱。这种变化在 50 岁左右和 50 岁以后十分明显。这就是 50 岁前后的中年人常常心力交瘁、易患多种疾病的重要原因。特别是癌症的发病率在 50 岁前后是高峰期。

（五）代谢系统

据研究，30 岁以后，基础代谢平均每年下降 0.5%，但是有些人食量往往保持青年时期的数量，质量也比较好，这样容易使脂肪堆积，造成肥胖，导致高血压、冠心病、糖尿病等许多疾病。

（六）消化系统

消化功能下降，胃液分泌量逐渐减少，胃液酸度和胃蛋白酶原含量降低，其他消化腺的功能也减退，这也导致机体的代谢逐渐降低。

（七）内分泌系统

各种内分泌腺的功能也在减退。胰岛素分泌量减少，使一些个体发生糖尿病倾向或罹患糖尿病。性腺功能降低，使性欲减退。到中年后期，还会因内分泌功能紊乱而出现更年期综合征。

（八）运动系统

骨骼和肌肉逐渐减弱，骨密度降低，关节软骨再生能力缺乏，脊椎骨骼有压缩，背部和下肢各部的肌肉强度减弱，从 30 岁到 60 岁之间约减弱 10%。由于骨骼中的矿物成分增多，软骨发生纤维性变化或钙化，骨的脆性增加，物理强度下降，关节凝结不活，转动幅度缩小，同时骨质易于增生，容易发生骨折和骨关节病，如颈椎病等。

其他器官系统功能也在减退。如肌肉开始萎缩、弹性降低、收缩力减弱；胃功能减低，使清除体内废物的能力下降等。

小知识 9-7：中老年常见高发疾病

随着年龄不断增长，中老年人的身体机能、各个器官功能也不断衰退，再加上长期以来的一些不良生活习惯，特别容易导致一些慢性疾病的发生。

1. 慢性支气管炎

通常是患者由于感冒、吸烟、机体过敏、气候变化、大气污染等原因，使支气管和细支气管反复受到感染和刺激所致。

2. 高血压

其发病原因医学界普遍认为是在一定的遗传背景下由于多种环境因素参与使正常血压调节机制失常所致。高血压既是独立的心血管疾病，又容易导致心、脑、肾三个重要的生命器官病变，危害极大。

3. 冠心病

主要由于冠状动脉血管病变而引起，病变的根源在于患者平时饮食不合理，体内脂质代谢紊乱，使得血脂胆固醇沉积在血管壁上，从而导致冠状血管的硬化、血栓、堵塞。

4. 糖尿病

糖尿病属于内分泌代谢系统疾病，也是一种常见的老年病。其诱发因素包括：感染、肥胖、体力活动少以及环境等，临床上有多尿、多饮、多食、烦渴、疲乏、消瘦、尿糖等症状，并可在动脉硬化及微血管病变基础上产生多种慢性并发症。

5. 关节病和骨质疏松

随着老年人的年龄增长，其软骨组织会发生退行性变化，因此，老年人常患骨关节病和骨质疏松。通常营养钙质补充和适当的锻炼加上合理的饮食，可使这一老化过程延迟、骨质疏松程度减轻。

6. 脑中风

脑中风是老年人的常见病和多发病，现中年人也呈现出高发性，属于脑血管疾病，常会引起偏瘫失语等症状以及中风后遗症，必须争取早期康复治疗，尤其在发病后的前三个月内的康复治疗是获得理想功能恢复的时机。

二、中年人营养需求

中年人应养成良好的饮食和生活习惯，平衡饮食结构，从食物中获得充分的营养，以维持中年人的生理代谢需要和健康状态。

（一）能　量

人体摄入的能量主要用于满足维持基础代谢、体力活动和食物特殊动力作用消耗的能量需要。中年人的基础代谢和器官功能逐渐降低，所以能量也应适当降低，45 ~ 50 岁的中年人比一般成年人的摄入量减少 5%， 50 ~ 59 岁的中年人比一般成年人的摄入量减少 10%。摄入量应与消耗量保持平衡，避免肥胖。

据统计，40 ~ 49 岁死亡的人群中，体重超过 30%的，男性达 42%，女性达 36%。且胖人易患胆石症、糖尿病、痛风、高血压、冠心病和某些癌症。中年人应避免高能量的摄入，高劳动力工作者除外。

（二）蛋白质

随着年龄的增加，中年人身体中蛋白质合成能力减弱，对食物中蛋白质的吸收利用率也降低，但分解消耗能力增加，所以中年人要更加注重蛋白质的供给。推荐中年人每天应摄入 70 ~ 80 g 蛋白质，其中优质蛋白质不低于 1/3，可适量增加大豆类及其制品等植物蛋白质的摄入。

（三）脂　肪

中年时期，由于人体内分解脂肪的酶活性降低，促进脂肪乳化的胆汁酸盐分泌减少，人体对脂肪的分解利用能力下降。所以为保护心血管，防止动脉硬化等的发生，中年人饮食要低脂肪、低胆固醇。

推荐每天脂肪的供给量在 50 g 左右为宜。脂肪以植物油为好，最好 ω-6 脂肪酸摄入量：ω-3 脂肪酸摄入量为（4 ~ 6）：1。植物油含有不饱和脂肪酸，能促进胆固醇的代谢、防止动脉硬化。少摄入动物性脂肪以及动物内脏、鱼子、贝类等胆固醇含量高的食物，防止进食过多诱发胆石症和动脉硬化。

（四）碳水化合物

碳水化合物是热量的主要来源，中年人能量消耗降低，胰腺功能减退，所以也要适当限制糖类摄入，含糖食物过多，会增加胰腺的负担，增加糖尿病的患病风险。

（五）膳食纤维

膳食纤维可以增强胃肠蠕动能力，帮助清洁消化壁，同时还可以减缓消化速度，稀释和加速食物中的致癌物质和有毒物质的移除，帮助控制机体血糖和胆固醇水平，摄取足够的纤维可以预防心血管疾病、癌症、糖尿病以及其他疾病的发生。中年人应该适当补充膳食纤维，每天摄入量 25 ~ 35g 为宜，不宜过多，过多会引起腹胀，排便次数增多，且会影响某些矿物质和维生素的吸收。

（六）维生素

维生素虽然不参加机体的组织构造，不供给热能，生理需要量较少，但它是维持机体正常生理功能及细胞内特异代谢反应所必需，体内不能合成或合成量不足，必须依靠食物供给。所以，无论在哪个年龄阶段都需要注意维生素的补充。对于中年人，VA、VE、VB_1、VB_2、VPP、VC尤为重要。

（七）矿物质

中年人由于种种原因容易造成体内某些矿物质（尤其是钙、铁、锌三种元素）相对不足，影响机体的正常代谢，危害健康。

1. 钙

钙吸收率随着年龄增长而逐渐下降，人到中年，激素分泌减少，骨钙丢失加速。此外，日光照射或食物供给不足，长期腹泻、紧张、抑郁等也可导致钙的不足。中年人缺钙时会出现腰背痛、腿痛、肌肉抽搐等症状。乳类是钙的最佳补充源，此外，鱼、肉、水果、豆腐等中钙质含量也较丰富，可以适量增加以补充钙的消耗。另外，经常晒太阳和补充维生素D也有利于钙的吸收。

2. 铁

中年人消化能力降低，使食物中铁的利用率降低，从而可造成缺铁性贫血。推荐中年人每日膳食中应具有部分动物性食品或每周吃2次动物血，如鸡血汤、鸭血汤等来补充铁。素食者也可通过多食黑芝麻、黑木耳等进行补充。另外，饭后不要立即饮浓茶和咖啡，以免影响铁的吸收。

3. 锌

缺锌会引起食欲减退、免疫功能下降、皮肤粗糙、抵抗力下降等，严重影响身体健康。为预防锌缺乏，可适量增加食用锌含量丰富的动物性食品及海产品，另外植物性食物中南瓜子和花生仁也是锌的良好来源。

（八）水

中年女性应注意多喝水，这有利于消除体内代谢产物、美容及防治疾病发生。

三、中年人的营养配餐原则

（1）一日三餐，定量定时，能量及营养素合理分配。中年人摄入的食物营养成分主要供生理消耗，摄入的营养成分与人体消耗的物质之间数量上应处于平衡状态，每日进食时要注意，有饱腹感便停止进食，遵守进食时间。

（2）食物选择多样化，应包含中国居民平衡膳食宝塔五层中各类食物，注意新鲜蔬菜和水果的摄入。每日摄入品种以20种左右为宜。主副食搭配、粗细搭配、荤素搭配、干稀搭配。少吃动物脂肪，烹调宜用植物油。预防高脂血症，防止肥胖。要防止肥胖，必须控制进食量，增加运动量。

（3）注意补充钙和铁，预防骨质疏松和缺铁性贫血。中年期以后，人体对钙的吸收能力减弱，排泄量却增加，故要充分补充钙质。特别是女性，进入更年期阶段，机体对钙的吸收能力下降，很容易发生骨质疏松症，同时贫血患病率较高，可达 20%～30%，且多为缺铁性贫血，故女性进食时应注意摄取钙和铁。

（4）科学选择烹饪方法，控制食盐摄取量。常用的烹调方法炒、炖、焖、煨、煮、氽、熬、酱、蒸、炝、拌、卤等皆适宜，尽量避免煎、炸、熏、烤的方法。摄取食盐过多会使血压上升并易引起中风，每日食盐摄取量推荐为 6 g。

（5）注意补充易缺乏的维生素，尤其是 VA、VB_2。

（6）配餐要符合客户的饮食习惯、经济条件、市场供应情况及季节变化。

同步训练 9-9：简述中年人营养需求。

同步训练 9-10：简述中年人生理变化特点。

第八节　老年人营养与配餐

在我国，《中华人民共和国老年人权益保障法》规定，老年人是指六十周岁以上的公民。老年人随着年龄的增加，生理功能减退，出现不同程度免疫功能和抗氧化功能的降低及其他健康问题。活动量相应减少，消化功能衰退，导致老年人食欲减退，能量摄入降低，必需营养素摄入也相应减少。为适应老年人蛋白质合成能力及利用率降低、骨钙不断丢失、骨密度逐渐下降、吸收能力不足、容易发生骨质疏松和骨折等情况，有必要为其进行食谱制订。

老年人随着年龄的增大，其体力、活动量下降，代谢功能降低，因而老年人摄入的热量需要随年龄的增长而减少，70 岁以上的老年人要减少 30%。老年人合理营养有助于延缓衰老进程，促进健康和预防慢退行性疾病，提高生命质量。

一、老年人生理特点

1. 基础代谢率（BMR）下降

老年人基础代谢率随年龄的增长而下降，从 20 岁至 90 岁每增加 10 岁，BMR 下降 2%～3%，75 岁时较 30 岁下降 26%，40 岁以后的能量供给每增加 10 岁下降 5%。因此，老年人的能量供给应该适当减少。

2. 心血管系统功能减退

老年人的脂质代谢能力降低，易出现血甘油三酯、总胆固醇和低密度脂蛋白胆固醇升高，高密度脂蛋白胆固醇下降的现象。

3. 消化系统功能减退

老年人消化器官功能随着衰老而逐渐减退，由于牙齿的脱落而影响到对食物的咀嚼，由于味蕾、舌乳头和神经末梢的改变而使味觉和嗅觉功能减退；胃酸和胃蛋白酶分泌减少，使矿物质、维生素和蛋白质的生物利用率下降；胃肠蠕动减慢，胃排空时间加长，容易引起食物在胃内发酵，导致胃肠胀气；胆汁分泌减少，对脂肪的消化能力下降。此外，肝脏功能下降也会影响消化和吸收功能。

4. 体成分改变

随着年龄的增加，体内脂肪组织逐渐增加，而瘦体重逐渐减少。此外，脂肪在体内储存部位的分布也发生改变，有一种向心性分布的趋势，即由肢体逐渐转向躯干。体成分改变的具体表现：细胞数量减少，肌肉组织的重量减少而出现肌肉萎缩，身体水分减少，主要为细胞内液减少，骨矿物质减少，骨质疏松，尤其是女性更加明显。

5. 代谢功能降低

老年期代谢功能随着年龄的增加而下降，而且合成代谢降低，分解代谢增加，合成与分解代谢失衡引起细胞功能下降。

6. 体内氧化损伤加重

人体组织的氧化反应可产生自由基。自由基对细胞的损害主要表现为对细胞膜的损害。

7. 免疫功能下降

老年人胸腺萎缩、体重减轻，淋巴细胞数目明显减少，因此免疫功能下降，容易患各种疾病。

二、老年人的营养需求

（一）碳水化合物

老年人的体力活动和代谢活动进一步降低，热能消耗也相应减少。一般来说，60 岁以后热能的提供应较年轻时减少 20%、70 岁以后减少 30%，以免过剩的热能导致超重或肥胖，并诱发一些常见的老年病。老年人摄入的糖类以多糖为好，如谷类、薯类含较丰富的淀粉，在摄入多糖的同时，还可提供维生素、膳食纤维等其他营养素。少摄入蔗糖等单、双糖类，以预防龋齿、心血管疾病与糖尿病的发生。

（二）蛋白质

老年人身体中的蛋白质主要靠膳食提供，自身合成蛋白质的能力较低。另外，由于老年人体内胃胰蛋白酶分泌减少，蛋白质消化能力减弱，所以对于老年人的蛋白质提供应秉持优质少量的原则。尽量供应优质蛋白，在补充组织蛋白的消耗的同时，尽量降低消化系统和肾脏的负担。推荐老年人膳食中蛋白质供能比应为 15%，其中优质蛋白的供应量应占总摄取蛋白质 1/2 以上。

（三）脂　肪

老年人体内的脂肪组织会随年龄增加而累积，但脂肪的消化功能下降，膳食中脂肪过多会增加心血管系统、消化系统的负担；但脂肪摄入过少，又会导致发生皮肤疾病，并影响到脂溶性维生素的吸收。因此老年人膳食中脂肪供能比应为 20%~30%，并尽量采用含不饱和脂肪酸较多的植物油，以减少膳食中饱和脂肪酸和胆固醇的摄入。

（四）无机盐

老年人容易发生钙代谢的负平衡，特别是绝经后的女性，由于内分泌功能的衰减，骨质疏松的发生率将进一步增加，因此应适当增加富含钙质的食物摄入，选择容易吸收的钙质，并增加户外活动以促进钙的吸收。此外，铁缺乏可引起贫血，应注意选择含铁丰富的食物。老年人往往喜欢偏咸的食物，容易引起钠摄入过多但钾不足，应注意补充。

（五）维生素

维生素在维持身体健康、调节生理功能、延缓衰老过程中起着极其重要的作用。富含 VA、VB_1、VB_2、VC 的饮食，可增强机体的抵抗力，特别是 B 族维生素能增加老年人的食欲。

（六）膳食纤维

膳食纤维虽不能被人体吸收，但在帮助通便、吸附由细菌分解胆酸等而生成的致癌物质、促进胆固醇的代谢、防止心血管疾病、降低餐后血糖和防止热能摄入过多等方面，均起着重要的作用。老年人的膳食纤维摄入量以每天 30 g 为宜。

（七）水　分

老年人若水分摄入不足，再加上老年人结肠、直肠的肌肉萎缩，肠道中黏液分泌减少，很容易发生便秘，严重时还可发生电解质失衡、脱水等。水分摄入过多也会增加心脏、肾脏的负担。建议老年人一般每日饮水量以 1 500 mL 左右为宜。饮食中可适当增加汤羹类食品，既能补充营养，又可补充相应的水分。

三、老年人膳食原则

人体衰老是不可逆转的发展过程，随着年龄的增加，老人器官功能逐渐衰退，容易发生代谢紊乱导致营养缺乏病和一些慢性疾病。老年人膳食原则如下：

（1）能量供给合理，体重控制在标准体重范围内；

（2）适当增加优质蛋白质的供应；

（3）控制脂肪摄入量全日不超过 40 g，不食用或少食用动物油；

（4）不要单食用精米、精面，每天应适量食用粗粮；

（5）控制食盐摄入量，全日不超过 6 g；

（6）补充钙、磷和维生素；

（7）增加膳食纤维的摄入；

（8）注意一日三餐（或四餐）的能量分配。

四、老年人一日食谱举例

早餐：红薯粥（红薯 30 g，大米 25 g），猪肉茴香包子 1 个（瘦肉 25 g，茴香 50 g，面粉 25 g），煮鸡蛋 1 个（50 g），芝麻菠菜（芝麻少许，菠菜 50 g）；加餐：猕猴桃 1 个。

午餐：二米豆饭（大米 50 g，紫米 20 g，红豆 10g），麻酱花卷（麻酱少许，面粉 50 g），牛肉炖土豆（牛肉 25 g，土豆 80 g，胡萝卜 20 g），香菇油菜（香菇 l0g，油菜 100 g），虾皮鲜蔬汤。

晚餐：荞麦馒头（荞麦粉 50 g），玉米糁粥（玉米糁 40 g），白菜豆腐炖鱼（鱼 50 g，白菜 100 g，豆腐 100 g），拌海带丝（100 g）。临睡前 1 小时，牛奶 160 mL。

同步训练 9-11：简述老年人的营养需求。

巩固训练

一、单项选择题

1. 妊娠期妇女应增加的微量元素有（　　）。

A. 钙、铁、锌　　B. 钙、铁、碘　　C. 镁、铁、锌

D. 镁、铁、碘　　E. 铁、锌、碘

2. 下列哪条不是 7~24 月龄婴幼儿关键推荐？（　　）

A. 继续母乳喂养，满 6 月龄起添加辅食。

B. 从富含铁的泥糊状食物开始，逐步添加达到食物多样。

C. 提倡顺应喂养，鼓励但不强迫进食。

D. 辅食可添加调味品，提高食物的口感。

E. 注重饮食卫生和进食安全。

3. 推荐成人每天烹调油和食盐的量为：（　　）

A. 烹调油不超过 25~30 克，食盐不超过 6 克。

B. 烹调油不超过 30~35 克，食盐不超过 5 克。

C. 烹调油不超过 20~25 克，食盐不超过 4 克。

D. 烹调油不超过 35~40 克，食盐不超过 3 克。

E. 烹调油不超过 15~20 克，食盐不超过 2 克。

4. 下列哪条不是老年人关键推荐？（　　）

A. 少量多餐细软，预防营养缺乏。

B. 主动足量饮水，积极户外活动。

C. 延缓肌肉衰减，维持适宜体重。

D. 摄入充足食物，鼓励陪伴进餐。

E. 多吃含钙食物，预防骨质疏松。

5. 下列维生素中，老年人应提高（　　）的摄入量。

A. 维生素 A　　B. 维生素 E　　C. 维生素 D

D. 维生素 C　　E. 维生素 B

二、简答题

1. 简述老年人食谱编制原则及食物的选择原则。
2. 简述婴幼儿辅食添加原则及注意事项。
3. 简述孕妇孕后期营养需求特点。

三、综合题

1. 设计一份孕中期孕妇一日营养食谱。
2. 设计一份老年人一周营养食谱。

【本章参考文献】

[1] 葛可佑. 中国营养师培训教材[M]. 北京：人民卫生出版社，2005.
[2] 隋丹丹，刘莉，郭博. 学龄儿童营养需求[J]. 经济研究导刊，2009（30）：263.
[3] 魏晓童，綦翠华. 学龄前儿童营养食谱设计[J]. 中国食物与营养，2006（8）：58-60.
[4] 滕家华. 浅谈中专生营养配餐[J]. 四川烹饪高等专科学校学报，2011（5）：38-40.
[5] 郑云郎. 中年人的营养与健康[J]. 全科护理，2009，7（10）：929-930.
[6] 张君. 浅谈中老年人的营养与膳食[J]. 中外医疗，2011，30（36）：1.
[7] 佚名.60 年健康论[J]. 科学健身：健尚，2009（10）：28-43.

第十章　特殊条件下人群的营养与配餐

知识目标

掌握特殊条件下人群（如高温、低温、缺氧环境、有毒物质、噪声、放射作业环境下生活或工作的人群，以及运动员、脑力劳动者等）的生理特点和营养需求特点，理解这些特点如何影响他们的膳食选择和营养摄入。了解特殊条件下人群在膳食营养方面的特殊要求，包括水分、矿物质、维生素等营养素的补充原则和方法。理解膳食平衡理念在特殊条件下人群营养配餐中的应用，掌握配餐原则，以确保人群在特殊环境下的营养需求和健康状态。

能力目标

能够根据特殊条件下人群的生理特点和营养需求特点，制定合理的膳食计划，确保人群在特殊环境下的营养摄入均衡和充足。能够运用膳食平衡理念，结合特殊条件下人群的工作和生活环境，提出针对性的营养配餐建议，以满足人群的特殊营养需求。能够分析特殊条件下人群的营养状况，识别营养缺乏或过剩的问题，并提出相应的改善措施，提高人群的适应环境能力和健康水平。

思政与素质目标

培养关注特殊生活和工作环境人群的健康问题，增强社会责任感和人文关怀精神。引导树立正确的营养观念，理解膳食平衡对于个体健康和社会发展的重要性，培养良好的饮食习惯和生活方式。通过学习特殊条件下人群的营养与配餐知识，提升专业素养和实践能力，为将来从事相关领域工作打下坚实的基础。全面掌握特殊条件下人群的营养与配餐知识，提升专业素养和实践能力，同时培养社会责任感和人文关怀精神，为将来的职业发展和社会贡献奠定坚实的基础。

引例：高温天里怎么吃

俗话说：“小暑大暑，上蒸下煮”。高温、高湿等天气下，很多人会出现胃口差，食欲不佳的情况。人体消化功能降低，容易变得消瘦，且易出现乏力倦怠、胃肠不适等症状，因此民间有“苦夏”一说。

如何在高温天里保证身体健康，保持良好的精神状态？中国疾控中心给出的提示是：依照以下 5 个原则，科学合理饮食。

1. 清　淡

饮食以清淡为主，少吃油腻、辛辣的食物。清淡饮食可以减少身体的燥热感、皮肤的油腻感及生痘长疮等麻烦。

2. 不可过于寒凉

暑热时节饮食不可过于寒凉。炎炎夏日适当喝一些冷饮或饮料，能起到一定的祛暑降温作用，但切记不可食之过多。脾胃是喜温恶凉的，饮食过于寒凉会刺激胃肠，引起胃肠不规则收缩，容易诱发腹痛，甚至可能导致胃肠功能紊乱。

3. 适量补充水分、矿物质、维生素等

夏天出汗多，容易导致水分、矿物质和水溶性维生素（如钾、钙、镁、铁、多种 B 族维生素）等的流失。缺钾会造成人体低血钾现象，引起倦怠无力、头昏头痛、食欲不振等症状，这也是引起中暑的原因之一，因此膳食中应注意多搭配一些含钾丰富的食物，如蔬菜、水果、豆类等。

4. 注意饮食规律

夏季要按时按量进餐，切忌暴饮暴食，吃好一日三餐。不能以冷饮和零食代替正餐，否则会增加肠胃负担，使脾胃生理功能紊乱，导致胃部不适。

5. 注意饮食卫生

夏季湿热的环境容易滋生病原微生物，引起感染性、肠道性疾病而造成腹泻。因此食物一定要注意卫生，最好做到：采用新鲜食材，现做现吃；生吃瓜果要洗净；饭菜要进行充分的加热。

第一节　高温环境条件下人群的营养与配餐

通常温度高于 32 ℃的生产场所，或气温 30 ℃、相对湿度高于 80%工作场所，或温度高于 35 ℃的生活环境，都称为高温环境。

在工农业生产和生活中高温作业的种类很多，如工厂里的炼焦、炼钢、炼铁、轧钢；机械工业的金属铸造、锻造、金属热处理，陶瓷、搪瓷、玻璃的烧制；印染、缫丝、造纸厂的蒸煮场所；各种工厂的炉前作业；以及农业、建筑、运输业、夏季露天作业等。在这种高温环境下，人体温度与外界环境温度之间的温差较小，机体无法像正常状态下通过体表辐射向外散热，必须通过生理上的适应性改变，来维持体温的相对恒定，这种适应性改变导致机体在营养方面产生特殊需求。

小知识 10-1：

高温环境通常指 32℃以上或气温 30℃、相对湿度高于 80%的工作环境或 35℃以上的生活环境。

高温作业时，人体出汗量比正常情况高 4～10 倍，需及时补充水分和无机盐。

高温环境下，人体消化液分泌减少，消化功能降低，需选择易消化、营养丰富的食物。

一、高温作业人员的营养需要

人体在高温环境下劳动和生活时，高温刺激体温调节中枢，体温调节中枢通过神经和体液的共同调节作用引起机体大量出汗来维持正常体温。通常，人在夏天每天可出汗 1 000 mL

左右，而高温条件下的工作者出汗量比通常情况高 4 ~ 10 倍。人体汗液的 99%以上为水分，0.3%为无机盐，包括钠、钾、钙、镁、铁等。人体每 100mL 汗液中含氯化钠 450 ~ 500 mg，若以一个工作日出汗 5 L 计算，高温作业者每天约损失氯化钠 15 ~ 25 g，钾每日从汗液丢失可达 100 mmol 以上。须及时补充水和无机盐，避免机体内的水盐代谢失调导致的肌肉痉挛或中暑。体内长期缺钾的人，更不易耐热，容易引起中暑。

高温会抑制摄食中枢，降低食欲，影响机体的消化功能。高温条件下汗液带走了机体大量水分和无机盐，使唾液、胃液等消化液的分泌减少，造成氯化钠的丢失，影响胃液中盐酸的生成，进而降低胃液的酸度，胃的消化能力和食物排空能力也进一步减弱。高温条件下机体大量出汗、心率加快等进行体温调节的方式会增加能量的消耗。另外高温会导致机体的基础代谢率增高，耗氧量增大，进一步加剧能量的消耗。

拓展阅读 10-1：高温环境下的营养补充策略

在高温环境下，人体会经历一系列生理变化，包括体温调节、水分和电解质平衡的调整等。这些变化使得营养补充在高温环境下显得尤为重要。合理的营养补充策略可以帮助身体更好地应对高温环境，预防相关疾病，提高工作效率。要确保足够的水分摄入。在高温下，人体通过出汗来调节体温，从而导致大量水分流失。因此，要鼓励多喝水，特别是在进行体力劳动或运动时。此外，可以适量饮用含有一定矿物质的饮料，如运动饮料，以补充随汗液流失的电解质。要关注蛋白质的摄入。高温环境下，人体蛋白质分解代谢增强，因此需要适量增加蛋白质的摄入。优质蛋白质如瘦肉、鱼、禽、蛋、奶等，不仅可以提供必需氨基酸，还有助于维持肌肉力量和免疫功能。

脂肪的摄入也不容忽视。尽管在高温下，人们可能食欲不佳，但适量的脂肪摄入有助于提供能量，维持正常的生理功能。建议选择富含不饱和脂肪酸的食物，如植物油、坚果、鱼类等，以维护心血管健康。同时，要增加维生素和矿物质的摄入。高温环境下，人体维生素的消耗增加，特别是水溶性维生素如维生素 C 和 B 族维生素。这些维生素有助于维持免疫系统功能、促进能量代谢等。因此，要多吃新鲜蔬菜和水果，以获取丰富的维生素和矿物质。

高温环境下人体的消化功能可能会受到影响，因此建议选择清淡、易消化的食物。避免过度油腻、辛辣等刺激性食物，以减轻胃肠负担。要关注个体差异。每个人的营养需求和耐受能力不同，因此在制定高温环境下的营养补充策略时，要根据个人的实际情况进行调整。例如，老年人、孕妇、慢性病患者等人群可能需要更加细致的营养补充方案。

高温环境下的营养补充策略应综合考虑水分、蛋白质、脂肪、维生素和矿物质等多个方面。通过合理的饮食搭配和营养补充，可以帮助身体更好地应对高温环境，维持健康状态。

二、高温作业人员的配餐原则

在综合性防暑降温措施的基础上，高温环境下人群的能量及营养素的需要量相应增加，同时消化功能及食欲又有所降低，因此为了保护高温作业者的健康，必须给予不同高温环境下作业的劳动者相应的营养保障，全面补充高温作业者的营养需要。

（一）提供平衡全面的营养

膳食应注意优质蛋白质的供应，多采用瘦肉、鱼、牛奶、蛋类、豆制品等优质蛋白含量高的食品。同时也应及时补充矿物质，其中含钾、钙高的食物有水果、蔬菜、豆制品、海带和禽蛋等；含铁高的食物有动物肝脏、血液、豆制品、鸡毛菜等；含锌高的食物有牡蛎、鲜鱼、动物肝脏等。此外，高温作业者应适量增加 VC、VB_1、VB_2、VA 的供给量。小麦面、黑米、瘦猪肉等 VB_1 含量较高；动物肝脏和蛋类中 VB_2 和 VA 含量较多；含 VC 较多的食物为各种新鲜绿色蔬菜、水果。

（二）高温作业者应提高能量和蛋白质供应

在高温环境中作业，人体内基础代谢率升高，比一般人要高出 10%～15%。高温作业者每天约需 3 300～3 600 kcal 热量才能满足劳动的需要。但是，高温环境下人们的消化功能降低，唾液、胃酸、肠液、胰液分泌减少，大多数人均食欲不佳，热量的补充有一定困难。脂肪在体内氧化时可生成较多的水，对保持体内水分有利。但实际上，在炎热和高温下，人的食欲较差，吃不下过分油腻的食物；相反，如摄入脂肪过多，更会降低食欲。所以高温作业者除了尽量多吃一些主食外，还应多吃些肉、蛋、蔬菜，从副食中获得能量补充。能量供给以中国营养学会制定的“DRIs”为基础，当环境温度在 30 ℃以上时，每上升 1 ℃应增加能量供给 0.5%。

高温环境对蛋白质代谢有一定影响。由于出汗失水，蛋白质的分解加速，每小时从汗液中排出的氨可达 206～226 mg，其中 1/3 是必需氨基酸。因此，高温作业者的蛋白质供给量应比平常人稍高一些，蛋白质的质量要好，应有 50%的蛋白质来源于动物蛋白质，如鱼、肉、蛋、奶等。

（三）高温作业者应随时补充水分和无机盐

水的补充以补偿出汗丢失的水量，保持体内的水平衡为原则。高温作业者凭口渴感喝水是主要的依据，再参照其劳动强度及具体环境温度进行补水。每天的补水量不应少于 3～5 L，饮水时应饮选择 10 ℃左右的凉白开或氯化钠浓度 0.1%以下的淡盐水为宜。通过少量多次，缓慢补充，切忌以暴饮的方式补水，否则可能引起热痉挛。钾盐及其他无机盐的补充以食用含无机盐的各种蔬菜、水果、豆类为宜。对大量出汗人群，宜在两餐进膳之间补充一定量的含盐饮料。也可将淡盐水与其他成分配制成含盐饮料，如盐茶水，既补充了水和盐，茶叶里的鞣酸还能促进唾液腺分泌，起到解渴的作用。

汤水作为补充水及无机盐的重要措施也受到欢迎。菜汤、肉汤、鱼汤可交替选择，在餐前饮少量的汤还可增加食欲。

钾可以从各种豆类食品中获得，如黄豆、绿豆、红小豆、蚕豆、豇豆、青豆。红薯、马铃薯、芋头、菠菜、苋菜、海带、柿饼和香蕉等食物也含有丰富的钾。钙、镁可以从蔬菜、豆制品和动物肝脏中得到补充。

（四）高温作业者应增加维生素含量丰富的食品

高温作业者每天从汗液中排出水溶性 VC、VB 等。可以通过多吃新鲜水果和绿叶蔬菜的方法补充维生素，如柑橘、枣、番茄、猕猴桃、小白菜、辣椒、蒜苗等。尤其水果中的有机酸可刺激食欲并有利于食物胃内消化。

（五）高温作业者可以按需使用营养制剂

为了给高温作业人员提供合理的饮料供应，改善劳动者身体机能和主观感觉，提高其劳动效率，国内外许多学者致力于研究高温环境下饮料的成分和补充方法，已经取得了丰富的经验。电解质饮料如 25%氯化钾和 12.5%氯化钙的枸橼酸溶液，高温作业者服用后主观感觉良好、工作效率佳；有的耐热保健饮料主要成分为氯化钠、VB_1 等，根据需要可再加 VB_6、烟酸、泛酸钙、磷酸二氢钾等。新研制的高温保健饮料中，有的除了水和电解质以外，还考虑了蛋白质的补充。炼焦、炼钢、炼铁、轧钢的工人还可补充 VA 5 000 IU。

（六）选择凉拌等合理烹调方式

高温作业者能量摄入不足的原因往往是食欲下降。因此，改善伙食、增强食欲是保证高温作业者能量供应的重要措施。菜肴应尽量保证色、香、味俱全；副食应新鲜，做好荤素搭配、油而不腻；食谱中包含食物的种类也应该多样化。

为了保证高温作业者有良好的食欲，可多做些卫生的凉拌菜、泡菜，如凉拌土豆丝、大蒜拌黄瓜、香椿豆腐、虾皮拌粉丝、凉拌豇豆、酸白菜等，既开胃，又可增加维生素、无机盐的摄入。同时，吃饭时间最好能放在上班前和下班后的 1～2 h 内，这样，作业者距离高温劳作有一定时间，食欲更好，有利于食物的消化吸收。

案例 10-1：

某炼钢厂工人小张在高温环境下工作，近期常感到乏力、头晕，食欲不佳。经过医生检查，发现小张因大量出汗导致体内水和无机盐严重流失，影响了正常生理功能。医生建议小张在工作中定时补充水分和含盐饮料，并调整饮食，增加富含钾、钠等无机盐的食物摄入。

思政小课堂 10-1：

高温环境下的劳动者是社会发展的重要力量。关注他们的营养与健康，不仅是对个体的关怀，更是对社会责任的体现。我们应尊重每一位劳动者的付出，为他们提供安全、健康的工作环境。

同步训练 10-1：

简述高温环境下人体出汗的特点及其对营养需求的影响。

第二节　低温环境条件下人群的营养与配餐

温度低于 10 ℃的环境称为低温环境，常见于寒带及海拔较高地区的冬季及冷库作业条件等。我国大部分地区低温环境属季节性的，或长或短。北方地区冬季持续时间较长，南方地区持续较短。由于低温环境的特殊性，工作者所需的热量会大大增加，机体的生理及代谢的改变导致其对营养有特殊要求。

一、低温环境对人体代谢的影响

（一）消化系统

在低温环境中胃液的分泌有所增加，其酸度也有所增强，胃排空减慢，食物在胃内的消化较为充分。寒冷环境可使食欲增加，这也反映了机体对能量需要量的增加。

（二）心血管系统

寒冷刺激下可直接或反射性地引起皮肤血管收缩，同时由于交感神经系统的兴奋，血中儿茶酚胺浓度升高，使心脏输出血液量增多、血压上升、心率加快。

（三）呼吸系统

冷空气的吸入，可使呼吸道上皮直接受刺激，同时气道阻力增高，可成为冬季哮喘病发作的主要原因。寒冷暴露下呼吸道及肺实质的血流亦受影响，肺实质可表现为肺静脉收缩，可能引起进行性肺高压。

（四）神经系统

寒冷可通过对中枢和外周神经系统以及肌肉、关节的作用影响肢体功能，使皮肤感觉敏感性、肌肉收缩力、协调性、操作灵活性减弱，更易出现疲劳。

（五）内分泌和免疫系统

急性冷暴露时，甲状腺及肾上腺皮质活动增强，血中儿茶酚胺浓度升高。冷习服以后甲状腺和肾上腺皮质活动的程度逐渐恢复，但血中去甲肾上腺素的水平仍然较高，此现象与冷习服的维持有关。动物与人体的试验均表明，在冷暴露开始的一周内免疫系统功能有所下降，随后恢复且呈逐步上升的趋势。

小知识 10-2：低温环境下的营养需求

在温度低于 10 ℃的低温环境中，人体的基础代谢率会增加，导致能量消耗加大。为了维持体温恒定，人体需要消耗更多的能量。因此，低温环境下，人群的能量供给应较常温下增加 10%～15%。同时，营养素的代谢也会发生明显改变，由以碳水化合物供能为主，逐步转变为以脂肪和蛋白质供能为主。

二、低温环境人群的营养需要和配餐原则

（一）低温环境人群的营养需要

1. 低温下宏量营养素的需要

低温环境下生活或作业人群能量需要增加，主要有以下几方面原因：低温环境下人体基础代谢率平均增加 5%～17%；寒冷刺激使甲状腺素分泌增加，机体散热增加，维持体温的恒定，需消耗更多的能量；低温下机体肌肉不自主地寒战，以产生热量，这使得能量需要增加；厚重的防寒服增加身体的负担使同样的活动耗能更多。因此，在低温环境下，人群能量供给较常温下应增加。

低温环境下机体营养素代谢发生明显改变，由以碳水化合物供能为主而逐步转变为以脂肪和蛋白质供能为主。低温环境下机体脂肪利用增加，较高脂肪供给可增加人体对低温的耐受，脂肪供能比应提高至 35%～40%。碳水化合物也能增强机体短期内对寒冷的耐受能力。作为能量的主要来源，碳水化合物供能百分比应不低于 50%。蛋白质供能为 13%～15%，其中含蛋氨酸较多的动物蛋白质应占总蛋白质的 45%，蛋氨酸是甲基的供体，甲基对提高耐寒能力极为重要。

研究发现，某些氨基酸能提高机体的耐寒能力，如蛋氨酸经过甲基转移作用后可以提供寒冷适应所需要的甲基，酪氨酸也能提高寒冷环境下的作业能力。

碳水化物和脂肪能够增强人体的耐寒能力，因此寒冷环境下机体对碳水化物和脂肪的利用增加。研究发现，虽然低温环境下碳水化物、脂肪和蛋白质的代谢都增加，但碳水化物被优先利用。脂肪对机体有保护作用，同时也有良好的保温作用。膳食调查表明，当人们由温区进入寒区或是由秋季进入冬季时，其膳食中的脂肪摄入较以前有较明显增多。在确定能量供应的前提下，还应当制订膳食中能量提供比例。根据冷习服过程中能量供给的变化，低温条件下应适当降低碳水化合物的供应，提高脂肪供给，维持或适当提高蛋白质供应。但对于低温尚未习服者，为避免发生高脂血症和酮尿，应保持碳水化物比例适当，脂肪所占的比例也不宜过高。

2. 低温下微量营养素的需要

低温环境下人体内水溶性维生素的代谢变化较大，水溶性维生素的体内含量有夏季偏低冬季偏高的现象。VC 对暴露于寒冷环境下的机体有保护作用，国内有研究报道，摄取大量 VC 后可以明显减慢寒冷环境下直肠温度的下降，缓解肾上腺的过度应激反应，增强机体的耐寒性。VC、VB 有利于增强机体对寒冷的耐受。对低温条件下人体营养调查表明，与常温环境下相比，低温环境下人体中水溶性 B 族维生素的消耗量增加了 30%左右，因此应适当提高供应量。建议在低温环境下，应保持 VB_1 供给量为 2～3 mg/d，VB_2 2.5～3.5 mg/d，VB_3 15～25 mg/d。

此外，由于低温环境下机体内碳水化合物的代谢增加，因此其代谢过程中所必需的 VB_1 需要量也增加。动物实验表明，低温环境下给予每千克体重 10 mg VB_2 的动物比给予 5 mg VB_2 的动物的存活率更高。VB_3、VB_5 对寒冷环境的适应有积极的作用。VB_1、VB_2、VB_3 也与能量代谢有关，其消耗量会随低温下能量消耗的增加而增加。另外 VB_3、VB_5 及 VB_6 对机体暴寒有一定的保护作用。

有关脂溶性维生素对机体暴露在寒冷中的作用研究发现，在寒冷环境中，体内 VA 含量水平降低。VA 也有利于增强机体对寒冷的耐受，日供给量应为 1 500 μg。有研究给每克体重的金鱼以视黄醇软脂酸醋 0.4 mg，发现可以提高金鱼的耐寒能力，并认为这是由于给视黄醇软脂酸醋的金鱼在其肝中生成了一种抗冻蛋白所致。

另外由于寒冷地区户外活动减少，日照短而使体内 VD 合成不足，每日应补充 10 μg 的 VD。

寒冷环境下，机体内水、电解质的代谢发生特殊的改变。有研究发现，在北极工作的工作人员的前 3 ~ 4 个月会出现多尿，一昼夜排尿可达 3.5 L，由此引起相对的轻度脱水和失盐，同时血液容积减少，血中锌、镁、钙、钠含量下降。因此，低温环境下的人群食盐摄入量应该增加，否则钠不足将使基础代谢水平下降，不利于耐寒。同时，饮水中强化矿物质也很必要。寒冷地区的人群体内矿物质常低于需要水平，因此应当给予及时有效的补充。有研究显示，低温环境下人体中钙、钠、镁、锌、碘、氟等元素都出现了不同程度缺乏，尤其是钙和钠，因此应当特别注意钙和食盐的补充。寒带地区居民钙缺乏的主要原因是膳食钙供给不足，故应尽可能增加寒冷地区居民富钙食物，如奶或奶制品的供给。钙缺乏的主要原因是日照时间短、VD 作用受限等，每日应当补充钙 600 ~ 1 200 mg，可以从含钙丰富的豆类、奶类、虾皮等食物中摄取。低温环境下摄入较温带地区居民略多的食盐，可使机体产热功能增强。根据调查，寒冷地区居民为了适应其产热功能需要，食盐摄入应是温带地区的 1 ~ 1.5 倍。对于寒冷地区较多的微量元素缺乏症，应当主要从食物来源和生物利用率上解决，保证平衡膳食中这些元素充足的供给量。寒带地区居民钠盐的供给可稍高于温带居民。

案例 10-2：北方冬季矿工的营养配餐

在北方某矿场，冬季温度常常低于零下 10 ℃。矿工们需要在这样的低温环境下进行高强度的劳动。为了确保他们的健康和工作效率，该矿场提供了特别设计的营养配餐。配餐中增加了高脂肪和高碳水化合物的食物，如坚果、肉类和谷物，以满足矿工们在高强度劳动和低温环境下的能量需求。同时，配餐还注重了微量元素的平衡，特别是钠盐的供给，以确保矿工们在寒冷环境中的身体健康。

（二）低温作业人员的配餐原则

1. 膳食平衡，保证充足的能量

在食物的数量和种类上要本着平衡膳食的原则，适当增加能量，能量食物和油脂食物的供应要充足，如粮食、豆类、动物性食品和食用油等。低温条件下的膳食应将能量供给适当提高 10% ~ 15%，能量增加部分主要应通过提高脂肪和碳水化合物的供给来提供。在低温环境下，摄入一定量的脂肪有助于提高机体的耐寒能力，膳食中脂肪的供应量应占总能量的 35%；而碳水化合物仍然是能量的主要来源，约占总能量的 50%，每日应供给 450 ~ 600 g 稻米或面粉。

低温环境下，人群能量供给应较常温下增加 10% ~ 15%，具体可在此基础上根据活动量、外界环境以及对气候的适应程度来适当调节。

日能量供给量应在 16.74MJ（4 000 kcal）以上。产能营养素的合理来源为蛋白质、脂肪、碳水化合物，这三者的供能比分别为总能量的 14% ~ 15%、35% ~ 40%、48% ~ 50%。其中脂

肪供能比应显著高于其他地区。

2. 提高蛋白质的摄入量

在膳食安排时，注意提供充足的蛋白质（一般应为常温下相同劳动强度等级人员的130%～150%），以提供必需的氨基酸来增强机体的耐寒能力。特别注意鱼类、禽类、肉类、蛋类、豆类及其制品的供应。同时还可适当选择含高蛋白、高脂肪的坚果类（核桃仁、花生仁等）食品。

3. 合理地增加脂肪的供给量

脂肪的足量供给对机体防寒具有积极意义，但应注意动物性脂肪不宜过多。

4. 增加维生素、矿物质的摄取量

因为寒冷地区人群有维生素和矿物质的额外消耗，同时作为这些营养素主要来源的蔬菜以及水果又常常不足，因此解决好寒冷地区新鲜蔬菜和水果的供应对其营养保障具有重要的现实意义。应注意膳食中钙、钠、钾、镁等矿物元素有足够数量，以克服在低温条件下这些元素排出较多而血液中浓度偏低的情况。膳食中应保证新鲜蔬菜、水果的供应；维生素的供给要特别强调 VC 的供应，其他维生素如 VB_1、VB_2、VB_3、VA 等的供应量也应有所增加，其增加幅度为 30%～50%。为了保障蔬菜和水果的供应，可采取如温室种菜、发展蔬果冷冻技术、选育营养价值高的品种等方法来满足供应。提供富含维生素 C、胡萝卜素和无机盐钙、钾等的新鲜蔬菜和水果，对低温环境工作人群，推荐摄入量比常温环境同工种增加 30%～50%，尤其是需增加维生素 A 的供给量（为常温下的 150%），动物肝脏、蛋类及瘦肉的供应量适当增加可提高低温环境下机体抵抗力、应激能力。

钙和钠在寒冷地区机体最易缺乏，由于寒冷地区蔬菜和水果较少，很容易造成矿物质缺乏。同时寒冷的天气会迫使机体消耗钙和钠来加强产热的功能。食盐的摄入量可视情况略高于非低温地区。

5. 灵活合理安排餐次

在低温环境中人体散热增加，除采取各种防寒保暖措施外，在饮食上要注意供应热食，这不仅有利于消化吸收，对于食品卫生也是一个很好的保障措施。为了适应寒冷地区能量需求大、食量多、劳动强度大等特点，每日可安排 4 餐，即早餐占一日能量的 25%，间餐占 15%，午餐占 35%，晚餐占 25%。这种餐饮安排可缓解一次进食量过多，增加肠胃负担的问题。

拓展阅读 10-2：寒冷地区居民的饮食习惯与营养学

低温环境对人体的影响不仅仅是能量消耗的增加，还会影响到人体对各种营养素的需求和吸收。因此，了解寒冷地区居民的饮食习惯和营养学知识，对于保障他们的健康具有重要意义。建议阅读相关营养学专著或文章，深入了解寒冷地区居民的营养需求和饮食调整方法。

思政小课堂 10-2：低温环境与劳动保护

在低温环境下工作的人们的营养需求应该得到足够的重视。这不仅是对他们劳动成果的尊重，更是对他们身体健康的关心。我们应该通过合理的营养配餐，为他们提供足够的能量和营养素，帮助他们更好地适应低温环境，提高工作效率。同时，这也体现了国家对劳动者的深切关怀和尊重。

同步训练 10-2：

请为某寒带地区的建筑工人设计一份低温环境下的营养配餐。要求考虑工人的劳动强度、能量需求以及营养素代谢的改变，确保配餐能提供足够的能量和营养素，同时注重微量元素的平衡。设计完成后，请其他同学分析该配餐的优点和不足，并提出改进意见。

第三节　高原地区人群的营养与配餐

高原一般是指海拔 3 000 m 以上的地区。高原地区的特点是低气压、缺氧、寒冷、干燥和紫外线强。在高空或在海拔 3 000 m 以上高原地区的工作者长期处于低气压的环境中，由于在这一高度，大气氧分压的降低，人体血氧饱和度急剧下降，常出现低氧症状。我国高原地域辽阔，约占全国面积的 1/6。氧气的缺乏是影响高原地区身体健康和营养膳食的主要因素。在低气压环境中工作，低氧情况下消化腺分泌减少、食欲减退，胃排空时间延长、味觉异常及胃肠胀气。因此合理的饮食营养，对维护高原生活者、航空航天人员的身体健康、增强体质有重要意义。

人体对高原地区的反应有两种情况：一是急性适应。为了从低氧空气中争取到更多的氧而提高机体的呼吸量，在呼吸过程中呼出过量的 CO_2，打破了机体正常的酸碱平衡。严重低氧情况下会食欲减退，能量供给不足，心脏线粒体功能受到影响，从而降低代谢率。另一种为逐步持久的适应。缺氧是高原地区发生高原反应（急性高山适应不全症）的主要因素。低氧环境下，血液供氧不足会引起各组织缺氧，呼吸加速，厌食、恶心、呕吐，细胞中 ATP 合成下降，导致肺动脉压升高，并由于呼吸加速引起电解质代谢紊乱，可发生肺水肿、全身水肿，导致高原性心脏病。在高原环境下生活一段时间后，大部分人可逐渐适应缺氧环境。但在同等劳动强度条件下，在高原的能量需要量高于在海平面者。

思政小课堂 10-3：高原精神与营养健康的结合

在高原地区生活和工作的人们，不仅面临着恶劣的自然环境，还需要克服其他种种困难，展现出坚韧不拔的高原精神。这种精神与营养健康的结合，是我们应该学习和传承的宝贵财富。通过合理的营养配餐，高原地区人群可以更好地支持身体，增强抵抗力，更好地适应高原环境。同时，这种适应和克服困难的过程，也体现了人类面对自然挑战时的智慧和勇气。

一、高原环境人群生理特点

（1）脑组织。脑耗氧量大，代谢率高，对低氧耐受性差。

（2）呼吸系统。呼吸加深、加快，肺活量、肺通气量和肺泡内氧分压增高。

（3）心血管系统。高原低氧引起心肌收缩力下降，易导致心肌功能衰竭和猝死，长期缺氧使血浆黏度增加。

（4）消化系统。胃蠕动减弱，食欲缺乏。

（5）内分泌系统。儿茶酚胺和糖皮质激素分泌增加等。

二、高原环境对营养代谢的影响

（一）能量平衡

高原缺氧时，人体热量代谢增加，在同等劳动强度条件下，处在高原环境的人能量需要量高于在平原地区者。一般情况下，高原作业人员能量供给在非高原作业基础上增加 10%。从事同等强度的劳动，在高原适应 5 天后，比在平原地区的能量需要量高 3%～5%，9 天后，将增加到 17%～35%；重体力劳动时增加更多。

人到高原后，热量的需要量高于在平原地区者。这是一系列代偿和适应导致基础代谢增强和活动时的热量消耗量增加所致。随着习服的进展，能量需要量也逐渐减少，获得充分习服时，在不同劳动强度下的能量需要量和温带平原地区的数值基本相同。

（二）营养代谢变化

高原缺氧初期，缺氧的程度、持续时间的长短、机体的机能状态及其主环境因素的共同作用，会使机体的营养代谢发生不同程度和性质的变化。高原缺氧初期营养代谢的变化大致如下：

1. 碳水化合物的代谢

高原缺氧初期，碳水化合物代谢增强，如糖原作用和糖异生作用增强，葡萄糖利用率增加。

2. 蛋白质的代谢

初到高原，蛋白质的合成减弱而分解增强，导致机体会出现不同程度的负氮平衡。习服过程中这种现象有所好转。缺氧还可产生其他应激效应，如酪氨酸氧化增强，与合成儿茶酚胺有关的酶活性增强，还有组氨酸和精氨酸代谢障碍，致使人体对缺氧的耐力降低。大量补充 B 族维生素可减轻这种障碍。

3. 脂肪代谢

高原缺氧条件下脂肪动员加速，酮体生成增多，表现为体脂减少，血和尿中酮体增多。酮体大量聚积进一步使缺氧耐力降低。如果膳食中脂肪含量高，生成酮体也会多，这样不利于习服。

4. 水盐代谢

有关水和电解质平衡变化的研究结论很不一致。比较公认的看法是，进入高原后的一段时期内有尿量增多的现象，这是一种适应性反应；低温也能导致尿量增加。如果最初几小时少尿，则预示容易发生高原反应。

高原缺氧初期，铁的吸收率显著增加，这是由于骨髓生成红细胞增加，铁的需要量增高，促进了铁的吸收。

缺氧条件下营养代谢的变化往往是缺氧的原发性影响（即组织缺氧）和继发性影响（如

缺氧的厌食效应和应激效应等）的综合结果。从营养学的角度看来，防止或减轻厌食效应是十分重要的，因为它可使机体处于类似半饥饿的状态。据报道，如果摄入的热量足够，可以避免营养代谢的许多不利变化。

三、高原环境习服过程的营养要求

凡有利于降低氧消耗、增加氧摄取、增强氧利用率、提高缺氧耐力和减轻急性高原反应症状的营养因素都有利于习服过程。

（一）能　量

高原地区，由于人体摄入氧的难度加大，低氧条件会使人体出现食欲减退，能量供给不足，线粒体功能受到影响，进而代谢率降低，能量供需出现不平衡。一般在同等劳动强度条件下，高原地区的能量需要量高于正常情况。

（二）碳水化合物

在三大产能营养素中，碳水化合物分子中含氧最多，氧化供能时的耗氧最低，碳水化合物代谢最能灵敏适应高原代谢变化。碳水化合物丰富的膳食能使人的动脉含氧量增加，能在低氧分压条件下增加换气作用，对维持体力非常重要。糖和糖原是机体在紧急情况下首先被动用的能源物质，并且维持血糖水平对脑功能是至关重要的。高碳水膳食可减轻高原反应症状（头痛、恶心、嗜睡等）的严重性，适当补充碳水化合物有助于防止到高原时最初 24 h 的体力下降，可防止高原暴露 24 h 内的负氮平衡。碳水化合物的供能比，可提高到 65%～75%。在 6 200 m 海拔高度的膳食中应含有 80%碳水化合物类、10%蛋白质和 10%的脂肪，以提高机体耐低氧的能力。碳水化合物分子结构中所含氧原子多于脂肪和蛋白质中的氧原子，因此碳水化合物在分解代谢时，耗氧量少，产能高；碳水化合物代谢能产生更多 CO_2，有利于维持低氧状态下的酸碱平衡，防止碱中毒；碳水化合物还能提高对急性低氧的耐力，有利于肺部气体交换，使肺泡和动脉氧分压及血氧饱和度增大，高碳水膳食可减轻高原反应症状（头痛、恶心、嗜睡等）的严重性。研究证明，高碳水化合物膳食还能显著提高动脉氧分压和肺扩张能力，因此应提高高原人群膳食中碳水化合物的供应比例至占总供能的 65%～75% 。

高碳水化合物膳食还有其他优点，如容易消化，有利于维持正常的进食量。选食时，首先考虑粮谷类和其他植物性食品如富含多糖的甘薯、马铃薯、藕及其制品和富含果酸及膳食纤维的蔬菜水果；最后考虑选食蜂蜜和其他添加糖。

（三）脂　肪

高脂肪膳食不利于缺氧习服，其理由与碳水化合物基本相反。在高原低氧情况下，机体利用脂肪的能力仍保持相当程度。

（四）蛋白质

在高原低氧适应过程中，为提高单位体积血液的氧饱和度，机体会出现毛细血管缓慢新生，红细胞增加，血红蛋白增高和血细胞总容积增加的现象，这决定了高原作业人员对蛋白质的需要。优质的蛋白质可增强抗病能力。一方面，蛋白质中色氨酸、酪氨酸、赖氨酸和谷氨酸等氨基酸可提高机体耐缺氧能力，而且在习服过程中蛋白质合成会加强，有利于缺氧习服。另一方面，蛋白质氧化代谢时耗氧最多，特殊生热作用最强，且不易消化，还可引起组织胺等在体内聚积，又不利于缺氧习服。因此，综合考虑，在缺氧习服过程中并不需要改变蛋白质的供给量，但应提高豆类蛋白和动物性蛋白质等优质蛋白的占比。

（五）维生素

高原缺氧初期，机体对缺氧的代偿和适应反应可使维生素的消耗量增加，但因食欲减退又易使维生素摄入量不足，容易发生维生素缺乏，进而降低缺氧耐力。可按稍高于海平面的供给量标准额外补充维生素或增加膳食维生素的供给量，使体内维生素保持较好的营养水平，并有利于习服过程。

低氧环境下，辅酶含量下降，呼吸酶活性降低。补充维生素可促进有氧代谢，提高机体低氧耐力。因此在高原膳食中提高膳食中碳水化合物比例的同时，增加维生素摄入，可加速对高原环境的适应。对高原环境下体力劳动从事者，应将 VA、VC、VB_1、VB_6 和烟酸按正常供给量的 5 倍给予。

（六）水和无机盐

初登高原者，因适应性反应，机体会排出大量水分，约 2 ~ 3 kg。失水会严重影响进食，但对于尚未适应高原的人，为防止肺水肿，应避免过多饮水，这时应及时设法使饭菜更为可口，适当增加水分，以促进食欲，增加进食，保证营养，防止代谢紊乱。未能适应高原环境的人，还要适当减少食盐摄入量，适当补充铁（有利于血红蛋白、肌红蛋白、含铁蛋白质和酶的合成）、钾，有助于预防急性高原反应，利于习服。

初到高原的工作者宜少量多餐，特别是晚餐不宜过饱，食物应容易消化，且营养丰富。长期在高原工作的人，每天热量的供给不应少于 4 000 kcal。应供给优质蛋白质，包括动物蛋白质和植物蛋白质，以增强抗病能力。适量供给新鲜蔬菜和水果，以补充维生素。高原工作者的饮食中脂肪不宜过多，因为在低气压环境中胆汁减少，脂肪消化会受到影响。饮食宜选择高碳水、低脂肪和适量蛋白质。高碳水饮食可提高机体对低压和缺氧的耐力。

高原环境应禁酒，酒会使代谢旺盛，增加氧耗量，且酒后热量散发易患感冒。少吃含纤维素和产气多的食物。不宜多吃油腻食物，如炸鱼肉、烧鸡、烤鸭等，这些食物富含高脂肪、高蛋白，食后不易消化，会增加胃肠负担，应尽量少吃或不吃。可适当吃些清淡可口又富含碳水化合物、蛋白质的食品，如面包、点心、面条、绿叶蔬菜、瘦肉、蜂蜜等。食物应易于消化，要少而精，以增进食欲。

小知识 10-3：高原地区人群的营养与配餐

在高原地区，由于低气压和缺氧的环境特点，人体会出现一系列生理反应，如食欲减退、消化腺分泌减少等。因此，高原地区人群的营养与配餐显得尤为重要。合理的饮食搭配能够帮助身体更好地适应高原环境，减少高原反应的发生。在高原地区，应适当增加能量摄入，选择高碳水化合物的食物，同时补充优质蛋白质、新鲜蔬菜水果等，以维持身体的正常代谢和免疫功能。

案例 10-3：高原工作者的营养配餐实践

某航空公司针对长期在高海拔地区工作的员工，制定了专门的营养配餐方案。方案中，早餐以高碳水化合物的食物为主，如燕麦粥、全麦面包等，以提供充足的能量；午餐和晚餐则注重优质蛋白质的摄入，如鱼肉、瘦肉、蛋类等，同时搭配丰富的蔬菜和水果，确保维生素和矿物质的充足供应。此外，公司还定期为员工提供红景天类保健食品，以增强抗缺氧能力。通过这一方案，员工的工作效率和身体健康状况得到了显著改善。

四、高原环境下人群的膳食选择

（1）初次进入高原地区一定要选择高碳水化合物，可以选择糖包、糖花卷、糖粥及各种米面食品。

（2）肉蛋奶的选择。初入高原时，暂时不要摄入过多高蛋白，但若长期居住，应选择富含优质蛋白质的食物，如鱼类、牛肉、蛋类等食物。

（3）蔬菜水果的选择。多吃新鲜的水果、蔬菜，还可以喝一些酸饮料、酸水果，选用一些刺激性的调味品。

（4）可多喝些菜汤、浓茶，补充失去的水分。

（5）高原地区可食用红景天类保健食品，增加抗缺氧耐受力。

五、高原环境下作业人员的配餐原则

（1）为提高机体对低压和高原环境的耐受力，每日应供给充足的能量。高原作业人员能量供应应在非高原作业基础上增加 10%。调整三大营养素的供给量，提高碳水化合物的供应比例占总供能的 65%～75%；维持蛋白质正常供应的同时提升优质蛋白占总蛋白的比值，约为 10%；降低脂肪的供应，占总供能 10%～20%。可根据具体环境、劳动强度和习服情况调整。

（2）适当增加富含铁的食物，使机体动脉血氧含量增加，提高机体在低氧分压条件下呼吸的能力。

（3）增加维生素及某些矿物质的供给量。将 VA、VC、VB_1、VB_6 等的摄入量提高至正常量的 5 倍。每日微量营养素的建议摄入量，VA 1 000 μg，VB_1 2.0～2.6 mg，VB_2 1.8～2.4 mg，VB_3 20～25 mg，VC 80～150 mg，钙 800 mg，铁 25 mg，锌 20 mg。

（4）适当减少食盐的摄入量，以预防急性高原反应。

（5）提倡多餐（每日 4～5 餐），注意补充饮食水分。

拓展阅读 10-3：高原营养学的研究进展

近年来，高原营养学逐渐成为研究热点。科学家们通过实验室研究和实地考察，深入探讨了高原环境对人体营养需求的影响。研究发现，高原地区人群需要更高的能量和蛋白质摄入，以维持身体的正常功能。此外，一些特殊的营养素，如抗氧化剂、维生素和矿物质等，也在高原环境中发挥着重要作用。这些研究成果为制定更科学、合理的高原营养配餐方案提供了理论支持。

同步训练 10-3：请结合所学知识，为一位即将前往高原地区工作的朋友制定一份为期一周的营养配餐方案。要求方案中包含早餐、午餐和晚餐的具体食物搭配，并注明每种食物的营养成分和功效。通过这一训练，加深对高原地区人群营养需求的理解，提高实际应用能力。

第四节　高考学生的营养与膳食

进行脑力劳动时，机体的耗氧量和耗糖量会显著提高，脑细胞需要大量的氧和糖，以维持自身的代谢和功能活动。学生在紧张的复习和考试期间，脑力活动加剧，如果这时营养供应不足，就会引起消瘦、贫血、头昏脑涨，而且容易疲劳，造成视力减退、注意力不集中和记忆力减退等，从而影响复习和考试效果，甚至还会引起机体免疫力下降，增加患病风险。因此注意学生在复习和考试期间的营养极为重要，高考期间的学生更应注意膳食与营养。

思政小课堂 10-4：

营养与膳食不仅关乎个人的身体健康，也反映了一个国家和社会对青少年成长的关注程度。高考学生应该珍惜这个特殊的成长阶段，注重营养与膳食的均衡，为未来的发展打下坚实的基础。同时，高考学生也应该关注身边的同学和朋友，共同营造一个健康、积极向上的学习氛围。

一、高考学生的生理特点

（1）高考学生大脑处于高强度运动状态，脑力消耗量大，对各种营养素的需求量也会大幅度增加。

（2）高考学生处于青春发育期的顶峰时期，需要大量的营养物质以满足生长发育的消耗，其个别微量元素的需要量甚至超过成人，只有及时补充到位，才能保证青春期正常、健康地发育。

高考学生的营养供应应该更加全面与均衡，膳食除保证足够的糖以外，还要注意蛋白质、磷脂、维生素、矿物质等营养素的补充。

小知识 10-4：

高考期间，学生处于精神高度集中、体力消耗大的状态，合理的营养与膳食对维持身体健康和提高学习效率至关重要。此时，学生应注重摄入富含蛋白质、碳水化合物、维生素和矿物质的食物，以满足大脑和身体的能量需求。同时，适量补充水分也非常重要，有助于维持体内水分平衡，促进新陈代谢。

二、高考学生的营养需求

（一）碳水化合物

碳水化合物在体内可转换为肝糖元贮存，能有效保护心肌和脑细胞，提高学习效率，延迟或减轻疲劳。在高考期间，要保证碳水化合物的充足供应，除谷薯类、豆类等以外，还可适量增加糖果及甜食的供应，保证食品多样、数量充足。

（二）蛋白质

蛋白质是构成人体新的细胞和组织、修补旧的组织以及合成各种酶和激素的主要物质，而且蛋白质与高级神经活动的关系极为密切。在高考阶段，大脑剧烈活动，所需蛋白质的供应量增多，必须给学生提供足够蛋白质，尤其注意优质蛋白的供给。多食用瘦肉、蛋类、乳类及豆制品等。

（三）脂　肪

多食用蛋黄、鱼子、大豆和猪肝等卵磷脂含量丰富的食品。

（四）维生素

保证新鲜蔬菜、水果的足量。蔬果中含有大量的维生素和矿物质，除提供主粮的营养素外，还能维持和增强机体的抵抗力，促进能量代谢。

三、高考学生的饮食营养建议

（一）早餐的搭配

早餐的食物应种类多样、搭配合理。尽可能让学生在一天的开始就摄取到丰富而全面的营养，以保证大脑获得所需要的能量，确保学习的效率。一份营养充足的优质早餐应该有谷类、动物性食物（肉类、蛋）、奶及奶制品、蔬菜和水果以及适量的坚果。

（二）中、晚餐的安排

经过上午紧张的学习，考生从早餐中获得的能量和营养被消耗，需要及时进行补充。午餐的安排应该品种丰富，营养均衡。一顿营养的午餐应包括富含优质蛋白质、钙、铁、锌、VA 等的畜、禽、鱼、蛋、奶等动物性食物，还要包括富含维生素、矿物质和膳食纤维的新鲜应季蔬菜，其中至少有一半为绿叶菜，另外还应含有豆类或豆制品。

晚餐与次日早餐间隔时间相对较长，所提供能量满足晚间活动和夜间睡眠的能量需要即可。可以在晚餐的谷类食物中搭配一些富含膳食纤维的食物，如糙米、全麦食品。这类食物既能增加饱腹感，又能促进胃肠蠕动。

人体在集中精力思考或精神压力巨大的时候，分配到消化道的血液是不足的，消化吸收功能就会明显受到影响。在各种食物当中，最难以消化的是富含蛋白质和脂肪的食物。因此动物性食物最好能采用清淡的烹调方法，如蒸、煮、炖。建议每天食用动物性食物 100～150 g。淀粉类食物及各种熟蔬菜更易消化，消化消耗能量少。压力越大，就越需要吃清淡简单的食物。尽量降低消化系统对人体精力和能量的消耗，才能保证饭后不至于昏昏欲睡和脑力效率下降。因此，考前不宜吃得太过丰盛，尤其应当少吃油腻和难消化的食物。

应适当增加 VC 和 B 族维生素的摄入量。人在精神压力大时，VC 和 B 族维生素消耗量增大；增加钙、镁、钾等矿物质的摄入量，可以降低神经和肌肉的紧张性，有利于保持稳定的情绪。建议每天 500 g 蔬菜、250 g 水果，可以供应足够的 VC、钾和镁。一大杯酸奶可以提供每天所需三分之一的钙。粗杂粮、薯类能提供 B 族维生素。

需要提醒的是，平时没有吃过的食物最好不要在考试期间吃，以防出现食物过敏、不耐受、胃肠不适等问题。海鲜之类应慎用，比如虾、蟹。

豆类、粗粮和薯类有益健康，对思维也有好处，但应当控制数量。如果平日不怎么吃豆类和粗粮的话，那么不宜一次吃很多，每周有两三次即可。因为平日习惯于精米白面的人，多吃粗粮豆类之后容易发生胃肠胀气及肠鸣现象，干扰学习的专心程度，影响考试时的发挥。不食用没有煮熟的黄豆、四季豆、刀豆。

（三）适量的宵夜

学习紧张、时间紧迫，考生们一般都要开“夜车”。在准备夜宵时，宜选择易消化、热量适中的食物，如小米粥、蛋花汤、酸奶、水果等。条件允许的话可以选择银耳莲子羹、红豆百合羹等一些养心安神的羹，注意摄入量，不宜过多，最好是睡前 1.5～2h 吃，避免影响睡眠。坚果类食品中含有丰富的 B 族维生素和 VE、蛋白质等，有助于恢复精力和体力，可以常备一些，当孩子感到累时，可以适量摄入，以补充消耗，缓解疲劳。少用或不用浓茶、咖啡和提神饮料来增强精力，这类饮料虽能暂时提神，但是会消耗更多的营养素，影响夜间的睡眠质量。

四、有助于考试的优质食物

（1）牛奶富含蛋白质和钙质，可提供大脑所需的各种氨基酸，每天饮用可增强大脑活力。不过，如果喝牛奶之后出现腹胀腹泻，就不要刻意去喝牛奶，可以换用酸奶。

（2）酸奶富含 B 族维生素，对思维有益；富含钙，能平缓情绪；其所含的益生菌能促进消化吸收，减少胃肠道疾病。

（3）蔬菜中富含维生素、钙、镁和膳食纤维，能预防便秘，还有助于抵抗压力，预防疲劳。

（4）核桃有健脑作用，适宜长时间精力集中和用脑过度的考生食用。

（5）大豆含有卵磷脂和丰富的蛋白质，每天食用适量大豆或豆制品，可增强记忆力。

（6）鲜鱼富含蛋白质和钙质，特别是含有不饱和脂肪酸，可提高脑细胞的活性，增强记忆力和思维能力。

（7）蛋黄含有卵磷脂等脑细胞所必需的营养物质，可增强大脑活力。

（8）木耳含有蛋白质、多糖类、矿物质、维生素等多种营养成分，为补脑佳品。

（9）杏含有丰富的 VA、VC，可有效地改善血液循环，保证脑供血充足，有助于提高记忆力。

五、考试期的饮食原则

（1）把握食品安全，不要因为饮食不当引起任何不适。

（2）保持思维能力，让大脑长时间高效率地工作。

（3）保证夜间睡眠良好，第二天能充分恢复精力。

六、考试期间的饮食建议

（1）饮食八分饱，鱼肉供应量低于或相当于平日的水平，宜有蛋类和豆制品。

（2）清淡饮食，不食用辛辣刺激、油炸、烧烤类食品，适量减少烹饪油用量。

（3）增加蔬菜供应量，特别是各种绿叶蔬菜。避免使用白萝卜、红薯、洋葱等易产气食品。

（4）增加主食中粗粮、薯类和豆类的比例，保持血糖稳定。但如果平日不吃豆类，此时则不宜量太多，避免产气。

（5）可在两餐之间适量加餐，少吃甜食、甜饮料和含香精、色素的加工食品。

（6）严格预防食物过敏和食物中毒，不吃来源可疑、没有煮熟、煮透和以前没吃过的食物。

（7）最好不吃易引起口渴的食物，如加碱的面条、味精过多的方便面、火腿肠、辛辣葱蒜等。

（8）宜喝淡盐水、白开水、绿豆汤等补充水分。

案例 10-4：

李明是一位即将参加高考的学生，由于学习压力大，他常常感到疲劳和注意力不集中。为了改善这种情况，他的妈妈开始注意他的饮食，每天为他准备富含蛋白质的鸡蛋、牛奶和瘦肉，以及富含维生素和矿物质的蔬菜和水果。此外，她还特别注意为李明补充水分，确保他每天都能喝到足够的水。经过一段时间的调整，李明的身体状况明显改善，学习效率也提高了不少。

同步训练 10-4：

1. 请列举至少三种富含蛋白质的食物，并说明它们在高考学生饮食中的作用。
2. 高考期间，学生为什么需要特别注意补充水分？请给出至少两个原因。

巩固训练

一、名词解释

1. 特殊环境人群；2. 高温环境；3. 膳食平衡理念；4. 习服能力；5. 清淡饮食；6. 膳食营养；7. 苦夏；8. 代谢失调；9. 无机盐；10. 消化液。

二、填空题

1. 特殊环境人群主要包括处于（　　）、（　　）环境，以及从事（　　）等职业的人群。

2. 高温作业人员的汗液中，除了水分外，还含有（　　）、（　　）等无机盐。

3. 高温环境下，人体为维持正常体温，会通过（　　）和（　　）来调节体温。

4. 体内长期缺钾的人，肠道蠕动能力会降低，容易发生（　　）。

5. 高温会抑制（　　），降低食欲，影响机体的（　　）功能。

6. 清淡饮食可以减少身体的（　　）感、皮肤的（　　）感及生痘长疮等麻烦。

7. 夏季饮食卫生要注意采用（　　）食材，生吃瓜果要（　　），饭菜要进行（　　）加热。

8. 特殊条件下人群的营养需求特点是除了按照膳食指南的原则以外，在膳食营养上还有（　　）要求。

三、单项选择题

1. 以下哪项不是高温作业人员的营养需要？（　　）

A. 及时补充水分　　B. 摄入高热量食物
C. 及时补充无机盐　　D. 摄入易消化食物

2. 高温环境下，人体出汗量比通常情况高多少倍？（　　）

A.1～2 倍　　B.2～3 倍　　C.4～10 倍　　D.10～20 倍

3. “苦夏”主要是由于（　　）引起的。

A. 高温高湿　　B. 低温干燥　　C. 食物中毒　　D. 病毒感染

4. 以下哪项不属于高温作业时应注意的饮食原则？（　　）

A. 清淡饮食　　B. 饮食过于寒凉　　C. 适量补充水分　　D. 注意饮食规律

5. 高温作业时，人体汗液中损失最多的无机盐是（　　）。

A. 钾　　B. 钙　　C. 钠　　D. 铁

四、简答题

1. 简述高温环境人群的生理特点。
2. 简述高温对消化系统的影响。
3. 简述高温环境下的营养需要。
4. 简述高温环境人员的膳食原则。
5. 简述低温环境对人体代谢的影响。
6. 简述低温环境人员的营养需要。
7. 简述低温环境人员膳食原则。

8. 简述高原环境人群生理特点。
9. 简述高原环境对营养代谢的影响。
10. 简述高原环境习服过程的营养要求。
11. 简述高原环境下人群的膳食选择。
12. 简述高原环境下作业人员的配餐原则。
13. 简述高考学生生理特点及营养需求。
14. 简述考生的饮食营养建议。
15. 简述有助于考试的优质食物。
16. 简述考试期的饮食原则。

五、综合题

1. 分析高温环境下作业人员可能出现哪些健康问题，并提出相应的营养配餐建议。
2. 讨论在特殊生活和工作环境中，如何通过合理的膳食搭配来提高人群的习服能力。

【本章参考文献】

[1] 王莉. 食品营养学[M]. 北京：化学工业出版社，2006.
[2] 赵建国. 矿工营养膳食与职业健康浅析[J]山东煤炭科技，2015（4）：194-196.
[3] 文建萍. 高原缺氧病患康复过程中的营养护理[J]. 中外妇儿健康，2011，19（8）：366.
[4] 赵宝椿. 饮食搭配好 才能考得好[J]健康博览，1999（6）：34.
[5] 童本德. 高考学生的膳食营养[J]. 家庭医药，2005（5）：53.
[6] 编辑部.《特殊营养学》第二版[J]. 营养学报，2009，31（4）：37.

第十一章　各类疾病患者膳食营养与配餐

知识目标

掌握疾病的分类方法，对常见疾病有基本的了解和认识。理解各类疾病患者的营养需求原则，包括高蛋白、低蛋白、限脂肪、限脂肪限胆固醇等膳食营养原则。熟悉各类疾病患者食物选择范围，包括适宜和不宜食用的食物种类。掌握各类疾病患者的配餐方法，了解不同疾病对应的膳食营养搭配要点。了解与各类疾病相关的营养膳食因素，如营养成分对疾病的影响等。认识医院膳食的种类和特点，理解医院膳食在患者营养支持中的作用。

能力目标

针对各类疾病患者的具体情况，开展个性化的营养指导，提出合理的膳食建议。针对不同疾病患者的营养需求，合理选择烹饪原料、辅料及调料，并掌握适宜的烹调方法。能够按照不同疾病的膳食营养原则，设计并制定相应的营养食谱，确保食谱的科学性和实用性。在实际操作中，能够综合考虑患者的口味偏好和饮食习惯，调整和优化膳食方案。

思政与素质目标

理解营养与健康之间的紧密关系，意识到合理膳食对于预防和治疗疾病的重要性。认识到现代生活中不良饮食习惯和生活方式对健康的负面影响，从而培养健康的生活方式和饮食习惯。关注社会健康问题，特别是慢性病等疾病的发病率上升趋势，增强社会责任感和使命感。树立正确的营养观念，传播科学的营养知识，为提升全民健康水平贡献自己的力量。全面提升学生在疾病患者膳食营养与配餐方面的专业素养和综合能力，培养具有社会责任感和健康意识的新时代医学人才。

引例：合理膳食，守护健康——从医院膳食看疾病患者的营养之道

在繁忙的现代生活中，健康问题逐渐凸显，其中饮食问题尤为突出。不合理的饮食习惯往往成为疾病的诱因，而医院膳食作为患者获取营养的主要途径，其重要性不言而喻。走进医院，我们不难发现，即使是被称为“普通饭”的基本膳食，也有着严格的营养标准和要求。它要求食材易消化、无刺激性，营养素平衡，同时还要兼顾美观可口。这样的设计旨在满足大多数住院患者的基本营养需求，促进康复。然而，对于不同病情的患者来说，膳食的选择和搭配则更为复杂和精细。以高蛋白膳食为例，它适用于营养不良、创伤、高烧等分解代谢亢进状态下的患者。但高蛋白膳食并不意味着无限制的摄入，蛋白质与能量的供给量和供给比例需要根据病情精心调整，以防止负氮平衡和血脂升高。相反，低蛋白膳食则是为了减轻肝、肾负担，适用于急性肾炎、肾功能不全等患者。在这种膳食中，蛋白质的供给量需要严格控制，同时要保证能量的充足供应，以避免蛋白质的过度消耗。此外，限脂肪膳食和限脂肪、限胆固醇膳食也是针对不同疾病患者的营养需求而设计的。它们通过限制膳食中脂肪和胆固醇的摄入，改善因脂肪代谢异常引起的症状，帮助患者恢复健康。这些医院膳食的设计，不仅体现了医学与营养学的紧密结合，也反映了我们对健康饮食的深刻认识。然而，健康饮食并非仅限于医院，它应该成为我们日常生活的一部分。

现代人的饮食往往高热量、高脂肪、低纤维素，加上缺乏运动，不健康的生活习惯，导致心血管系统、消化系统等疾病的发病率不断上升。这些疾病与我们的饮食习惯密切相关，因此，要想防治这些疾病，就需要从膳食结构、生活习惯着手，减少疾病对人体的危害。

合理膳食，不仅是医院患者的需要，更是每一个追求健康生活的人的必修课。我们应该根据自己的身体状况和需求，合理选择食物，搭配膳食，让营养成为守护我们健康的坚实屏障。

第一节　适宜疾病患者的膳食种类

一、适宜疾病患者的膳食种类

（一）高蛋白膳食

1. 适应群体

营养不良、大面积烧伤、创伤、高烧、甲状腺功能亢进等处在分解代谢亢进状态下的患者以及手术前后和营养严重缺乏的患者。

2. 原则和要求

蛋白质与能量的供给量和供给比例应根据病情调整，蛋白质供给不足会导致负氮平衡，能量供给不足机体则可能会消耗蛋白质来保证能量供应，因此为保证治疗效果，能量与蛋白质供应比值应保持在 100：1 ~ 200：1。另外为了防止血脂升高，应调整饱和脂肪酸的比例，尽量降低饮食中胆固醇及糖类的含量。及时补充和增加 VA 的摄入量，长期高蛋白膳食的摄入，会导致 VA 和钙需求量增多，所以应注意调整 VA、胡萝卜素和钙质的摄入量。可采用少食多餐、增加餐次的方法逐渐增加摄入量，不可突然大量增加提升摄入量，以防造成胃肠功能紊乱。

小知识 1-1：高蛋白膳食

主要适用于营养不良、大面积烧伤、创伤、高烧等患者。其膳食原则要求蛋白质与能量的供给比例合理，同时应降低饮食中胆固醇及糖类的含量，以维持氮平衡和避免血脂升高。

（二）低蛋白膳食

低蛋白膳食是为了尽量减少体内氮代谢产物，减轻肝、肾负担，使机体以较低水平蛋白质摄入量来维持接近正常的生理功能的运行。

1. 适应群体

急性肾炎、急慢性肾功能不全、肝昏迷或昏迷前期的患病人群。

2. 原则和要求

蛋白质日供给量为 0.6～0.8 g/kg，应根据具体情况及时增减供应量，必要时可以麦淀粉辅助饮食。适当加大蛋白质中优质蛋白的供给比例，以提升必需氨基酸量，避免负氮平衡。必须保证能量的充足供应，以减少蛋白质使用和机体组织分解。进食量无法达到需求时，可选择进行肠内或肠外营养补充。保证无机盐和维生素的充足供给，根据患者的习惯和爱好调整饮食口感以促进食欲。

小知识 11-2：低蛋白膳食

适用于急性肾炎、肾功能不全等患者，旨在减少体内氮代谢产物，减轻肝肾负担。膳食中蛋白质供给量应严格控制，同时保证能量的充足供应，避免负氮平衡。

（三）限脂肪膳食

限制膳食中脂肪的摄入，用于治疗或改善因脂肪水解、吸收、运转及代谢不正常所致的症状。限脂肪膳食共分为 4 种：完全不含脂肪的纯碳水化合物膳食；严格限脂肪膳食，脂肪总量（即食物所含脂肪及烹调油）的摄入≤20 g/d；中度限脂肪膳食，脂肪摄入总量≤40 g/d；轻度限脂肪膳食，脂肪摄入总量≤50 g/d。

1. 适应群体

急慢性胰腺炎，胆囊疾症、肥胖症、高脂血症、肠黏膜疾病、胃切除等与脂肪吸收不良有关的其他疾病等患病人群。

2. 原则和要求

在饮食上应减少烹调油量，多选择脂肪含量低的食物，清淡饮食，禁用油炸、油煎食物，必要时可选择少食多餐。注意及时补充维生素。脂肪泻可导致能量、必需氨基酸、多种脂溶性维生素以及钙、铜、锌等元素的丢失，应及时进行必要的补充。

小知识 11-3：限脂肪膳食

用于治疗或改善因脂肪代谢异常引起的疾病，如胰腺炎、胆囊疾症等。根据病情不同，脂肪摄入总量有所限制，饮食上应选择低脂食物，避免油炸、油煎食品。

（四）限脂肪、限胆固醇膳食

1. 适应群体

高胆固醇血症、高脂血症及冠心病等患病人群。

2. 原则和要求

通过限制总能量的摄入，达到或维持适宜体重，避免肥胖。限制脂肪摄入，膳食中脂肪的供能不应超过总能量的 20%～25%，或全日供给能量不超过 50 g，减少饱和脂肪酸的摄入，较理想的供给方式为：饱和脂肪酸：单不饱和脂肪酸：多不饱和脂肪酸=1：1：1；胆固醇量限制在每日 300 mg 以下。在限制胆固醇的同时，要保证摄入充足的蛋白质，可用优质植物蛋白代替动物蛋白。

（五）高膳食纤维膳食

高膳食纤维膳食是增加膳食纤维数量的膳食。每日所供给膳食纤维的数量为 20 ~ 35 g。

1. 适应群体

无张力便秘、无并发症的憩室病等患病人群。

2. 主要作用

吸收水分、软化粪便、产生挥发性脂肪酸、增强肠道蠕动力，促进粪便排出；减轻结肠管腔内压力，改善憩室病症状；可与胆汁酸结合，增加粪便中胆汁酸的排出有利于降低血清胆固醇。

3. 副作用

长期大量摄入膳食纤维可能产生腹泻与胃肠胀气，影响食物中钙、镁、铁、锌及一些维生素的吸收和利用。

（六）低膳食纤维膳食

含极少量膳食纤维和结缔组织且易于消化的膳食称为低膳食纤维膳食。

1. 适应群体

各种急性肠炎、结肠憩室炎、伤寒、痢疾、肠道肿瘤、消化道小量出血、肠道手术前后、肠道或食管管腔狭窄及食道静脉曲张疾病等患病人群。

2. 作用

降低膳食纤维对消化道的刺激和梗阻，减少肠道蠕动，减少排便。

3. 原则和要求

饮食上要减少粗粮、豆类、硬果、果蔬等高膳食纤维的食品，以减少对炎症病灶的刺激以及刺激肠道蠕动与粪便形成；少食多餐，多食用易于消化吸收的食物，降低膳食中脂肪的摄入，以避免对脂肪的吸收能力减低的腹泻患者发生脂肪泻，注意补充 VC。

（七）限碳水化合物膳食

限碳水化合物膳食是一种限制碳水化合物类型及含量的膳食，可用于治疗或预防倾倒综合征。

1. 适应群体

胃部分切除手术或幽门括约肌手术后的患病人群。

2. 原则和要求

膳食应以低碳水化合物、高蛋白质、中等脂肪量膳食为主，禁食糖果、甜味饮料等单糖浓缩甜食，碳水化合物摄入应以多糖类复合食品为主。避免一次摄入大量食物，应循序渐进、少食多餐、充分咀嚼。餐后平卧 20 ~ 30 min 或保持适当的俯卧运动锻炼可有效减轻症状。

（八）限钠膳食

限钠膳食包括：低盐膳食，钠日供应量在 2 000 mg 左右，禁食咸菜、咸肉、罐头等咸食，可每日适量使用盐（2～3g）或酱油（10～15mL）；无盐膳食，钠日供应量在 1 000 mg 左右，在低盐膳食的基础上，进一步降低盐或酱油的供应量。

1. 适应群体

肝硬化腹水、高血压、缺血性心力衰竭、肾脏冷热病、用肾上腺皮质激素治疗的患者。

2. 原则和要求

应根据患者病情变化及时调整膳食中钠的供给量。如对于 60 岁以上贮钠能力低的患者、心肌梗死的患者、回肠切除手术后的患者等，应根据 24 h 尿钠排出量、血钠、血压等临床指标来决定是否需要限钠。可采用烹番茄汁、芝麻等来替代盐、酱油进行调味，避免过多使用食盐。注意调整膳食的色、香、味，保证患者食欲。

思政小课堂 11-1：健康饮食与责任担当

作为社会成员，我们应该关注自己的身体健康，树立健康饮食的意识。通过了解和学习各类疾病患者的膳食营养知识，我们可以更好地照顾自己和他人，体现责任担当的精神。

二、医院膳食

医院膳食分为基本膳食与治疗膳食两大类，基本膳食又细分为普通饭、软饭、半流质、流质四种。

（一）基本膳食

1. 普通饭

适用人群：无特殊膳食限制的人群。

配膳原则：保证膳食营养平衡、能量充足，所有食材一般均可使用。避免辛辣刺激、高脂高油及其他不易消化的食品。烹调方式合理，保证膳食口味。

表 11-1　普通饭膳食举例

餐次	食谱	食物	蛋白质/g	脂肪/g	碳水化合物/g	热量/kJ	钙/mg	铁/mg	胡萝卜素/μg	维生素A/μgRE	维生素C/mg	维生素E/mga-TE
早餐	花卷	100	23.06	17.93	100.5	2711	306.73	9.02	337.12	152.31	0.66	13.38
	玉米粥	25										
	海木耳	100										
	茶鸡蛋	50										

续表

餐次	食谱	食物	蛋白质/g	脂肪/g	碳水化合物/g	热量/kJ	钙/mg	铁/mg	胡萝卜素/μg	维生素A/μgRE	维生素C/mg	维生素E/mga-TE
中餐	黑米饭	100	35.71	26.24	139.97	3689	245.35	16.81	878.21	157.83	27.83	21.88
	红烧鱼	100										
	油麦菜	100										
	玉米	15										
	双耳瓜片	117										
	西瓜	300										
晚餐	发糕	150	31.09	23.79	136.9	3536	339.38	13.04	4799.1	794	77.52	25.02
	绿豆粥	180										
	蒜蓉茼蒿	45										
	肉炒豆角	45										
	凉拌菠菜	100										
	桃	100										
合计			89.86	67.96	377.37	9936	891.46	38.87	6014.43	1104.14	106.01	60.28

2. 软食

适用人群：发热、消化不良、口腔疾患或咀嚼不便的患者以及低龄幼儿等。

配膳原则：禁用辛辣刺激性的调味品、油炸及高粗纤维含量的食品。膳食应烧至软烂，以易于咀嚼消化为宜；长期食用软饭，应注意维生素的补充摄入，可多采用维生素含量丰富的食品。能量及各营养素的摄入可与普通饭保持一致，一日三餐或四餐，午后增加一餐点心。

表 11-2 软饭膳食举例

餐次	食谱	食物/g	蛋白质/g	脂肪/g	碳水化合物/g	热量/kJ	钙/mg	铁/mg	胡萝卜素/μg	维生素A/μgRE	维生素C/mg	维生素E/ mga-TE
早餐	活性豆浆	25	20.35	10.39	108.25	2449.77	240.76	5.04	8335.27	1388.99	91.3	13.82
	面包	100										
	西蓝花	100										
中餐	豆米饭	50										
	发糕	50										

续表

餐次	食谱	食物/g	蛋白质/g	脂肪/g	碳水化合物/g	热量/kJ	钙/mg	铁/mg	胡萝卜素/μg	维生素A/μgRE	维生素C/mg	维生素E/ mga-TE
中餐	青菜土豆	100										
	滑肉豇豆	100										
	油麦菜	100	29.73	19.51	116.29	3003.24	523.9	10.31	456.42	2815.37	478.02	105.29
	白菜豆腐汤	200										
	西瓜	300										
晚餐	发糕	100										
	牛丸萝卜汤	100										
	蒸茄子	150	26.49	14.88	104.77	2616.97	199.58	5	319.45	55.41	40.98	14.32
	红烧鲫鱼	50										
	桃	100										
合计			76.57	44.78	329.31	8069.98	964.24	20.35	9111.14	4259.77	610.3	133.43

3. 半流质

适用人群：发热、身体虚弱、咀嚼或吞咽困难者、手术后、分娩后以及有消化道疾病的患者等。

配膳原则：膳食应为半流动液体状，软烂易于吞咽及消化。可保持一日五餐或六餐，少食多餐，2～3 h 进餐一次，能量供应为 6 300～8 400 kJ， 蛋白质可按正常需要量供应。针对不同疾病的病患应区别对待，如有消化道出血的患者，应采用少渣半流质；对痢疾患者的饮食不能给牛奶及过甜胀气的食品等。禁止采用油炸类或高油脂类、高粗纤维类、辛辣刺激类食物。

表 11-3 为半流质膳食举例。

表 11-3　半流质膳食举例

餐次	食谱	食物	质量/g	蛋白质/g	脂肪/g	碳水化合物/g	热量/kJ
早餐	稀饭	米	75	5	1	60	
	卤鸡蛋	鸡蛋	50	6	5	—	
加餐	牛奶加糖		250 mL	8	10	12	
中餐	甜面包	糖	15	—		15	
		面粉	50	5	1	38	
	番茄猪肝面	面粉	100	10	2	75	

续表

餐次	食谱	食物	质量/g	蛋白质/g	脂肪/g	碳水化合物/g	热量/kJ
中餐	番茄猪肝面	猪肝	50	11	2	1	
		番茄	50	—	—	1	
		油	10		10	—	
加餐	赤豆泥汤	赤豆	25	5	1	24	
		糖	15	—	—	15	
晚餐	稀饭	米	75	5	1	60	
	白菜豆腐鸡蛋	鸡蛋	50	6	5	—	
		豆腐	75	5	—	1	
		白菜	75	1	—	—	
		油	15	—	15		
加餐	藕粉	藕粉	15	—	—	13	
		糖	15	—	—	15	
	共计			67	53	330	8 707

4. 流　质

适用人群：急性感染、高烧、咀嚼消化困难、急性消化道溃疡或炎症、大手术后及腹部手术后的患者（包括妇产科）和危重患者等。

配膳原则：采用流质液体或在口中可溶化为液体的食品，少食多餐，2 ~ 3 h 供应一次，每日 6 ~ 7 次，每次 200 ~ 250 mL。凡腹部手术者及痢疾患者，为避免胀气，禁食牛奶、豆浆及过甜的液体。喉部手术者，如扁桃体摘除手术后应给予冷流质食物，同时禁食过酸、过咸的饮料，以免刺激伤口。采用鼻管喂入的，忌用蛋花汤、浓米汤，以免管道堵塞。流质膳食的热量及营养素供应均不充足，不宜长期摄入。

表 11-4 为流质膳食举例。

表 11-4　流质膳食举例

餐次	食谱	食物	质量/g	蛋白质/g	脂肪/g	碳水化合物/g	热量/kJ
早餐	米汤加糖	米	12	1		10	
		糖	15	—	—	15	
加餐	牛奶加糖	牛奶	250	8	10	12	
		糖	15	—	—	15	
中餐	蒸嫩鸡蛋	鸡蛋	50（一个）	6	5	—	
		油	5	—	5	—	

续表

餐次	食谱	食物	质量/g	蛋白质/g	脂肪/g	碳水化合物/g	热量/kJ
加餐	甜豆浆	豆浆	250	10	5	5	
		糖	15		—	15	
晚餐	排骨汤冲蛋	鸡蛋	50（一个）	6	5	—	
		油	5	—	5	—	
加餐	冲藕粉加糖	藕粉	20	—	—	20	
		糖	15	—	—	15	
总计				31	35	107	3641

（二）治疗膳食

治疗膳食大致可分为三类：增减营养素饮食、特别制备膳食以及体重控制膳食。表 11-5 为胃病患者的治疗膳食举例。

表 11-5　胃病患者的治疗膳食举例

餐次	饮食内容所需数量及成分组成		饮食内容所需数量及成分组成	
早餐	牛奶200 mL	牛奶	少渣菜半份粥50 g	少渣菜1份，馒头、粥各50 g
加餐	藕粉200 mL	藕粉	牛奶	牛奶
中餐	去油肉汤250 mL	蛋花面条50 g	肉末碎菜叶面条100 g	半荤少渣菜1份，烂饭100 g
加餐	豆浆250 mL	豆浆	豆浆、饼干2片	豆浆、饼干2片
晚餐	去油肉汤250 mL	蒸嫩蛋1个，粥50 g	少渣菜半份，粥、馒头各50 g	同午餐
加餐	牛奶200 mL	牛奶	蛋糕1块	蛋糕
适应情况	①呕血停止24 h；②仅有轻微黑便；③疑有幽门梗阻时；④疼痛剧烈	①出血已停止48 h②病情有改善，第一种饮食已不能满足	①无剧烈疼痛呕吐；②经治疗病情有显著好转	症状全部消失，逐渐过渡至少渣饮食

表 11-6 为胃手术后患者的治疗膳食举例。

表 11-6 胃手术后患者的治疗膳食举例

餐次	第一种	第二种	第三种	第四种	第五种
早餐	淡米汤125 mL	淡米汤	淡米汤，饼干2片	蛋花、粥25 g，饼干2片	蛋花、粥50g，饼干 2 片
加餐	藕粉125 mL	藕粉	藕粉	牛奶	牛奶
中餐	去油肉汤	肉汤	蒸嫩蛋2个	肉末粥或肉末面条100 g	少渣菜半份，粥50 g
加餐	橘子水100 mL	橘子水	橘子水	橘子水	橘子水
晚餐	同午餐	肉汤	肉汤	同午餐	肉末粥50 g
加餐	藕粉125 mL	藕粉	饼干2片	蛋糕半块	蛋糕1块

注：表11-5和表11-6食谱可与临床医生配合制订，表11-6中的第一种至第三种为试探性进食，如患者感到某一种饮食吃后很舒服就可多吃几天，一般服用第5天饮食后就可出院休养。

同步训练 11-1：如何为低蛋白膳食患者制定合理的膳食方案？

第二节 各类手术患者膳食配餐

一、剖宫产手术后膳食配餐

（一）剖宫产手术前后的饮食原则

产妇术后的饮食非常重要，因为在术后要承担母乳喂养，同时要满足自身恢复。接受剖宫产的产妇，每日营养素需求应该比自己怀孕时高出 1/4 左右。如果怀孕时的能量需要是 1 800 kcal，那么产后恢复和哺乳期就应达到 2 200 ~ 2 300 kcal，同时多采用汤汁和其他补中益气、补血通乳的传统食品来满足哺乳的需要。剖宫产术后第一天应供给易消化、少胀气的清淡流质食物，以减轻肠蠕动，避免食用牛奶、豆浆等易引发胀气的食品。剖宫产术后第二天即可食用少渣半流质膳食，为少纤维、易消化、稀、软的饮食。术后 3 ~ 4 天即可食用产科的普通饭食。

（二）剖宫产手术后膳食配餐举例

表 11-7~表 11-10 分别为剖宫产后各日期的食谱举例。

表 11-7 剖宫产后第 1 天食谱举例

餐次	食谱	摄入量	营养素含量
早餐	蒸蛋羹 浓米汤	鸡蛋50 g 300 mL	蛋白质30 g，脂肪40 g，能量700 kcal
加餐	无糖藕粉	20 g	

续表

餐次	食谱	摄入量	营养素含量
中餐	浓鸡汤	300 mL	
加餐	浓鸡汤	300 mL	
晚餐	排骨清汤、番茄蛋花汤	300 mL	
加餐	蒸蛋羹	300 mL	

表 11-8　剖宫产后第 2~3 天食谱举例

餐次	食谱	摄入量	营养素含量
早餐	白米粥	50 g	蛋白质55 g，脂肪50 g，能量 1 800 kcal
	煮鸡蛋	50 g	
	小面包	75 g	
中餐	馄饨	面粉50 g，瘦肉末50 g，油2 g	
加餐	藕粉加糖	藕 粉 20 g，糖 8 g	
晚餐	肉末挂面	挂面100 g，瘦肉末100 g	
	鸡蛋西红柿汤	鸡蛋50g，西红柿100 g，油6 g	
加餐	藕粉加糖	藕粉20 g，糖8g	

表 11-9　剖宫产后第 4~6 天食谱举例

餐次	食谱	摄入量	营养素含量
早餐	牛肉卤豆腐脑	牛肉末30 g，豆腐脑150 g，木耳少量	蛋白质80 g，脂肪60 g，能量 2 200 kcal
	酥皮小烧饼	面粉75 g	
	五香卤鸡蛋	鸡蛋60 g	
中餐	米饭	大米100 g	
	红烧子鸡块土豆	子鸡块100 g，土豆75 g，油10 g	
	排骨白菜粉丝汤	排骨汤500 mL，大白菜150 g，粉丝20 g	
加餐	香蕉	100 g	
	牛奶	250 mL	
晚餐	米粥	100 g	
	猪肉芹菜馅水饺	猪肉100 g，芹菜150 g，面粉10 g	
	醋烹豆芽菜	豆芽100 g	
加餐	煮蜜枣	红枣150 g，白糖50 g	

表 11-10　剖宫产后第 7~10 天食谱举例

餐次	食谱	摄入量	营养素含量
早餐	冬菜包	面粉50 g，冬菜100 g，肉末25 g，糖5 g	蛋白质55 g，脂肪50 g，能量1 800 kcal
	鸡汤面条	鸡汤500 mL，面条30 g，火腿末25 g，白菜100 g	
中餐	白面玉米面蜂糕	面粉50 g，玉米面50g，小枣10颗	
	肉丝柿椒白菜丝	肉丝50 g，柿椒50 g，圆白菜100 g	
	猪肉丸子黄瓜	猪肉75 g，黄瓜50 g，油8 g	
	八宝粥	莲子10颗，枣5颗，杂米、杂豆各50 g	
加餐	牛奶巧克力	30 g	
	淡茶	1杯	
晚餐	虾仁面	挂面100 g，瘦肉末30 g，鲜虾仁50 g，葱25 g，油8 g	
	青葱拌豆腐	南豆腐200 g	
	西红柿炒冬瓜	西红柿50 g，冬瓜100 g，油3 g	
加餐	核桃蛋糕	35 g	
	江米酒酿	200 mL	

二、胃、肠手术后膳食配餐

1. 胃、肠手术前后饮食步骤

（1）术前：术前 2 天进流质，做肠道准备，12 h 禁食，4 h 禁水。营养不良者可在术前开始做肠外营养支持，以提供足够的氨基酸和能量，促进术后恢复。

（2）术后第一阶段：禁食，可采用胃肠外营养支持疗法对术前营养不良或术后有并发症的患者供给营养，不可采用肠道方法。胃部手术后在胃肠道蠕动恢复前不可由口部进食，待排气并有饥饿感后才能恢复进食。

（3）术后第二阶段：补充水分，恢复肠道。应让患者从含冰或饮水开始尝试，慢慢恢复。若出现呕吐情形，呕吐停止后应注意及时补充水分。

（4）术后第三阶段：患者适应饮水后可给予清流质饮食，24 ~ 48 h 后尝试通过吸管给予匀浆质流质食物，维持 1 ~ 2 个月。

（5）术后第四阶段：可摄入低糖、低脂软食。

（6）术后第五阶段：改为固体食物，少食多餐，平均每天进餐 5~6 次，经过半年恢复后可改成普食，术后注意多种维生素尤其是复方维生素 B 、铁和其他矿物质补充剂的补充。

2. 胃、肠手术饮食原则

（1）能量：每千克标准体重给予 25 ~ 30 kcal，每天总量不少于 1 200 kcal。

（2）碳水化合物：占 50% ~ 60%的供能比，以淀粉类食物为主，避免甜食的摄入。

（3）蛋白质：占 15%～20%的供能比，或按 1.5～2.0 g/kg 标准体重给予，这就需要多选择鱼、蛋、大豆制品等高蛋白质、低脂食物。

（4）脂肪：可选择植物油、奶脂，有条件的可试用中链脂肪。供能比不能超过 35%，避免摄入高饱和度的畜肉脂肪。

（5）适度提高各种维生素、矿物质的摄入，适当选用动物肝脏、新鲜蔬菜。

（6）选用易咀嚼消化的食物，少摄入或不摄入粗杂粮、硬果、高膳食粗纤维的蔬菜、辛辣刺激食物以及萝卜、白薯等产气食物。少食多餐，每日餐次不少于 5 次，最好是 2～3 h 进食一次，这是预防低血糖症的有效措施。干稀分食，进餐时不同时饮汤、粥或饮料，以减缓食糜进入肠道的速度，这是预防倾倒综合征的有效措施。

3. 胃、肠手术患者膳食配餐举例

表 11-11、表 11-12 分别为胃、肠手术患者膳食配餐举例。

表 11-11 胃、肠手术患者膳食配餐举例 1

餐次	食谱	摄入量	营养素含量
早餐	馒头	面粉50 g	蛋白质50 g，脂肪50 g，碳水化合物180 g，能量1 500 kcal
	西红柿炒鸡蛋	鸡蛋60 g，油5 g	
加餐	蒸蛋	鸡蛋60 g	
中餐	馄饨	面粉50 g，鸡肉末50 g	
加餐	面包布丁	面包50 g，不加糖	
晚餐	摊鸡蛋饼	鸡蛋35 g，面粉150 g	
加餐	龙须面肉末碎菜浇汁	龙须面50 g，瘦肉末15 g，白菜叶50 g	

表 11-12 胃、肠手术患者膳食配餐举例 2

餐次	食谱	摄入量
早餐	面食	面粉50 g
	鸡肉肠	25 g
加餐	鸡汤白菜粉丝	白菜100 g，粉丝10 g，鸡汤300 mL
中餐	软米饭	大米50 g
	清蒸鱼	草鱼100 g
	炒菠菜	菠菜150 g
加餐	白面包	面粉50 g
	猪肝酱	猪肝20 g
晚餐	肉菜稠米粥	大米25 g，油菜100 g，肉末25 g
	摊煎饼	面粉25 g，鸡蛋25 g，油2 g
加餐	骨汤蛋汤	鸡蛋60 g，骨汤300 mL

三、骨折手术后的营养膳食配餐

1. 骨折手术后的营养治疗进程

（1）第一阶段：受伤后 24 ~ 48 h， 主要维持血液容量及电解质的平衡，不需要急于补充营养素。

（2）第二阶段：此时应注意补充充分的营养素以防患者感染，促进伤口愈合，恢复肌肉活力及防止体重减轻。应给予适量的能量及蛋白质，注意钙及 VD 的摄取，每日保持 800 mg 以上的钙质供给，可促进骨骼的愈合及维持最好的骨骼状况。如患者正餐进食量不能满足需要，可在两餐间给予高蛋白高能量饮料，患者如已昏迷或无法经口进食，则需插管灌食。

2. 骨折手术后营养配餐举例

表 11-13 为骨折手术患者膳食配餐举例。

表 11-13　骨折手术患者膳食配餐举例

餐次	食谱	摄入量
早餐	牛奶	250 mL
	麦片	20 g
	高钙面包	75 g
加餐	果汁	300 mL
中餐	米饭	100 g
	鸡蛋肉末汤	鸡蛋50 g，猪肉50 g，木耳10 g，黄花菜10 g，油菜100 g
	西红柿炒白菜	西红柿50 g，圆白菜100 g
	鲫鱼汤	鲫鱼200 g
加餐	苹果	100 g
晚餐	烙饼	面粉100 g
	鸡块冬瓜	鸡块100 g，冬瓜100 g，海米10 g，香菇10 g，鸡汤300 mL
	熏干炒芹菜	熏香干50 g，芹菜150 g
	紫米粥	紫米25 g
加餐	酸奶	250 mL

四、烧伤、创伤手术后的营养膳食配餐

1. 烧伤、创伤手术后营养供给的基本程序

根据患者的年龄、性别、身高、病前体重等推算患者的代谢消耗。因损伤引起的代谢增加，一般考虑活动消耗占基础代谢能量的 10% ~ 25%。

2. 烧伤、创伤手术后的膳食配餐举例

表11-14为烧伤、创伤休克期患者的流质膳食配餐举例。

表 11-14　烧伤、创伤休克期患者的流质膳食配餐举例

时间		饮食内容
上午	7：00	鸡汤薄面汤
	9：00	液体酸牛奶（适当加糖）
	11：00	鱼泥羹
下午	14：00	去油骨头汤
	16：00	西瓜汁
	18：00	发菜豆腐羹
晚上	20：00	番茄汤
	22：00	藕粉羹

表 11-15 为烧伤切痂植皮期患者的膳食配餐举例。

表 11-15　烧伤切痂植皮期患者的膳食配餐举例

餐次	食谱	摄入量	营养素含量
早餐	牛奶	250 mL	蛋白质148 g，能量4 006 kcal
	煮蛋	鸡蛋50 g	
	小面包	面粉50 g，猪肉30 g	
加餐	苹果	200 g	
中餐	米饭	150 g	
	红烧鱼	150 g	
	拌芹菜	150 g	
	丸子白菜汤	猪肉50 g，白菜100 g	
加餐	鸭梨	200 g	
	奶油冰淇淋	150 g	
	饼干	20 g	
晚餐	水饺	面粉50 g，猪肉80 g，菠菜150 g	
	荤素拼盘	鸡肉50 g，猪肝50 g，黄瓜50 g	
	橘子	200 g	
加餐	藕粉	藕粉20 g，白糖25 g	

表11-16为烧伤恢复期患者的膳食配餐举例。

表 11-16 烧伤恢复期患者的膳食配餐举例

餐次	食谱	摄入量	营养素含量
早餐	牛奶	250 mL	蛋白质80 g，能量2200 kcal
	煮蛋	50 g	
	小面包	面粉50 g，猪肉30 g	
加餐	苹果	200 g	
中餐	米饭	150 g	
	红烧鱼	150 g	
	拌芹菜	150 g	
	白菜豆腐汤	猪肉50 g，白菜100 g，豆腐50 g	
加餐	鸭梨	200 g	蛋白质80 g.能量2 200 kcal
晚餐	三鲜包子	面粉100 g，粉丝80 g，菠菜150 g，猪肉50 g	
	猪肝木耳汤	鸡蛋50 g，猪肝50 g，木耳10 g	
	糖拌西红柿	西红柿200 g，白糖10 g	
	红枣大米粥	红枣8～10颗，大米25 g	
加餐	加糖牛奶	牛奶250 mL，白糖5 g	

第三节 各类疾病患者膳食配餐举例

一、高血压病患者食谱举例

1. 饮食原则与注意事项

节制饮食，控制体重，减少甜食的摄入，不暴饮暴食。不摄入或少摄入高能、高脂、高胆固醇的食物。每天每千克体重蛋白质的摄入量应保持在 1 g 以内。可保持豆制品、瘦肉、鱼、鸡等的摄入，仅患高血压无高脂血症的患者，每日也可摄入 1 个鸡蛋。老年高血压患者每日的能量摄入量，应在日活动量按标准摄入基础上再降低 15%～20%。

忌食动物性油脂以及油脂类食品。膳食烹调的食用油选择豆油、菜籽油等植物油，可有效预防高血压以及脑血管的硬化和破裂。保持摄入蔬菜水果等维生素含量及膳食纤维含量高的食物，少吃辛辣食品，少饮或不饮浓茶、浓咖啡等。

戒烟戒酒。有烟酒嗜好的高血压患者，会因烟酒过多引起心肌梗死、脑中风。高血压患者平时要严格控制烟酒。

低钠饮食。钠是高血压的诱因之一，钠的过量摄入还易影响老年人的心血管系统和血液黏度，因此高血压患者应减少食盐等钠含量较高的食品。推荐高血压患者食盐每天的摄入量应在 6 g 以内，对老年高血压患者，应在 4 g 左右。

多食含钾、钙丰富的食品。含钾高的食物有土豆、莴笋、菠菜等。含钙高的食品有牛奶、酸奶、海带等。少吃含果糖、葡萄糖等单糖类食品，提倡吃复合糖类，如淀粉等。保持新鲜果蔬的摄入，每天新鲜蔬菜的摄入量不低于 400 g，水果 100～200 g。

2．高血压病患者一日的参考食谱

表 11-17 为高血压病患者一日的参考食谱。

表 11-17　高血压病患者一日的参考食谱

餐次	食谱	摄入量
早餐	小米粥	小米50 g
	馒头	面粉25 g
中餐	米饭	大米100 g
	清蒸鱼	鲫鱼100 g
	素炒油菜	油菜200 g
	水果	苹果200 g
晚餐	米饭	大米100 g
	肉末豆腐	瘦猪肉末50 g，白豆腐100 g
	拌黄瓜	黄瓜100 g
	拌西红柿	西红柿100 g，白糖10 g
	水果	鸭梨100 g
加餐	牛奶	250 mL

注：全日烹调用油25 g，能量1 830 kcal。

二、肺癌患者食谱举例

肺癌是一种让人谈及色变的实质性恶性肿瘤疾病，近几年发病率呈上升趋势。得肺癌患者因长期受到病痛的困扰，食欲越来越差，不能够正常吃饭，身体健康更加受到损害。

1. 肺癌术后饮食

肺癌术后以补充营养为主，饮食应注重营养平衡，清淡饮食。食物应该易咀嚼和消化吸收，可从流质饮食开始，慢慢过渡到半流食、普食。临床上治疗的许多肺癌患者，有的放化疗后并未忌口，有的还吃了相当数量的鸡、鱼、虾、羊肉，并未因此复发。中医文献认为，鸡肉补虚温中、补益五脏，治病后体弱、五脏亏虚。鸡蛋富有营养，富含蛋白质、氨基酸、卵磷脂、维生素等，可促进身体恢复。

2. 肺癌患者的一日食谱举例

表 11-18 为肺癌患者的一日食谱举例。

表 11-18 肺癌患者的一日食谱举例

餐次	食谱	摄入量
早餐	牛奶	鲜牛奶250 g，白糖10 g
	煮鸡蛋	鸡蛋50 g
	馒头	面粉50 g
	拌小菜	芹菜70 g，腐竹10 g
加餐	水果	鸭梨250 g
中餐	米饭	大米100 g
	肉末豆腐	肉末100 g，豆腐100 g
	青椒萝卜丝	青椒100 g，萝卜丝50 g
加餐	鲜果汁	鲜橘汁200 g
晚餐	小米粥	小米25 g
	发糕	面粉75 g
	炒豆芽	绿豆芽200 g
	清蒸鱼	鲫鱼75 g

表11-19为处于手术恢复期的肺癌患者的一日食谱举例（手术恢复期）。

表 11-19 肺癌患者的一日食谱举例（手术恢复期）

餐次	食谱	摄入量
早餐	牛奶	鲜牛奶250 g,白糖10 g
	蒸鸡蛋	鸡蛋50 g
	馒头	面粉50 g
	炒双菌	平菇70 g，香菇10 g
加餐	水果	苹果200 g
中餐	米饭	大米100 g
	鲫鱼豆腐汤	鲫鱼200 g，豆腐100
	蒸茄盒	茄子150 g，肉末30g
加餐	鲜果汁	鲜橘汁200 mL
晚餐	小米粥	小米25 g
	发糕	面粉75 g
	木耳炒肉丝	猪肉50 g，木耳50g
	清蒸豆角	豆角70g

三、甲亢患者食谱举例

甲亢即甲状腺功能亢进症。甲亢患者在接受医药治疗的同时，还需要做好日常的保健工作，通过饮食调节和进补，可以促进治疗，加快疾病的康复。

1. 甲亢患者的饮食要求

甲亢患者膳食食谱中应适当增加能量的供应。过量的甲状腺素分泌会使代谢率增加，除日常标准能量供给外，还应额外增加 50%～75%以满足消耗，甲亢患者每日能量供给应达到 3 000～3 500 kcal；忌食动物性蛋白，蛋白质供应以植物蛋白为主，每日每千克体重供应蛋白质 15 g 左右；高代谢率会消耗大量的酶，进而会使水溶性维生素消耗加剧，因此要注意维生素的供给，尤其是 B 族维生素、VD ，这两者是保证肠钙、磷吸收的主要维生素，应保证供给，同时还应补充 VA 和 VC；为预防骨质疏松及病理性骨折，应适量增加钙、磷的供给量。碘可诱发甲亢，可使甲亢症状加剧，所以甲亢患者忌用含碘的食物和含碘的药物，对各种含碘的造影剂也应慎用。

2. 适合甲亢患者的食物

（1）青柿子糕。

原料：青柿子 1 000 g，蜂蜜适量。每日 2 次，每次 1 汤匙，以沸水冲服，连服 10～15 天。

制作：青柿子去柄洗净，捣烂并绞成汁，放锅中煎煮浓缩至黏稠，再加入 1 倍量的蜂蜜，继续煎至黏稠时，离火冷却，装瓶备用。

功效：以清热泻火为主，用于烦躁不安、性急易怒、面部烘热者。

（2）什锦豆腐。

原料：豆腐 4 块，西红柿 150 g，木耳、冬笋、豌豆各 15 g，湿淀粉 9 g，生油 9 g，葱、盐等调味品适量。

制作：上述原料烩汤服食，隔天 1 次，连服数次。

功效：主治肝郁气滞，湿痰凝结，甲状腺肿大（常对称），柔软不痛。

（3）白虎粥。

原料：梗米 50 g，　生石膏 100 g，　知母 20 g，　鲜石斛 10 g。

制作：先将生石膏、知母、石斛以水煎煮 30 min，去渣留汁。粳米淘净煮粥，粥将成时兑入药汁。作早、晚餐。

功效：现代药理研究表明，白虎粥具有解热及增强机体免疫的作用。

（4）复方夏枯草膏。

原料：夏枯草 100 g，沙参、麦冬、生地黄、元参各 30g，海藻 50 g，白蜜 100 mL。

制作：将前 6 味中药洗净，共煎 2 次，取汁 500 mL，加白蜜炼膏。每次服用 20 mL，每日 3 次，20 天为 1 个疗程。

功效：具有明目、清火、散结、消肿的功效。

（5）绿豆海带粥。

原料：绿豆 60 g，海带 30g，大米 30g，陈皮 6g，红糖 60 g。

制作：将海带洗净泡软切丝，锅内加清水，入大米、绿豆、海带、陈皮，煮至绿豆开花为度，放入红糖溶匀，备服。当粥食用。

功效：主治肝火亢盛，甲状腺肿大，眼球突出，烦躁易怒，面红目赤，汗多，怕热，口苦。

（6）海带苡仁汤。

原料：海带 30 g，苡仁 30 g，鸡蛋 3 枚，盐、味精、胡椒粉、猪油适量。

制作：海带洗净切成条，苡仁洗净，加水共放锅内炖至熟烂，连汤备用。再将锅置旺火上，放适量猪油，将打匀的鸡蛋炒熟，随即将海带、苡仁连汤倒入，加盐、胡椒粉、味精即成。每日 1 剂，连服数周。

功效：主治肝郁气滞，湿痰凝结，甲状腺肿大（常时称），柔软不痛。伴有胸胁闷痛，喜太息。

3. 甲亢患者一日食谱举例

表11-20为甲亢患者一日食谱举例。

表 11-20　甲亢患者一日食谱举例

餐次	食谱	摄入量
早餐	牛奶	鲜牛奶250 g，白糖10 g
	煮鸡蛋	鸡蛋50 g
	面包	面粉75 g
	素炒油菜	油菜100 g
加餐	水果	苹果200 g
	饼干	50 g
中餐	米饭	大米100 g
	红烧牛肉	牛肉150 g，土豆100 g
	白菜炖豆腐	白菜100 g，豆腐100 g
加餐	冲藕粉	藕粉50 g
	蛋糕	50 g
晚餐	包子	面粉100 g，瘦猪肉50 g，大白菜200 g
	木须肉	瘦猪肉30 g，黄花菜10 g，木耳5 g
	西红柿鸡蛋汤	西红柿50 g，鸡蛋50 g
加餐	牛奶	鲜牛奶250 mL，白糖10 g

思政小课堂 11-2:

医院膳食与患者关爱：医院膳食不仅是患者获取营养的途径，更是体现医院对患者关爱的重要方式。作为医务人员或患者家属，我们应该关注患者的饮食需求，为他们提供合适的膳食，让他们在治疗过程中感受到温暖和关怀。

思政小课堂 11-3:

营养治疗与医德医风：营养治疗是医学的重要组成部分，它要求医务人员具备扎实的营养知识和高尚的医德医风。我们应该以患者为中心，科学合理地制定膳食方案，不断提高自己的专业素养和服务水平。

四、脂肪肝患者食谱举例

脂肪肝是指肝脏内的脂肪堆积较重而引起的疾病。脂肪肝患者会出现疲倦乏力、肝区疼痛以及右上腹隐痛的现象。脂肪肝的患者容易引起心脑血管疾病，也容易引起肝硬化、肥胖症以及酒精性肝炎等疾病。脂肪肝患者的饮食应当以清淡饮食为主。

生活水平提高之后，人们在追求美食的时候往往忽略了健康的重要性。暴饮暴食对身体造成的损害极大，长期如此会导致身体发胖以及肝细胞内脂肪堆积过多。脂肪肝是比较常见的一种疾病，患有脂肪肝之后会影响肝部的健康，引发肝部疾病。所以在患上此种疾病之后，要立即进行诊疗。

脂肪肝患者首要的就是要做好饮食的调整，再辅以药物治疗，才能够促进病情的好转。脂肪肝虽然会对身体造成严重的损害，但是此种疾病是属于可逆性的疾病，在患病之后如果及时、积极采取治疗措施，预后较好。

（一）脂肪肝患者的健康食谱

（1）紫菜蛋花汤。含丰富的营养成分，鸡蛋中的蛋白质含量比较高，吃紫菜蛋花汤可以补充身体所需的营养物质，也能有效地调理疾病。

（2）香菇小油菜。香菇属于菌类食物，香菇中的营养物质比较全面，油菜中含丰富的维生素，两者共同炒熟即可食用。

（3）芹菜炒香菇。这道菜不仅口感好还能降压去脂，非常适合脂肪肝患者食用。

（4）黄豆中所富含的卵磷脂可以去除血管壁上的胆固醇，白菜有清热利尿和解毒的作用，这两种食材相结合不仅可以治疗脂肪肝，还可以有效控制血糖。

（5）红豆薏米粥。红豆和薏米有去湿气和利尿的作用，喝红豆薏米粥不仅能补充身体所需的微量元素和营养成分，还可以辅助性地治疗脂肪肝。

（二）脂肪肝患者食疗方

1. 山楂肉片

猪后腿肉 200 g，山楂片 100 g，荸荠 30 g，鸡蛋清 2 个，淀粉 15g，面粉 15 g，白糖 30　g，植物油 50 g，精盐、味精少许，清汤适量。油炒。适用于高脂血症、高血压、冠心病、消化不良、脂肪肝等患者。

2. 菠菜猪肝汤

菠菜 100 g，猪肝 100 g，油、盐、味精等调料适量。按常规制汤。每日 1 剂，连服 20 日。可补肝养血，调中下气。

3. 芹菜炒香菇

芹菜 400 g，香菇 50 g，食盐、醋、干粉、酱油、味精等调料适量。适用于病毒性肝炎、脂肪肝、糖尿病和动脉粥样硬化患者。

4. 海带陈皮萝卜汤

海带 25 g，白萝卜 250 g，陈皮 2 片，调料适量。海带、白萝卜洗净，切丝，与陈皮一起加水煮汤，加调料调味。喝汤，吃萝卜、海带。每日 2 次。

（三）脂肪肝患者一日食谱举例

表 11-21 为脂肪肝患者一日食谱举例。

表 11-21 脂肪肝患者一日食谱举例

餐次	食谱	摄入量
早餐	馒头	面粉30 g
	稀饭	大米50 g
	红腐乳	10 g
中餐	米饭	大米100 g
	韭菜炒鸡蛋	韭菜100 g，鸡蛋50 g
	菠菜牛肉丝	菠菜100g，牛肉50 g
	西红柿蛋汤	西红柿50 g，鸡蛋20 g
晚餐	荞麦面饼	荞麦面50 g
	小米粥	小米50 g
	菜花炖肉	菜花100 g，猪肉50g
	腐竹炒芹菜	腐竹50 g，芹菜100 g

五、脂溢性皮炎患者食谱举例

脂溢性皮炎主要是由皮脂分泌过旺而引起的，通常多发于皮脂分泌活跃的部位。当出现脂溢性皮炎时，患者要注意合理饮食，尤其是要注意避免一些可导致油脂分泌增多的食物，以防加重皮炎。

1. 饮食要点及禁忌

首先，脂溢性皮炎患者在饮食上要注意控制脂肪量，脂肪摄入过多，会导致皮炎加重，最好每天总膳食脂肪量不超过 50 g，肥肉要少吃。可适量吃些高蛋白饮食，如牛奶、鸡蛋、豆类等，这些对于维持正常皮肤角化代谢、保持毛囊的正常畅通有利。

其次，脂溢性皮炎患者可多吃点含 VB□ 、VB□ 以及 VE 类食物，如胡萝卜、卷心菜等。注意不要吃太多高碘食物，因为高碘食物可导致毛囊角化和堵塞，所以要注意控制紫菜、海带等海产品摄入。

再其次，要注意别吃辛辣刺激类食物，如辣椒、芥末、生葱等，这些刺激性食物可影响机体内分泌，可能导致皮损瘙痒抓挠，从而影响对皮炎的治疗。

最后，可以配合一些食疗来调治，如薏苡仁萝卜缨粥，可取适量的薏苡仁、萝卜缨、马齿苋，一起煮粥服食，有清热利湿作用，可治脂溢性皮炎。也可以选择大枣猪油汤调治，可取适量的大枣、生猪油，把大枣生猪油一起入锅加适量的清水，煮熟食用即可，一周可吃 3 次，12 次为一个疗程，有祛风清热、养血润燥的作用，适用于干性脂溢性皮炎。

2. 脂溢性皮炎患者一日食谱举例

表 11-22 为脂溢性皮炎患者一日食谱举例。

表 11-22　脂溢性皮炎患者一日食谱举例

餐次	食谱	摄入量
早餐	脱脂牛奶	脱脂牛奶250 g
	玉米面粥	玉米面50 g
	杂粮发糕	玉米面25 g，豆面25 g
	拌绿豆芽	绿豆芽100 g
中餐	米饭	大米150 g
	小白菜炒豆腐	小白菜100 g，豆腐100 g
	炒圆白菜	圆白菜100 g，西红柿50 g
晚餐	绿豆粥	绿豆15 g，大米35 g
	花卷	面粉100 g
	油菜豆腐	木耳5 g，油菜100 g，豆腐50 g
	芹菜炒土豆丝	芹菜50 g，土豆丝100 g
加餐	水果	桃或鸭梨150 g

六、肺气肿患者食谱举例

肺气肿是指终末细支气管远端的气道弹性减退，过度膨胀、充气和肺容积增大或同时伴有气道管壁破坏的病理状态。肺气肿发病缓慢，早期症状不明显，只会略感到呼吸困难，随着病情发展，呼吸困难逐渐增加。慢性支气管炎是在阻塞性肺气肿原始基础上的症状，比如咳嗽、痰液逐渐增加，呼吸困难。当继发感染时，可出现胸闷、气急、发绀、头痛、嗜睡、呼吸衰竭恍惚等。针对不同的症状，肺气肿患者需要注意饮食的营养补充。

1. 患者饮食要点及禁忌

肺气肿患者应忌食辣椒、洋葱、大蒜、辛辣刺激性食物。禁止吸烟饮酒，酒会刺激气管黏膜，使咳嗽、哮喘、心悸等症状加重，进而诱发哮喘。而吸烟是诱发支气管炎的因素之一，应当绝对禁止。海腥油腻容易引发上火，增加痰量，应当忌食。少食用红薯、韭菜、白萝卜等易产气食物，避免引起肺气宣降不良。

肺气肿患者的饮食可多采用瘦肉、动物肝脏、豆腐、豆奶等原料，既可保证足量蛋白质和铁的供应，还可以促进组织损伤的修复，有利于增强患者体质，提高抗病能力。蛋黄、鱼肝油、胡萝卜、南瓜等含有 VA 的食物可以润肺、保护气道。柚子、西红柿、青椒等含 VC 的食物有抗炎、抗癌、预防感冒的作用，应适当增加摄入量。减少奶及奶制品的摄入，奶制品可以使痰液变稠，不易排出。患有肺气肿的人在平常的饮食中要多注意饮食，不吃垃圾食品，多吃有营养的食物。

2. 肺气肿患者的一日食谱举例

表 11-23 为肺气肿患者的一日食谱举例。

表 11-23　肺气肿患者的一日食谱举例

餐次	食谱	摄入量
早餐	绿豆大米粥	绿豆5 g，大米20 g
	枣合页	红枣10 g，面粉50 g
	煮鸡蛋	鸡蛋50 g
中餐	米饭	大米100 g
	豆腐干炒芹菜	豆腐干50 g，芹菜150 g
	西红柿鸡蛋汤	西红柿50 g，鸡蛋25 g
晚餐	荞麦粥	荞麦面25 g
	馒头	面粉75g
	肉片炒菠菜	瘦肉50 g，菠菜150 g
	素炒油菜	油菜150 g
加餐	草莓	100 g
	牛奶	250 g
	饼干	25 g

注：全日烹饪用油15 g。

七、痛风患者食谱举例

痛风是由于体内嘌呤代谢紊乱所引起的一类疾病，也属于一种慢性疾病，其主要原因是尿酸偏高，形成大量的尿酸结晶积累于关节中，出现关节疼痛等症状。痛风多是因一些不好的生活习惯而造成。

1. 饮食要点及禁忌

痛风患者要少吃高嘌呤的食物，不吃或少吃鸭肝、鸡肝、猪肝、牛肝、鸭肠、猪肠、鸭血、牛肚、猪肚、猪肺、鸡血等动物内脏类食物；避免食用海鲜类食品，如鲢鱼、沙丁鱼、白鲳鱼、白带鱼、海鳗、乌鱼、螃蟹、龙虾、贝壳等。因为这些食物嘌呤含量高，痛风患者食用后病情会加重。

痛风患者要多吃一些蔬菜，多吃高钾类食物，如香蕉、西兰花、西芹等。钾可减少尿酸沉淀，有助于将尿酸排出体外。应多喝水，每天喝 2 000~3 000 mL 的水，有益于促进尿酸排出。

痛风患者可以食用一些低嘌呤的食物，如米、麦、面类制品，淀粉、高粱、通心粉、马铃薯、甘薯、山芋等，适当摄入牛奶，多吃些水果。低嘌呤食物可放心食用。

2. 痛风患者的一日食谱举例

表 11-24 为痛风患者的一日食谱举例。

表 11-24　痛风患者的一日食谱举例

餐次	食谱	摄入量
早餐	香米粥	香米50 g
	牛奶	鲜牛奶250 g
	馒头	面粉50 g
	拌黄瓜	黄瓜100 g
中餐	软米饭或面条	大米或面粉100 g
	肉片炒萝卜	萝卜100 g，木耳5 g，水煮肉片75 g
	素炒卷心菜	卷心菜150 g
晚餐	红枣大米粥	干红枣15 g，大米50 g
	馒头或花卷	面粉50 g
	西葫芦炒鸡蛋	西葫芦150 g，鸡蛋50 g
	醋炒土豆丝	土豆200 g

注：全日烹调用油30 g。

八、食管癌患者食谱举例

食管癌是一种常见的恶性疾病，因为在食管里面长了肿瘤，因此患者进食受到严重的影响，导致很多食物无法吞咽，所以要食用流质或者半流质的食物。患者可以把日常食用的食物制作成匀浆膳食，这样容易吞咽，也可保证营养。

食管癌严重的患者因无法正常进食，所以很容易造成营养不良，影响疾病的治疗。患者应该吃液体食品和软烂的半流体食物，饮食要高营养、高热量、柔软、容易消化和吸收。

（一）食管癌患者食谱

1. 枸杞乌鸡羹

食材：乌鸡、枸杞、红枣、盐。

做法：将乌鸡洗干净，去皮和骨头，红枣洗净去核，然后一起放进锅里，加水炖 1 h，然后把所有的渣放进搅拌机搅成糊状，再倒进鸡汤里面混合，加入淀粉煮成黏稠的羹食用。适合无法正常吞咽的食管癌患者。

2. 猴头菇鸡汤

配方：猴头菇、鲜竹叶、鸡肉、白菜心、盐、料酒。

做法：将竹叶洗净，首先加水煎 30 min，然后滤渣留汁备用。白菜心洗干净切碎备用。猴头菇泡发好切片，鸡肉切丝，然后一起加水煮汤，1 h 后加入竹叶汁和白菜心，继续煮 15 min，然后调味食用喝汤。

3. 鹅血茅根汤

食材：鲜茅根、熟鹅血、香菜、葱、姜、香油。

做法：将新鲜的茅根洗净切段加水煮 30 min，滤渣留汁备用。将鹅血切成小块，香菜洗净切好备用。锅内加入葱、姜、茅根汁、鹅血，一起煮 10 min，加入香菜、盐、油调味食用。

4. 牛奶银耳羹

食材：牛奶、银耳、菱角粉、白糖。

做法：银耳洗净用温水泡发好，然后撕小块。在锅里加入适量的水，将银耳炖至酥烂为止，然后加入牛奶大火煮开，再加入菱角粉、白糖搅拌成糊状食用。

患者可以经常食用上面的食谱，因为食管吞咽有困难，所以平时可以选择稀烂的粥、面条食用，也可以把馒头、鸡蛋、鱼、虾、鸡、瘦肉、猪肝、白菜、胡萝卜、油菜、白萝卜、冬瓜、土豆等混合适量的牛奶、豆浆制作成匀浆膳食，这样可以保证饮食营养，吞咽也容易。

（二）食管癌患者的一日食谱举例

表 11-25 为食管癌患者的一日食谱举例。

表 11-25　食管癌患者的一日食谱举例

餐次	食谱	摄入量
早餐	甜牛奶	牛奶300 g，白糖10 g，可可粉10 g
	鸡蛋羹	鸡蛋50 g
加餐	鲜果汁	橘汁200 mL
中餐	大米粥	大米100 g
	肉末豆腐胡萝卜	豆腐100 g，瘦肉末100 g，胡萝卜泥50 g
	西红柿汤	西红柿50 g，黄瓜50 g，鸡蛋50 g
加餐	豆浆	豆浆250 g
晚餐	细面条	面条100 g
	炒黄瓜肉末	瘦肉末50 g，黄瓜丁100 g，西红柿汁100 g
加餐	牛奶	鲜牛奶250 g

注：全日烹调用油35 g。

九、肝癌患者食谱举例

肝癌属消化道恶性肿瘤，恶性程度高、进展快。肝癌患者的膳食以加强营养、减少机体的消耗为主。通常肝癌患者在术后 4 天内会全部用静脉营养作支持治疗。

（一）肝癌患者的食谱

1. 三香鸡血汤

小茴香、木香、豆蔻各 10 g，鸡血块 250 g，盐、猪油、葱、姜适量。将小茴香、木香、豆蔻放在锅中，加入 500 mL 清水，煮 30 min， 滤渣取汁，再将鸡血块划成小块放入汁中，加入猪油、盐、葱、姜，煮熟即可食用。

主要功效：活血通络，散结消瘀。主要治疗气滞血瘀型肝癌患者，适用于肋下刺痛拒按、纳差者。

2. 佛手猪肝汤

佛手片 10 g，鲜猪肝 150 g，生姜 10 g，葱、姜、盐适量。将佛手片置于锅中，加入 500 mL 清水，煮 20 min，滤渣取汁。将猪肝洗净，切成片，加入姜盐葱适量腌制一会，等到锅中的药汁煮沸后加入猪肝，猪肝煮熟后即可食用。

主要功能：疏肝解郁，行气止痛。主治气滞血瘀型、两肋刺痛、腹痛、呕吐反胃、纳差的肝癌患者。

3. 桃仁米粥

桃仁 20 g，粳米 50 g。将桃仁洗净捣碎置于锅中，加入清水 1 000 mL，再加入粳米，急火煮 5min，再改为文火煮 30 min，分次服用。

主要功效：活血化瘀。主治气滞血瘀型、胸肋刺痛固定、拒按、呕吐反胃、纳差的肝癌患者。患者在喝粥半个小时后也可以适当利用硒维康口嚼片等补充有机麦芽硒，硒可以活化患者的免疫调节能力，辅助对癌细胞的控制，有利于病情的稳定，并且硒能修复胃黏膜，对患者减轻消化道反应也有积极的意义。

肝癌患者的膳食搭配要注重营养摄入和饮食多样化，由于患者化疗或术后肝功能的缺失，饮食要以流质或半流质为主，少食多餐，加强营养，以达到进补的目的。

（二）肝癌患者的一日食谱举例

表 11-26 为肝癌患者的一日食谱举例。

表 11-26　肝癌患者的一日食谱举例

餐次	食谱	摄入量
早餐	甜牛奶	牛奶300 g，白糖5 g
	鸡蛋	鸡蛋50 g
	面包	面粉50 g

续表

餐次	食谱	摄入量
加餐	藕粉	藕粉30 g
	饼干	饼干30 g
中餐	米饭	大米100 g
	肉末豆腐	肉末50 g，豆腐150 g
	素炒芦笋	芦笋100 g
加餐	水果	苹果200 g
晚餐	面片或面条	面粉100 g
	西红柿黄瓜炒鸡蛋	西红柿100 g，黄瓜100 g，木耳3 g，鸡蛋50 g
加餐	牛奶	鲜牛奶250 g，白糖10 g

注：全日烹调用油15 g。

同步训练 11-2:

1. 请谈谈医院膳食在患者营养支持中的作用。
2. 举例说明如何根据患者病情制定个性化的营养治疗方案。

巩固训练

一、名词解释

1. 基本膳食；2. 治疗膳食；3. 手术后患者膳食；4. 营养与免疫力。

二、填空题

1. 医院膳食主要包括（　　）和（　　）两大类。
2. 高血压患者的膳食应以（　　）、（　　）、高钾、高钙、高镁为原则。
3. 营养状况对（　　）起着至关重要的作用。

三、单项选择题

1. 下列哪项不是高蛋白膳食主要适用的患者？（　　）
   A. 营养不良　B. 大面积烧伤　C. 急性肾炎　D. 创伤
2. 下列哪项不是手术后患者膳食的原则？（　　）
   A. 易消化　B. 高脂肪　C. 无刺激　D. 营养丰富
3. 高血压患者膳食中应限制下列哪种物质的摄入？（　　）
   A. 钾　B. 钙　C. 镁　D. 钠
4. 关于低蛋白膳食，以下说法错误的是（　　）
   A. 适用于急性肾炎患者　B. 旨在减少体内氮代谢产物
   C. 膳食中蛋白质供给量应无限制　D. 需保证能量的充足供应
5. 下列关于营养与免疫力关系的描述，正确的是（　　）
   A. 营养状况对免疫力没有影响　B. 缺乏维生素会导致免疫力下降
   C. 任何膳食都能有效增强免疫力　D. 矿物质与免疫力无关

四、简答题

1. 简述适宜疾病患者的膳食种类。
2. 什么是医院膳食?
3. 简述剖宫产手术前后的饮食原则。
4. 简述胃、肠手术后膳食配餐原则。
5. 简述高血压患者饮食原则。
6. 简述痛风患者的饮食要点及禁忌。

五、综合题

1. 请结合实例，谈谈如何根据患者病情制定个性化的营养治疗方案，并说明其重要性。
2. 论述健康饮食在疾病康复过程中的作用，并提出相应的膳食建议。

【本章参考文献】

[1] 康素明. 疾病与营养[J]. 中国实用乡村医生杂志，2008（11）：7-9.

[2] 陈四清. 肝病饮食的“三项基本原则”[J]. 家庭中医药，2017，24（5）：22-25.

[3] 张岚. 高血压患者饮食护理的重要性[J]. 大家健康，2012，5（12）：129-130.

[4] 陈孝英，苏雪容. 高血压脑出血围手术期的护理[J]. 国际医药卫生导报，2010（2）：229-232.

[5] 于康. 术后患者如何补充营养? [J]. 药物与人，2007，20（3）：2.

[6] 杨剑. 胃癌术后 营养有方[J]. 家庭医药：就医选药，2006（10）：58

[7] 刘正才，余霞. 甲状腺功能减退症食疗药膳[J]. 健康指南：中老年，2017（3）：61-62.

[8] 陈跃. 甲亢患者饮食注意事项[J]. 健康博览，2015（11）：16.

[9] 严彩虹. 浅谈慢性阻塞性肺气肿的病因及护理[J]. 中国民族民间医药，2010，19（10）：214.

[10] 马钜行，叶剑锋，莫海茵. 社区治疗肺气肿的效果观察[J]. 当代医药论丛，2012，10（4）：297-298.

[11] 博恩. 脂肪肝的分类与防治[J]. 健康生活，2017（2）：2.

[12] 刘敏，范玉. 肺癌患者化疗期间的饮食护理[J]. 中国社区医师：医学专业，2012，14(10)：137.

第十二章 营养咨询与教育

知识目标

理解人体所需的各种营养素，包括碳水化合物、脂肪、蛋白质、维生素、矿物质和水等，以及它们在人体内的作用和摄入建议。熟悉各个年龄段、不同生理状态（如孕妇、儿童、老年人等）的饮食指南，了解推荐的膳食结构和摄入量。

能力目标

掌握有效的营养咨询技能，包括沟通技巧、倾听能力、解释营养知识、设定目标和制定个性化的营养计划等；学习如何进行营养教育和宣传工作，包括编制营养教育材料、举办营养讲座、组织营养活动等，提高公众对健康饮食的认识和意识。

思政与素质目标

培养学生正确的健康理念，认识到饮食与健康密切相关，意识到健康饮食对个人生活质量和社会发展的重要性。提高学生对公共健康的责任感，使其意识到作为营养咨询与教育专业人士，应该为促进社会全民健康、减少营养相关疾病发生贡献力量。培养学生良好的职业道德和职业操守，强调尊重个体的权益和隐私，保护客户的信息安全，遵循行业规范和法律法规。提升学生团队合作能力，培养他们与医生、营养师、心理咨询师等专业人士合作的能力，共同为客户提供全面的健康服务。培养学生批判性思维能力，使其能够客观、理性地分析营养问题，辨别信息的真伪，不受误导，为客户提供科学的建议。培养学生跨文化交流和跨学科合作的能力，使其能够在不同文化背景下开展营养咨询与教育工作，为多元社会提供个性化的服务。培养学生自我学习和自我提升的意识，促进其不断更新知识、提高技能，适应社会发展和个人职业发展的需要。通过培养上述思想政治和素质目标，学生不仅具备专业知识和技能，还能够成为具有社会责任感、职业道德和综合素质的优秀营养咨询与教育专业人才。

引例：营养健康咨询，倡导健康生活

咨询（consultation）意为商讨、协商，在中国古代“咨”和“询”为两个词，咨是商量，询是询问，后来逐渐形成一个复合词，具有以供询问、谋划、商量、磋商等意思。咨询是作为一项具有参谋、服务性的社会活动，是通过专业人士所储备的知识经验和通过对各种信息资料的综合加工而进行的综合性研究开发。咨询是在军事、政治、经济领域中发展起来的，现已成为社会、经济、政治活动中辅助决策的重要手段，并逐渐形成一门应用性软科学。

营养咨询和教育是通过营养信息的传播与交流，帮助个体和群体获得食物与营养知识，培养健康生活方式的活动和过程。随着我国经济的快速发展，人们的物质生活水平有了很大的提高，但是由于缺乏科学的健康饮食知识，不良生活方式和不合理饮食习惯带来的慢性病也迅速增加。通过营养咨询和教育活动，普及营养知识，可以提高人群对营养与健康的认识，消除或减少不利于健康的膳食因素，改善营养状况，预防营养性疾病的发生，提高人们的健康水平和生活质量。通过营养咨询和教育，个体、群体和社会可以获得改变膳食行为所必需的营养知识、操作技能和服务能力。因此，从事营养咨询和营养教育的工作人员，不仅要具备营养和食品卫生学的专业理论知识，了解经济、社会与文化因素对膳食营养状况的影响，还应具备传播营养知识的技能。随着我国经济的不断发展，居民的营养状况有了明显改善，但与发达国家相比，我国居民的营养与安全知识普遍缺乏。要想从根本上解决食品营养安全问题，就必须加强食品营养与安全教育，全面宣传膳食营养咨询和营养教育知识，倡导平衡膳食与健康的生活方式。

第一节 食品安全与营养知识咨询

营养咨询根据咨询方式分为面对面咨询、电话咨询、广播电视咨询、书信咨询等。面对面咨询是指患者面对面地与营养专业人员进行交流、寻求帮助的活动，如营养会诊、门诊营养咨询等，这种方式方便直接、形象生动，但效率较低。电话咨询是通过电话交流进行的咨询活动，方便快捷，但交流不够直接深入。广播电视咨询是指通过电台或电视台的专栏节目进行咨询，有听众或观众参与，要求被咨询者具有相当的专业技术知识、语言表达能力和应变能力等素质，这种方法覆盖面大，不过受节目限制无法进行足够的交流。书信咨询多用于因空间距离或其他条件限制，使咨询双方无法进行面谈的情况，包括普通书信和电子邮件；该法简便易行，成本低，但无法保证信息交流的完整性、真实性。

面对面咨询是营养咨询中的一种常见形式，可以通过针对性地交流获得准确信息。在咨询中，咨询者要与来询者建立良好的咨询关系，获得来询者的信任。咨询者要充分了解来询者所提问题的背景，有针对性地运用合理的咨询方式。咨询者必须保持中立状态，以便对事物做出客观的判断和分析。

一、食品选购指导

食品品种繁多，品质各异，通过食品安全与营养知识的咨询，可以获得较为专业和准确的相关知识，可以帮助人们更科学合理地选择食品，从而实现吃得营养、健康、安全的目的。根据个体营养的需求选购合适的食物，同时也可以避免大多数食品安全问题的发生，这对消费者非常重要。广大消费者首先应当提高食品营养安全意识，选购营养价值高、美味可口的安全食品。

（一）食物的分类和各类食物的营养价值特点

营养学上，按常用食物所含营养素的特点可将其划分为五大类。

（1）谷类及薯类。这类食物是膳食中淀粉、膳食纤维及 B 族维生素的重要来源，部分含有蛋白质。谷类主要包括米、面、杂粮等；薯类包括马铃薯、甘薯、木薯等。

（2）动物性食物。这类食物主要提供蛋白质、脂肪、矿物质、VA 和 B 族维生素，是食物中优质蛋白的主要来源，其蛋白质可与粮谷类食品中的蛋白质实现功效互补。包括肉、禽、鱼、蛋、奶及奶制品等。

（3）豆类及其制品。这类食物主要提供蛋白质、脂肪、膳食纤维、矿物质和B族维生素，包括大豆以及其他干豆类。其中大豆及其制品为植物性食物中唯一的优质蛋白质来源，含较丰富的赖氨酸，有利于与粮谷类食物同食互补；所含脂肪中必需脂肪酸含量最丰富，含较丰富的磷脂，不含胆固醇，是老少皆宜的食物之一。

（4）蔬菜水果类。这类食物主要提供膳食纤维、矿物质、VC和胡萝卜素等，对维持体内的酸碱平衡起重要作用。包括鲜豆、根茎、叶菜、茄果、各类新鲜水果等。

（5）纯热能食物。这类食物主要提供热能，包括动植物油、糖、酒、淀粉等，其中植物油还可提供VE和必需脂肪酸。

同一类中的食物提供的营养素基本一致，有相似的营养特点。不同种类食物的营养价值和特点如表12-1所示。

表12-1　不同种类食物的营养价值和特点

食物种类		供给营养素和营养特点	备注
谷、薯类	谷类及其制品	主要提供碳水化合物和膳食纤维，也是B族维生素的良好来源，部分含有蛋白质	细粮、粗粮、杂粮等
	薯类	膳食纤维和B族维生素的良好来源，糖类丰富	白薯、紫薯、山药、芋头等
	高糖、淀粉类品	主要提供蔗糖和淀粉，能量密度较大	果酱、甜点、蜜饯、淀粉、粉丝（条）、凉粉等
蔬菜、水果、菌藻类	蔬菜类	主要提供膳食纤维、VC，并含有矿物质和胡萝卜素	叶菜类、根茎类、瓜茄类、花芽类、食用菌类
	菌藻类		
	水果类		新鲜水果
肉、禽、蛋、水产类	肉、蛋类	主要提供优质蛋白质、脂肪、矿物质、VA、B族维生素，胆固醇含量较高	猪、牛、羊等红肉和鸡蛋、鸭蛋、鹌鹑蛋等
	禽、水产类	主要提供优质蛋白质、脂肪、矿物质、VA、B族维生素，胆固醇含量较低	鸡肉、鱼肉等白肉，水产类也是鱼油的来源
奶、豆类	奶及奶制品	钙的良好来源，并含有丰富的VB_2和优质蛋白	牛奶、酸奶、奶酪、奶片等
	豆及豆制品	提供植物源优质蛋白和脂肪，还含有膳食纤维、矿物质、B族维生素	豆腐、豆浆、豆花、腐竹及各种干豆类
油脂类	植物油	脂肪为主，不饱和脂肪酸含量较高，还含有丰富的VE	大豆油、花生油、玉米油、菜籽油、芝麻油、茶油、橄榄油等
	动物油	脂肪为主，畜脂含有较高的饱和脂肪酸和胆固醇	猪油、牛油、羊油等
		禽脂和鱼脂含有必需脂肪酸，少量的胆固醇	鸡脂、鸭脂、鱼脂等

小知识 12-1：同食互补

“同食互补”是指在膳食中选择不同种类的食物，通过它们之间的搭配和组合，以实现营养的互补和均衡。这种做法能够确保人体获得各种营养素的充分供应，避免出现单一食物摄入导致的营养不良或偏食问题。通过同食互补，可以增加膳食的多样性，增加人体对营养素的吸收利用率，从而促进身体健康、增强免疫力，预防疾病的发生。同时，合理的膳食搭配还可以改善口味，增加食物的风味和趣味性，使饮食更加丰富多彩，有助于提高生活质量。因此，同食互补在营养学和健康管理中具有重要的意义。

（二）饮料和饮品的种类及其营养特点

日常生活中，人们饮用的饮料一般包括饮用水、碳酸饮料、果蔬汁饮料、含乳和植物蛋白饮料、茶和茶饮料等软饮料，发酵酒、果酒、蒸馏酒等含酒精的饮料。饮用水的类型包括自来水、白开水、矿泉水、纯净水、蒸馏水等。不同的饮料和饮品由于其中所含的成分不同，营养价值也有差异，如表12-2所示。

表 12-2　水和不同饮料的营养价值和特点

饮料种类	营养价值	营养保健特点	备注
自来水、矿泉水	水和钾、钠、钙、镁等矿物质	提供水和矿物质	天然水
白开水	水和钾、钠、钙、镁等矿物质	提供水和矿物质	除去了部分钙、镁离子和碳酸根离子，卫生、方便、经济实惠
纯净水、蒸馏水	纯水	提供纯水	去除了大多数矿物质和微量元素
茶、咖啡	水、生物活性成分	抗氧化、抗突变；适量饮用咖啡可在短时间内提高人的精神	含茶多酚、绿原酸、咖啡因等，过量饮用会引起兴奋
碳酸饮料	水、糖、二氧化碳	高糖、高磷	高能量，儿童易引起神经龋齿，应限制
运动饮料	糖、钾、钠、钙、镁、B族维生素、VC、氨基酸等	供给能量及无机盐，促进体能恢复	适合职业运动员和健身人群
功能性饮料	糖、无机盐、维生素、植物蛋白、生物活性成分等	不同配方，特点不同（如低钠高钙、低糖、降脂饮料等）	针对不同人群配制，注意识别营养标签内容
果蔬汁	水、糖、VC、胡萝卜素	水和VC	含少量膳食纤维
酒精饮料	乙醇	提供能量	主要包括啤酒、葡萄酒、果酒等

小知识 12-2：矿物质的营养价值

矿物质是人体必需的营养素之一，对维持生命活动和保持健康起着重要作用。它们包括铁、锌、钙、镁、钾等元素，每种元素都有其独特的营养价值：

1、铁（Iron）：血红蛋白和肌红蛋白的组成成分，参与氧气在体内的运输，促进血液循环和氧气供应，预防贫血。

2、锌（Zinc）：许多酶的组成部分，参与细胞分裂、蛋白质合成和免疫功能的调节，促进生长发育和伤口愈合。

3、钙（Calcium）：骨骼和牙齿的主要成分，参与神经传导、肌肉收缩、血液凝固等生理过程，维持骨骼健康和牙齿强壮。

4、镁（Magnesium）：许多酶的辅助因子，参与能量代谢、神经传导和肌肉收缩，调节心脏活动和血压。

5、钾（Potassium）：维持细胞内外电解质平衡的关键元素，参与神经肌肉传导、心脏节律和血压调节。

这些矿物质在人体内以微量存在，但对于各种生理功能的正常运作至关重要。因此，保持适当的矿物质摄入量对于维持身体健康和预防疾病至关重要。

（三）食品选购应注意的卫生安全问题

不同种类的食品由于营养成分不同，出现的安全问题也不同，选购食品时应特别注意。各类食品常见的卫生安全问题如表 12-3 所示。

表 12-3　各类食品常见的卫生问题及处理措施

食品种类	卫生问题	处理措施
粮谷类和豆类	发霉、生虫	不选发霉、生虫的粮、豆，或去霉去虫
蔬菜、水果	凋萎、叶片发黄、长霉、软化、腐臭、变质等；致病菌及寄生虫卵污染、农药污染	选择新鲜的蔬菜瓜果；弃除整棵腐败变质部分；生食的蔬菜和水果要彻底洗净消毒
肉类	蛋白质腐败、寄生虫污染	选择经过检疫的、新鲜合格的肉品
鱼类	蛋白质腐败、微生物污染	不吃不新鲜的水产类，闻其气味，观察肠、腮、眼部分是否正常
油脂	脂肪酸败	选择无哈味、无沉淀、清洁透明的植物油
预包装食品	腐败变质；超过保质期的产品；掺杂使假的食品	①查看外包装上的标签内容，选择标志清楚的食品，如产品名称、生产企业名称、厂址、注册商标、产品规格等；特别要关注生产日期和保质期。 ②进行感官检查：看包装是否完整、是否变形、锈蚀、膨胀等。 ③透过包装材料看到食品的内容物是否有发霉、浑浊、生虫、沉淀等。 ④在食用前检查食品色泽、气味、质地等，发现异常禁止食用

小知识 12-3：食品卫生安全

食品卫生安全是指确保食品从生产到消费的整个过程中，食品安全、卫生和质量符合相关标准和法规，不会对人体健康造成危害的状态。它涉及食品的生产、加工、储存、运输、销售以及食用过程中的各个环节。食品卫生安全直接关系到公众的健康和生命安全，确保食品符合卫生标准可以预防食源性疾病的发生，保障公众的健康，还保证了消费者对食品质量的知情权、选择权和健康权，防止不合格食品对消费者权益造成损害。此外，有良好的食品卫生安全体系可以提升食品产业的信誉和竞争力，促进产业发展和国民经济增长。符合国际食品卫生安全标准可以促进国际贸易合作，增强国际间食品安全的互信与合作。

综合来看，食品卫生安全是保障公众健康和社会稳定的重要基础，需要政府、企业和消费者共同努力，形成合力保障食品卫生安全。

二、营养烹饪的指导

（一）烹饪的作用

1. 杀虫杀菌，保障安全

生鲜的食物原料，在种植和养殖过程中会携带大量的虫、虫卵及病原菌微生物，单靠清洗无法满足食用安全的需求，人食后易致病。寄生虫及虫卵一般不耐高温，烹饪可完全杀灭，大多数病原菌微生物在 80 ℃左右可以被杀死。烹饪是保障食品安全的有效措施。

2. 熟化食物，便于消化

烹调可以使主、辅料和调料受热后发生质的变化，食物由生变熟。各种食物原料大都要通过烹调，其中的营养成分发生相应的化学变化，如淀粉糊化、蛋白质变性、脂肪水解、组织结构变得软烂等，以便人体消化吸收。因此，熟化的食物才能成为可食的菜肴。

3. 调解色泽，增加美感

烹调可以使原料色泽更加美观，如某些叶菜类加热后会变得更加碧绿；鱼片会更加洁白；虾蟹等会呈鲜红色彩等。配上各种调、配料，也会使色彩更艳。还有些原料，如鱿鱼、动物肾脏、鲤鱼等经花刀后，通过烹制可形成各种美丽的形状，会给人以美的享受。

4. 调和滋味，促进食欲

大多生鲜食物原料都有相应的特殊味道，有的味道是令人不愉悦的，比如鱼、羊的腥膻味。一般通过浸渍、焯水等可去除一些腥膻味。烹饪中经常使用香辛料可以掩盖一些腥膻味。或者添加某些原料，如羊肉中加胡萝卜，在加热中原辅料和调味品一起发生反应或者通过相互扩散渗透，会使一些腥膻、异味或许多单一味变为人们所喜欢的复合美味，从而促进食欲，如“糖醋鱼”“蘑菇鸡”等。

5. 调剂汁液，促使菜肴丰润

原料在加热过程中，有一部分水分溢出流失，使原辅料变为不饱和状态。这样，在烹制中加入调味品后，就容易渗透到原辅料内，使菜肴口味更加鲜美。这需要科学掌握菜肴在烹制过程中添加调味料的最佳时间。

小知识 12-4：寄生虫

寄生虫是一类生物学上以寄生生活方式为生的生物，它们依靠其他生物（宿主）为生存和繁殖提供营养和环境。寄生虫通常会对宿主产生不同程度的危害，从轻微的疼痛和不适到严重的疾病和死亡。寄生虫可以分为多种类型，包括：

1、原生动物（Protozoa）

单细胞的寄生生物，例如贾第虫、阿米巴原虫等，它们通常通过污染的水源或食物传播，引起肠道感染或其他疾病。

2、线虫（Nematodes）

也称蛔虫，包括钩虫、蛔虫、蛲虫等，它们通常通过接触污染的土壤或食物传播，引起肠道感染或组织寄生病。

3、吸虫（Trematodes）

也称吸虫类，包括旋毛虫、血吸虫等，它们通过水源、食物或受感染的动物传播，引起各种寄生虫病。

4、节肢动物（Arthropods）

包括蜱虫、跳蚤、虱子等，它们通常以宿主的血液为食，传播疾病，例如疟疾、伤寒、钩端螺旋体病等。

寄生虫病在全球范围内广泛存在，尤其是在发展中国家和地区。预防寄生虫病的关键措施包括改善卫生条件、饮用干净安全的水源、适当烹饪和处理食物、定期接种疫苗（如疟疾疫苗）以及采取个人防护措施（如使用防蚊液）。及早发现和治疗寄生虫感染也是控制寄生虫病的重要手段。

（二）烹调中营养素的保护

烹调中营养素的损失表现为两个方面：一是营养素的流失，如水溶性的矿物质或维生素在清洗或煮制后流失到水里；二是营养素的破坏，如低分子芳香物质散失、不饱和脂肪酸被氧化、油炸后丙烯酰胺等生成等。这些营养素的损失虽然不能完全避免，但在烹调过程中若能采取一些保护性的措施，会使烹调后的食物保留更多的营养素，从而提高食物的营养价值。

1. 上浆挂糊

对水分要求较高的食品原料，烹调时先用淀粉或鸡蛋上浆，在原料上挂一层浆糊，在表面形成外壳，可以避免原料中的水分和营养素的大量流失，并减少营养素与空气接触的机会，减少营养素的氧化损失。同时，原料受浆糊层的保护，不会因高温而使蛋白质发生剧烈反应生成有害物质，还能减少维生素因高温的分解破坏。这样烹制出的菜肴口感鲜嫩，营养素保留较多，消化吸收率也较高。

2. 加　醋

酸性环境对食物原料中大多数维生素的稳定有利。因此在烹调中使用醋可以减少维生素的损失。凉拌蔬菜宜提前放醋，以起到保护 VC 等成分的作用。烹调动物性原料，如红烧鱼、糖醋排骨等，亦可先放醋，使原料中的钙在酸性环境中溶出更多，这样可以促进钙在人体内的吸收。烹调中加碱会破坏食物中的蛋白质、维生素等多种营养素。因此，在焯菜、煮粥、煮肉等烹调过程中，最好避免用碱（小苏打）。

3. 勾　芡

烹饪中使用勾芡可以增加汤汁对原料的附着力，从而使菜肴汤汁的粉性和浓度增加，改善菜肴的色泽和味道。勾芡可以将流失到汤汁中的营养素再次黏到菜肴上，提高营养素的利用率。

4. 清　洗

各种食物原料在烹调前要清洗。清洗时容易使水溶性营养素随水流失。清洗一般遵循低温清洗、先洗后切、洗净即可的原则，尽可能减少维生素和矿物质的流失。如米在淘洗时，应尽量减少淘洗次数，不要流水冲洗或热水淘洗，并避免用力搓洗。各种蔬菜瓜果等副食原料在清洗时，不要切开后再洗，也不要在水中长时间浸泡，洗的次数不宜过多。原料应尽量做到现切现煮，现做现吃，以保护营养素少受氧化损失。对烹调原料切配的数量应当计算准确，如果原料切配得过多，不及时烹调或食用，则会增大营养素在保存期的氧化损失。

5. 漂　烫

为了满足菜肴的烹调要求，有些蔬菜原料要漂烫处理。操作时一定要火大水沸，加热时间宜短，操作应快，原料分次下锅，以免水温降得过低。由于火旺水很快又沸，原料在沸水中翻个身就可捞起，这样不仅能减轻原料色泽的改变，同时又可减少维生素的损失。例如蔬菜原料含有某些氧化酶，会使 VC 氧化破坏，而氧化酶仅在 50～60 ℃时的活性最强，温度达到 80 ℃则活性减弱或被破坏，经试验测定，原料 80 ℃漂烫出水后，VC 的平均保存率为 84.7%；又如土豆放入热水中煮熟，VC 约损失 10%，若放在冷水中煮熟，VC 则可损失 40%。蔬菜在沸水烫后，虽然会损失一部分维生素，但也能除去较多的草酸，而有利于钙在体内的吸收。原料出水后，不要挤出汁水，否则会使大量水溶性维生素流失。

6. 旺火急炒

减少维生素损失的烹调原则是：原料要熟化，加热时间要短。火大油热快炒符合这个原则。各种副食原料通过旺火急炒，能缩短菜肴的成熟时间，大幅度减少原料中营养素的流失。例如猪肉切成丝，旺火急炒，其 VB 的损失率为 13%，VC 为 21%，烟酸为 45%；而切成块用文火炖，则 VB 的损失率为 45%，VC 为 41%，烟酸为 75%。叶菜类用旺火急炒的方法，可使维生素的平均保存率达到 60%～70%，而胡萝卜素的保存率则可达到 76%～96%。同时在旺火急炒时加盐不宜过早，否则渗透压增大会使水溶性营养物质溶出而流失或被氧化而降解。

三、平衡膳食测评

平衡膳食又称合理膳食或健康膳食，在营养学上指全面达到营养素推荐供给量的膳食。即通过膳食能提供给人体所需求的能量及种类齐全、数量充足、比例合适的各种营养素，并与机体的需要保持平衡。或通过对多种食品原料进行适当搭配并进行烹饪制作出满足人们对能量及各类营养素需求的膳食。

（一）平衡膳食的概念及意义

平衡膳食也称合理膳食或健康膳食，在营养学上指全面达到营养素供给量的膳食。平衡膳食的意义在于：第一，使摄食者得到的热能和营养素都能达到生理需要量的要求。第二，要求摄入的各营养素间具有适当的比例，能达到生理上的平衡。获得平衡膳食是制订膳食营养素供给量标准的基本原则，也是研究人类营养学以达到提高全民健康水平的最终目标。

（二）平衡膳食的基本原则

1. 认识平衡膳食宝塔

每一种食物都含有人体所必需的营养素，但没有一种食物能满足人体所需要的所有营养素。因此，食物的多样化、搭配得当、适量摄入是平衡膳食的基本原则。为了实现平衡膳食和合理营养的目的，各个国家根据自己的实际情况，制定了适合自己国家居民的平衡膳食指南。

表 12-4 为四种膳食结构的特点和存在的问题。

表 12-4　四种膳食结构的特点和存在的问题

膳食结构	特点	存在的问题
植物性食物为主（大多数发展中国家）	植物性食物为主，动物性食物较少；能量来源主要为谷类中的淀粉，基本能满足需求；膳食纤维充足；蛋白质、脂肪摄入量都低	膳食质量不高；钙、铁、维生素A不足；易发生营养缺乏病
动物性食物为主（欧美等大多数国家）	动物性食物多，植物性食物少；能量、脂肪、蛋白质摄入过量；膳食纤维摄入不足	能量过剩，营养过剩，易发生慢性病
动植物食物平衡（如日本）	动植物食物比例得当；膳食能量能满足需要，蛋白质、脂肪和碳水化合物的供能比例合理；宏量营养素供能比较合理；动物性食物和植物性食物的营养素相互补充，有利于避免营养缺乏病和营养过剩病，促进健康	这种膳食结构慢慢受到西方膳食模式的影响
地中海膳食结构（意大利、希腊、法国等地中海沿岸国家）	富含植物性食物；食物的加工程度低，新鲜度高；食用油以橄榄油为主；每天食用少量、适量奶酪和酸奶；每周食用少量、适量鱼、禽肉和蛋；每餐后食用新鲜水果；每月只食用几次红肉；习惯饮用红酒	口味较清淡；价格昂贵；与传统中餐区别较大

结合地中海膳食结构，参照动植物平衡结构，根据我国居民的经济状况及生活习惯，中国营养学会给出了适合我国居民的平衡膳食宝塔，如图 12-1 中国居民平衡膳食宝塔（2022）所示。

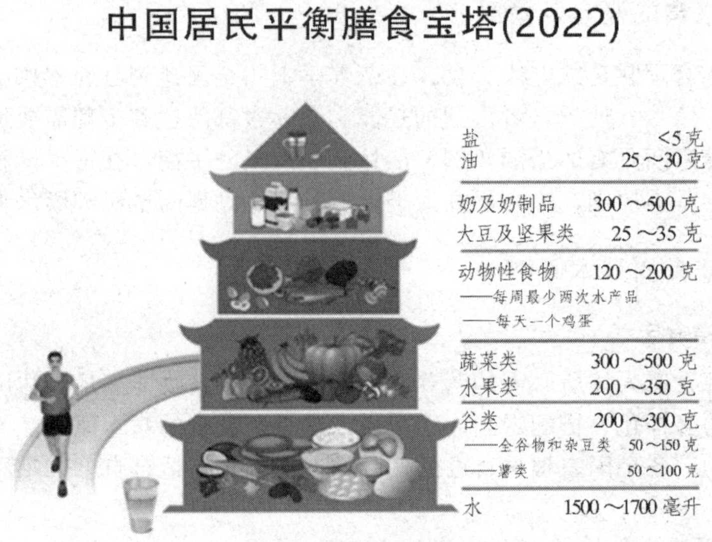

图 12-1　中国居民平衡膳食宝塔（2022）

中国居民平衡膳食宝塔形象化的组合，遵循了平衡膳食的原则，体现了在营养上比较理想的基本食物构成。宝塔共分5层，各层面积大小不同，体现了5大类食物和食物量的多少。5大类食物包括谷薯类、蔬菜水果、畜禽鱼蛋奶类、大豆和坚果类以及烹调用油盐。食物量是根据不同能量需要量水平设计，宝塔旁边的文字注释，标明了在1 600～2 400 kcal能量需要量水平时，一段时间内成年人每人每天各类食物摄入量的建议值范围。

第一层：谷薯类食物　谷薯类是膳食能量的主要来源（碳水化合物提供总能量的50%～65%），也是多种微量营养素和膳食纤维的良好来源。《中国居民膳食指南（2022）》中推荐2岁以上健康人群的膳食应做到食物多样、合理搭配。谷类为主是合理膳食的重要特征。在1 600～2 400 kcal能量需要量水平下，建议成年人每人每天摄入谷类200～300 g，其中包含全谷物和杂豆类50～150 g；另外，薯类50～100 g，从能量角度，相当于15～35 g大米。

谷类、薯类和杂豆类是碳水化合物的主要来源。谷类包括小麦、稻米、玉米、高粱等及其制品，如米饭、馒头、烙饼、面包、饼干、麦片等。全谷物保留了天然谷物的全部成分，是理想膳食模式的重要组成，也是膳食纤维和其他营养素的来源。杂豆包括大豆以外的其他干豆类，如红小豆、绿豆、芸豆等。我国传统膳食中整粒的食物常见的有小米、玉米、绿豆、红豆、荞麦等，现代加工产品有燕麦片等，因此把杂豆与全谷物归为一类。2岁以上人群都应保证全谷物的摄入量，以此获得更多营养素、膳食纤维和健康益处。薯类包括马铃薯、红薯等，可替代部分主食。

第二层：蔬菜水果　蔬菜水果是膳食指南中鼓励多摄入的两类食物。在1 600～2 400 kcal能量需要量水平下，推荐成年人每天蔬菜摄入量至少达到300 g，水果200～350 g。蔬菜水果是膳食纤维、微量营养素和植物化学物的良好来源。蔬菜包括嫩茎、叶、花菜类、根菜类、鲜豆类、茄果瓜菜类、葱蒜类、菌藻类及水生蔬菜类等。深色蔬菜是指深绿色、深黄色、紫色、红色等有颜色的蔬菜，每类蔬菜提供的营养素略有不同，深色蔬菜一般富含维生素、植物化学物和膳食纤维，推荐每天占总体蔬菜摄入量的1/2以上。

水果多种多样，包括仁果、浆果、核果、柑橘类、瓜果等。推荐吃新鲜水果，在鲜果供应不足时可选择一些含糖量低的干果制品和纯果汁。

第三层：鱼、禽、肉、蛋等动物性食物　鱼、禽、肉、蛋等动物性食物是膳食指南推荐适量食用的食物。在1 600 ~ 2 400 kcal能量需要量水平下，推荐每天鱼、禽、肉、蛋摄入量共计120 ~ 200g。

新鲜的动物性食物是优质蛋白质、脂肪和脂溶性维生素的良好来源，建议每天畜禽肉的摄入量为40 ~ 75g，少吃加工类肉制品。目前我国汉族居民的肉类摄入以猪肉为主，且增长趋势明显。猪肉含脂肪较高，应尽量选择瘦肉或禽肉。常见的水产品包括鱼、虾、蟹和贝类，此类食物富含优质蛋白质、脂类、维生素和矿物质，推荐每天摄入量为40 ~ 75g，有条件可以优先选择。蛋类包括鸡蛋、鸭蛋、鹅蛋、鹌鹑蛋、鸽子蛋及其加工制品，蛋类的营养价值较高，推荐每天1个鸡蛋（50 g左右）。吃鸡蛋不能丢弃蛋黄，蛋黄含有丰富的营养成分，如胆碱、卵磷脂、胆固醇、维生素A、叶黄素、锌、B族维生素等，无论对多大年龄人群都具有健康益处。

第四层：奶类、大豆和坚果　奶类和豆类是鼓励多摄入的食物。奶类、大豆和坚果是蛋白质和钙的良好来源，营养素密度高。在1 600 ~ 2 400 kcal能量需要量水平下，推荐每天应摄入至少相当于鲜奶300 g的奶类及奶制品。在全球奶制品消费中，我国居民摄入量一直很低，多吃各种各样的乳制品，有利于提高乳类摄入量。

大豆包括黄豆、黑豆、青豆，其常见的制品如豆腐、豆浆、豆腐干及千张等。坚果包括花生、葵花子、核桃、杏仁、榛子等，部分坚果的营养价值与大豆相似，富含必需脂肪酸和必需氨基酸。推荐大豆和坚果每天摄入量共为25 ~ 35 g，其他豆制品摄入量需按蛋白质含量与大豆进行折算。坚果无论作为菜肴还是零食，都是食物多样化的良好选择，建议每周摄入70 g左右（每天10 g左右）。

第五层：烹调油和盐　油盐作为烹饪调料必不可少，但建议尽量少用。推荐成年人平均每天烹调油不超过25 ~ 30 g，食盐摄入量不超过5 g。按照DRIs的建议，1 ~ 3岁人群膳食脂肪供能比应占膳食总能量35%；4岁以上人群占20% ~ 30%。在1 600 ~ 2 400 kcal能量需要量水平下，脂肪的摄入量为36 ~ 80 g。其他食物中也含有脂肪，在满足平衡膳食模式中其他食物建议量的前提下，烹调油需要限量。按照25 ~ 30 g计算，烹调油提供10%左右的膳食能量。烹调油包括各种动植物油，植物油如花生油、大豆油、菜籽油、葵花籽油等，动物油如猪油、牛油、黄油等。烹调油也要多样化，应经常更换种类，以满足人体对各种脂肪酸的需要。

我国居民食盐用量普遍较高，盐与高血压关系密切，限制食盐摄入量是我国长期行动目标。除了少用食盐外，也需要控制隐形高盐食品的摄入量。

酒和添加糖不是膳食组成的基本食物，烹饪使用和单独食用时也都应尽量避免。

第六层：身体活动和饮水　身体活动和水的图示仍包含在可视化图形中，强调增加身体活动和足量饮水的重要性。水是膳食的重要组成部分，是一切生命活动必需的物质，其需要量主要受年龄、身体活动、环境温度等因素的影响。低身体活动水平的成年人每天至少饮水 1 500 ~ 1 700 mL（7 ~ 8 杯）。在高温或高身体活动水平的条件下，应适当增加饮水量。饮水过少或过多都会对人体健康带来危害。来自食物中水分和膳食汤水大约占 1/2，推荐一天中饮水和整体膳食（包括食物中的水，汤、粥、奶等）水摄入共计 2 700 ~ 3 000 mL。

2. 平衡膳食原则

2022版《中国居民膳食指南》平衡膳食八大原则为：①食物多样，合理搭配；②吃动平衡，健康体重；③多吃蔬果、奶类、全谷、大豆；④适量吃鱼、禽、蛋、瘦肉；⑤少盐少油，控糖限酒；⑥规律进餐，足量饮水；⑦会烹会选，会看标签；⑧公筷分餐，杜绝浪费。

原则一：食物多样，合理搭配。

坚持谷类为主的平衡膳食模式。每天的膳食应包括谷薯类、蔬菜水果、畜禽鱼蛋奶和豆类食物。每天摄入12种以上食物，每周25种以上，合理搭配。每天摄入谷类食物200 ~ 300 g，其中包含全谷物和杂豆类50 ~ 150 g；薯类50 ~ 100 g。

原则二：吃动平衡，健康体重。

各年龄段人群都应天天进行身体活动，保持健康体重。食不过量，保持能量平衡。坚持日常身体活动，每周至少进行5天中等强度身体活动，累计150 min以上；主动身体活动最好每天6 000步。鼓励适当进行高强度有氧运动，加强抗阻运动，每周2 ~ 3天。减少久坐时间，每小时起来动一动。

原则三：多吃蔬果、奶类、全谷、大豆。

蔬菜水果、全谷物和奶制品是平衡膳食的重要组成部分。餐餐有蔬菜，保证每天摄入不少于300 g的新鲜蔬菜，深色蔬菜应占1/2。天天吃水果，保证每天摄入200 ~ 350 g的新鲜水果，果汁不能代替鲜果。吃各种各样的奶制品，摄入量相当于每天300 mL以上液态奶。经常吃全谷物、大豆制品，适量吃坚果。

原则四：适量吃鱼、禽、蛋、瘦肉。

鱼、禽、蛋类和瘦肉摄入要适量，平均每天120 ~ 200 g。每周最好吃鱼2次或300 ~ 500 g，蛋类300 ~ 350 g，畜禽肉300 ~ 500 g。少吃深加工肉制品。鸡蛋营养丰富，吃鸡蛋不弃蛋黄。优先选择鱼，少吃肥肉、烟熏和腌制肉制品。

原则五：少盐少油，控糖限酒。

培养清淡饮食习惯，少吃高盐和油炸食品。成年人每天摄入食盐不超过5 g，烹调油25 ~ 30 g。控制添加糖的摄入量，每天不超过50 g，最好控制在25g以下。反式脂肪酸每天摄入量不超过2 g。不喝或少喝含糖饮料。儿童青少年、孕妇、乳母以及慢性病患者不应饮酒。成年人如饮酒，一天饮用的酒精量不超过15 g。

原则六：规律进餐，足量饮水。

安排一日三餐，定时定量，不漏餐，每天吃早餐。规律进餐、饮食适度，不暴饮暴食、不偏食挑食、不过度节食。足量饮水，少量多次。在温和气候条件下，低身体活动水平成年男性每天喝水1 700 mL，成年女性每天喝水1 500 mL。推荐喝白水或茶水，少喝或不喝含糖饮料，不用饮料代替白水。

原则七：会烹会选，会看标签。

在生命的各个阶段都应做好健康膳食规划。认识食物，选择新鲜的、营养素密度高的食物。学会阅读食品标签，合理选择预包装食品。学习烹饪、传承传统饮食，享受食物天然美味。在外就餐时，不忘适量与平衡。

原则八：公筷分餐，杜绝浪费。

选择新鲜卫生的食物，不食用野生动物。食物制备生熟分开，熟食二次加热要热透。讲究卫生，从分餐公筷做起。珍惜食物，按需备餐，提倡分餐不浪费，做可持续食物系统发展的践行者。

身体活动是能量平衡和保持身体健康的重要手段。运动或身体活动能有效地消耗能量，保持精神和机体代谢的活跃性。鼓励养成天天运动的习惯，坚持每天多做一些消耗能量的活动。推荐成年人每天进行至少相当于快步走6 000步的身体活动，每周最好进行150 min中等强度的运动，如骑车、跑步、庭院或农田的劳动等。一般而言，低身体活动水平的能量消耗通常占总能量消耗的

1/3左右，而高身体活动水平者可高达1/2。加强和保持能量平衡，需要通过不断摸索，关注体重变化，找到食物摄入量和运动消耗量之间的平衡点。

小知识 12-5：膳食宝塔

膳食宝塔是一种营养教育工具，旨在帮助人们了解并选择均衡、多样化的饮食，以维持健康并预防慢性疾病。它通常以塔的形式呈现，每个楼层代表着不同的食物类别或食物群，每层的大小代表了摄入量的建议。膳食宝塔的意义主要体现在以下几个方面。

1、提供均衡营养

膳食宝塔通过将不同的食物分组并指导人们摄入适量的各类食物，帮助人们获得均衡的营养。它鼓励人们多样化饮食，包括蔬菜、水果、全谷类、蛋白质食物和健康脂肪等，以确保身体获得所需的营养素。

2、预防慢性疾病

膳食宝塔的指导有助于预防慢性疾病，如心血管疾病、糖尿病、肥胖等。均衡饮食有助于控制体重、降低胆固醇、血压和血糖水平，从而降低患上这些疾病的风险。

3、促进健康生活方式

膳食宝塔不仅关注食物的摄入，还强调了健康的生活方式，如适量运动、保持适当的体重、戒烟限酒等。它鼓励人们形成健康的生活方式习惯，有助于提高整体健康水平。

4、教育与指导

膳食宝塔为公众提供了直观的营养教育工具，使人们更容易理解健康饮食的重要性和实践方法。它可以为人们提供简单清晰的营养指南，帮助他们做出更健康的饮食选择。

（三）膳食纤维测评

膳食纤维是一种非营养素物质，但近年来，越来越多的研究表明，适量膳食纤维的摄入对保障人体健康具有重要意义，特别在预防慢性病方面。在膳食构成越来越精细的今天，膳食纤维更成为学术界和普通百姓关注的物质。

中国营养学会提出，中国居民摄入的食物纤维量为每日30.2 g。低能量饮食（1 800 kcal）为每日25 g，中等能量饮食（2 400 kcal）为每日30 g，高能量饮食（2 800 kcal）为每日35 g。

按照平衡膳食宝塔的建议，人体每天摄入的蔬菜是300 ~ 500 g，水果是200 ~ 350 g，大豆和坚果类25 ~ 35 g，谷类200 ~ 300 g，这样基本能保障膳食纤维的摄入水平。如果摄入上述食物的种类和数量低于建议量，则可判断膳食纤维摄入不足。

膳食纤维主要存在于植物性食物中，含膳食纤维的食物主要有粮食、蔬菜、水果、豆类等。动物性食物中几乎不含膳食纤维。水溶性纤维含量较多的食物有胡萝卜、柑橘、豆类、大麦、亚麻、燕麦和燕麦糠等；食物中的小麦糠、玉米糠、芹菜、果皮和根茎蔬菜等都含有非水溶性纤维。

在一日三餐中增加高纤维食物。如早餐可以用小米、绿豆、燕麦片、全麦饼干或全麦的膨化食品做主食。午餐或晚餐多吃全谷类食品，如全麦面包、馒头、面点、米饭等。坚持食品多样化。不挑食、不节食、吃多种食品，这样既可以吃到可溶性的膳食纤维，也可吃到不溶性的膳食纤维。水果蔬菜连皮连籽吃。尽可能少去皮籽等，如浆果类的葡萄、草莓、猕猴桃等带籽吃，苹果、梨等可带皮吃。选择预包装食品时，根据食品标签选择高纤维食品，如高纤饼干、高纤面包、全麦面包等。

四、健康生活方式测评

（一）健康与健康生活方式

健康是指一个人在身体、精神和社会等方面都处于良好的状态。身体的健康包括没有疾病和免疫力强两个方面。首先，健康最基本的要求是身体主要脏器无疾病，形态发育良好，机体内各系统都具有良好的生理功能，身体活动能力和劳动能力较强。其次，身体对疾病具有较强的抵抗能力，能够适应环境变化、各种生理刺激以及致病因素对身体的作用。世界卫生组织（WHO）提出："健康不仅是躯体没有疾病，还要具备心理健康、社会适应良好和有道德"。因此，现代人的健康内容包括：躯体健康、心理健康、心灵健康、社会健康、智力健康、道德健康、环境健康等。

合理膳食、适量运动、戒烟限酒、心理平衡，这些健康的生活方式有利于维护和促进自身健康。除此之外，健康的生活方式还有很多内容，如生活节奏有规律，充足的睡眠，纠正不良行为，远离毒品，讲究道德，自觉保护环境，坚持学习健康知识，随时修正不良生活方式等，都属于健康的范畴。

体重是评价人体健康和营养状况的重要指标，体重过低和过高都会使患病风险增加，摄入和消耗是维持健康体重的关键。中国营养学会推荐吃动平衡，每个年龄段的人群都应该坚持锻炼、维持能量的摄入与消耗平衡、保持健康体重。建议每天应主动身体活动6 000步，避免长时间久坐，每小时起来动一动，每周应至少进行5天中等强度身体活动，累计150 min以上，坚持日常锻炼。

（二）健康生活方式和行为

健康的生活方式种类很多，主要介绍以下几个方面。

1. 合理的膳食，建立良好的饮食习惯

饮食适度，不暴饮暴食，少食熏烤、油炸、甜点等食品，保持膳食营养合理，限量摄入脂肪，食用低钠盐、高膳食纤维饮食，按时吃三餐。合理膳食和良好的饮食习惯可以增强机体的免疫力和抵抗力，从而达到饮食防病的目的。营养不合理是导致亚健康，引发食源性营养不良性疾病和肥胖、糖尿病、高血压、高脂血症、癌症等慢性病的重要原因。

2. 坚持适量运动

静态的生活方式容易导致肥胖、糖尿病、高血压、冠心病、骨质疏松等疾病，是非传染性疾病的诱发因素之一。坚持适量运动是健康生活方式中不可或缺的重要组成部分。

3. 戒烟限酒

吸烟对人体健康是极为不利的。吸烟是引发心血管疾病和肺癌的重要危险因素。吸烟对女性有特殊的危害，吸烟的女性在使用口服避孕药期间心脏疾病和下肢静脉血栓形成的发生率会增加；孕妇吸烟会导致早产和新生儿体重不足，孩子在婴幼儿期会出现免疫功能降低、易生病。被动吸烟的孕妇所产婴儿的畸形率会明显增高。

水和乙醇（酒精）是酒的主要成分。有研究认为，适量饮酒，可以提高血液中的高密度脂蛋白水平、降低低密度脂蛋白水平、减少因脂肪沉积而引起血管硬化阻塞，拥有强心提神、助气健胃、消除疲劳、促进睡眠的效果。而更新的研究认为，饮酒对人体健康没有益处。长期酗酒，心、肝、胃、肾及神经系统会被遭到酒精及其代谢物（乙醛）破坏，导致肝硬化、胃癌、心肌损害和中风猝死的患病概率增加。

4. 心理平衡

心理平衡对身体健康是最重要的，在影响健康的因素中，心理平衡的作用占50%甚至更多，合理膳食占25%，其他占25%。人在愤怒、害怕、忧虑、紧张等状态下，激素分泌失衡，会导致新陈代谢受损，进而引发各种疾病。有了心理平衡，才能有生理平衡。

5. 生活规律，睡眠充足

有规律的生活起居，对于一个人的健康有着多种积极作用。充足适宜的睡眠既可预防疾病的发生，也能缓解疾病。充足睡眠、规律生活，有利于保持身心健康。

6. 有病求医，不乱吃补药，不滥用保健品

每个人都应该对自己的健康负责，每个人都应选择并坚持健康的生活方式。有病求医，不乱吃补药，不滥用保健品，不滥用镇静催眠药和镇痛剂等成瘾性药物。

（三）健康生活方式的测定和评价

可以采用调查问卷的方式对健康生活方式进行咨询测定和评价。测评表格根据调查目的或者具体的人群制订相应的内容，时间不要太长，以能达到目的为宜。表12-5是一份健康生活方式和行为的调查问卷。

表 12-5　健康生活方式调查问卷（综合问卷）

性别：□男　□女　　年龄：　岁
身高：　cm　　体重：　kg　　职业：
对于每一个问题，请选择最符合你的情况的答案，并在相应的“□”内打“√”

调查内容	经常 有时 从不
一、营养	
每天吃各种各样的食物，包括超过400 g的水果或蔬菜	3□ 1□ 0□
限制饮食中的脂肪和饱和脂肪的量	3□ 1□ 0□
避免漏餐，每顿饭都吃	2□ 1□ 0□
控制盐和糖的摄入量	2□ 1□ 0□
得分	
二、运动	
参加中等强度的运动，例如快走或者游泳，20～60min/d，每周3～5d	4□ 1□ 0□
一周至少进行2次肌肉和耐力运动	2□ 1□ 0□
花一部分时间进行个人、家庭或者集体活动，例如散步、打羽毛球、乒乓球	2□ 1□ 0□
保持健康的体重，既不胖也不瘦	2□ 1□ 0□
得分	

续表

调查内容	经常 有时 从不
三、烟草使用情况	
从来不使用烟草	2□ 1□ 0□
避免使用烟草	2□ 1□ 0□
只吸尼古丁含量低的香烟或者抽烟斗、雪茄、无烟烟草	2□ 1□ 0□
得分	
四、酒精和药物	
每天喝酒不超过1次，或者不喝酒	4□ 1□ 0□
不用酒精或者药物来缓解生活压力或者问题	2□ 1□ 0□
当吃药的时候很注意避免酒精	2□ 1□ 0□
在使用处方药和非处方药的时候，先看说明书，并按照说明书用药	2□ 1□ 0□
得分	
五、压力的处理	
有工作，有自己喜欢做的其他工作	2□ 1□ 0□
很容易放松，并且很容易自由地表达感情	2□ 1□ 0□
很好地处理压力	2□ 1□ 0□
4. 有很好的朋友或者其他可以与之探讨私人问题的人，并在需要时能获得必要的帮助	2□ 1□ 0□
得分	
六、安全	
开车时系安全带	2□ 1□ 0□
酒后不开车	2□ 1□ 0□
驾车时遵守交通规则，不超速	2□ 1□ 0□
对使用有潜在危险的产品，如清洁剂等，先看说明书再操作	2□ 1□ 0□
不在床上吸烟	2□ 1□ 0□
得分	
七、疾病的预防	
知道癌症、心脏病和脑卒中出现的危险信号	2□ 1□ 0□
使用防晒霜，避免在阳光下暴晒	2□ 1□ 0□
做健康体检和免疫接种	2□ 1□ 0□

续表

调查内容	经常 有时 从不
每个月都做乳房或睾丸自我检查	2□ 1□ 0□
没有不良性行为，有健康的性伴侣，进行安全的性行为	2□ 1□ 0□
得分	

也可以根据目标问题设置针对性更强的调查问卷，如针对肥胖人群的、针对儿童的等。为了避免被调查者受每项分值的干扰，也可以将分值隐去进行调查，回收后根据对应项的预定分值由调查人员进行填写计算。

调查或者询问可采用一对一或面对面的方式，由测试者边问边填，也可以由被测者根据内容自己填写。但填写前必须先给被测者讲清楚每项的意思。收集问卷，进行整理分析，将每部分各小题的得分相加，即为每部分的实际得分。根据每部分得分，按表12-6的评估标准进行评价。

表 12-6　健康生活方式评估标准

序号	分值	结果
1	0～2分	生活方式非常不好，可能存在严重的健康危险
2	3～5分	生活方式不好，可能有中度的健康危险
3	6～8分	生活方式较好，说明调查者在这部分有好的健康习惯，但是仍然存在有需要改进的地方
4	9～10分	非常好，表明调查者已认识到这部分对自己健康的重要性，并付出行动，只要坚持下去，就不会出现这部分的健康危险

需要注意的是，调查人员在询问时，应避开诱导性的提问，如“你不经常喝酒吧”“你每天会吃早饭吧”等这样的问题；被调查者在填表时，也应实事求是地根据自己的实际情况填写，不要长时间地考虑选择哪一个更好，这样才能找到真正威胁健康的问题。

最后针对不同部分的实际情况评价后，给出合理化的建议。如对于经常高脂、高糖、高盐膳食者，建议饮食尽量减少糖、盐、脂的摄入量，以清淡少盐少油的饮食为宜；对于经常抽烟者，建议应减少抽烟量，尽量戒烟；对于经常饮酒者，建议应严格限制酒量，适可而止；对于不喜欢运动者，建议应增加日常体力活动，培养充满活力的生活方式。

小知识 12-6：心理平衡对健康生活的意义

心理平衡有助于维持情绪的稳定和积极。积极的情绪状态有助于提高免疫系统功能、降低心脏病和其他慢性疾病的风险，并增强身体的抵抗力。相反，持续的负面情绪和压力可能导致身体和心理健康问题。

心理平衡有助于减轻焦虑和压力，提高个体的抗挫折能力。人们在面对挑战和压力时更能保持冷静和应对能力，避免因压力过大而导致的身体不适和心理健康问题。

心理平衡有助于改善人际关系，增进与家人、朋友和同事之间的沟通和理解。积极的心态和良好的情绪状态能够促进良好的人际关系，从而提高生活质量和幸福感。

心理平衡有助于提高个体对生活的满意度和幸福感。积极的心态和情绪稳定有助于人们更加享受生活，更能从中获得满足感和幸福感。

心理平衡为个体提供了良好的内在环境，有助于促进自我成长和发展。人们在心理平衡的状态下更容易实现个人目标，追求自我提升和发展。

心理平衡对健康生活至关重要，它不仅有助于维护身体健康，还能够促进人际关系、提高生活满意度，并促进个体的自我成长和发展。因此，保持心理平衡是实现全面健康和幸福生活的重要组成部分。

五、体力活动水平测评

（一）体力活动的概念和分类

体力活动是指由骨骼肌收缩产生的身体活动，即除基础代谢、食物动力效应、生长发育之外，导致能量消耗的任何身体活动。依据世界卫生组织的分类方法，从体力活动的时间、空间角度来划分，体力活动一般包括职业劳动、交通中的体力活动、闲暇时间体力活动（包括锻炼）及家务劳动等4个方面。也可以根据运动的强度分为有氧运动、力量运动和屈伸运动等3类。

有氧运动是低强度、有节奏的连续性低阻力动力运动，持续时间长，可增加耐力，比如步行、快走、慢跑、竞走、滑冰、长距离游泳、骑自行车、跳健身舞等。同具有爆发性的非有氧运动，如举重、赛跑、跳高、跳远、投掷等相比，有氧运动是持续5 min以上还有余力的一种恒常运动。

力量运动主要是为了锻炼肌肉，如举重、引体向上、俯卧撑、仰卧起坐等。和有氧运动相比，力量运动持续时间短，身体负荷大，更能促进肌肉的增长，使人变得更加健美和强壮有力。少量高阻力运动，可以增加肌肉质量和力量。

屈曲伸展运动一般指动作缓慢、柔软的屈伸运动，可以增强身体的柔软度、放松肌肉，减低运动伤害及疲劳。有节奏的屈伸运动有助于全身淋巴结的畅通及关节的放松，是很好的身体保健运动，如加上按摩则可增强血液的新陈代谢。伸展也有助缓解长期坐姿引起的疲乏，增强身体活动功能，减少肌肉受伤机会，增加关节的血液及养分供应，减少肌肉酸痛。

小知识 12-7：有氧运动和无氧运动的区别

1、能量代谢方式

有氧运动是指需要氧气参与的运动，主要依赖氧气氧化脂肪和碳水化合物以产生能量。这种运动通常是低至中等强度的长时间持续运动，如慢跑、游泳、骑自行车等。无氧运动是指在缺氧或氧气供应不足的情况下进行的运动，主要依赖无氧代谢途径产生能量，如磷酸肌酸系统和乳酸系统。这种运动通常是高强度、短时间的爆发性运动，如举重、短跑、高强度间歇训练等。

2、持续时间

有氧运动通常持续时间较长，可以持续数分钟到数小时不等，因为它主要依赖氧气供应来产生能量，身体能够通过呼吸提供持续的氧气供应。无氧运动通常持续时间较短，通常在几秒钟到几分钟之间，因为它主要依赖于非氧化能量途径，这些途径提供的能量相对有限。

3、训练效果

有氧运动可以提高心肺健康、增强耐力和持久力，有助于减脂和改善身体组成。它还有助于降低血压、改善血糖控制和调节胆固醇水平。无氧运动有助于提高肌肉力量、爆发力和肌肉耐力，促进肌肉生长和体态塑造。它还可以增加基础代谢率、提高骨密度和关节稳定性。

有氧运动和无氧运动在能量代谢、持续时间和训练效果等方面有所不同，但它们也可以相互结合，共同促进身体健康和运动效果的提升。

（二）运动量和运动强度

身体活动水平所处的级别主要取决于运动的类型和运动量。

1. 运动量

人体在体育活动中所承受的生理、心理负荷量以及消耗的热量称为运动量，其大小由运动项目特点、完成运动的持续时间、运动强度以及动作的标准性等因素决定。运动量可以按以下公式计算：

运动量＝运动强度×运动持续时间×运动频率

2. 运动强度

运动强度是指动作时用力的大小和身体的紧张程度。运动强度对人体有较强的刺激作用，只有适宜的运动强度才能有效地促进身体机能的提高，起到增强体质的作用。超过身体承受能力的高强度运动反而会使身体机能减退，甚至损害身体健康。在日常活动中，常根据自觉疲劳程度来判断运动强度，也可采用心率来评定运动强度的大小。

正常人最大心率（次/分）＝220－年龄

要提高心血管系统的有氧耐力水平，运动时心率必须保持在一个正常的范围内，有氧运动中，合理心率的计算公式为：

合理心率范围=[（最大心率－安静心率）×0.6＋安静心率] ~ [（最大心率－安静心率）×0.8＋安静心率]

其中安静心率又称为静息心率，是指在清醒、不活动的安静状态下，每分钟心搏的次数。

据此可将日常活动进行强度的分级：

（1）基础代谢。维持基本生命活动，保持基本生命体征（如静卧、睡觉、呼吸、心搏、脉搏、肌肉收缩等）所需要或消耗的能量。

（2）静态状态。一般静态活动不要连续超过60 min。这类活动包括看电视、玩电脑、工作等，虽然坐着也能消耗能量，但量很小，耗能量0.01 kcal/（kg·min）。

（3）轻度活动。轻度活动一般是指伴随着上肢和其他肢体的一些活动，如洗碗、沐浴、择菜、行速50步/分等。耗能量0.02 kcal/（kg·min）。

（4）中度活动。中度活动指一般活动内容和状态，主要有铺床、拖地等，耗能量0.03 kcal/（kg·min），行速100 步/分钟。

（5）较高强度活动。耗能量0.06 kcal/（kg·min）。一般活动状态主要有慢跑、打篮球等活动项目。

（6）高强度活动。耗能量往往较大，用最大的能力和接近最大能力运动身体，一般的活动主要是参加比赛，如游泳比赛、田径比赛等，耗能量≥0.1 kcal/（kg·min）。

小知识 12-8：运动强度具有正反面作用

1. 正面作用

适度的运动强度可以改善心血管健康、增强免疫系统、控制体重、改善代谢和血糖控制等，有助于预防和管理许多慢性疾病，如心血管疾病、糖尿病和肥胖。也能够减轻焦虑、抑郁和压力，提高心理健康水平，增强自尊和自信心，改善睡眠质量，增加幸福感和生活满意度。适度的有氧和无氧运动可以提高肌肉力量、耐力、爆发力和灵活性，增强身体的机能和运动能力，提高身体适应能力。参与适度强度的团队运动或社交性运动可以促进社交联系，增进人际关系，培养团队合作精神和领导能力。

2. 反面作用

过度的运动强度可能导致肌肉拉伤、扭伤、关节疼痛等运动损伤，特别是在没有适当热身、过度训练或姿势不正确的情况下。可能导致疲劳积累和过度训练综合征，使身体无法充分恢复和修复，增加受伤和生病的风险，甚至影响睡眠和心理健康。过度的高强度运动可能增加心血管事件（如心脏病发作、中风）的风险，尤其是对于那些患有心血管疾病或存在心血管风险因素的人群。此外，可能导致心理压力增加，如过度追求完美身材、竞争压力等，从而产生焦虑、抑郁等心理健康问题。

因此，选择适度的运动强度，根据个体的健康状况、目标和兴趣进行合理安排，以最大程度地获得运动的益处，并避免潜在的负面影响。及时休息、合理营养、适当热身和冷却等也是保持健康运动的重要因素。

（三）身体活动水平的判断标准

1. 以每天步行的步数分级

静态：＜5 000 步；

低强度：5 000 ~ 7 490 步；

中等强度：7 500 ~ 10 000 步；

较高强度：10 000 ~ 12 500 步；

高强度：＞12 500 步。

2. 以每天运动时间（中等强度运动的时间）分级

低运动量：＜30 min/d；

中运动量：30 ~ 60 min/d；

高运动量：＞60 min/d（或高强度运动30 min/d）。

3. 以每周平均运动量和运动频率判断

（1）低强度。不符合（2）中下列任何一条：

（2）中等强度。达到下列任何一条：

① 每天至少20 min高强度运动或重体力活动，＞3天/周。

② 每天至少步行30 min和/或中等强度运动/体力活动，＞5天/周。

③ 每天至少步行30 min，7天/周。

④ 每天步行和中等强度或高强度运动/重体力活动，＞5天/周，总的运动量至少达600

MET·min/周。

代谢当量1MET=1kcal/（h·kg）

（3）高强度。达到以下任何一种状态：

①高强度运动/体力活动＞3天/周，总运动量达到>1 500 MET·min/周；

②每天步行和中等强度或高强度运动/体力活动，7天/周，总的运动量至少达3 000 MET·min/周。

（四）身体活动水平的调查和评估

可以通过调查24 h身体活动水平并记录，调查表格如表12-7所示。

表 12-7　24 h 身体活动记录表

姓名：　　　性别：　　　年龄：　　岁　　日期：　　年　　月　　日　□平时　　□周末

时间	活动记录		
	持续时间min	活动内容	活动水平
午夜12点到早上7：00		睡觉	
7：00—7：20			
总的持续时间	1 440（必须是1 440 min，即一天的24 h） 其中：中、高强度活动时间为：　　min。		

记录时间持续 7 天，然后取平均值获得 24 h 的身体活动情况。按平均每天的中、高强度活动时间评估：低于 30 min 的为低度活动水平，30 ~ 60 min 为中度活动水平，大于 60 min 为高度活动水平。

或者将表 12-7 的内容根据表 12-8 相应的选择内容选择相应的分值。

表 12-8　一天身体活动参考分值

	项目	记分	备注（如游泳、快走等特殊活动）
活动频率（天/周）	＜1	0	
	1	1	
	2	2	
	3	3	
	4	4	
	5 ~ 7	5	

续表

	项目	记分	备注（如游泳、快走等特殊活动）
活动持续时间	＜5 min	0	
	5～145 min	1	
	15～295 min	2	
	30～445 min	3	
	45～595 min	4	
	≥60 min	5	
活动区强度（由工作人员填写）	没有变化	0	
	几乎没有变化（如慢走、打保龄球、练瑜伽等）	1	
	有轻微的变化（如打乒乓球、走路、打高尔夫球等）	2	
	中等增加（如休闲骑自行车、快走、轻松保持游泳等）	3	
	间歇性呼吸加快、大量出汗（如网球单打、打篮球、打壁球等）	4	
	持续呼吸加快、大量出汗（如慢跑、越野滑雪、跳绳等）	5	

将活动频率评分、活动持续时间评分、活动强度评分三项的乘积作为活动指数。活动指数小于15的为静态，15～24的为轻度活动水平，25～40的为中度活动水平，41～60为活跃活动水平，大于60的为很活跃活动水平。

同步训练12-1：食品安全包括哪些方面？

同步训练12-2：食品中包含哪些常见的维生素？

同步训练12-3：如何选择合适的运动方式？

第二节　营养教育

随着收入水平的提高及生活水平的改变，居民的膳食结构、生活方式和疾病谱也发生了较大变化，营养过剩和营养不平衡所导致的慢性疾病逐渐增多。营养教育（Nutrition Education）可改善个人的饮食行为、态度，获取有关知识，提供有益的学习。营养教育现已作为改善人们营养状况的主要有效手段之一，被各国政府和营养学家广泛学习应用。我国的营养教育从2000年以来得到了快速发展，通过针对特殊人群的营养教育，使得全民营养素养有了较大的提升。如对备孕期妇女和孕妇展开营养教育，备孕期妇女和孕妇及时补充叶酸，注重营养平衡，提高了新生儿的体质水平；通过对幼儿园儿童和家长开展营养教育，儿童的偏食、挑食、边吃边玩等不良进食习惯得到改善；通过对居民的营养教育，居民提高了每日的蔬菜和水果的摄入量。对社区肥胖成人进行膳食行为干预以及高血压营养教育，都取得了良好的效果。这些都说明营养教育可改善居民不良的膳食习惯，是树立平衡膳食理念、具有良好健康行为的有效途径。

一、营养教育概述

（一）营养教育的概念

营养教育是通过有计划、有组织、有系统和有评价的干预活动，为人们提供平衡膳食的知识、技能和社会服务，普及营养与食品卫生知识，帮助养成良好的膳食行为与生活方式，使人们在面临营养与食品卫生方面的问题时，有能力作出有益于健康的选择。

营养教育是以健康促进理论和行为改变理论为理论基础的。健康传播是以维护和促进人类健康为目的，以“人人健康”为出发点，运用各种传播媒介和渠道，去获取、制作、传递、交流、分享健康信息的过程。健康传播是传播行为在卫生保健领域的具体和深化，既拥有传播行为的共性，又具有其自身的规律和特点。从这个角度讲，营养教育是采用传播策略来告知、影响、激励公众、社区等来接收、应用营养知识，促使人们了解、掌握相关营养知识与信息，进而影响他们转变自身态度、主动采纳并实施有利于健康的行为的活动。

营养教育的最终目的是帮助人们形成有益于健康的行为和生活方式，进而预防疾病、增进健康、提高生活质量。为此，营养教育需要通过研究人们的行为生活方式形成、发展与改变的规律，发现影响健康相关行为的因素，为采取有针对性的健康教育干预措施提供科学依据。

营养教育具有多途径、低成本和广覆盖面的特点，能切实提高广大群众的营养知识水平，帮助人们调整膳食结构，预防营养相关性疾病，对于提高国民健康素质、全面建成小康社会具有重要意义。

小知识 12-9：营养教育的发展前景

随着人们对健康意识的提升和对健康生活方式的追求，越来越多的个体开始关注饮食营养对健康的影响。这种健康意识的提升促使人们更加愿意接受营养教育，学习如何通过合理饮食来改善健康状况。而且随着慢性疾病如肥胖、糖尿病、心血管疾病等的不断增加，人们对营养教育的需求也越来越迫切。营养教育可以帮助人们了解饮食习惯与慢性疾病之间的关系，从而采取有效的预防和管理措施。营养科学的不断发展和研究成果的积累为营养教育提供了坚实的科学基础。越来越多的研究表明，良好的饮食习惯对健康至关重要，这也为营养教育的推广提供了更多的依据和支持。许多国家和地区开始将营养教育纳入健康政策和法规中，通过立法和政策支持来推动营养教育的发展。政府的参与和支持可以提供资源和平台，促进营养教育的普及和深入。随着信息技术的发展，营养教育也可以通过各种科技手段进行传播和推广，如手机应用程序、在线课程、社交媒体等。这种科技应用可以更好地满足不同群体的需求，提高营养教育的覆盖率和效果。

综合来看，营养教育在未来具有广阔的发展前景，将在促进健康、预防疾病和提高生活质量等方面发挥重要作用。随着社会对健康的重视程度不断提升，营养教育也将得到更多的关注和支持，为构建健康社会做出积极贡献。

（二）营养教育的基本方法

营养教育最基本、最重要的途径之一是人际传播。高效的人际传播可以促进营养教育取得成功。营养教育中常用的人际传播形式有讲座、小组活动、个别劝导、培训、咨询等方法。

1. 讲　座

讲座是传播者根据受众的某种需要，针对某一专题有组织、有准备地面对目标人群进行的营养教育活动。这种方法的受众面积大，信息传播直接、迅速，通过口头传播，实现信息的传递和思想的传播，缺点是受众者通常较被动、缺乏充分反馈。讲座是开展营养教育工作常用的方法。

2. 小组活动

小组活动是 2013 年公布的教育学名词，是以目标人群组成小组为单位开展营养教育活动，属于小群体传播范围，受众人群置身于小范围中，小组成员之间的交流比较多，所以会受到群体意识、群体规范、群体压力、群体支持的影响，更容易摒弃旧观念，接收新的营养理念。

3. 个别劝导

个别劝导是营养专家针对个体的受教育对象的行为，对其不健康行为和具体情况向其传授健康知识、传授保健技能，启迪其健康信念，从而使其改变态度和行为，树立正确的营养理念。这是行为干预的主要手段。

4. 培　训

大多数的培训是培训者和受教育者面对面进行的，培训者运用讲解、演示等方法使受训者获得营养知识和技能，这种方法交流充分、反馈及时，针对性强，目标明确，是营养教育的重要方法。

5. 咨　询

咨询一般是一对一的行为，咨询者和专家或者面对面，或者通过电话、书信等方式，获得自己想要的信息。也有专家面对公众的咨询。咨询简便易行、机动灵活，针对性强，效率高。

（三）营养教育的方法步骤

营养教育可以通过以下方法和步骤实现。

1. 设计营养教育计划

为确保营养教育活动合理顺利地进行，首先应在了解教育对象的需要和接受能力的基础上，通过专题小组讨论的方式，有依据、有针对性、有目标地设计营养教育计划。营养教育计划设计一般分为以下几个步骤：

（1）发现和分析营养健康问题。了解教育对象中现存的与营养健康有关的问题，其患病率、症状、死亡率以及对生活质量的影响情况等。

（2）对问题进行深层次剖析。了解教育对象普遍的行为、态度、营养知识掌握程度等，分析其是否与教育对象的知识、态度、行为等有明确的因果关系，该行为是否经常发生等。

（3）利用资源分析。包括人力、物力、政策、信息和时间等资源。

（4）确定优先项目。根据已知信息关系的密切程度、行为可改变性、外部条件、死亡率、伤残率、危害性以及受累人群数量等确定优先项目。

（5）确定营养干预目标。包括总体目标与具体目标。

（6）制订传播、教育、干预策略和实施计划。确定与分析目标人群、制订干预策略、组织实施人员和实施机构以及设计活动日程等。

（7）制订评价计划。包括评价方法、评价指标、实施评价的机构和人员、实施评价的时间以及实施结果的使用等。

（8）经费预算。预算应与实际条件相符，并考虑实际需要与客观条件。

2. 选择教育途径和资料

根据设计计划，在调查研究的基础上，明确教育目标和教育对象的认识基础，选择适宜的交流途径、制作有效的教育材料。为此需要考虑以下几个方面：是否有现成的、可选用的营养宣教材料?向教育对象进行营养宣教的最佳途径是哪种?营养宣教的内容最适合哪种宣传途径?

3. 准备营养教育资料和预试验

根据要求准备相关的营养教育材料，要求内容科学、通俗易懂、图文并茂。为了宣传材料内容准确、合适，在大多数设计工作完成后，需要将准备好的宣传材料进行预试验，以便得到教育对象的反馈意见，进行修改完善。

4. 实施营养教育计划

计划实施前，要制订宣传材料和活动时间表，让每个工作者都明白自己的任务，并通过所确定的传播途径把计划中要宣传的营养内容传播给教育对象。

在教育传播的过程中，要观察教育对象对宣传材料有何反映，他们愿意接受还是反对这些新知识；如果反对，原因是什么。要按每一步骤查找原因，以便及时进行纠正。

5. 营养教育的评价

通过近期、中期和远期的效果对营养教育的效果进行评价。近期效果如目标人群的知识、态度、信息、服务的变化；中期效果如行为和危险目标因素的变化；远期效果如人们营养健康状况和生活质量的变化。

同步训练 12-4：营养教育的最终目的是什么？

同步训练 12-5：营养教育的基本方法主要包括哪些？

二、食品卫生安全教育

进入 21 世纪以后，我国国民经济飞速发展，人们生活水平显著提升，但重大食品安全事件还是时有发生。不管是优质食品还是劣质食品，其最终风险承担者都是消费者本身，这就要求消费者必须具有一定的食品安全素养，靠自身来维护自己的身体健康。

这里介绍以厨房食品安全教育为例的个别劝导法。营养专家应邀到家庭厨房做调查和食品安全指导。

首先做好工作准备。比如充分准备好家庭食品污染的来源、预防及相关知识；了解食品原料性质和烹饪加工工艺；准备解答方法、语言艺术和心理学等基础知识与技巧。

进入家庭后，询问基本情况，通过问询的方式，获得与厨房食品卫生相关的信息，如家庭成员情况、在家烹调和就餐的时间、食物原料来源、剩菜处理等。

然后根据该家庭的具体情况进行安全食品购买指导。给出食物购买安全建议，如购买正规渠道食品，不买处理食物，不买过期食物，生鲜原料要有较好的新鲜度等。

给出正确的食物处理方法。如蔬菜水果充分清洗，加碱清洗可去除部分残留农药。采用适当的烹调方法，既能杀灭虫卵和病原菌，又不产生有害物质。一餐饭或者一道菜注意营养搭配平衡等。

给出食物容器和接触物污染的预防建议。比如保鲜膜、保鲜袋等塑料包装材料必须是食品级的，金属、搪瓷、陶瓷、玻璃等容器表面光洁，禁止使用非食品包装材料及破损材料包装食品。金属、搪瓷、陶瓷类容器不宜长时间存放酸性食品，塑料等高分子包装材料不宜长期存放酒精、油脂等食物。

对于需要贮藏食物的安全贮藏指导。家庭常用的食品保藏方式一般为室温放置、冷藏和冷冻。一般不易腐败的食物如土豆、大蒜等就在室温放置，存放时间较短，需要及时查看，避免失水和长霉。食物冷藏一般在 0 ℃以上的低温，可以延长食物的存放时间，但该时间也有限，注意不要存放污染较严重的食物，定期清洁和消毒冰箱冷藏室。冷冻存放的时间较长。

腐败变质食物的鉴别指导。食品腐败变质的性质和程度一般可从感官、理化和微生物等方面加以鉴别，但家庭厨房中主要依靠感官鉴别。蛋白质食品腐败一般是气味改变和发臭，食品本身的硬度和弹性也下降，组织失去原有的坚韧度，颜色也出现异常。富含油脂的食物变质会产生特有的刺激性的“哈喇味”，脂肪变黄等。碳水化合物类食物败坏一般是发酵产酸、有酸味、产生霉点等。

给出烹饪指导。指导厨房工具的卫生，如生熟餐具、刀具、案板要分开；厨房用具要勤洗或晒干，避免滋生霉菌；洗刷用抹布等要经常晾晒和更换。食品加热要彻底，充分杀菌，蛋白质彻底变性，保证食品的安全。油炸类食品注意油炸温度、油炸时间、油的重复使用等，避免油炸中杂环胺等致癌物的生成。

教育指导结束后，对家庭厨房出现的安全问题进行梳理，对厨房污染做出初步判断，给出建议。

小知识 12-10：预防食物腐败变质的妙招

1、储存温度控制

将食物存放在适当的温度下有助于延长其保质期。冷藏或冷冻易腐食物，如肉类、乳制品和新鲜蔬菜，可以减缓微生物生长。同时，避免让食物长时间暴露在高温环境下，尤其是在炎热的天气中。

2、储存容器选择

使用密封的储存容器可以减少食物与外界空气的接触，从而延长食物的保质期。选择耐热、耐酸碱的玻璃容器或食品级塑料盒，避免使用已经破损或老化的容器。

3、分装储存

将大包装的食物分成小份进行储存，避免反复打开大包装，减少与空气接触的机会，从而减缓食物的腐败变质。

4、注意卫生

在处理和储存食物时要保持良好的卫生习惯，包括洗手、清洗储存容器、清洁冰箱等。避免交叉污染，尤其是生熟食物的交叉接触。

5、合理储存时间

注意食物的保质期限，及时食用或处理即将过期的食物，避免长时间储存过期食品。

6、使用保鲜技巧

使用保鲜膜、保鲜袋或密封袋将食物包裹好，减少食物与空气接触。在储存蔬菜时，可以尝试使用湿纸巾包裹或浸泡在水中，以保持蔬菜的新鲜度。

7、食物加工

对易腐食物进行适当的加工，如腌制、烘干、冷冻等，可以延长其保质期。同时，适当添加食品添加剂、抗氧化剂或防腐剂也可以帮助延长食物的保质期，但要注意合理使用，避免过量摄入。

三、体重控制教育

研究发现，许多慢性病的发生均与体重失衡相关。体重控制不仅关系到一个人的外观，更与其身体健康息息相关。体重控制强调的是一种健康的生活理念，其注重吃动平衡、通过调整自身的行为方式以及亲友的支持和鼓励达到健康体重的目的。至今，体重控制管理已帮助成千上万形体肥胖者获得了健康的体魄和更加精彩的生活，上亿人通过体重控制管理感受到健康瘦身的益处。

（一）概　念

体重控制就是通过正确合适的方式将身体重量维持或调节在适当的范围内。保持体重不变的基本原则是“热量平衡”，即摄取的热量与消耗的热量相当，在应用中，可以根据一个人一天消耗的总能量合理安排饮食，不至于能量过量摄入。

（二）特　点

体重控制是在科学的专业团队的服务指导下，以营养干预为核心，采用线上或线下指导、团体活动、健康教育等多种方式来实现。尽量不使用任何药物和激素，而通过合理饮食和运动实现。饮食上要摄取足够的营养，必须每天三餐，膳食结构需均衡，不偏食，不吃零食、太甜或太油的食物。匀速体重控制，最大程度保护健康。现在体重控制一般可使用饮食控制和营养咨询、行为治疗、药物以及外科手术等 4 种疗法。

对于肥胖和超重人群来说，单一的饮食疗法现在很少采用，更重要的是强调改变长期习惯，教育控制人群采用安全的、明智的、渐变的饮食方式。大多数非临床（商业性的）减重方案是行为治疗。这是以行为分析为依据的方法，即考虑应改变的行为、它的成因及后果。

（三）体重教育培训

1. 体重维持原则教育

告诉接受培训的人群，体重过重或者过轻都表示机体可能存在潜在或者正在进行中的健康问题，维持体重不变，就要保持能量的摄入和消耗平衡。在较长时间内维持体重不变，需要将膳食和运动相结合。

2. 参与式培训

给培训人员分组，集体参与实践培训，设计记录表格，定时记录身高、体重并计算体质指数；记录每日摄入的食物种类和数量以及所做的活动和运动，请营养师或者培训老师协助计算能量的摄入和消耗是否平衡。培训组内成员结合家人及自己的健康问题（如血压、血脂、血糖、尿酸等异常），分析导致体重增加的原因。组内成员相互交流，分析超重、肥胖等导致健康问题的感受。

培训老师或营养师针对培训人员的讨论情况适时引导，或者纠正错误认识，讨论得到解决问题的对策。

巩固训练

一、名词解释

1. 营养咨询；2. 营养教育；3. 面对面咨询；4. 食品选购指导。

二、填空题

1. 人体所需的各种营养素主要包括（　　）、（　　）、（　　）、（　　）、（　　）和（　　）等。

2. 营养咨询的目的是通过营养信息的传播与交流，帮助个体和群体获得(　　)与(　　)知识，培养健康生活方式。

3. 营养咨询根据咨询方式分为（　　）、（　　）、（　　）、（　　）等。

4. 营养咨询者在咨询过程中，必须保持（　　）状态，以便对事物做出客观的判断和分析。

三、单项选择题

1. 以下哪项不是人体所需的营养素？（　　）

A. 碳水化合物　B. 脂肪　C. 蛋白质　D. 矿物质　E. 酒精

2. 面对面咨询的特点是（　　）。

A. 方便快捷　B. 覆盖面大　C. 方便直接、形象生动

D. 信息交流完整真实　E. 受节目限制无法进行足够的交流

3. 营养教育的主要目的是什么？（　　）

A. 提高人群对营养与健康的认识　B. 普及营养知识

C. 消除不利于健康的膳食因素　D. 提高人们的健康水平和生活质量

E. 以上都是

四、简答题

1. 简述食品选购应注意的卫生安全问题。

2. 为什么要进行食物的烹饪?烹饪的作用是什么?

3. 如何在烹饪中有效避免各类营养素的流失?

4. 平衡膳食的原则是什么?

5. 简述营养教育的基本方法。

五、综合题

1. 谈谈你对营养咨询与教育工作在社会发展和个人健康中作用的理解。

2. 假设你是一名营养咨询人员，请设计一份针对孕妇的营养教育计划，并说明计划中的关键要点和预期效果。

【本章参考文献】

[1] 中国就业培训技术指导中心. 公共营养师[M]. 北京：中国劳动社会保障出版社，2010.

[2] 蒋云升. 烹饪卫生与安全学[M]. 3 版. 北京：中国轻工业出版社，2008.

[3] 中国营养学会膳食指南工作委员会. 膳食指南科学证据和方法学研究[M]. 北京：人民卫生出版社，2019.

[4] 潘路路，吴亚辉. 浅谈健康管理中合理膳食营养的作用[J]. 食品工程，2020（4）：7-9

[5] 曾茂，李婷婷，鲜金利，等. 国内外营养素养研究进展[J]. 现代预防医学. 2020，47（18）：3309-3312.

第十三章 信息化在营养配餐管理中的应用

知识目标

理解信息化在营养配餐管理中的应用目的，包括提高效率、优化配餐质量、满足个性化需求、提升服务水平，并为营养健康领域的研究和实践提供科学支持。

能力目标

学习如何运用信息技术，包括软件和硬件工具，进行营养配餐管理，如数据处理软件、库存管理系统、菜单设计软件等，掌握其基本操作和应用技巧。培养学习者掌握信息技术应用能力、数据分析和决策能力、问题解决能力、创新思维能力、团队合作和沟通能力，以及持续学习和适应能力，为将来从事相关工作提供所需的综合能力和素质。

思政与素质目标

通过学习信息化在营养配餐管理中的应用，培养学生的责任感、正直诚信、团队合作精神等品德素质，使其具备良好的职业道德和社会责任感。培养学生具备科学思维、科学态度和科学方法，能够理性分析问题、准确把握信息、科学决策和解决问题，在信息化营养配餐管理中注重科学性和实效性。强调信息化在营养配餐管理中的社会责任和影响，培养学生具备社会责任感和公民意识，关注食品安全、健康饮食和环境保护等社会问题，积极参与相关活动和倡议。总的来说，旨在培养学生综合素质，包括思想品德素质、科学素养、创新精神、学习能力、社会责任感、团队合作能力和文化素养等，以适应信息化时代的发展需求和社会发展的要求。

引例：信息化时代下的营养管理技术驱动社会健康进步

信息化（information）是20世纪末期以来，中文使用频率较高的概念之一，通常指现代信息技术应用，特别是促成应用对象或领域发生转变的过程。日本学者梅棹忠夫在1963年发表的《信息产业论》一文中提到，人类将被信息科学技术的发展和应用推入“信息化社会”。这也是信息化概念首次被提出。1967年，日本政府的一个科学、技术、经济研究小组在研究发展问题时，依照“工业化”概念，正式提出了“信息化”的概念。

21世纪，信息化时代正式开启。信息化所带来的技术影响着人们的经济、政治、教育乃至整个社会的各个领域，从聊天交流到经济生产、学术研讨、航天航空、军事演习等，网络的便捷与信息的快速传递缩短了人与人，人与世界之间的距离，真正做到在家便可知天下事。据调查，网络现已成为人们获取外界信息的“第一通道”，占媒体获取信息途径的82%。信息网络不仅使我们能够快速获取外部信息，也使我们能够迅速被外部世界所了解。一方面，网络缩短了我们的沟通距离，扩大了我们的沟通社会领域及对象，为我们展示个性、参与社会活动提供了更广阔的平台，改变了过去的沟通方式。通过网络平台，我们可以突破专业和空间的限制，学习更多的知识。只要我们想学习，随时都可以找到学习资源和导师。另一方面，社会的进步、科学技术的飞速发展不断改变着人们的生活与观念，营养健康逐渐被人们重视。从以前解决温饱的最基本生存需求，到现在越来越重视自身的营养和健康问题，这也是社会发展的一大进步。

在这个信息化发展的高效社会里，信息化已经运用到各行各业，作为被逐渐重视的营养行业，更离不开信息化的支持和带动。营养学科发展过程中的规划及阶段把控和管理可借由信息化来实现，营养学科质量控制信息化建设有利于及时掌握、重点监控和有效控制发展过程中的经营行为和经营质量，从而实现有标准、有目标、有评价和有控制的“四有”体系，达到对营养问题和营养风险的有效诊断和治疗，以及服务质量的不断提高。

第一节　信息化在健康教育中的作用

21 世纪，呈井喷式发展的互联网技术给各行各业带来了巨大冲击。“互联网+”就是人们在信息时代利用网络的产物，“互联网+”即“互联网+各传统行业”，通过信息技术以及线上平台，让互联网与传统行业进行深度融合，利用互联网高速、便捷的传播与影响渠道，弥补、改变传统行业“闭门造车”式的发展，创造出一种全新的发展生态体系。

一方面，传统的线下营养健康教育虽富于人性化、整体感和现场性，但同时也存在天然的弊端。如整齐划一、时空受限、教学传播模式单一、海量资源不能有效利用等。线上营养健康传播不受时空限制，任何人可以在任何时间、任何地点学习任何内容。线上教学活动可以同时发生，构成立体教学环境，这就为广大群众提供了自我选择的可能，把学习的主动权交给了学习者。基于个人移动终端的平板教学可以有效地实现线上和线下教育的融合，二者取长补短、相得益彰，让学习者可随时随地学习，实现 1+1>2 的效果。

另一方面，信息化已改变了社会的方方面面，营养健康教育不可能成为信息化的孤岛，要用现代技术让教育更“智慧”。教育信息化应以信息网络为基础，以技术创新为动力，以数字化转型、智能升级、集成创新为基础，树立新的发展理念，面向高质量发展。凸显健康生活观念的重要性，使健康教学手段科技化，教育传播信息化，教学方式现代化、趣味化，贴近生活进而融入生活，让人们感受健康生活的魅力，真正实现健康教育的普及。

一、互联网时代的营养健康传播

营养健康教育是通过信息传播和行为干预，帮助个人和群体掌握营养卫生保健知识，树立健康观念，自愿采纳有利于营养健康的行为和生活方式的教育行动过程。

传播是营养健康教育工作的基本手段和实施基础。传统传播由于其传播时间上的短暂性，已无法满足受众群体持续性的营养健康需求；而网络营养健康传播的实时性、交互性和长时间保存性等特点，不仅能有效弥补传统传播的缺陷，而且将受众人群和可接受程度进一步扩大，将营养健康传播的内涵和作用提升到了新的高度。

（一）互联网时代传播特点

1. 随时随地

互联网的本质是连接，哪里有网络，哪里就有信息互联。这与传统媒介固定地点、固定时段大有不同。以微信朋友圈为例，只要在互联网的覆盖下，就可以通过网络来接收浏览各种信息、与他人互动交流、分享自身生活状态等，不会受地域、距离等的限制。

2. 创意多样

传统媒体时代，每种传播方式都有其既定的渠道和内容，如报纸和杂志上的图文、广播的播音、电视上提前录制的视频节目和广告，传播方式和成本限制了知识与信息的普及。互联网时代，影、音、图、文四种文化载体被以智能终端（如手机、智能手表等）为代表的小屏传播全面囊括融入，实现了内容上的时产、时传、时播，改变了以往耗时长、便捷性差、普及性低等劣势。形式也多种多样，灵活灵动，如病毒视频、话题段子等，只要你有足够的创意思维，就会有精彩的表现，产生意想不到的传播效果。

3. 多元互动

信件邮寄、热线接通以及面对面采访是传统媒体传播互动的主要形式，其形式单一、过程烦琐，在时间上还具有一定延时性，消耗的时间、经济等成本也较高，而且只有个别观众或消费者才能参与其中。在信息化时代，听众、观众可以随时参与到传播过程中。比如前几年大热的“摇一摇”，参与者可以得到宣传方提供的微信红包、优惠券、礼品券等。微博、微信等社群媒体，可以实现随时随地留言、评论、互动。直播连线更能够实现“面对面”无障碍交流，其时效性、互动性以及接收者的参与性远胜传统媒体，也让过去无声的信息被动接收者，逐渐向传播者转变。

4. 低成本沟通

随时随地多样化的沟通形式，让新传播大大拉近了传播者与信息接收者的距离。而这种新的传播，对沟通提出了更高的要求。不再是依靠简单的说教、“填鸭”来征服消费者，而是需要在深度洞察群众心理的基础上，从心出发，以直抵人心的内容、精彩的策划打动目标群体，让其产生心理共鸣和分享欲望，进而从接收者转变为传播者，向周边辐射。这种传播方式，成本低、投入小，在节省大量的人力物力的同时，还大幅度提升了传播的时效性和被信任性。

5. 个性化投放

通过大数据、云计算等技术对个体行为习惯、兴趣爱好、关注重点等信息进行收集分析，可完成对个体的信息画像，建立信息标签，从而将健康观念以合适的渠道、合理的展现形式精准地推送到潜在需要的人群中。

小知识 13-1：互联网时代的发展历程

1. 起源阶段（20 世纪 60 年代至 80 年代）

互联网的雏形最早可以追溯到冷战时期，当时美国国防部的 ARPA（高级研究计划署）资助了一些科学家和研究机构，建立了一个分布式的通信网络，这是互联网的雏形。1969 年，美国的 ARPANET 正式建成，成为世界上第一个互联网网络。

2. 商业化阶段（20 世纪 90 年代至 21 世纪初）

在这一阶段，互联网开始商业化，并迅速发展成为一个全球性的信息交流和商业活动平台。万维网（World Wide Web）的发明和普及，使得互联网的使用变得更加简单和普及。1990 年代中期，互联网泡沫爆发，但在泡沫破灭后，互联网经济逐渐复苏并持续发展。

3. 社交媒体和移动互联网时代（2000 年代至今）

随着社交媒体平台（如 Facebook、Twitter、Instagram 等）的兴起和移动互联网技术的普及，互联网进入了新的阶段。人们可以随时随地通过智能手机和平板电脑接入互联网，实现即时沟通、信息获取、娱乐等各种功能。同时，云计算、大数据、人工智能等新技术的应用也推动了互联网时代的发展。

4. 智能化时代（21 世纪 20 年代至今）

随着物联网、人工智能、大数据等技术的不断发展，互联网进入了智能化时代。智能家居、智能城市、智能交通等领域的发展，使得人们的生活变得更加智能化和便利化。同时，人们对于数据安全和隐私保护的关注也日益增加，互联网治理成为一个重要的议题。

互联网时代经历了起源阶段、商业化阶段、社交媒体和移动互联网时代，以及智能化时代，每个阶段都有着不同的特点和发展趋势，但都在推动着人类社会的进步和发展。

（二）网络营养健康传播渠道

1. 专业网站传播

构建专业的营养健康咨询类网站、综合类营养健康网站等，让用户可以主动搜索、接收、学习专业的营养健康知识，还可以在一定程度上答疑解惑。

2. 论坛传播

论坛作为元老级的网络推广方式，在当下新媒体盛行的趋势下仍然具有较大的推广作用，通过利用论坛的超高人气和流量，不仅可以有效地提高营销传播的效率，重要的是在搜索引擎的收录方面也有着良好的效果。

3. 软文传播

软文推广是网络推广中不可或缺的工具之一，相比于“硬广”来说，软文推广是健康教育的一种软渗透。通过在大型平台上利用软文发布健康教育相关的短文，利用在文章植入相关健康生活理念等的方式，引导用户。

4. 问答平台传播

问答类平台推广具有较强的互动性，其传播信息的速度非常之快，不仅权重高、收录快，还可以优化排名。因此利用问答类推广方式，结合搜索引擎优化（SEO）的技巧，抛出用户关心的话题，通过植入相关的信息进行解答，会为健康传播带来更多的流量入口。

5. 新媒体平台传播

趣味性及与多媒体化是传播推广的大趋势，新媒体传播主要包括直播平台、视频平台和音频平台三大类，这三类新媒体平台也各具特点。网络直播具有强直观性和即时互动性，可以即时与观众互动沟通，代入感也较强；视频相对于文字来说更具有视觉冲击，它能够生动形象地把内容植入消费者的脑海。至2017年，有69%的互联网流量都来源于视频消费，并且这一比例仍在快速增长。独特的伴随属性是音频最大的特点，它无需占用双眼，也不会干扰正常的工作，音频传播因此在各类生活场景充分发挥。相较于视听结合的开屏传播，音频的闭屏能更有效地让信息触达用户，这是音频营销的关键点。

6. 微信等聊天软件传播

包括像微信公众平台、微信个人号、微信群、微信广告资源等。聊天软件拥有庞大的用户群，能够借助移动终端、天然的社交和位置定位等优势，实现点对点精准化营销。

小知识13-2：网络传播的优势

1. 全球性覆盖

互联网的普及使得信息可以在全球范围内快速传播，打破了地域限制，使得信息可以迅速传递到世界各地，实现了全球化交流。

2. 即时性和实时更新

网络传播可以实现信息的即时发布和实时更新，与传统媒体相比，网络传播更加灵活和迅速，能够及时反映事件的最新动态。

3. 互动性和参与性

网络传播不仅是单向的信息传递，更强调用户的参与和互动。用户可以通过评论、分享、点赞等方式参与到信息传播过程中，增加了用户的参与感和黏性。

4. 多样化的表现形式

网络传播可以采用文字、图片、视频、音频等多种形式表达信息，丰富了信息的呈现方式，满足了用户不同的阅读和观看需求。

5. 低成本和高效率

与传统媒体相比，网络传播的成本较低，而且可以实现信息的大规模传播，提高了信息传播的效率和覆盖范围。

6. 个性化定制

网络传播可以根据用户的兴趣和需求进行个性化定制，推荐符合用户喜好的内容，提高了信息传播的针对性和精准度。

7. 无时空限制

网络传播不受时间和空间的限制，用户可以随时随地通过互联网获取信息，极大地方便了信息的获取和传播。而且具有全球性覆盖、即时性和实时更新、互动性和参与性、多样化的表现形式、低成本和高效率、个性化定制以及无时空限制等优势，使得其在信息传播领域具有重要地位和广泛应用。

（三）网络营养健康信息的类型

1. 信息展示

将营养科普或其他营养健康信息公示，仅供大家进行浏览学习，如营养健康新闻、营养常识类等。

2. 信息互动

需要信息的接收者通过搜索、问询、接收、在线问答、视频咨询等方式主动获取相关的营养知识、解决相关的营养问题。

3.网络传播

以视频或音频等的方式，向受众推送相关的营养知识，帮助受众了解营养健康疾病，掌握预防和治疗一些营养疾病的方法。

思政小课堂 13-1：信息化时代健康教育的社会责任和公共服务

1. 技术推动社会进步

信息化技术在健康教育中的应用展示了技术对社会发展的积极影响，强调了科技创新对于提升人民生活水平和健康水平的重要作用。

2. 信息共享与知识普及

通过信息化技术，健康知识可以被更广泛地传播和共享，有助于提高公众对健康的认知水平，促进健康教育的普及和深入。

3. 网络安全与信息素养

学习信息化在健康教育中的作用，也涉及到对网络安全和信息素养的重视，强调了在信息化时代，个人和社会应当具备正确的网络行为和信息安全意识。

4. 社会责任与公共服务

信息化技术的应用不仅仅是一种工具，更是一种社会责任和公共服务的体现。通过学习信息化在健康教育中的作用，可以促进个人和社会对于健康问题的关注和解决，增强社会的凝聚力和共识。

5. 创新思维与实践能力

学习信息化在健康教育中的作用，也有助于培养创新思维和实践能力，激发学习者对于信息技术的兴趣和探索欲望，培养他们适应信息化时代的能力。

二、利用互联网资源开展营养健康教育

1. 网上培训

可以利用互联网的覆盖性，通过多媒体技术进行线上直播课程或一对一视频辅导等方式开展线上营养健康教育培训。网上营养健康教育培训有效地规避了时间、地域等因素的限制，并且课程录像后可以反复观看。另外，线上培训课程的时间、人力、经济成本更低，可以有效节省一些不必要的经费开支。现在的网络课程或线上培训品种多样、功能齐全、形式新颖，能够充分调动学习者的学习兴趣，提升培训效果。线上营养健康教育更有利于营养知识的深层次传播。

2. 微信群等交流软件下的营养健康教育工作开展

微信群、QQ 群、钉钉等交流沟通软件为工作的开展提供了极大的便利，现在绝大部分的行业，工作小组等都建立了工作群组，部分工作的指示、意见等通过线上群组来发布。另外，像一些工作文件、材料模板、工作图片、反馈意见等都可以通过群组上传保存，极大地便利了工作信息的传达。

3. 建立工作直报系统

营养教育及公共卫生基础服务管理工作中涉及大量的基础资料，每个季度都要进行如营养健康教育季报表、群众营养基础调查报表等的上报，如果采用纸质材料上报不仅需要大量的人力物力，还不利于保存。开发营养健康教育报表直报系统，则更有利于工作的进行。

同步训练 12-1：互联网资源包括哪些？

三、信息化时代下营养健康教育工作的机遇与要求

1. 紧跟时代的变化，更新思想认知

人们生活水平的提高和消费观念的转变，促使营养健康事业不断发展。新时期的营养工作者，要充分认识到开展营养工作的重要性、艰巨性与长期性，紧跟信息时代发展的浪潮，紧抓“互联网+健康教育”，立足长远，扎实基础；充分利用互联网资源，坚持科学传播健康知识，避免虚假信息误导群众。

2. 明确核心领导，组建工作组织

营养健康教育是一个长期的工作，及时成立“互联网+健康教育”领导小组，将营养健康教育信息化传播作为新时代的工作常态与工作重点，领导、组织、管理、保障好“互联网+健康教育”工作的顺利开展。

3. 加大资金投入，建设好网络基础设施

设置专项经费，及时添置、更新网络培训设备，推进网络改造升级。确保“互联网+健康教育”工作的顺利开展。

4. 认清互联网的技术、资源和数据的重要性

当前手机网民规模巨大，要充分认识手机等互联网终端传播的重要性以及终端客户对健康知识的需求。通过健康教育工作者与网络技术开发人员精诚合作，开发“互联网+健康教育”平台和软件，及时为客户提供健康教育知识的普及服务指导。

5. 推广线上培训

音频、视频、直播等形式的线上健康教育工作培训不仅可减少工作经费，还能及时高效部署工作任务，是各级健康教育机构进行“互联网+健康教育”工作的有力工具。

6. 建立权威健康科普知识库

按照国家卫生计生委（现国家卫健委）发布的《健康科普信息生成与传播指南（试行）》，收集、筛选营养健康知识，建立权威健康科普知识库。为媒体和各大营养健康传播工作者提供传播基础，规范互联网健康科普知识传播，以真实、可信的健康知识指导公众健康生活。

小知识 13-3：信息化时代下营养健康教育工作的意义

1、普及健康知识

通过信息化技术，可以更广泛地传播营养健康知识，覆盖更多的人群，提高公众对于健康的认知水平，可以引导人们养成科学的饮食习惯和健康的生活方式，预防和控制慢性疾病

的发生，提高整体健康水平。

2、提升健康素养

基于信息化技术，可以根据个体的健康状况、饮食习惯等特点，实现营养健康教育的个性化定制和精准推送，提高教育的针对性和有效性。营养健康教育不仅仅是传递知识，更重要的是培养人们的健康素养和健康行为能力，使他们能够在信息丰富的环境中做出正确的健康选择。

3、推动社会健康发展

通过提高公众健康意识和素养，可以减少因不良生活方式引起的健康问题，降低医疗资源的负担，促进医疗资源的合理利用。营养健康教育工作的开展有助于提升整个社会的健康水平，推动社会的可持续发展，为建设健康中国做出积极贡献。

四、重视人才队伍的培养和建设

新时期营养健康教育建设也是人才的建设，先进的软硬件设备需要专业的人员来操作，在开展健康传播工作的同时，各级工作单位要重视卫生专业人员、计算机网络技术操作人员、其他学科的专业人员的引入，制订切实可行的人才引进与培养措施，定期开展不同类型和不同层次的信息技术培训，提高社科信息化人才的整体素质，引进、培养出一批精通信息技术和营养健康业务的复合型人才，加快健康教育信息化人力资源建设。

同步训练 13-2：营养工作具备哪些性质？

同步训练 13-3：建立权威健康科普知识库的意义是什么？

第二节　信息化在营养及餐饮保障中的应用

进入 21 世纪以来，社会经济快速发展，居民对营养健康也越来越重视。“互联网+营养健康”作为一艘新式的船舶，能够承载各种营养健康监测和改善技术，更好、更快、更便捷地驶向大众健康，从婴幼儿到中老年，从膳食调查到临床营养，从普通居民到专业机构，作用于营养健康“生命全周期，管理全流程，服务全对象”的各个维度。“互联网+营养健康”能将营养健康工作中的各个节点有机结合，协同各类信息资源，建设跨行业集成、跨地域共享、跨业务应用的基础数据平台。

在健康产业方面，“互联网+营养健康”天生就与商业市场高度契合，覆盖人群广阔，应用技术成熟。在基于网络技术的不断进步、配餐保障和营养评估的不断发展下，同时考虑到原有配餐流程的复杂性，营养健康产业正以互联网技术为基础，建设更加方便快捷的营养配餐系统。

一、互联网营养配餐系统

随着网络信息技术的飞速发展以及人们对营养健康产业重视程度的提高，一种基于互联网平台的营养配餐在线服务系统逐渐诞生。信息化下的互联网配餐系统通过对个人营养状态、饮食爱好、饮食习惯、营养需求等基础信息的收集，建立营养信息资料库，并针对个人或家庭需求的不同，对其进行区分与整合，从而更加方便地为客户提供营养配餐服务，给人们的生活带来更多的便捷。

互联网营养配餐系统以下几个特点：

（1）可以根据个人或家庭的信息资料，针对不同的营养需求，为客户提供科学合理的营养配餐，保证客户的营养健康。

（2）该系统是一种灵活且多样化的模型，可根据客户的营养需求、饮食习惯、个人需求等及时更新食谱。

（3）系统可以根据客户的实际需求以及不同阶段营养需求变化，合理微调配餐的结构，从而更加细化营养要素，促进人体的身体健康。

小知识 13-4：营养配餐的发展起源

营养配餐的发展起源可以追溯到20世纪初，当时的背景是工业化进程加速、城市化程度提高以及人们对健康饮食的需求增加。

在工业化初期，人们的饮食主要以本地食材为主，饮食结构相对简单。随着城市化的加速和工业化的推进，人们的生活节奏逐渐加快，饮食结构开始发生变化。在20世纪初期，一些国家开始关注饮食健康问题，并提出饮食改革的方案。例如，美国在1917年成立了“美国食品管理局”，开始对食品进行标准化管理，促进了饮食健康的改善。两次世界大战期间，各国政府开始意识到合理的饮食结构对于国家军队的战斗力和人民的健康至关重要。因此，军方开始注重军队的营养配餐，以确保士兵的身体素质和战斗力。在20世纪中期，营养学科的发展推动了营养配餐的进一步研究与推广。各国纷纷成立营养学研究机构，进行饮食结构和营养需求等方面的研究，为营养配餐提供了科学依据。随着社会经济的发展和人们对健康饮食需求的增加，现代营养配餐服务逐渐兴起。各种形式的健康饮食品牌和机构开始涌现，为消费者提供专业的营养配餐服务，满足他们的健康需求。

营养配餐的发展起源于对健康饮食的关注和需求，经历了从饮食改革到营养学研究再到现代配餐服务的演变过程。这一发展历程是科技进步、社会经济发展和人们健康意识提升的产物。

二、自助式营养互动平台

随着营养健康观念的普及，人们对膳食营养越来越关注，营养师在社会中扮演的角色作用也越来越重要。营养师是厨师、保健师、医务人员、中医、心理师、营销员、管理员等职业的综合体。他们不仅是食物方面的专家，也是营养检测、营养强化、营养评估等领域的专家，能给人们提供科学合理的营养指导，帮助人们获取健康。

大多数人现阶段只知道营养的重要性，但对食物营养价值和人体的营养健康知识还有所欠缺，想去改变或调整现阶段不健康的生活和饮食习惯，但又不知从何着手，而且很难获得由营养学家为自己“量身定制”的配餐方案。此外，全球虽然有着很多优秀的营养师，但因为地区、时间等各种因素限制，无法为更多的患者提供一对一的帮助。

自助式营养互动平台首先需要客户将现状信息录入对应的数据库中，如性别、身高、体重、饮食量、生活习惯、营养状况、身体健康状况等，记录客户的营养和个人需求。根据需求，系统匹配或客户自主选择合适的营养师，可通过语音、文字或视频交流等方式进行沟通，通过进一步的营养评估，为客户设计提供完整的营养配餐调理方案。

通过互联网信息化平台的搭建，促使顾客与营养师双方在线上的有效结合。营养师可以根据顾客的营养及身体信息，提供营养和饮食方面的指导，针对个人需求的不同设计营养食谱。如果是患者，还可以根据患者的病情程度、病种和医生的要求等，制订具体的食疗方法，预防疾病的恶变，在教人吃好的同时，保证营养的均衡摄入。

小知识 13-5：营养师在社会发展中的作用

营养师的作用不仅在于个体健康管理，还包括健康教育、健康促进和疾病预防等方面，是促进健康的重要力量之一。他们通过专业的知识和技能，为个体和社会提供全方位的营养服务，促进健康的全面发展。

1. 个性化饮食指导

营养师根据个人的健康状况、生活习惯和营养需求，制定个性化的饮食计划和营养方案，帮助个体达到健康目标。

2. 促进健康生活方式

营养师向个体传授营养知识，包括食物的营养成分、饮食指南、健康饮食的重要性等。通过增强个体对营养的认知，促使其更加注重饮食的健康性和科学性。营养师向个体提供健康饮食建议，指导其如何选择健康的食材、合理搭配食物、控制食物摄入量等，从而改善饮食结构，提升营养水平。通过与个体的交流和指导，引导其养成健康的饮食行为，如规律进餐、适量摄入、多样化选择等，从而形成健康的饮食习惯。组织开展各种形式的健康教育活动，向公众传播营养健康知识，提高健康意识和素养，促进社会健康发展。

3. 参与疾病预防和管理

向患者提供有关饮食、营养和健康的知识，包括如何正确选择食物、合理搭配餐食、控制饮食摄入量等。这些知识有助于预防疾病的发生和加重。定期与患者进行沟通，监督和跟踪他们执行饮食计划的情况。这有助于及时调整饮食方案，确保患者获得最佳的营养支持。营养师通常是多学科医疗团队的一员，与医生、护士、心理学家等专业人士合作，共同制定综合的疾病管理方案，全面照顾患者的健康需求，还可以通过健康教育活动，向公众传播健康饮食的重要性和方法，帮助更多人预防疾病，提高整体健康水平。

三、营养综合管理系统的构建

1. 建立完善的营养门诊管理系统

在医院、社区、学校及大型组织机构开设营养门诊系统，为群众提供营养状况评定。

（1）膳食调查：采用询问法、膳食史法等方法对受检者的膳食摄入情况（如饮食习惯、饮食偏好、日均食物摄入种类与数量等）进行调查，进行膳食质量评估。

（2）身体状况检测：采用科学方法与手段对受检者的身体状况进行检测。如身高、体重、腹壁脂肪厚度、三头肌皮褶厚度、疾病及疾病史等，了解受检者的身体基础状况。

（3）营养检测：用原子吸收法测定受检者身体中铜、铁、钙、镁、锌、铅、镉等微量元素含量，科学评定其营养状况。

（4）食品不耐受检测：检测受检者不耐受食品的种类以及不耐受程度、过敏原信息等。

2. 营养配餐指导系统

根据营养门诊的营养状况评估，开出个性化的营养处方，引导顾客进行饮食调整，合理安排饮食。建立长期的线上营养配餐跟踪指导系统，及时更新调整顾客的饮食摄入，帮助顾客养成科学良好的饮食习惯。

3. 建立营养自助评价系统

由个人自助完成身体评价及膳食调查过程和信息录入，突破传统营养咨询式的健康管理模式，建立慢性病患者群及亚健康人群营养在线监测及跟踪服务系统，辅以营养干预措施，从而提供更好的服务。

小知识 13-6：原子吸收法

原子吸收法（AtomicAbsorptionSpectroscopy，AAS）是一种常用的分析化学技术，用于测定样品中金属元素的浓度。这种技术基于原子在特定波长的光线下吸收的特性。当样品被加热到高温，使其中的金属元素转化为原子状态。然后，通过将样品置于特定波长的光线下，将样品吸收的光强度。使用单色光源产生特定波长的光线，经过样品后，检测其通过或被吸收的光强度。将被测样品吸收的光强度与标准溶液吸收的光强度进行测量并比较，从而确定被测样品中金属元素的浓度。原子吸收法具有灵敏度高、选择性好、准确度高等优点，被广泛应用于环境监测、食品安全、医学诊断等领域。

第三节　营养膳食信息化的建设

社会信息化的发展，使各行各业对于数据的应用有了质的飞跃，数据资源的市场规模呈指数级增长，至 2015 年全国的大数据市场规模已近 116 亿元。另外，随着对饮食健康问题的聚焦，大数据、云计算等信息技术的普及应用，人们对健康生活方式和绿色餐饮品质有了全新理解和更高需求。与此同时，营养膳食对健康的益处也逐渐彰显，这都需要从事营养方面的工作者，用变革的思维来迎接新的挑战，从大数据的视角建设信息化时代下营养配餐管理体系。

一、膳食营养信息化建设的主要内容

1. 建立食品原料信息数据库，夯实营养膳食信息化的应用基础

人类所需的营养主要是从日常膳食中摄取，膳食中各种食品原料的营养的合理搭配组合构建了平衡膳食。在营养膳食信息化的建设中，通过录入膳食宝塔中五大类食品原料的营养信息和功能特性来建立完备的食品原料营养数据库，这是膳食营养信息化的基础和前提。目前，随着生活条件的改善，人们的饮食也逐渐丰富，但大多数人对日常饮食中涉及的各种食品材料，仍只停留在“贵就是好”的认识阶段，不了解食物的营养特性，也无法充分利用食

物的营养特性，这也是造成绝大部分营养过量和部分营养素缺乏问题的主要原因。将所有主副食品原料特性、营养参数等信息录入数据库，建立完备、动态、详细的营养管理体系，可以确保营养信息采用的精准性，也可供人们浏览学习相关知识。

2. 设计标准化菜品加工体系，完善菜谱

中式烹饪的烹调方法、烹调口味等种类多样，目前已记录的菜谱数量不下于 3 000 种，除药膳外，鲁、川、粤、闽、苏、浙、湘、徽八大菜系的菜品各具特色。菜谱是食品原料的延伸，建立菜谱与营养含量的对应，同样是整个营养膳食信息化的基础。不同品类的菜品能满足各个地域人们的不同的饮食文化和口味需求。在选择或根据就餐者需求推荐某菜谱时，应包含具体的数量、菜肴的热量，以及蛋白质、脂肪等六项营养素，根据就餐者的基本信息展示出各个营养素的三色柱状图，标注出本次进餐食品中营养素的健康状态，为就餐者提供具有针对性的健康建议和个性化的消费导向。

3. 就餐者信息管理

就餐者信息管理包括就餐者的基础信息录入（如性别、年龄、身高、体重、日常劳动强度等）、所处地理地域（如高原地域等）、饮食风俗、饮食量、口味偏好以及营养现状（如有无特定营养素缺乏症、有无病患、是否处于怀孕、哺乳等特殊生理状态）等。根据就餐者不同的信息对用户进行分类，如由于各年龄段人员对各种营养元素的需求量不同，可对青少年和成年人进行分类评估及配餐，以保证配餐的针对性和合理性。另外还可以根据就餐者所处的地区推荐膳食。

4. 营养评估与配餐推荐

根据就餐者的信息来实现营养评估和就餐推荐。系统在默认情况下，根据就餐者的营养评估结果及其余配餐相关信息，为就餐者给出一周营养配餐推荐。就餐者也可以在营养评估的基础上自由选择膳食的主要口味与原辅料，由系统进行进一步完善并给出一周营养膳食推荐，如就餐者选择川菜口味，主食选择米饭为主，菜品主料为鱼类、豆芽等，系统会根据其具体的营养需求和合理膳食搭配原则进行配餐推荐。菜谱推荐保证就餐者在菜肴选择中拥有自主性，系统根据就餐者的菜肴偏好合理配餐，使得配餐结果不仅满足就餐者营养需求，同时满足就餐者喜好的需求；系统在默认情况下推荐一周菜谱，其主要作用在于保证就餐者在科学合理摄入营养素的同时，避免菜肴的重复，从而保障就餐者饮食中配菜多样化。另外考虑到就餐者在配餐过程中的自主性，系统也提供针对一日的配餐服务。

二、营养膳食配餐流程

基于信息化下的营养膳食配餐系统的配餐流程如图 13-1 所示。

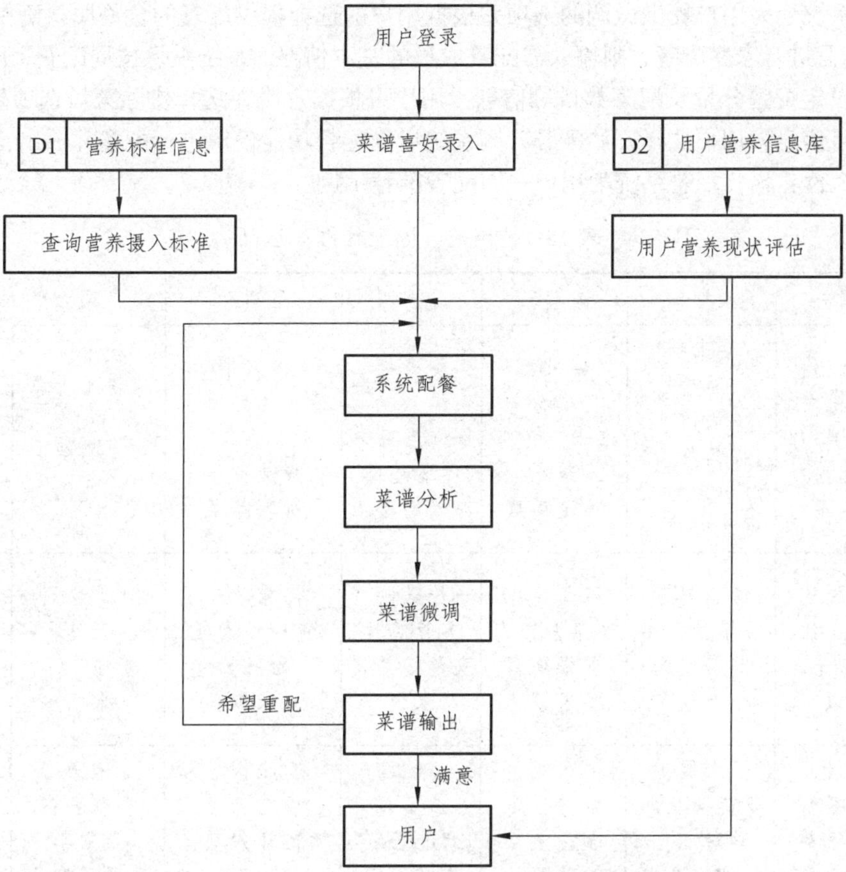

图 13-1　系统配餐流程图

（1）用户登录系统并选择希望进入配餐菜谱中的用户喜爱的菜肴。

（2）系统根据用户登录的ID标识，在用户资料信息库中找到该用户记录项，从而获得该用户的营养信息。该营养信息中所包括的用户身体素质现状、用户营养现状、用户日常饮食量以及用户历史配餐记录等信息，将作为用户营养现状评估的参考前提，获得这些信息后系统对用户进行营养评估。

（3)用户ID所对应的用户分类信息会触发系统在相应人群的营养素摄入标准信息数据库中执行查询操作，从而得到该用户对应的各类营养素摄入标准。

（4）系统综合用户营养现状评估结果、营养素摄入标准以及用户菜谱喜好信息进行配餐。

（5）配餐完成，系统再次结合各营养素摄入标准，对配餐结果进行分析，评估生成的菜谱中各营养素的种类及含量信息是否符合标准范围。

（6）经菜谱分析评估结果以及用户意愿对菜谱进行微调，使之前菜谱中产生缺乏或者过量等现象的营养素能够符合营养素摄入量标准并且与其他营养素之间实现配平。

（7）根据用户意愿，对配餐结果满意的用户即得到一份满意的营养菜谱，若用户对菜谱仍有不满意处，可以转至第（4）步重新进行配餐并重复后续步骤。对于配餐结果，用户可选择计算菜谱营养条目进行菜谱分析，查看菜谱营养构成，若存在营养结构不合理，系统将对菜谱进行微调，使得菜谱营养素种类及其含量合理化。用户也可以根据对个别菜目的喜好程度进行菜谱的手工微调，此时，系统会为用户提供微调的选项并根据用户的选择提供配餐的食物原料清单。

（8）若需进行家庭配餐，则输入需配餐成员的基本情况。系统默认按周配餐，用户可选择按日配餐，并设定配餐分量及配菜数目等信息，用户可根据意愿在选择排除菜目选项处设定配餐菜谱的排除菜目信息。用户选择开始配餐，则系统启动配餐功能模块进行配餐并输出营养菜谱。

表13-1为营养膳食配餐系统为用户一周配餐推荐示例。

表 13-1　用户一周配餐推荐示例

	星期一	星期二	星期三	星期四	星期五	星期六	星期日
早餐	粳米粥 凉拌粉皮 莴笋里脊片 燕麦片 拌菠菜	粳米粥 面包（均值） 夹馅黄瓜 海米烧冬瓜 蜜汁山药墩	粳米粥 花卷 海米烧冬瓜 春卷 蒜泥黄瓜	粳米粥 绿豆糕 炝肉丝莴笋 芥蓝炖肉 海米烧冬瓜	粳米粥 馒头（均值） 五香肉 酸辣黄瓜 腐乳芥菜	粳米粥 凉粉（带调料） 葱头炒猪肝 馄饨汤 拔丝山药	粳米粥 麻香糕 干烧茄子 丝瓜肉丸 雪笋墨鱼
午餐	凉拌腰子 素炒三丝 烤茄子 米饭	辣子鸡丁 香椿拌豆腐 芥蓝炖肉 米饭	芙蓉鸡片 酸菜汆白肉 皮蛋豆腐 米饭	炸藕夹 芙蓉鸡片 双色榨菜拼 米饭	辣味茄丝 青椒炒肉丝 烩肚片 米饭	什锦烩饭 淮山药芝麻糊 酱爆三丁 米饭	芹菜千丝 拌豆腐 大白菜水饺 米饭 水果
晚餐	米饭 五香豆腐 枸杞银芽 芹菜千丝	米饭 干烧油豆腐 马蹄冻糕 炖鲫鱼	米饭 咸肉豆腐 咖喱土豆 青菜粉丝	米饭 清蛋糕 比利时烩牛肉 素炒莴笋	米饭 香菇豆腐 西班牙式煎鱼 油焖笋	米饭 香菇豆腐 炒肉丁 木耳豆腐汤	米饭 炒酱黄瓜丝 炒三丁 猪肉烧海带
其他	草莓 酸奶	白兰瓜 酸奶	苹果 牛乳	红心火龙果 牛乳	橙 牛乳	柚 酸奶	木瓜 酸奶

信息化在营养配膳方面的应用，为用户提供了更加个性化、科学化和营养均衡的饮食建议。这不仅有助于改善用户的健康状况，还可以提高用户的生活质量。随着信息化技术的不断发展和完善，相信未来信息化在营养配膳领域的应用将会更加广泛和深入。营养膳食信息化的建设最终的落点在于人民，信息软件体系的推荐仍需要个人或家庭的量化实施，只有真正做到科学配膳、按量配比、按量摄入，将推荐与实践相结合，才能真正将膳食营养信息化落到实处。

拓展阅读 13-1

来源：宫伟彦、刘爱玲等（中国疾病预防控制中心营养与健康所 发布于 2024-03-01）

在当今信息时代，随着社会经济水平的提高，居民健康问题越来越受到大家的关注和重视，再加上互联网和各类传感器设备的广泛普及，产生了海量、多样的大数据（BD）集合，人工智能（AI）通过挖掘和分析这些数据，实现智能决策和预测。随着社会经济的发展和居民生活方式的改变，BD+AI 使人们的生活更加便利。2020 年 5 月美国出台了《2020—2030 年 NIH 营养研究战略计划》，并正式提出了精准营养的概念，强调了亟待开发精准营养研究新工具、探索膳食营养评估新方法、开发基于 BD+AI 的预测和验证营养补充剂使用的新型评价工具，以实现更精准和个性化营养状况评估和营养干预方案推荐，最终通过个人基因和微生物群来预测个人最佳饮食方案进行饮食调整。

食物成分表是膳食评估等重要的参考标准，BD+AI 的高速发展为营养成分的高效利用提供了新的角度。利用 BD 完成食物特征提取，包括主要成分、特性、风味、人群、功能、对健康的积极影响等数据，实现不同场景下食物查询、计算等功能，进而实现食物营养数据多维管理。通过 BD+AI 技术完善食物营养大数据，涵盖食物营养素含量数据、食物营养素对机体的健康作用，对食物营养数据进行多维管理，针对个人或某类人群进行个性化健康管理，进而改善居民营养不足、营养过剩以及营养相关性疾病发生发展的问题。

我国居民普遍存在维生素、矿物质缺乏的风险，2015—2017 年中国居民营养与健康监测发现，97.2%的居民有钙摄入不足的风险，77%的居民有维生素 A 摄入不足的风险，72.1%的居民有维生素 B_1 摄入不足的风险，87.1%的居民有维生素 B_2 摄入不足的风险。营养不均衡是导致生长不良、智力障碍、围产期并发症等常见原因，因此进行营养干预至关重要。比如通过 AI 机器学习算法可构建人群营养素预测模型，评估维生素缺乏情况；利用慢性病以及预防研究数据和机器学习算法建模预测人群营养素水平，分析影响因素。基于 AI+BD 不断开发新工具可以实现精准化个性化营养素水平预测，通过健康大数据的不断积累和机器学习算法的不断优化，将实现更科学的营养评估模型，为个性化营养素补充提供技术支撑。

巩固训练

一、名词解释

1. 信息化；2. 营养配餐管理；3. 信息技术应用能力；4. 信息化社会。

二、填空题

1. 信息化在营养配餐管理中的应用旨在提高效率、优化（　　）、满足个性化需求、提升服务水平。

2. 营养配餐管理中常用的信息技术工具包括数据处理软件、(　　)和菜单设计软件等。

3. 信息化营养配餐管理要求培养学习者的（　　）、数据分析和决策能力、问题解决能力。

4. 信息化营养配餐管理应注重（　　）和实效性。

5. 信息网络不仅使我们能够快速获取外部信息，也使我们能够迅速被外部世界所（　　）。

三、单项选择题

1. 下列哪项不是信息化在营养配餐管理中应用的目的？（　　）

A. 提高效率　　B. 降低成本
C. 优化配餐质量　　D. 满足个性化需求

2. 信息化时代的显著特点不包括（　　）。

A. 信息传递迅速　　B. 人与人之间距离缩短
C. 沟通方式单一　　D. 网络成为获取信息的主要渠道

3. 关于营养健康教育，以下说法错误的是（　　）。

A. 线上营养健康传播不受时空限制
B. 线上教学活动可以同时发生，构成立体教学环境
C. 传统的线下营养健康教育没有弊端
D. 基于个人移动终端的平板教学可以实现线上和线下教育的融合

4. 信息化营养配餐管理对于培养学习者的能力，以下哪项不是其主要内容？（　　）

A. 信息技术应用能力　　B. 数据分析和决策能力
C. 烹饪技能　　D. 团队合作和沟通能力

5. 关于信息化社会，下列描述正确的是（　　）。

A. 信息化社会是由日本政府首次提出的
B. 信息化社会与工业化社会没有区别
C. 信息化社会是指现代信息技术应用促使社会发生转变的过程
D. 信息化社会与人们的经济、政治、教育等领域无关

四、简答题

1. 简述信息化在健康教育中的作用。
2. 如何利用互联网资源开展营养健康教育？
3. 简述互联网营养配餐系统的特点。

4. 结合实际情况，谈一谈“互联网+营养教育”对传统营养教育的改变。

五、综合题

论述信息化在营养配餐管理中的应用如何推动营养健康领域的科学研究和实践发展，并提出自己的见解。

【本章参考文献】

[1] 蔡缨，武彩莲，曾海娟. 信息系统在疗养院营养及餐饮保障中的应用研究[J]. 东南国防医药，2012，14（4）：373-374.
[2] 罗立洁. 互联网信息化在健康教育中的作用[J]. 长江丛刊，2018（7）：281.
[3] 郑鄂湘. “互联网+”营养配餐在线服务系统模式探讨[J]. 化学工程与装备，2017（10）：159-160.
[4] 丁丁. 这些互联网新媒体大攻略你知道吗?[J]. 计算机与网络，2016（19）：3.
[5] 魏皎，陆遥，陈丽果. 基于互联网的营养评估与配餐系统[J]. 电脑与电信，2009（9）：30-32+35.
[6] 张国安. 高校膳食营养信息化建设初探[J]. 高校后勤研究，2016（6）：25-27.

第十四章 营养配餐实训与指导

实训一 个人日常膳食食谱设计

一、目的和要求

（1）正确运用已学的普通人群食谱设计原则、我国现行《中国居民膳食指南及平衡膳食宝塔》《中国居民膳食营养素参考摄入量》和《食物成分表》，掌握膳食编制的基本原则和方法。

（2）针对特殊人群营养需要（如幼儿、学龄儿童、大中学生、成年男子、成年女子、老年人群等）、当地常规食物供应规律和饮食习惯，进行个性化食谱设计，并以小组为单位，为某一特定人群编制一周的膳食食谱。

二、食谱设计的理论依据与食谱编制原则

1. 中国居民膳食营养素参考摄入量（DRIs）

中国居民膳食营养素参考摄入量（DRIs）是每日平均膳食营养素摄入量的一组参考值，包括平均需要量（EAR）、推荐摄入量（RNI）、适宜摄入量（AI）和可耐受最高摄入量（UL）。制定 DRIs 的目的在于更好地指导人们膳食实践、评价人群的营养状况并为国家食物发展供应计划提供依据。DRIs 是营养配餐中能量和主要营养素需要量的确定依据。DRIs 中的 RNI 是个体适宜营养素摄入水平的参考值，是健康个体膳食摄入营养素的目标。编制营养食谱时，首先需要以各营养素的推荐摄入量（RNI） 为依据确定需要量，一般以能量需要量为基础。

2. 中国居民膳食指南和平衡膳食宝塔

膳食指南本身就是合理膳食的基本规范，为了便于宣传普及，它将营养理论转化为一个通俗易懂、简明扼要的可操作性指南，其目的就是合理营养、平衡膳食、促进健康。因此，膳食指南的原则就是食谱设计的原则，营养食谱的制订需要根据膳食指南考虑食物种类和数量的合理搭配。

平衡膳食宝塔则是膳食指南量化和形象化的表达，是人们在日常生活中贯彻膳食指南的工具。宝塔建议的各类食物的数量既以人群的膳食实践为基础，又兼顾食物生产和供给的发展，具有实际指导意义。同时平衡膳食宝塔还提出了实际应用时的具体建议，如同类食物互换的方法，对制订营养食谱具有实际指导作用。根据平衡膳食宝塔，我们可以很方便地制订出营养合理、搭配适宜的食谱。

3. 食物成分表

食物成分表是营养配餐工作必不可少的工具。要开展好营养配餐工作，必须了解和掌握食物的营养成分。中国疾病预防控制中心营养与食品安全所于 2019 年出版了新的食物成分表，所列食物仍以原料为主，各项食物都列出了产地和食部。“食部”是指按照当地的烹调和饮食习惯，把从市场上购买的样品去掉不可食的部分之后，所剩余的可食部分所占的比例。列出食部的比例是为了便于计算市品每千克（或其他零售单位）的营养素含量。食品的食部不是固定不变的，它会因食物的运输、储藏和加工处理不同而有改变。因此当认为食部的实际情况和表中食部栏内所列数字有较大出入时，可以自己实际测量食部的量。通过食物成分表，我们在编制食谱时才能将营养素的需要量转换为食物的需要量，从而确定食物的品种和数量。在评价食谱所含营养素摄入量是否满足需要时，同样需要参考食物成分表中各种食物的营养成分数据。

4. 营养平衡理论

（1）膳食中三种宏量营养素需要保持一定的比例平衡。膳食中蛋白质、脂肪和碳水化合物除了各具特殊的生理功能外，其共同特点是提供人体所必需的能量。所以在讨论能量时也把它们称为“产能营养素”。在膳食中，这三种产能营养素必须保持一定的比例，才能保证膳食平衡。若按其各自提供的能量占总能量的百分比计，则蛋白质占 10%~15%，脂肪占 20%~30%，碳水化合物占 55%~65%。

（2）膳食中优质蛋白质与一般蛋白质保持一定的比例。食物蛋白质中所含的氨基酸有 20 多种，其中有 9 种是人体需要，不能在体内合成或合成速度不能满足机体需要，必须由食物供给的必需氨基酸，人体对这 9 种必需氨基酸的需要量需要保持一定的比例。动物性蛋白质和大豆蛋白质所含的必需氨基酸种类齐全、比例恰当，人体利用率高，称为优质蛋白质。常见食物蛋白质的氨基酸组成，都不可能完全符合人体需要的比例，多种食物混合食用，才容易使膳食氨基酸组成符合人体需要的模式。因此，在膳食构成中要注意将动物性蛋白质、一般植物性蛋白质和大豆蛋白质进行适当的搭配，并保证优质蛋白质占蛋白质总供给量的 1/3 以上。

（3）饱和脂肪酸、单不饱和脂肪酸和多不饱和脂肪酸之间的平衡。不同食物来源的脂肪，脂肪酸组成不同，有饱和脂肪酸、单不饱和脂肪酸及多不饱和脂肪酸。饱和脂肪酸可使血胆固醇升高，不饱和脂肪酸特别是必需脂肪酸以及鱼贝类中的二十碳五烯酸（EPA）和二十二碳六烯酸（DHA）则具有多种有益的生理功能。因此必须保证食物中多不饱和脂肪酸的比例。一般认为，在脂肪提供的能量占总能量的 30%范围内，饱和脂肪酸提供的能量占总能量的 7%左右，单不饱和脂肪酸提供的能量占总能量的比例在 10%以内，剩余的能量均由多不饱和脂肪酸提供为宜。动物脂肪相对含饱和脂肪酸和单不饱和脂肪酸多，多不饱和脂肪酸含量较少。植物油主要含不饱和脂肪酸。两种必需脂肪酸亚油酸和亚麻酸主要存在于植物油中，鱼贝类食物含二十碳五烯酸和二十二碳六烯酸相对较多。为了保证每日膳食能摄入足够的不饱和脂肪酸，必须保证油脂中植物油的摄入。

（4）根据某一特定人群的生理特点与营养需要，选择适宜的食物种类，组成平衡膳食，符合平衡膳食原则。设计时应考虑到各种营养素之间的比例与数量。设计时应考虑饮食者的习惯和口味，做到品种多样化，每周更换一次食谱。

三、科学配餐的要求

（1）符合平衡膳食原则；
（2）讲究美食与传统饮食习惯相结合的原则；
（3）注意食物丰富多样原则；
（4）营养素与热量定量适宜原则。

四、营养食谱的设计步骤

（1）食谱设计前的理论培训及分组。

（2）以小组为单位分头到有关单位伙食科或家庭，调查某人每周膳食结构和膳食营养素搭配。

（3）调查当地当前市场提供的食物品种。

（4）列出已选择的食物，并查对食物成分表，确定每种食物的各种营养成分。

（5）初步设计某人一周（7 天）三餐的膳食组成及原料。

（6）根据所用原料占每餐的用量（百分比），计算出每种食物可提供的营养量。

（7）参照我国 DRIs，对三餐食物进行合理调整和搭配，设计出较为理想的一周食谱。

（8）制作一周食谱一览表，填写相应数据并进行各种营养素的核算。

（9）设计每周膳食蛋白质、脂肪、碳水化合物各占能量的分配比例。

（10）计算三餐能量的分配比例。

（11）计算动植物食物蛋白质供应比例。

五、实验结果与分析

（1）参照表 14-1~表 14-5，提交某人一日的膳食食谱并加以营养学解释。
（2）核定与矫正营养素供给（营养分析）。
（3）核定和矫正饭菜用量。
（4）最终确定某人一周的膳食食谱表格。

六、注意事项

（1）上述项目的平均数和标准差。

（2）文字评价，注明用餐单位、年龄段人群、测定项目的数据等。

（3）写出试验报告并加以分析。

附表：

表 14-1　某人一日膳食食谱计算表

餐次	品名	食物名称	食部/%	质量/g	蛋白质/g	脂肪/g	碳水化合物/g	热能/kcal
早餐								
小计								
中餐								
小计								
晚餐								
小计								
调料								
小计								
合计								

续表

餐次	钙/mg	磷/mg	铁/mg	VA/IU	VD/IU	VB_1/mg	VB_2/mg	VPP/mg	VC/mg
早餐									
小计									
中餐									
小计									
晚餐									
小计									
调料									
小计									
合计									

记录人 ________ 计算人 ________ ____ 年 ____ 月 ____ 日 ____ 页

表 14-2　某人一日膳食营养素计算表

各种营养素	蛋白质/g	脂肪/g	糖类/g	热量/kcal	钙/mg	铁/mg	视黄醇当量/μg	VB_1/mg	VB_2/mg	烟酸/mg	VC/mg
每日供给量（DRIs）											
实际每日摄入量											
摄入量占供给量的百分比											

表 14-3　某人一日食物源的营养素分配比例表

营养素来源/名称	能量	蛋白质	铁
动物食物/%			
豆类/%			
植物/%			

表 14-4　某人一日三餐能量分配比例表

能量比例/%	早餐	中餐	晚餐
豆类/%			
植物/%			

表 14-5　某人一日三大营养素能量分配比例表

类别	能量/kcal	能量比例
蛋白质		
脂肪		
碳水化合物		

记录人＿＿＿＿＿计算人＿＿＿＿＿　　　＿＿＿年 ＿＿＿月 ＿＿＿日 ＿＿＿页

七、计算法食谱编制举例

我们以一位 30 岁的成年男性轻体力劳动者为例，用计算法进行一周食谱的编制。

根据《中国居民膳食营养素参考摄入量 DRIs》，该男子每日需要热能约为 2400 kcal（10.03 MJ）。

第一步，计算该成年男子一日膳食三大产能营养素的供给量，参见表 14-6 和表 14-7。

表 14-6　能量供给量快速查询表

就餐对象	全日热量		早餐能量		午餐能量		晚餐能量	
	MJ	kcal	MJ	kcal	MJ	kcal	MJ	kcal
年龄3～4岁	5.44	1 300	1.63	390	2.18	520	1.63	390
年龄7～10岁	7.53	1 800	2.26	540	3.01	720	2.26	540
年龄10～11岁	8.79	2 100	2.64	630	3.51	840	2.64	630
年龄11～14岁	8.79	2 100	2.64	630	3.51	840	2.64	630
年龄>14岁	11.72	2 900	3.01	720	4.02	960	3.01	720
轻体力劳动者	10.04	2 400	3.01	720	4.02	960	3.01	720
中等体力劳动者	11.30	2 700	3.39	810	4.52	1080	3.39	810
重体力劳动者	13.38	3 200	4.01	960	5.35	1280	4.01	960

表 14-7　不同体重成年人每日单位体重能量供给量表

体形	劳动强度					
	轻体力活动		中等体力活动		重体力活动	
	MJ	kcal	MJ	kcal	MJ	kcal
体重过轻	0.146	35	0.167	40	0.167～0.188	40～50
体重正常	0.126	30	0.146	35	0.167	40
超重及肥胖	0.084～0.105	20～25	0.126	30	0.146	35

按照蛋白质供给量占热能供给量的 12%，脂肪占热能供给量的 25%，碳水化合物占热能供给量的 63%计算，则三大产能营养素的供给量分别为：

蛋白质=2400×12%÷4=72（g）；

脂肪=2400×25%÷9≈67（g）

碳水化合物=2400×63%÷4=378（g）

第二步，计算该成年男子一日膳食主食与副食的供给量。

根据碳水化合物的供给量计算一日主食的供给量。按照我国人民的生活习惯，主食以米、面为主，考虑到合理营养的需要，可以增加一些杂粮品种。一般情况下，每 100 g 主食中含碳水化合物 75 g，则主食的供给量为：

主食供给量=2400×63%÷75%=504（g）

考虑到其他食物，特别是一些蔬菜、水果中也含有碳水化合物，因此，可以将主食的供给量定为 400 g。

第三步，计算该成年男子一日膳食动物性食物的供给量。

动物性食物的品种和供给量可以根据“中国居民膳食宝塔结构”中的要求与中国居民的饮食习惯，按一杯牛奶（250 mL）、一个鸡蛋（50 g）、肉类（100 g）、鱼类（50 g）计算出该男子一日膳食蛋白质总重量，如果不足 72 g，则补充豆制品达到蛋白质供给量 72 g。

第四步，计算该成年男子一日膳食副食种类与营养素的供给量（见表 14-8）。

表 14-8　某成年男子一日膳食副食种类与营养素的供给量表

原料名称	质量/g	蛋白质/g	脂肪/g	碳水化合物/g	能量/kcal	钙/mg	铁/mg	VA/μgRE	VC/mg
鲜牛奶	250	7.8	8.0	12.5	153.2	212.5	0.25	70	0
鸡蛋	50	6.1	5.3	0	72.1	22	0.5	0	0
瘦猪肉	50	10.0	4.0	0	76	76	3.0	0.75	0
鸡脯肉	30	7.4	0.6	0.2	35.8	0.3	0.3	0.9	0
带鱼	50	8.8	2.1	0	54	8.5	0.65	0	0
大米	300	19.2	3.6	234.3	1046.4	9.0	0.6	0	0
面粉	60	9.4	1.5	42.5	221.1	18.6	0.4	0	0
小米	40	3.6	1.2	31.1	149.6	3.2	0.6	0	0
合计		72.3	26.3	320.6	1808.3	350.1	6.3	71.65	0

对照第一步计算结果可以看出，目前所选择的各类食物，除蛋白质的供给量已经基本满足需要外，其他营养素的供给都还远远低于需要量。但只要选择适量的油脂就能满足脂肪的需要量，再选择蔬菜、水果，就可以获得各种维生素和无机盐，基本上达到一日营养素的供给量。

第五步，计算该成年男子一日膳食蔬菜、水果种类与营养素的供给量（见表 14-9）。

表 14-9　某成年男子一日膳食蔬菜、水果及营养素的供给量

原料名称	质量/g	蛋白质/g	脂肪/g	碳水化合物/g	能量/kcal	钙/mg	铁/mg	VA/μgRE	VC/mg
绿豆芽	50	0.85	0.05	1.3	9.0	7	0.15	1	2.0
芹菜	50	0.2	0.1	1.5	7.7	0.75	0.1	1.5	1.0
青红椒	100	0.5	0.1	1.5	7.7	0.75	0.1	1.5	1.0
鲜蘑菇	100	3.5	0.1	1.9	13.2	0	0	8	65
番茄	100	1.0	0.2	3.8	21	0	0	13	130
青菜	100	1.4	0.3	2.4	17.9	117	1.3	309	64
橘子	100	1.2	0.2	12.5	56	21	0.9	857	25

续表

原料名称	质量/g	蛋白质/g	脂肪/g	碳水化合物/g	能量/kcal	钙/mg	铁/mg	VA/μgRE	VC/mg
香蕉	100	1.1	0.2	19.7	85	9	0.2	6	5.7
合计	700	9.75	1.25	44.6	217.5	155.5	2.75	1197	293.7

将一日食谱中各类食物的种类及营养素含量进行综合平衡，并与供给量标准进行比较，如果某种营养素的供给与标准相差过大，必须进行适当的调整，直至符合基本要求。

第六步，分析并归纳出该成年男子一日膳食食物种类与营养素供给量情况（见表 14-10）。

表 14-10　某成年男子一日膳食总食物种类及营养素供给量情况分析表

原料名称	质量/g	蛋白质/g	脂肪/g	碳水化合物/g	能量/kcal	钙/mg	铁/mg	VA/μgRE	VC/mg
鲜牛奶	250	7.8	8.0	12.5	153.2	212.5	0.25	70	0
鸡蛋	50	6.1	5.3	0	72.1	22	0.5	0	0
瘦猪肉	50	10.0	4.0	0	76	76	3.0	0.75	0
鸡脯肉	30	7.4	0.6	0.2	35.8	0.3	0.3	0.9	0
带鱼	50	8.8	2.1	0	54	8.5	0.65	0	0
大米	300	19.2	3.6	234.3	1046.4	9.0	0.6	0	0
面粉	60	9.4	1.5	42.5	221.1	18.6	0.4	0	0
小米	40	3.6	1.2	31.1	149.6	3.2	0.6	0	0
绿豆芽	50	0.85	0.05	1.3	9.0	7	0.15	1	2.0
芹菜	50	0.2	0.1	1.5	7.7	0.75	0.1	1.5	1.0
青红椒	100	0.5	0.1	1.5	7.7	0.75	0.1	1.5	1.0
鲜蘑菇	100	3.5	0.1	1.9	13.2	0	0	8	65
番茄	100	1.0	0.2	3.8	21	0	0	13	130
青菜	100	1.4	0.3	2.4	17.9	117	1.3	309	64
橘子	100	1.2	0.2	12.5	56	21	0.9	857	25
香蕉	100	1.1	0.2	19.7	85	9	0.2	6	5.7
油脂	40	0	40	0	360	0	0	0	0
合计	/	82	67.55	365.2	2385.7	505.6	9.05	1268.7	293.7
推荐摄入量	/	75	67	374	2400	800	15	800	100
实际供给量占标准供给量的百分比	/	109.3%	100.8%	97.6%	99.4%	63.2%	60.3%	158.6%	293.7%

由表 14-10 可以看出，选择的食物，三大生热营养素及能量的供给与标准基本符合，蛋白质稍超标准；VA 和 VC 的供给量超出标准比较多，但钙和铁的供给量则只有标准的 60%。因此，需要通过食物选择的调整，增加钙、铁含量高的食物的供给。具体地说，增加小虾皮 10 g，可获得钙 99 mg；将鸡胸脯肉替换为鸭肝 50 g，可获得铁 12.5 mg，并获得 VA 520 μgRE。为避免 VA 过多，也可以将水果中的橘子替换为西瓜 100 g，获得 VA5.8 μgRE、VC2.0 mg。经过上述食物调整，VA 的实际供给量下降。

需要注意，有些营养素的供应只要在一段时间内保持平衡即可，不一定每天都十分精确地与供给量标准完全一致，例如 VA 、VD、钙、铁等营养素，只要在一周内保持十分平衡即可。但是蛋白质例外，即每日蛋白质供给量必须与供给量标准一致。

将选择的食物大致按三大热能营养素 3∶4∶3 的比例分配至一日三餐中，食物分配时要注意我国居民的膳食习惯，并且逐步改善不合理的膳食习惯。例如我国居民早餐中蛋白质的供给量偏少，新鲜蔬菜也比较少；而晚餐热量与三大营养素供给量偏多。应倡导“早餐吃好、午餐吃饱、晚餐吃少”的科学饮食习惯。

第七步，分析并归纳出该成年男子一日膳食三餐食物种类与营养素供给量情况（见表 14-11）。

表 14-11　某成年男子一日膳食总的食物种类及营养素分配表

餐次	原料	质量/g	蛋白质/g	脂肪/g	碳水化合物/g	能量/kcal
早餐	鲜牛奶	250	7.8	8.0	12.5	153.2
	面粉	60	9.4	1.5	42.5	221.1
	大米	50	3.2	0.6	39.0	174.4
	鸭肝	50	7.2	3.7	0.25	63.1
	芹菜	50	0.2	0.1	1.5	7.7
	麻油	8	0	8	0	72
小计	/	/	27.8	21.9	95.75	691.5
中餐	大米	150	9.6	1.6	117.1	523.2
	带鱼	50	8.8	2.1	0	54
	鸡蛋	50	6.1	5.3	0	72.1
	番茄	100	1.0	0.2	3.8	21
	青菜	100	1.4	0.3	2.4	17.7
	油脂	20	0	20	0	180
	香蕉	100	1.1	0.2	19.7	85
小计	/	/	28	29.7	143	953.2
晚餐	大米	100	6.4	1.2	78.1	348.8
	小米	40	3.6	1.2	31.1	149.6

续表

餐次	原料	质量/g	蛋白质/g	脂肪/g	碳水化合物/g	能量/kcal
	瘦猪肉	50	10.0	4.0	0	76
	青椒	100	0.5	0.1	1.9	13.2
	鲜蘑菇	100	3.5	0.4	3.8	32.8
	绿豆芽	50	0.85	0.05	1.3	9.0
	虾皮	10	3.0	0.2	0.2	14.6
	油脂	12	0	12	0	108
	西瓜	100	0.8	0.1	6.7	30
小计	/	/	28.65	19.25	123.1	782
合计	/	/	84.45	70.85	361.95	2426.7

该食谱一日三餐热能的比例为 2.9∶3.9∶3.2，基本上符合三大热能营养素 3：4：3 的比例，符合科学饮食的标准。

第八步，绘制出该成年男子一日膳食食谱编制表。

将上述食物种类编制成食谱即可，如表 14-12 所示。

表 14-12 某成年男子一日膳食食谱编制

餐次	食物名称	原料组成	质量/g	烹调方法	注意事项
早餐	牛奶	鲜牛奶	250	微加热	
	馒头	面粉	60	发酵、蒸汽蒸	使用酸面团，不加碱
	稀饭	大米	40	文火煮	不加碱
	鸭肝	鸭肝	50	卤水卤	
	拌芹菜	芹菜	50	先沸水焯，凉拌	焯水时注意火大、水足、时间短
	麻油	麻油	8		
中餐	米饭	大米	150	电饭煲蒸	
	红烧带鱼	带鱼	50	红烧	加少量醋
	烹调用油		6		
	番茄鸡蛋	番茄	100	大火炒	
		鸡蛋	50		
	烹调用油		10		
	青菜汤	青菜	100	炖汤	
	烹调用油		4		

续表

餐次	食物名称	原料组成	质量/g	烹调方法	注意事项
	餐后水果	香蕉	100		
晚餐	米饭	大米	100	电饭煲蒸	
	小米粥	小米	40	文火煮	不加碱
	炒肉片	猪肉	100	炒	
		鲜蘑菇	100		
		青椒	70		
	拌三丝	绿豆芽	100	沸水焯后，凉拌	焯水时注意火大、水足、时间短
		青椒	30		
		小虾皮	10		
	餐后水果	西瓜	100		

第九步，该成年男子一周的膳食食谱编制。

其余六天的膳食食谱编制方法与此类同，但要求注意以下几方面：

（1）编排一周食谱时，使用同样的方法与步骤，根据就餐者的膳食习惯，应了解与掌握本地区的食物种类，例如超市与农贸市场各种主、副食的供应情况、价格变化情况等，都需要了解和掌握。选择食物品种应注意来源和品种的多样性，做到有主食、有副食、有粗粮有细粮、有荤菜有素菜、有干有稀，保证人体的各种营养需要。

（2）一周食谱的调整基本原则是主食粗细合理安排，选择食物原料和烹饪方法，做到菜肴品种、色香味形经常变化，尽量做到一周食谱没有过多的重复。

（3）在编制一周食谱时，有些营养素的供给量必须每天都达到需要量，例如蛋白质、水溶性维生素、脂溶性维生素等。有些营养素例如维生素 A、维生素 D 、钙、铁等只要在一周内平衡，也能满足人体的正常生理需要量。

实训二　营养膳食食谱设计

一、目的和要求

（1）设计一日三餐食谱。
（2）结合大学生饮食习惯对他们的饮食营养情况进行评价。
（3）结合所学营养学知识提出改进意见。

二、食谱的概念

根据就餐者的营养需要量、饮食习惯、食物的供应情况等，将一天各餐主、副食的食物原料品种、数量、各种食物的烹调方法、进餐时间等做详细的计划，并以表格的形式给就餐者及食物加工人员。

食谱制订是将平衡膳食的原则和要求具体落实到用餐者的膳食中的过程。这是营养学最终目的的体现和其实践性的反映。

三、食谱编制的原则

1. 食谱编制的基本原则

（1）满足就餐者营养素及能量的需要量。

根据年龄、性别、劳动强度、生理特点等要求，确定其热量及营养素摄入量。

标准：营养素供给量既能满足生理需求，也能有益健康。

（2）各营养素之间的比例适宜。

如：钙磷比例，成人为 2∶1，青少年为 1∶1；三大产能营养素比例；脂肪酸之间比例等。

（3）食物原料应多样。

2022 版膳食宝塔里，列出了 12 类食物（谷类、薯类、杂豆、蔬菜、水果、肉类、鱼虾类、蛋类、奶类及制品、大豆类、坚果、油），每类食物中，至少选择三个不同的品种（蔬菜、水果可更多），以更好地满足平衡膳食的需要。

（4）选择合适的烹调方法。

选择合适的烹调方法减少营养素在烹调过程中的损失，并尽量使食品具适当的色、香、味、形，以增加就餐者的食欲。这就需要了解就餐者的年龄、生理特点、膳食习惯、当地食物供应情况（菜市场看）、就餐者的经济承受能力、烹调技术、烹调设备等，以便使食谱具有可操作性。

（5）特殊营养素的供给（如需要的情况下）。

如：碘缺乏，可加碘盐；硒缺乏，可食用富硒大米；铁缺乏，可食用铁强化酱油；缺钙，高钙牛奶可以弥补；缺乏 VA，可食用 VA 强化油、鱼肝油等。总之，可根据需要选择合适的强化食品。

（6）注意食品安全。这是编制食谱时需首要考虑的基本要求。

2. 营养素摄入量确定的原则

（1）膳食营养素供给标准。

2022 年 DRIs（膳食营养素参考摄入量）：根据年龄、劳动强度、每日所需能量及各种营养素的供给量标准。

（2）产能营养素的供给量。

三种产能营养素：蛋白质占 10%~20%，脂肪占 20%~30%，碳水化合物占 55%~65%。

3. 食物品种、数量的确定原则

（1）主食品种、数量的确定原则。

根据碳水化合物供给能量占 55%~65%，计算粮食摄入量，并在三餐合理分配为（与三餐的能量分配一致）30%：40%：30%（早：中：晚）。

如：一天内粮食总食用量 420 g，则三餐的分配量为 126 g、168 g、126 g。

品种：米饭，馒头（包子、饺子），面条等。

（2）副食品种、数量的确定。

① 计算主食中含的蛋白质量。

② 应摄入蛋白质总量－主食中蛋白质量＝副食应提供的蛋白质量。

③ 品种：副食蛋白质中，2/3 应由动物性食物供给，1/3 应由豆制品提供，据此先计算各自需提供的蛋白质的量（查食物成分表，计算各类动物性食物、豆制品的供给量）。

④ 设计蔬菜的品种、数量。

四、食谱编制的方法及步骤

1. 计算能量

（1）据 DRIs，查找得到不同的年龄、劳动强度人群的能量需要量。

如：成人（男），中等体力劳动为 11.29 MJ/d（相当于 2 700 kcal）；

成人（女），中等体力劳动为 9.62 MJ/d　（相当于 2 300 kcal）。

（2）一日三餐按 3：4：3 分配，从而计算各餐的热能供给。

（3）计算每餐产能营养素摄入量。

根据蛋白质占 10%~20%，脂肪占 20%~30%，碳水化合物占 55%~65%，计算它们在各餐中的供给量。

2. 确定食物品种、数量

（1）确定主食品种、数量。

① 根据能量供给量，碳水化合物供给量占热能比 55%~65%，从而计算粮食摄入量。

如：成年女性，轻体力活动所需能量为 8.8 MJ/d（2 100 kcal），如果按碳水化合物提供能量 55%计，则粮食供能为 4.84 MJ（1 155 kcal）。

② 粮食中碳水化合物含量一般为 70%~80%，如所选的某种粮食中碳水化合物含量 75%，则需要的粮食量为：（1 155÷4）÷75%=385（g）。

注意：所选的具体主食品种、数量，需根据其碳水化合物含量确定。

（2）确定动物性食物品种、数量（在已确定的主食用量基础上决定）。

例如，8.8 MJ/d 的能量，按蛋白质占 12%得出蛋白质的需要量为：2100×12%÷4=63（g）。若主食中，谷类用量 360 g（设蛋白质占 10%），则谷类提供蛋白质量为 36 g，由此得出来源于动物性食物及大豆的蛋白质为：63－36＝27（g）。

（3）确定蔬菜、水果的品种、数量。

一般按蔬菜 300~500 g/d， 水果 200~400 g/d 计算，并根据季节，选择大量上市的品种。

注意：根菜类淀粉含量高（如土豆、藕等），应将其碳水化合物供给量计入总量。

（4）确定食用油的品种、数量。

食用油用量=每日脂肪需要量－食物中油脂含量。一般 25~30 g/d。

（5）食糖。

如果用作调味品的食糖的用量高，也应将其计入碳水化合物的用量中。

3. 计算法食谱编制举例

以 21 岁，女性，轻体力劳动者为例。一日食谱编制如下：

（1）根据 DRIs，该女性每日需要热能为 2 100 kcal。

（2）计算一日三大产能营养素的供给量。

以蛋白质供热 12%、脂肪 25%、碳水化合物 63%计算，则三大生热营养素的供给量分别是：

蛋白质=2100×12%÷4=63（g）；

脂肪=2100×25%÷9≈58.3（g）；

碳水化合物=2100×63%÷4=330.75（g）。

（3）根据碳水化合物的供给量，计算一日主食的供给量。

以米、面为主，考虑合理营养的需要，可增加一些杂粮品种。

每 100 g 主食中通常含碳水化合物 75 g，则主食的供给量为：330.75÷0.75=441（g）

考虑到其他食物如一些蔬菜、水果中也含有碳水化合物，故先将主食的供给量定为 400 g。

（4）计算动物性食物的供给量。

可先根据膳食宝塔中的要求和我们的生活习惯，如：每天一杯牛奶约 250 mL，一个鸡蛋约 50 g，肉类约 100 g，鱼类约 50 g，计算出蛋白质的总含量后，不足的部分再加豆制品。

（5）计算该女性一日膳食种类与营养素的供给量（见表 14-13）。

表 14-13　某女性一日主、副食及营养素的供给

原料名称	质量/g	蛋白质/g	脂肪/g	碳水化合物/g	能量/kcal	钙/mg	铁/mg	VA/μgRE	VC/mg
大米	160	11.84	1.28	124.63	553.73	20.8	3.68	—	—
面粉	170	19.04	2.55	125.85	584.68	52.7	5.95	—	—
红薯	100	1.1	0.2	24.7	98.95	23	0.5	125	26
鸡肉	60	11.58	5.6	0.78	100.24	5.4	0.84	28.8	—
牛肉	20	4.04	0.46	0.24	21.22	1.8	0.56	1.2	—
大豆	40	14	6.4	13.68	144.84	76.4	3.28	14.8	—

续表

原料名称	质量/g	蛋白质/g	脂肪/g	碳水化合物/g	能量/kcal	钙/mg	铁/mg	VA/μgRE	VC/mg
牛奶	350	10.5	11.2	11.9	189.05	364	1.05	84	3.5
鸡蛋	50	6.4	5.55	0.65	68.95	22	1.15	155	—
合计	/	78.5	33.24	302.43	1761.66	566.1	17.01	408.8	29.5

由表 14-13 可见：所选各类食物，除蛋白质的供给量基本满足需要外，其他营养素的供给，还远远低于需要量。但只要选择适量的油脂就能满足脂肪的需要量，再选择蔬菜、水果，就可获得各种维生素和无机盐，基本上达到一天营养素的供给量。

（6）计算一日膳食蔬菜水果种类及营养素的供给量（见表 14-14）。

表 14-14 为某女性一日蔬菜水果及营养素的供给量。

表 14-14 某女性一日蔬菜水果及营养素的供给量

原料名称	质量/g	蛋白质/g	脂肪/g	碳水化合物/g	能量/kcal	钙/mg	铁/mg	VA/μgRE	VC/mg
大白菜	80	1.36	0.16	2.96	16.83	55.2	0.4	33.6	37.6
胡萝卜	270	2.1	0.31	15.3	64.53	45	0.75	1803.6	24
雪菜	100	2	0.4	4.7	23.9	230	3.2	52	31
芹菜	50	0.3	—	—	—	76	—	—	—
苹果	200	0.4	0.4	27	104.21	8	1.2	6	8
橘子	50	0.4	0.1	5.25	23.5	10	0.2	13.5	16.5
芒果	50	0.3	0.1	3.5	16	—	0.1	75	11.5
合计	/	6.86	1.47	58.71	248.97	424.2	5.85	1983.7	128.6

（7）将一日食谱中各种食物的种类及营养素含量进行总和，并与供给量标准进行比较。如果某种营养素的供给与标准相差过大，必须进行适当的调整，直至基本符合要求。

表 14-15 为某女性一日食物及营养素供给的情况分析。

表 14-15 某女性一日食物及营养素供给的情况分析

原料名称	质量/g	蛋白质/g	脂肪/g	碳水化合物/g	能量/kcal	钙/mg	铁/mg	VA/μgRE	VC/mg
大米	160	11.84	1.28	124.63	553.73	20.8	3.68	—	—
面粉	170	19.04	2.55	125.85	584.68	52.7	5.95	—	—
红薯	100	1.1	0.2	24.7	98.95	23	0.5	125	26
鸡肉	60	11.58	5.6	0.78	100.24	5.4	0.84	28.8	—

续表

原料名称	质量/g	蛋白质/g	脂肪/g	碳水化合物/g	能量/kcal	钙/mg	铁/mg	VA/μgRE	VC/mg
牛肉	20	4.04	0.46	0.24	21.22	1.8	0.56	1.2	—
大豆	40	14	6.4	13.68	144.84	76.4	3.28	14.8	
牛奶	350	10.5	11.2	11.9	189.05	364	1.05	84	3.5
鸡蛋	50	6.4	5.55	0.65	68.95	22	1.15	155	—
大白菜	80	1.36	0.16	2.96	16.83	55.2	0.4	33.6	37.6
胡萝卜	270	2.1	0.31	15.3	64.53	45	0.75	1803.6	24
雪菜	100	2	0.4	4.7	23.9	230	3.2	52	31
芹菜	50	0.3	—	—	—	76	—	—	—
苹果	200	0.4	0.4	27	104.21	8	1.2	6	8
橘子	50	0.4	0.1	5.25	23.5	10	0.2	13.5	16.5
芒果	50	0.3	0.1	3.5	16	—	0.1	75	11.5
油脂	15	—	14.99	—	134.84	1.8	0.44	—	—
合计	—	85.36	49.7	361.14	2145.47	992.1	23.3	2392.5	158.1
DRIs及按此计算的数据	—	65（DRIs）	46.81（按DRIs建议比例所计算的数据）	300（计算）	2100（DRIs）	800（DRIs）	20（DRIs）	2333.3（DRIs）	100（DRIs）
实际供给量与标准供给量的百分比	—	131.3%	106.2%	120.4%	102.2%	124.0%	116.5%	102.5%	158.1%

由表14-15可见：选择的食物，三大产能营养素及能量的供给与DRI标准基本符合，碳水化合物和蛋白质稍超标准；VC供给量超出标准较多。

注意：有些营养素的供应只要在一段时间内保持平衡即可，不一定每天都十分精确地与供给量标准完全一致。如VA、VC、钙、铁等营养素，只要在一周内保持平衡即可。但蛋白质例外。

（8）将选择的食物，大致按三大产能营养素在三餐中的比例3：4：3进行分配，食物分配时要注意我国居民的膳食习惯，并且逐步改善不合理的膳食习惯。

如：我国居民早餐中蛋白质的供给过少，新鲜蔬菜也少见；晚餐过于丰盛等。

表14-16为某女性一日食物种类及营养素分表配表。

表 14-16 某女性一日食物种类及营养素分配表

餐次	原料	质量/g	蛋白质/g	脂肪/g	碳水化合物/g	能量/kcal
早餐	大豆	40	14	6.4	13.68	144.84
	鸡蛋	50	6.4	5.55	0.65	68.95
	面粉	80	8.96	1.2	59.23	275.15
	大白菜	80	1.36	0.16	2.96	16.83
	芹菜	50	0.3	0	0	0
	麻油	4	0	4.0	0	35.96
	苹果	200	0.4	0.4	27	104.21
小计	/	/	31.42	17.71	103.52	645.94
中餐	大米	160	11.84	1.28	124.63	553.73
	鸡肉	60	11.58	5.6	0.78	100.24
	胡萝卜	270	2.1	0.31	15.3	64.53
	橘子	50	0.4	0.1	5.25	23.5
	红薯	100	1.1	0.2	24.7	98.95
	油脂	7	0	7.00	0	62.92
小计	/	/	27.02	14.49	170.66	903.87
晚餐	面粉	90	10.08	1.35	66.62	309.53
	牛肉	20	4.04	0.46	0.24	21.22
	雪菜	100	2	0.4	4.7	23.9
	芒果	50	0.3	0.1	3.5	16
	牛奶	350	10.5	11.2	11.9	189.05
	油脂	4	0	4.0	0	35.96
小计	/	/	26.92	17.51	86.96	595.66
合计	/	/	85.36	49.71	361.14	2145.47

该食谱三餐热能比例为：2.9∶3.9∶3.2，基本上符合三大产能营养素 3∶4∶3 的要求。

（9）将表 14-14 中的食物编制成食谱，见表 14-17。

表 14-17 某女性一日膳食食谱编制

餐次	食物名称	原料组成	质量/g	烹调方法	注意事项
早餐	豆浆	大豆	40	煮	
	煮鸡蛋	鸡蛋	50	煮	

续表

餐次	食物名称	原料组成	质量/g	烹调方法	注意事项
早餐	白菜包	大白菜	80	发酵、蒸	
		面粉	50		
	拌芹菜	芹菜	50	凉拌	
		麻油	4		
	饼干	面粉	30	焙烤	
	苹果	苹果	200		
中餐	米饭	大米	160	煮	
	红烧鸡块	鸡肉	60	烧	
		烹调用油	4		
	炒胡萝卜	胡萝卜	270	炒	
		烹调用油	3		
	烤红薯	红薯	100	烤	
	餐后水果	橘子	50		
晚餐	雪菜牛肉面	面粉	90	煮	
		牛肉	20		
		雪菜	100		
		烹调用油	4		
	纯牛奶	牛奶	350		
	餐后水果	芒果	50		

4. 注意事项

为了让编排的食谱不仅符合平衡膳食的要求，还能被就餐者接受，需注意以下几个方面：

（1）早餐时，时间较为紧张，且大多数人食欲不佳，因此食物的量不宜太多。

一般主食以一到两种为宜；中国居民早餐往往蛋白质的供给不足，因此早餐中要有牛奶和（或）鸡蛋；蔬菜也是不可少的，考虑到中国居民的生活习惯，可用凉拌的方法供给，逐步改变每天吃咸菜的习惯；早餐时身体内比较缺水，因此要有一定的水分供给；但也要注意胃容量，水分含量不宜太多。

（2）中餐在一天食物和营养素的供给中有承上启下的作用，主食可有一到两种；副食的品种可略多于晚餐，可以两荤两素再加汤。

（3）晚餐要尽量清淡，主食一到两种；副食仍可两荤两素，但在原料的选择上以鱼虾为主。

（4）主食选择上，尽量选择标准米、标准面，少选精白米、精白面。

5. 评价与建议

（1）以上数据为一天的食谱，若是扩展到一周，则需调控好矿物质与维生素的量，因为一天摄入稍多一些也没大问题，但不能长期过量摄入。

（2）相同营养素之间可以让食物种类多样化。

（3）每周或每两周更换一次食谱，并不断调整食谱。

（4）所吃食品要安全无毒，保证食物新鲜卫生。

（5）采用合理的烹饪方式，减少营养素的损失。

实训三　人体总能量消耗量的测定

一、目　的

通过本实验，初步掌握运用活动观察计算法，对人体 1 天所需热量进行测定的基本方法。

二、实验原理

应用由直接或间接测热法所获得的人体各项热能消耗的数据，计算实际活动的热能消耗。详细观察记录人体 1 天（24 h）中，各项活动的内容和时间（以 min 计），然后归类相加，查表找出每项活动单位时间的热能消耗值，与该项活动的时间相乘，即得出该项活动的热能消耗量。将全天各项活动的热能消耗量相加，再乘以体重或体表面积，即得出人体 1 天活动的热能消耗量。采用平衡膳食时，在此基础上再加上 10%的食物特殊动力作用所消耗的热能，就是人体 1 天的需热量。

三、实验工具

人体各项活动热能消耗数据表格资料（附录 1）、计算工具、《中国食物成分表 2019 版》。

四、实验过程

（1）记录人体 1 天（24 h，折合 1 440 min）内，身体各项活动内容的名称及其所占用的时间（以 min 为单位计）。

（2）合并相同活动内容的活动项目时间（min），并将活动名称和时间（min）逐项记录在实验报告的相应栏目内。

（3）核算 1 天活动时间是否满 24 h，即 1 440 min。

（4）依附录 1 查找各项活动、动作的单位热能消耗值（J），记录在实验报告的相应栏目内。对于查找不到的活动项目，可查找与其近似项目的热能消耗率，以取代该项目。

（5）逐项计算活动项目所消耗的热量，并在合并相同活动后，总计 1 天 24 h 内消耗的热量（J/kg）。

（6）合计各项活动的总耗热量 D（J/kg）。

（7）计算身体各项活动的耗热总和 E（J/d）：

$E = D \times$ 体重

（8）计算受试者食物特殊动力作用耗热量 H（J/d）：

$H = E \times 10\%$

（9）得出受试者身体一日所需热量 S（J/d）：

$S = E + H$

五、注意事项

（1）记录一昼夜活动内容时间应计满 24 h（1 440 min）。

（2）计算中，应将一昼夜内相同活动内容的时间合并后计算。

（3）记录中，对表中查不到的活动项目，在选择近似活动项目时，选择应恰当、合理。

（4）影响计算结果准确性的非计算性问题：如查表中看错行或串行，则其活动的耗热量与活动项目不对应；抄录数据时计错数字中小数点的位置，会造成计算结果有较大出入。

六、计 算

（1）人体各项活动消耗热量总和 E（J/d）；

（2）食物特殊动力作用 H（J/d）；

（3）受试者身体一日总耗热量（需热量）S（J/d）；

（4）受试者身体一日所需热量 S（J/d）。

实训四　葡萄糖氧化酶法测定血清（浆）葡萄糖

一、实验目的

（1）了解血糖的概念。

（2）掌握血糖的测定方法——葡萄糖氧化酶法。

二、实验原理

葡萄糖氧化酶（GOD）将葡萄糖氧化为葡萄糖酸，并生成过氧化氢。

过氧化物酶（POD）在色原性氧受体存在时将过氧化氢分解为水和氧，并使色原性氧受体4-氨基安替比林（4-AAP） 和酚去氢缩合为红色醌类化合物，即 Trinder反应。在500nm处测得的吸光度与葡萄糖含量成正比。

葡萄糖+O□+H_2O $\xrightarrow{GOD}$ 葡萄糖酸+H_2O_2

H_2O_2+4-AAP+苯酚 $\xrightarrow{POD}$ 红色醌类化合物+H_2O

二、实验记录（见表14-18）

表14-18 实验记录表

序号	姓名	性别	血清（浆）葡萄糖			
			空腹	餐后 1 h	餐后2 h	餐后3 h
1						
2						
3						
4						
5						

三、注意事项

（1）葡萄糖氧化酶对β-D葡萄糖高度特异，溶液中的葡萄糖约36%为α型，64%为β型。葡萄糖的完全氧化需要α型到β型的变旋反应。目前某些商品葡萄糖氧化酶试剂盒含有葡萄糖变旋酶，可加速这一反应，但在终点法中，延长孵育时间可达到完全自发变旋过程。新配制的葡萄糖标准液主要是α型，故须放置2 h 以上（最好过夜），待变旋平衡后方可应用。

（2）葡萄糖氧化酶法可直接测定脑脊液葡萄糖含量，但不能直接测定尿液葡萄糖含量，这是因为尿液中尿酸等干扰物质浓度过高，可干扰过氧化物酶反应，造成结果假性偏低。

（3）测定标本以草酸钾-氟化钠为抗凝剂的血浆较好。取草酸钾 6 g、氟化钠 4 g，加水溶解至 100 mL。吸取 0.1 mL 到试管内，在 80 ℃以下烘干使用，可使 2~3 mL 血液在 3~4 天内不凝固并抑制糖分解。

（4）本法用血量甚微，建议使用微量加样器进行加样。如果使用吸管加样，应直接加标本至试剂中，再吸试剂反复冲洗吸管，以减小误差的产生。

（5）严重黄疸、溶血及乳糜样血清应先制备无蛋白血滤液，然后再进行测定。

四、方法评价

本法线性范围至少可达 22.24 mmol/L，回收率 94%~105%，批内 CV 为 0.7%~2.0%，批间 CV 为 2%左右，日间 CV 为 2%~3%。葡萄糖氧化酶法与己糖激酶法比较，相关系数为 0.9986。

实训五　体脂测定与肥瘦度评价

一、实验目的与要求

（1）目的：通过对皮褶厚度（直接测量法）和体脂含量（阻抗法，即活龄仪法）的测量，了解某人或群体的体脂沉积情况和肥胖度，对体重过轻、过重或肥胖者进行营养干预，为设计对应的膳食食谱和运动处方提供依据；建立适宜的能量代谢平衡体系。

（2）要求：学习并掌握规范的皮褶厚度测定方法以及活龄仪的使用方法并进行正确的操作；根据测量结果，提出营养干预建议，科学管理个人健康或群体健康。

二、实验原理

脂肪含量测量是人体营养状况评价的内容之一，可反映膳食能量是否适当；体脂过低者为营养不良，体脂过高者为肥胖；体脂的多少还与患病率及患病种类有关，是对健康程度客观评估的指标之一。常用的脂肪含量测量方法有直接测量法、阻抗法和比重法；目前多采用皮褶厚度测量法和仪器法相结合，进行体脂含量的测算。

1. 皮褶厚度法

皮褶厚度法是测量皮下脂肪厚度的简易方法，即捏起一定部位的皮褶与皮下脂肪（不能包括肌肉与肌腱），用特制的卡尺（皮褶计）来测量这一皱褶的厚度，其中包括两层皮肤（约 1.8 mm）及两层皮下脂肪。

2. 活龄仪法

活龄仪法又称体脂肪计、活力年龄计。利用电阻抗原理测定皮下组织对生物电阻抗的反射，结合个体的性别、年龄、体重、身高等，进行计算并得到个人的体质指数、体脂肪量、体脂肪率等参数，同时给予膳食营养和运动措施的建议。

三、实验仪器和材料

（1）活龄仪；

（2）皮褶计（中国体育总局研制）；

（3）身高体重秤；

（4）测量记录表；

（5）统计表格。

四、实验方法与步骤

实验对象为健康人群，如在校大学生、中小学生或社区退休后老年居民等。

1. 皮褶厚度法

（1）测量部位：脐周、肩胛下、肱三头肌腹部和肱二头肌腹部，以估计体脂的含量；成年人通常测量部位是肩胛下、肱三头肌腹部和肱二头肌腹部；皮褶厚度是这三部位之和；准确度应达 1mm。

（2）测量方法：取肩峰至尺骨鹰嘴的中点上 2 cm 处，用拇指和食指（相距约 3 cm）捏起肱三头肌出皮和皮下脂肪层（包括二层皮肤和二层皮下脂肪），抖动数次，以确定无肌肉和肌腱，方可测量。用皮褶厚度仪连续测量三次，取三次平均值，误差不高于 5%。

① 肱三头肌腹部：站立，上臂自然下垂，上臂肩峰至尺骨鹰嘴的中点处的外侧，皮褶测量读数。

② 肱二头肌腹部：坐位，上臂自然放在腿部，掌心向上手指放松，测量肱二头肌中点的腹部，皮褶测量读数。

③ 肩胛下：上肢自然下垂，于被测者后侧将肩胛内角距下端 2cm 处取与水平线呈 45°处，顺着自然形成的皮褶斜向上方捏起皮褶，测量读数。

2. 活龄仪法

（1）称量身高、体重并记录。

（2）开启活龄仪主电源，打开开关，预热 30 min。

（3）屏幕出现“开始”时，手触摸“开始”，进入菜单。

（4）选择测试内容：

① 按照仪器提示，分别输入个人资料，如性别、年龄、身高和体重，按“确定”；

② 根据仪器提示，选择个人每天运动类型（运动量）和日常膳食结构，按“确定”。

（5）站立于活龄仪前，按照仪器提示双手适度握住仪器左右手柄，约 3 s。

（6）测量结果自动显示。

① 体质指标：体质指数、体脂肪量、体脂肪率、活力年龄；

② 营养干预措施：每日膳食能量建议摄入量、每日能量消耗建议量、适宜的运动项目。

（7）记录并打印测量结果。

（8）使用完毕后，关闭活龄仪和主电源。

五、实验结果与分析

（1）求三处皮褶厚度之和 m（mm）

（2）计算身体密度。

成人身体密度 $D=1.1610-0.0632\ \lg m$

男孩身体密度 $D=1.1690-0.078\ \lg m$

女孩身体密度 $D=1.2093-0.0999\ \lg m$

（3）计算体脂含量。

$$\text{体脂率}\ F=\left(\frac{4.570}{\text{身体密度}\ D}-4.142\right)\times 100\%$$

（4）参照营养学和生理学原理，对个人测量各项参数进行分析和解释。人体脂肪率评价标准如表 14-19、14-20 所示。

表 14-19 成年人体脂率（肥胖度）评价标准表（上臂+背部）

性别	体脂率				
	偏瘦	标准	临界值	肥胖	极度肥胖
男性	10%以下	10%~25%	25%~30%	30%~35%	35%以上
女性	15%以下	15%~30%	30%~35%	40%	40%以上

表 14-20 儿童体脂率（肥胖度）评价标准表（上臂+背部）

性别	体脂率						
	年龄（岁）	偏瘦	正常	临界值	轻度肥胖	肥胖	极度肥胖
男、女	6 ~ 8	20%	25%	30%	35%	40%	45%
	9 ~ 11	25%	30%	35%	40%	45%	50%
	12 ~ 14	30%	35%	40%	45%	50%	55%
	15 ~ 16	35%	40%	45%	50%	55%	65%

六、注意事项

（1）实验前仪器应校正和校零。

（2）活龄仪正常使用的环境条件为：环境温度 10~60 ℃，相对湿度 30%~85%；预热 30 min 后，开始使用；连续使用 2 h 后，关闭仪器，暂停 15~20 min；重新开启使用，重复上述步骤，以确保仪器性能稳定，测试结果可靠。

（3）肥瘦度的评价除本实验的体脂含量的分析外，还应结合体重、标准体重、体质指数和比臂围等指标综合评价。

实训六　人体动脉血压的测定

一、实验目的

（1）学习并掌握间接测量人体血压的原理和方法。

（2）观察某些因素对动脉血压的影响。

（3）学习用生物统计学的简易方法处理数据。

二、实验原理

通常血液在血管内流动并没有声音，但当外加压力使血管变窄形成血液涡流时，则可发出声音（血管音）。因此，可以根据血管音的变化来测量动脉血压。测定人体动脉血压最常用的方法是使用血压计间接测压。测压时，用压脉带在上臂或手腕（腕式血压计）加压，当外加压力超过动脉收缩压时，动脉血流完全阻断，此时在动脉处听不到任何声音。当外加压力等于或稍低于动脉的收缩压而高于舒张压时，则在心脏收缩时，动脉内可有少量血流通过，而心室舒张时却无血流通过。血液断续地通过血管时，会发出声音。故恰好可以完全阻断血流的最小外加压力（即发出第一次声音时的压力）就相当于收缩压。当外加压力等于或小于舒张压时，血管内的血流连续通过，发出的音调会突然降低或声音消失。在心室舒张时有少许血流通过的最大管外压力（即声调突然降低时的压力）就相当于舒张压。

在正常情况下，人或哺乳动物通过神经和体液调节保持血压的相对稳定性。但血压的稳定是动态的、不断变化的，人的体位、运动、呼吸、温度以及大脑的思维活动等因素对血压均有一定的影响。

三、实验器材

水银柱式血压计、听诊器。

四、实验方法与步骤

（1）受试者取坐位，心脏与血压计零点同一水平。静坐 5 min，待肢体放松、呼吸平稳与情绪稳定。

（2）松开打气球上的螺丝，将压脉带内的空气排空后再将螺丝旋紧。

（3）受试者脱左臂衣袖，将压脉带裹于左上臂距肘窝 3 cm 上方处，压脉带应与心脏同一水平，使其松紧适度，手掌向上放于实验台上。

（4）在压脉带下方、肘窝上方找到动脉搏动处，将听诊器的胸具置于动脉上。注意不可过于用力下压。

（5）听取血管音的变化。

向压脉带充气加压，同时注意倾听声音变化，在声音消失后再加压 30 mmHg，然后稍稍扭松打气球上的螺丝，缓慢放气（切勿过快、过慢），仔细倾听听诊器内血管音的一系列变化：声音先是从无到有，次之由低到高，而后突然变低，最后完全消失。如此反复进行 2~3 次。

（6）测量正常的动脉血压。

重复上一操作，同时注意血压计读数。当徐徐放气时，第一次听到的血管音即代表收缩压；最后声音消失之前的血管音代表舒张压。记下血压计读数。放空压脉带，使压力降至零。重复测压 2~3 次，记录测压均值（收缩压/舒张压 mmHg）。

（7）实验观察肢体运动对血压的影响。

让受试者剧烈运动 1 min 后立即坐下测量血压，并将变化最大的血压值记录下来。

（8）实验结束后，将实验记录填入记录表。

（9）以大组为单位，将实验数据进行统计学处理，求出 P 值，说明实验前、后血压的变化有无显著性差异。

五、实验结果记录（表 14-21）

表 14-21　运动前收缩压与舒张压

姓名	性别	运动前			
		收缩压 x/mmHg	x^2	舒张压 y/mmHg	y^2

表 14-22　运动后收缩压与舒张压

姓名	性别	运动前			
		收缩压 x/mmHg	x^2	舒张压 y/mmHg	y^2

六、注意事项

（1）测压时室内需要保持安静，以利于听诊。袖带不宜绕得太松或太紧。

（2）戴听诊器时，务使耳具的弯曲方向与外耳道一致，即接耳的弯曲端向前。

（3）动脉血压通常连续测 2~3 次，每次间隔 2~3 min。重复测定时袖带内的压力须降到零位后方可再次打气。一般取两次较为接近的数值为准。

（4）上臂位置应与右心房同高；袖带应缚于肘窝以上。听诊器胸件放在肱动脉位置上面时不要压得过重或压在袖带下测量，也不能接触过松以致听不到声音。

（5）如血压超出正常范围，应让受试者休息 10 min 后再测量。受试者休息期间，可将袖带解下。

（6）注意正确使用血压计，开始充气时打开水银柱根部的开关，使用完毕后应关上开关，以免水银溢出。

附录 1

附表 1-1　人体各项活动热能消耗数据表

受试人姓名__________　　年级_____班　　______年_____月____日
性别______　　身高______cm　　体重______kg

序号	活动项目名称（经同类项目合并后）	各项活动单位耗热量/（J/kg）	各项活动时间/min	各项活动耗热量（D）/（J/kg）
1				
2				
3				
4				
合计				

1. 热量的作用

正如电脑要耗电、卡车要耗油一样，人体的日常活动也要消耗热量。热量除了提供人们从事运动、日常工作和生活所需要的能量外，同样也提供人体生命活动（如血液循环、呼吸、消化吸收等）所需要的能量。

热量来自碳水化合物、脂肪、蛋白质。碳水化合物产生热能为 4kcal/g， 蛋白质产生热量为 4 kcal/g，脂肪产生热量为 9 kcal/g。

2. 热量的单位

1 kcal=4.184 kJ

3. 成人每日需要的热量

成人每日需要的热量=人体基础代谢需要的基本热量+体力活动所需要的热量+消化食物所需要的热量

消化食物所需要的热量=10%×（人体基础代谢需要的最低热量+体力活动所需要的热量）

成人每日需要的热量=1.1×（人体基础代谢需要的基本热量+体力活动所需要的热量）

成人每日需要的热量：

男性：9 250~10 090 kJ（2 210~2 411 kcal）

女性：7 980~8 820 kJ（1 907~2 108 kcal）

注意：每日由食物提供的热量应不少于 5 000~7 500 kJ， 这是维持人体正常生命活动的最少能量（1 195~1 792 kcal）。

人体基础代谢需要的基本热量的简单算法：
女子：基本热量（kcal）=体重（斤）×9
男子：基本热量（kcal）=体重（斤）×10
人体基础代谢需要的基本热量的精确算法：
18~30 岁女子：基本热量（kcal）=14.6×体重（kg）+450
31~60 岁女子：基本热量（kcal）=8.6×体重（kg）+830
60 岁以上女子：基本热量（kcal）=10.4×体重（kg）+600
18~30 岁男子：基本热量（kcal）=15.2×体重（kg）+680
31~60 岁男子：基本热量（kcal）=11.5×体重（kg）+830
60 岁以上男子：基本热量（kcal）=13.4×体重（kg）+49

附录 2

附表 2-1　日常食物所含有的热量表

食物名称	热量（kcal/100 g）	食物名称	热量（kcal/100 g）
咖喱饭	640	黄油面包	330
什锦炒饭	781～80	法式牛角面包	375
什锦比萨	210～300	椰圈面包	320
阳春面	392	果料面包	278
牛肉面	540	咸面包	274
什锦炒面	860	麦胚面包	246
意大利面470 g	500～700	多维面包	318
焗海鲜	357	肉松面包	360
火腿饭	690	蛋塔（95g）	255
牛肉蔬菜汤	362	桃酥	481
热狗	263	京式黄酥	490
什锦蛋包	227	核桃薄脆	481
海鲜汤	192	凤尾酥	511
排骨饭面1碗	480	起酥	499
馄饨面	560	黑麻香酥	436
肉丝面1碗	440	福来酥	465
方便面	470	黑洋酥	417
白饭	210	蛋黄酥	386
馒头	233	蛋麻脆	452
煎饼	333	香油炒面	407
花卷	217	月饼（枣泥）	424
肉 包 子（1个）	250	月饼（豆沙）	405
小笼包（小的5个）	200	月饼（五仁）	416
水 饺（10个）	420	月饼（奶油果馅）	441
菜包1个	200	焦圈	544
鸡蛋（58 g）	86	年糕	154
鸭蛋（85g）	180	江米条	439

[redacted]

续表

食物名称	热量（kcal/100 g）	食物名称	热量（kcal/100 g）
咸鸭蛋（88 g）	190	驴打滚	194
白切鸡	190	碗糕	332
火腿	200	豌豆黄	134
香肠	320	藕粉	371
羊肉前腿	508	美味香酥卷	368
羊肉后腿	111	蜜麻花	367
牛肉	102	桂花藕粉	344
牛肚	106	茯苓夹饼	332
鸡肝	121	蛋糕（蒸）	320
鸡心	172	栗羊羹	300
鸡血	49	果酱1汤匙18 g	50
鸡翅膀	211	千岛沙拉酱（1匙）	60
鳕鱼	88	花生酱1汤匙16 g	95
石斑鱼57 g	320	芝麻酱	586~620
对虾61 g	93	番茄酱	433 ~ 500
番茄	18	辣油豆瓣酱	180
西瓜	20	黄酱	140
柠檬	31	甜面酱	136
香瓜	35	黄油	639~982
草莓	35	绍兴酒	91.6
杏子	40	高粱酒	324.8
桃	37	红茶、咖啡	0~1
芒果	100	番茄	19
红糖	389	海带	23
冰糖	397	蘑菇	28
爆米花	459	冬瓜	7
巧克力	550	芹菜	10
铜锣烧	280	芦笋145 g	30

续表

食物名称	热量（kcal/100 g）	食物名称	热量（kcal/100 g）
麻薯	240	豆芽菜125 g	35
牛奶太妃糖	366	雪菜	60
巧克力蛋筒	240	菜心	40
冰珍珠奶茶（冷饮）	160	白菜	40
冰泡沫红茶（冷饮）	60	豆苗	40
统一布丁（冷饮）	190	丝瓜	40
红豆面包	280	大蒜	40
黄油面包	330	生菜	40